D1731959

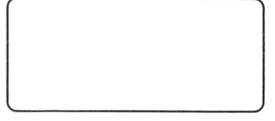

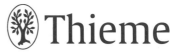
Thieme

Forum Logopädie

Herausgegeben von Luise Springer
und Dietlinde Schrey-Dern

In dieser Reihe sind folgende Titel bereits erschienen:

Bigenzahn, W.: Orofaziale Dysfunktionen im Kindesalter. Grundlagen, Klinik, Ätiologie,
    Diagnostik und Therapie, 2. Aufl.
Biniek, R.: Akute Aphasie. Aachener Aphasie-Bedside-Test, 2. Aufl.
Bongartz, R.: Kommunikationstherapie mit Aphasikern und Angehörigen. Grundlagen –
    Methoden – Materialien
Costard, S.: Störungen der Schriftsprache
Huber, W. / Poeck, K./ Springer, L.: Klinik und Rehabilitation der Aphasie –
    Eine Einführung für Patienten, Angehörige und Therapeuten
Jahn, T.: Phonologische Störungen bei Kindern. Diagnostik und Therapie, 2. Aufl.
Kotten, A.: Lexikalische Störungen bei Aphasie
Lauer, N.: Zentral-auditive Verarbeitungsstörungen im Kindesalter. 3. Aufl.
Lauer, N. / Birner-Janusch, B.: Sprechapraxie im Kindes- und Erwachsenenalter
Nebel, A. / Deuschl, G.: Dysarthrie und Dysphagie bei Morbus Parkinson
Sandrieser, P. / Schneider, P.: Stottern im Kindesalter, 2. Aufl.
Schlenck, C. / Schlenck, K.J. / Springer, L.: Die Behandlung des schweren Agramma-
    tismus. Reduzierte-Syntax-Therapie (REST)
Schnitzler, C. D.: Phonologische Bewusstheit und Schriftspracherwerb
Schrey-Dern, D.: Sprachentwicklungsstörungen.
    Logopädische Diagnostik und Therapieplanung
Sick, U.: Poltern
Spital, H.: Stimmstörungen im Kindesalter
Tesak, J.: Einführung in die Aphasiologie, 2. Aufl.
Weigl, I. / Reddemann-Tschaikner, M.: HOT – Ein handlungsorientierter Therapieansatz
    für Kinder mit Sprachentwicklungsstörungen
Wendlandt, W.: Sprachstörungen im Kindesalter.
    Materialien zur Früherkennung und Beratung, 5. Aufl.
Ziegler, W. / Vogel, M. / Gröne, B. et al.: Dysarthrie.
    Grundlagen – Diagnostik – Therapie, 2. Aufl.

In Vorbereitung:

Nonn, K. / Päßler, D.: Praxisanleitung für die unterstützte Kommunikation
Wendlandt, W.: Stottern im Erwachsenenalter

Stottern im Kindesalter

Patricia Sandrieser
Peter Schneider

3., vollständig überarbeitete Auflage

13 Abbildungen
22 Tabellen

Georg Thieme Verlag
Stuttgart · New York

Anschriften:

Dr. phil. Patricia Sandrieser
Katholisches Klinikum Koblenz
Rudolf-Virchow-Straße 7, 56073 Koblenz

Peter Schneider
Lehranstalt für Logopädie am Universitätsklinikum
RWTH Aachen
Pauwelsstr. 30, 52074 Aachen

Dr. phil. Luise Springer
Lehranstalt für Logopädie am Universitätsklinikum
RWTH Aachen
Pauwelsstr. 30, 52074 Aachen

Dietlinde Schrey-Dern
Lehrbeauftragte im Studiengang
Lehr- und Forschungslogopädie
RWTH Aachen
Segnistr. 23, 52066 Aachen

*Bibliographische Information der
Deutschen Nationalbibliothek*

Die Deutsche Nationalbibliothek verzeichnet diese
Publikation in der Deutschen Nationalbibliografie;
detaillierte bibliographische Daten sind im Internet
über http://dnb.d-nb.de abrufbar.

Wichtiger Hinweis: Wie jede Wissenschaft ist die Medizin ständigen Entwicklungen unterworfen. Forschung und klinische Erfahrung erweitern unsere Erkenntnisse, insbesondere was Behandlung und medikamentöse Therapie anbelangt. Soweit in diesem Werk eine Dosierung oder eine Applikation erwähnt wird, darf der Leser zwar darauf vertrauen, dass Autoren, Herausgeber und Verlag große Sorgfalt darauf verwandt haben, dass diese Angabe **dem Wissensstand bei Fertigstellung des Werkes** entspricht.

Für Angaben über Dosierungsanweisungen und Applikationsformen kann vom Verlag jedoch keine Gewähr übernommen werden. **Jeder Benutzer ist angehalten**, durch sorgfältige Prüfung der Beipackzettel der verwendeten Präparate und gegebenenfalls nach Konsultation eines Spezialisten festzustellen, ob die dort gegebene Empfehlung für Dosierungen oder die Beachtung von Kontraindikationen gegenüber der Angabe in diesem Buch abweicht. Eine solche Prüfung ist besonders wichtig bei selten verwendeten Präparaten oder solchen, die neu auf den Markt gebracht worden sind. **Jede Dosierung oder Applikation erfolgt auf eigene Gefahr des Benutzers.** Autoren und Verlag appellieren an jeden Benutzer, ihm etwa auffallende Ungenauigkeiten dem Verlag mitzuteilen.

© 2008 Georg Thieme Verlag KG
Rüdigerstraße 14
70469 Stuttgart
Deutschland
Telefon: + 49/(0)711/8931-0
Unsere Homepage: www.thieme.de

Printed in Germany

Zeichnungen: Heike Hübner, Berlin;
Andrea Schnitzler, Innsbruck
Umschlaggestaltung: Thieme Verlagsgruppe
Umschlaggrafik: Dorit David, Hannover
Satz: Sommer Druck, Feuchtwangen
Druck: Grafisches Centrum Cuno, Calbe

ISBN 978-3-13-118453-5   1 2 3 4 5 6

Geschützte Warennamen (Warenzeichen) werden **nicht** besonders kenntlich gemacht. Aus dem Fehlen eines solchen Hinweises kann also nicht geschlossen werden, dass es sich um einen freien Warennamen handele.

Das Werk, einschließlich aller seiner Teile, ist urheberrechtlich geschützt. Jede Verwertung außerhalb der engen Grenzen des Urheberrechtsgesetzes ist ohne Zustimmung des Verlages unzulässig und strafbar. Das gilt insbesondere für Vervielfältigungen, Übersetzungen, Mikroverfilmungen und die Einspeicherung und Verarbeitung in elektronischen Systemen.

Vorwort der Herausgeberinnen

Als „Stottern im Kindesalter" im Jahr 2001 zum ersten Mal in der Reihe Forum Logopädie verlegt wurde, gab es noch keine vergleichbare Veröffentlichung, in der die theoretischen Grundlagen, diagnostischen Verfahren und therapeutischen Ansätze präsentiert wurden. Dementsprechend war die Erstauflage sehr schnell vergriffen. Darüber hinaus fehlte bis zu diesem Zeitpunkt auch ein Konzept zur Therapie mit Vorschulkindern, das sich sowohl durch theoretische Fundierung als auch hohe Praxisnähe ausgezeichnet hätte, wie dies für KIDS – Kinder dürfen Stottern – der Fall ist. Dank des engagierten Leserfeedbacks konnten die Autoren sehr schnell, d. h. schon 2003 eine Aktualisierung vorlegen. Der Erfolg der Publikation ist auch daran ablesbar, dass Sandrieser/Schneider in vielen Publikationen zitiert werden, u. a. in den AWMF-Leitlinien Stottern (F 98.5) der Deutschen Gesellschaft für Kinder- und Jugendpsychiatrie und -psychotherapie (11/2006). Dies zeigt, dass logopädische Expertise auch in medizinischen Fachkreisen in der Zwischenzeit gewertschätzt wird und trägt auch dazu bei, den interdisziplinären Diskurs zu fördern.

Was bietet nun die Neuauflage? Auf der einen Seite wurde die Gestaltung dahingehend überarbeitet, dass für den Leser der Zugang zu den Inhalten über Zusammenfassungen und Hervorhebungen von Definitionen, zentralen Aussagen und zahlreichen Beispielen erleichtert wird.

Die wesentliche inhaltliche Überarbeitung betrifft die Darstellung von KIDS. Ausgehend von der Darstellung der grundlegenden therapeutischen Prinzipien bei KIDS wird nun eine differenzierte Darstellung von Mini-KIDS für Kleinkinder und Schul-KIDS für Kinder vom Grundschulalter bis ins Jugendalter vorgenommen. Die Elternarbeit als wesentliches Merkmal von KIDS kommt dabei auch nicht zu kurz. Alle Phasen der Therapie sind praxisnah und unter Hinzuziehung zahlreicher Beispiele anschaulich beschrieben.

Wir hoffen, dass auch diese Neuauflage den Diskussionsprozess zwischen den unterschiedlichen Berufsgruppen, die im Bereich kindlichen Stotterns forschen, therapeutisch arbeiten oder sich in der Selbsthilfe engagieren, befruchten kann und dadurch dazu beiträgt, die Versorgung der Kinder und die Beratung der Eltern zu optimieren.

Aachen, im Juni 2008   Dietlinde Schrey-Dern
                             Luise Springer

Vorwort

Antwerpen im April 2008. Auf dem ersten Europäischen Symposium zum Thema Stottern referiert Frau Prof. Ambrose neben vielen anderen internationalen Rednern und Rednerinnen über die derzeit laufende Genetik-Studie, für die in verschiedenen Ländern nach Gen-Orten gesucht wird, die mit der Entstehung oder dem Verlauf des Stotterns zu tun haben. Frau Prof. Bernstein-Ratner spricht über das „ABC" des Stotterns – die untersuchten oder vermuteten Faktoren, die für die Aufrechterhaltung der Störung verantwortlich gemacht werden: „affective, behavioural and cognitive factors". Und zum Abschluss des Kongresses überträgt Prof. Yaruss die ICF der Weltgesundheitsorganisation auf das Störungsbild Stottern und fordert die Einbeziehung der Selbsteinschätzung Stotternder für die Therapieplanung und vor allem für die Evaluation einer Therapie.

Nachdem Stottern im 20. Jahrhundert viele Jahrzehnte lang als psychische Störung oder Symptom einer gestörten Kommunikationsentwicklung betrachtet und entsprechend indirekt mit Psychotherapie oder Spieltherapie behandelt wurde, hat sich in den letzten Jahren auch in Europa die Erkenntnis durchgesetzt, dass direkte Therapieansätze effektiv und effizient sind. Das Symposium in Antwerpen spiegelt eine Entwicklung wider, der wir in dem von uns veröffentlichten Ansatz gerecht werden möchten: Stottern als Störungsbild zu verstehen, das auf der Grundlage überprüfter und überprüfbarer wissenschaftlicher Erkenntnisse therapiert werden kann. Die direkte Behandlung stotternder Kinder ist kein Tabu mehr und viele engagierte Kolleginnen und Kollegen bieten kompetente Diagnostik, Beratung und gegebenenfalls Behandlung an.

Dass diese Therapierichtung positive Auswirkungen hat, zeigt eine vorläufige Studie von Yaruss, Coleman und Hammer (2006). Sie konnten zeigen, dass durch die direkte Behandlung von stotternden Vorschulkindern bei intensiver Einbeziehung der Eltern und bei einer durchschnittlichen Therapiedauer von weniger als 12 Sitzungen signifikante Verbesserungen bzw. normale Sprechflüssigkeit etabliert werden konnte, und dieses Ergebnis auch 3 Jahre nach Ende der Therapie konstant blieb.

Wir freuen uns über die positive Resonanz auf unser Buch und die Notwendigkeit einer dritten Auflage. Sorgfältig haben wir neue Forschungsergebnisse ergänzt und den Therapieansatz vor allem im Bereich „Schulkinder" überarbeitet und neu strukturiert. Augenfällig ist der große Anteil, den nun die Arbeit in „echten" Situationen außerhalb des Therapieraums einnimmt. Nur dort erleben wir unmittelbar, welche Beeinträchtigungen unsere Patienten im Alltag haben und welche Ängste sie daran hindern, erarbeitete Therapieinhalte umzusetzen. Die vielen positiven Rückmeldungen von Kindern und Eltern zu dieser Art der Therapie bestätigen uns immer wieder in unserem Vorgehen.

Unser herzlicher Dank gilt daher den Kindern, Jugendlichen und Erwachsenen, die uns teilhaben lassen an ihren Gedanken, aber auch den Kolleginnen, die uns ansprechen und mit uns in einen Dialog treten, unseren Herausgeberinnen, die uns inhaltlich und formal immer kritisch und wohlwollend unterstützen und unseren Familien – neu dabei Joris –, die mit viel Geduld und Gelassenheit unsere Arbeit begleiten und erleichtern.

Koblenz und Aachen, im Juni 2008

Patricia Sandrieser
Peter Schneider

Inhaltsverzeichnis

1 Theoretische Grundlagen 1

Eingrenzung des Begriffs „Stottern im Kindesalter" 1

Charakteristika des Stotterns im Kindesalter 2
Remission 2

Abgrenzung des Stotterns im Kindesalter 3
Poltern 4
Neurogenes Stottern 4
Psychogenes Stottern 5
Spasmodische Dysphonie 5

Sprechflüssigkeit, unflüssiges Sprechen und Stottern 6
Was ist unflüssiges Sprechen? 6
Arten von Sprechunflüssigkeiten 6

Stottern 10
Kernsymptome 10
Begleitsymptome 11
Coping-Strategien 11
Wechselwirkung von Kern- und Begleitsymptomatik 13

Theorie des flüssigen und unflüssigen Sprechens 14
Sprechnatürlichkeit – Starkweathers Konzept des flüssigen und unflüssigen Sprechens 15
Starkweathers Definition des Stotterns 16
Ziel einer Therapie des Stotterns 16

Entwicklung des flüssigen Sprechens 17

Beginn und Verlauf des Stotterns 18
Daten zu Beginn und Verlauf 19
Remission 19

Faktoren, die Beginn und Verlauf beeinflussen 21
Disponierende, auslösende und aufrechterhaltende Faktoren 21

Wechselwirkung der kindlichen Entwicklung mit Stottern 27
Physische und sensomotorische Entwicklung und Stottern 28
Kognitive Entwicklung und Stottern 29
Sprachentwicklung und Stottern 30
Emotionale Entwicklung und Stottern 37

Stottern und Gesellschaft 46
Familie 47
Kindergarten und Schule 48
Darstellung in den Medien 50
Therapeutische Versorgung von Stotternden ... 51

Theorien und Modelle der Entstehung von Stottern 53
Johnsons diagnosogene Theorie 54
Bloodsteins Kontinuitätshypothese 55
Van Ripers vier Entwicklungsverläufe 56
Starkweathers Modell von Anforderungen und Fähigkeiten 57
Läsions-Kompensations-Theorie 58

Schlussfolgerungen für Prävention und Therapie 59
Prävention von Stottern 59
Stottern in der ICF 60
Anforderungen an eine Therapie von Stottern im Kindesalter 60
Therapieerfolg 61

2 Diagnostik 63

Ziel der Diagnostik 63
Grundsätze der Diagnostik bei Stottern im Kindesalter 64
Diagnostik von auslösenden und aufrechterhaltenden Faktoren 65

Bereiche der Diagnostik 65
Nomenklatur 66

Ablaufplan einer Diagnostik 67

Diagnostikverfahren 67

Anamnese 67

Diagnostikverfahren im Bereich Sprech-
und Stotterverhalten 71

Diagnostikverfahren zum Bereich
psychische Reaktionen auf Stottern 76

Diagnostikverfahren zum Bereich
Risikofaktoren 78

Auswertung 80

Auswertung des Bereichs Stottersymptomatik 80

Auswertung des Bereichs psychische
Reaktionen auf das Stottern 81

Auswertung des Bereichs Risikofaktoren 82

Konsequenzen für die Therapie 82

Befunderstellung 83

3 Therapie 87

Ziele der Stottertherapie 87

Therapieziele im Bereich Stottersymptomatik . 88

Therapieziele im Bereich psychische
Reaktionen 88

Therapieziele im Bereich Risikofaktoren 89

Hauptrichtungen der Stottertherapie ... 89

Fluency Shaping 90

Stuttering Management 91

Kombination von Fluency Shaping und
Stuttering Management 93

Evaluation und Effektivitätsnachweis ... 93

Ziele der Evaluation 93

Messung von Therapieerfolgen 94

Messkriterien 95

Messzeitpunkte 96

Therapieplanung 97

Dynamische Therapieplanung 97

Erstberatung 100

Der Ansatz KIDS 103

Bereich Stottersymptomatik 104

Bereich psychischer Reaktionen 105

Bereich Risikofaktoren 108

Einbeziehen von Bezugspersonen 108

Methoden und Techniken von KIDS 109

Vertragskonzept 110

Enttabuisierung: Antithetisches Verhalten
und Erlaubnisarbeit 112

Desensibilisierung 113

Pseudostottern 116

In-vivo-Therapie 120

Symptombearbeitung 121

Bearbeitung der emotionalen Reaktionen
auf Stottern 122

Wissen über Stottern 124

Förderung von pragmatischer Kompetenz,
Selbstbehauptung, Problemlöseverhalten 125

Elternbeteiligung 127

Allgemeine Therapieprinzipien 130

Rahmenbedingungen für KIDS 131

Ambulante und stationäre Therapie 131

Häufigkeit der Behandlungstermine 132

Dauer der Therapie 132

Nachsorge 132

Gruppentherapie 133

Qualifikation der Therapeutin 135

Fachspezifische Qualifikation der Therapeutin . 135

Einstellung der Therapeutin 135

Kommunikationsverhalten der Therapeutin . . 136

**Mini-KIDS – Ein Konzept zur frühen direkten
Therapie mit stotternden Kindern** 136

Phasen der Therapie 137

Elternbeteiligung in der Einzeltherapie mit
Mini-KIDS 153

Schul-KIDS 156

Phasen der Therapie 157

Methoden 160

Artikulatorische Phonetik 160

Analyse des Stotterns 161

Analyse der Kernsymptomatik 163

Analyse der Begleitsymptomatik –
Fluchtverhalten 165

Analyse der Begleitsymptomatik –
Vermeidungsverhalten 166

Desensibilisierung 167

Modifikation 170

Generalisierung – Blockösestrategien
im Alltag 175

Ende der Therapie 176

Übergang zur Therapie mit Jugendlichen 177

**Elterngruppen bei Mini-KIDS
und Schul-KIDS** 178

Planung und Vorbereitung 179

Rolle und Aufgabe der Therapeutin 180

Inhalte der Elterngruppe 181

4 Literatur 185

5 Bezugsquellen und Adressen 194

6 Fragebögen/Dokumentation 196

SLS – Screening Liste Stottern 198

Elternfragebogen 199

Anamnesebogen 203

SSI-3 Stuttering Severity Instrument 207

SSI-3 Auszählbogen 209

QBS Qualitative Beschreibung von
Stotterverhalten 210

Lesetext 212

Protokollbogen zum Lesetext 213

RSU – Reaktionen auf Stottern
der Untersucherin 215

RKS – Reaktionen auf
kommunikative Stressoren 217

Sachverzeichnis 219

Theoretische Grundlagen

„Mein Kind stottert. Ist das bis zur Einschulung wieder vorbei?" Mit dieser Frage stellen besorgte Eltern ihr Kind zur Diagnostik vor. Häufig haben sie selbst schon eine Vermutung, warum es stottert, etwa weil es „schneller denkt, als es sprechen kann". Nicht selten sind Eltern verunsichert durch gängige Vorurteile wie: „Das haben alle Kinder, das wächst sich wieder aus." Oder: „Stotternde Kinder sind besonders sensibel. Ihr Stottern entstand durch die zu hohe Anspruchshaltung der Eltern. Jetzt braucht es eine Psychotherapie." Von der Logopädin erwarten sie nun, dass diese eine Diagnose stellt und v.a. möglichst schnell das Stottern beseitigt.

Sicherlich gibt es noch viele offene Fragen hinsichtlich des Stotterns im Kindesalter. Weitere Forschung ist dringend nötig. Dennoch kann man heute mit großer Sicherheit diagnostizieren, ob ein Kind stottert, und es gibt eine Vielfalt von praxiserprobten und theoretisch gut begründeten Vorgehensweisen. So kann in vielen Fällen den stotternden Kindern und ihren Familien von logopädischer Seite kompetent geholfen werden.

Eingrenzung des Begriffs „Stottern im Kindesalter"

Ätiologie. Kindliches Stottern ist eine Störung des Sprechablaufs mit unbekannter Ätiologie. Es wird vermutet, dass ein Problem in der zentralen Steuerung des Sprechens eine wichtige Rolle bei der Entstehung spielt (Silverman 1996; Brown 2005).

Definition. Bis heute gibt es keine einheitliche Definition des Phänomens Stottern. Zu unterschiedlich sind die Hypothesen über die Entstehung, Aufrechterhaltung und Phänomenologie des kindlichen Stotterns (Übersicht in Bloodstein 1995, S.59ff).

Guitar wählt eine sehr allgemeine, **deskriptive Definition**, wenn er schreibt (Guitar 1998, S.10–11; Conture 2001, S.5–6):

> Stottern bedeutet unfreiwillige Blockierungen, die Verlängerung von Lauten und die Wiederholung von Lauten.

Da diese knappe Definition das Stottern nicht deutlich genug von den Unflüssigkeiten im Sprechen von Nichtstotternden abgrenzt, erweitert man sie folgendermaßen:

- Die oben genannten Unflüssigkeiten werden vom Stotternden wahrgenommen und antizipiert.
- Der Stotternde weiß genau, was er sagen möchte, aber er ist in diesem Moment nicht in der Lage, dieses eine Wort flüssig zu sprechen, obwohl er problemlos ein anderes Wort sprechen oder dieses Wort zu einem anderen Zeitpunkt sagen könnte (WHO 1977, S.202, in: Silverman 1996).

Standard Definition of Stuttering. Eine häufig verwendete ausführlichere deskriptive Definition, die sog. Standard Definition of Stuttering, stammt von Wingate (Wingate 1964, S.488, in: Kuhr 1991, S.3):

> Stottern ist eine Unterbrechung im Fluss des verbalen Ausdrucks, die charakterisiert ist durch unwillentliche, hörbare oder stille Wiederholungen und Dehnungen bei der Äußerung kurzer Sprachelemente, insbesondere: Laute, Silben und einsilbige Wörter. Diese Unterbrechungen geschehen in der Regel häufig oder sind deutlich ausgeprägt und sind nicht ohne Weiteres kontrollierbar. Wingate ergänzt diese Beschreibung durch folgende Kriterien:

1

- überdurchschnittlich hohe Häufigkeit von (in statistischem Sinne) abnorm langen Lautdehnungen, Silben und Wortwiederholungen,
- übermäßige Anstrengung bei der Sprechproduktion, normalerweise akustisch und motorisch wahrnehmbar (Mitbewegungen, Spannung im vokalen Trakt),
- gelegentlich hohe, auf die Sprechproduktion bezogene kognitive Aktivität.

Stottern ist demnach gekennzeichnet durch die Veränderung des Sprechflusses, die durch das vermehrte Auftreten bestimmter Unflüssigkeiten hörbar wird und die mit Anstrengung verbunden sein kann.

Charakteristika des Stotterns im Kindesalter

5 % aller Kinder haben im Laufe ihrer Entwicklung eine Phase, in der sie stottern. Bei diesen Kindern zeigen mindestens 3 % aller gesprochenen Silben stottertypische Symptome. In diesen Silben treten Laut- und Silbenwiederholungen, Dehnungen von Lauten und Blockierungen auf (Andrews u. Harris 1964; Yairi 1993; Silverman 1996, S. 80f). Das typische Alter für den Beginn des Stotterns ist das 3.–6. Lebensjahr (Bloodstein 1995). Nach dem 12. Lebensjahr ist fast kein Beginn des Stotterns mehr zu erwarten (Natke 2000, S. 46; Bloodstein 1999, S. 110; Silverman 1996, S. 78; Yairi 1993).

Developmental Stuttering. In der englischsprachigen Literatur spricht man daher von „developmental stuttering“, also Stottern, das im Verlauf der kindlichen Entwicklung entsteht (Bryngelson 1939; in: Luchsinger und Arnold 1949, S. 382). Dieses ist klar abzugrenzen von den normalen Unflüssigkeiten, die im Verlauf der Sprachentwicklung auftreten (Silverman 1996, S. 81).

Die Diagnose „Stottern“ erlaubt noch keine Aussage darüber, ob das Stottern bei einem Kind bestehen bleibt oder ob das Kind sein Stottern überwinden wird.

■ Remission

Nur bei ungefähr 1 % aller Kinder entwickelt sich ein überdauerndes Stottern, das bis ins Erwachsenenalter bestehen bleibt. Das bedeutet, dass 60–80 % der stotternden Kinder das Stottern vollständig überwinden (Silverman 1996).

Zu Beginn des Stotterns ist der Anteil von Jungen und Mädchen noch fast gleich groß. Im Verlauf verschieben sich dann die Anteile, weil mehr Mädchen eine Remission haben: Im Jugendalter stottern etwa 4-mal mehr Jungen als Mädchen (Silverman 1996).

Zeitfenster für Remissionen. Die meisten Remissionen sind in den ersten beiden Jahren nach Stotterbeginn zu erwarten, aber auch nach jahrelangem Bestehen der Störung kann es noch zur Heilung kommen. Yairi und Mitarbeiter begleiteten Kinder zeitnah zum Stotterbeginn vier Jahre lang und konnten Remissionen auch noch am Ende der Studie beobachten (Yairi u. Ambrose 1999). Bei den von ihnen untersuchten Kindern konnte außerdem kein Zusammenhang zwischen der Stärke des Stotterns und der Wahrscheinlichkeit einer Remission gefunden werden. Dabei ist wichtig zu beachten, dass die Kinder im Untersuchungszeitraum Therapie erhielten, wenn die Eltern das wünschten.

Nach klinischer Erfahrung schließt sich das Zeitfenster für Remissionen mit Beginn der Pubertät. Danach kommt es nur noch in Einzelfällen zur Remission. Die Ermittlung von epidemiologischen Daten erfordert aufwendige Studien, die zwei Ziele haben können:

- Angaben zur Inzidenz
- oder zur Prävalenz.

Inzidenz

Die Angaben zur Inzidenz, also dem Anteil an der Gesamtbevölkerung, der irgendwann in seinem Leben das untersuchte Phänomen zeigt, wurden meist über retrospektive Befragungen ermittelt. Für diese Fragestellung ist es nötig, eine repräsentative Gruppe der Bevölkerung über lange Zeit hinweg zu befragen oder zu untersuchen, um festzustellen, ob die Störung irgendwann auftritt – unabhängig davon, ob sie bestehen bleibt oder nicht.

! Diese Daten geben Aufschluss über die Remissionsrate und helfen beispielsweise, den Bedarf an Screeninguntersuchungen für eine bestimmte Altersgruppe zu ermitteln.

Langzeitstudie. In einer Langzeitstudie in Newcastle upon Tyne konnte durch die Untersuchung von mehr als 1000 Kindern über 16 Jahre hinweg empirisch belegt werden, dass 5 % aller Kinder irgendwann ein Stotterproblem haben, das länger als 6 Monate anhält (Andrews u. Harris 1964; Starkweather u. Givens-Ackerman 1997). Bis zur letzten Untersuchung im Alter von 16 Jahren hatten 79,1 % der Kinder ihr Stottern überwunden, wobei hier auch Kinder einbezogen wurden, die nur kurze Zeit gestottert haben.

In Dänemark wurden in den vergangenen Jahren fast alle Kinder logopädisch erfasst, die innerhalb von 2 Jahren auf der Insel Bornholm geboren wurden. Wie in der britischen Studie wurde bei 5 % dieser mehr als 1000 Kinder Stottern diagnostiziert, wobei es nach 2 Jahren in 74 % und nach 5 Jahren in 85 % der Fälle zu einer Remission kam (Mansson 2000; Yairi u. Ambrose 1999). Ungefähr 1 % aller Kinder blieb also stotternd.

Genetische Disposition. Die Übereinstimmung bezüglich der 5 % an Kindern, die stottern, stärkt die Vermutung, dass die genetische Disposition als ein wichtiger Faktor bei der Entstehung des Stotterns angesehen werden muss. 5 % aller Kinder haben offenbar eine Veranlagung zum Stottern – unabhängig vom kulturellen, sprachlichen oder pädagogischen Umfeld, in dem sie aufwachsen.

Methodische Probleme der Studien. Studien zur Inzidenz können methodische Probleme aufweisen, die zu Ungenauigkeiten führen. In der Studie von Mansson (2000) werden keine Angaben ge-
macht, wie viele Kinder eine Therapie wegen ihres Stotterns erhielten. So kann nicht zwischen einer Spontanremission (Remission ohne therapeutische Intervention) und einer Remission im Zusammenhang mit einer Therapie unterschieden werden. In der Studie von Andrews und Harris (1964) wurden Kinder nicht erfasst, deren Stotterepisode so kurz ist, dass sie nicht in das Intervall zwischen 2 Untersuchungszeitpunkte (6 Monate) fällt.

Prävalenz

Von Interesse sind außerdem Angaben zur Prävalenz, also zum Anteil an der Gesamtbevölkerung, der zu einem bestimmten Zeitpunkt stottert. Auch hierfür muss eine ausreichend große und repräsentative Gruppe untersucht oder befragt werden.

! Der Vorteil gegenüber den Studien zur Inzidenz liegt darin, dass es ausreicht, die Datenerhebung einmal durchzuführen und keine Verlaufsbeobachtungen nötig sind. Solche Daten sind wichtig, um z.B. den therapeutischen Bedarf für die Gesamtbevölkerung zu ermitteln.

Neueste Studie zur Inzidenz und Prävalenz. Sie wurde in den letzten Jahren in Australien durchgeführt – dort wurde telefonisch in einer repräsentativen Auswahl von mehr als 4600 Haushalten nachgefragt, ob stotternde Personen in diesem Haushalt leben. Mit diesen wurde dann ein Telefoninterview durchgeführt, das aufgezeichnet und nach Stotterereignissen untersucht wurde. Außerdem wurde erfragt, ob jemand in diesem Haushalt früher einmal gestottert hat. Craig und Mitarbeiter ermittelten auf diese Weise eine Prävalenz von 0,72 % in der gesamten Bevölkerung mit einer Inzidenz von 2,1 % Stotternder in der Altersgruppe von 21 – 50 Jahren (Craig et al. 2002).

Abgrenzung des Stotterns im Kindesalter

Die Nomenklatur im deutschsprachigen Raum ist sehr uneinheitlich und teilweise irreführend. Man spricht von
- Entwicklungsunflüssigkeiten,
- Entwicklungsstottern,
- beginnendem Stottern,
- physiologischem Stottern
und bezieht mit diesem Begriffen nicht eindeutig Stellung, ob nun wirklich „Stottern" vorliegt oder ob es sich um normale Unflüssigkeiten handelt.

Eindeutige Nomenklatur. Daher scheint es sinnvoll, in der Nomenklatur eindeutig zu unterscheiden zwischen:

- normalen Sprechunflüssigkeiten und
- Stottern.

Auf dem aktuellen Wissensstand ist es mit großer Sicherheit möglich, Stottern auch schon bei sehr jungen Kindern anhand der Art ihrer Redeunflüssigkeiten zu diagnostizieren und von normalen Sprechunflüssigkeiten abzugrenzen.

Da nur bei 5 % aller Kinder stottertypische Unflüssigkeiten *in 3 % oder mehr aller Silben* auftreten (Andrews u. Harris 1964; Mansson 2000), sind Begriffe wie „physiologisch" oder „entwicklungsbedingt" im Zusammenhang mit Stottern (Tigges-Zuzock u. Kohns 1995; BAÄK 2001) nicht vertretbar.

Diese Begriffe suggerieren Laien und anderen Fachgruppen, dass Stottern eine übliche Erscheinung im Spracherwerb sei und bei fast allen Kindern auftrete. Ihren Ursprung hat diese Meinung in einer Zeit, als man die verschiedenen Arten von Unflüssigkeiten noch nicht differenzierte und normale Unflüssigkeiten, die bei allen Kindern vorkommen, mit dem Stottern gleichsetzte.

Die Diagnose Stottern erlaubt keine Rückschlüsse auf den weiteren Verlauf der Störung im Einzelfall.

Diagnose und Indikation zur Therapie. Die Konsequenz ist, dass die Diagnose zu einem bestimmten Zeitpunkt gestellt werden kann, damit aber noch nicht zwingend die Indikation für eine therapeutische Intervention besteht. Früher wurde die Diagnose „Stottern" oft sehr willkürlich ab einem bestimmten Alter gestellt, wenn man keine Remission mehr erwartete (vgl. BAÄK 2001). Die neueren Erkenntnisse zur Remission erfordern ein differenzierteres Vorgehen in der logopädischen Befunderhebung:

- In einem ersten Schritt muss die Diagnose abgesichert werden.
- Bei Vorliegen von Stottern muss in einem zweiten Schritt geklärt werden, ob zum gegenwärtigen Zeitpunkt eine therapeutische Intervention notwendig ist – unabhängig vom Alter des Kindes und vom Zeitpunkt seit Stotterbeginn.

Abgrenzung. Stottern muss von anderen Störungen des Redeflusses abgegrenzt werden, nämlich von:

- Poltern,
- neurogen oder psychogen erworbenem Stottern,
- spasmodischer Dysphonie.

Die Abgrenzung von normalen Unflüssigkeiten, die im Laufe jeder Sprachentwicklung auftreten, wird im Kapitel „Sprechflüssigkeit, unflüssiges Sprechen und Stottern" vorgestellt.

▨ Poltern

Nach Daly und Burnett (1996, S. 239) handelt es sich beim Poltern (cluttering) um eine Störung der Sprach- und Sprechverarbeitung, die zu schnellem, unrhythmischem, sporadisch unorganisiertem und häufig unverständlichem Sprechen führt. Akzeleriertes Sprechen tritt beim Poltern nicht immer auf, Störungen der Formulierung jedoch fast immer.

Wie Stottern beginnt Poltern meist im Kindesalter und ist situationsabhängig. Im Gegensatz zu Stotternden verbessert sich aber die Symptomatik bei Polternden kurzfristig, wenn sie:

- sich darauf konzentrieren, flüssiger und langsamer zu sprechen und
- auf ihr hastiges Sprechen aufmerksam gemacht werden.

Stottern und Poltern kann gleichzeitig bei einer Person auftreten (Silverman 1992, S. 26 – 29). Bei Sick (2004) finden sich wertvolle Hinweise zu Theorie und Therapie von Poltern.

▨ Neurogenes Stottern

Das neurogene, erworbene Stottern (neurogenic acquired stuttering) ist im Zusammenhang mit einer neurologischen Störung zu beobachten und kann in jedem Alter auftreten. Stotterähnliche Symptome können auftreten (Böhme 1997, S. 89; Silverman 1996, S. 221; Bloodstein 1999, S. 1 und S. 100ff; Zückner u. Ebel 2001):

- nach Schlaganfällen,
- nach Schädel-Hirn-Traumen,
- bei zerebralen Tumoren,
- nach neurochirurgischen Operationen,
- als Nebenwirkung von Medikamenten,
- als Folge von Drogenmissbrauch

!
Das neurogene Stottern kann transient (vorübergehend) oder persistierend (anhaltend) auftreten.

Hinsichtlich der symptomatischen Unterscheidung zwischen Stottern und neurogenem Stottern herrscht noch Uneinigkeit (Lebrun et al. 1983). Differenzialdiagnostisch lässt es sich aber meist dadurch unterscheiden, dass neurogenes Stottern in jedem Lebensalter auftreten kann und mit einer neurologischen Störung in Verbindung steht. Nach Zückner besteht bei neurogenem Stottern „ein vergleichsweise stabiles Symptommuster". Eine absichtliche Veränderung (Variation) der Sprechweise bewirkt, dass, „wenn überhaupt, nur geringgradige Variationen des Unflüssigkeitsmusters auftreten" (Zückner u. Ebel 2001). Dehnungen, Wiederholungen und Blockierungen sind nicht wie bei chronisch stotternden Erwachsenen hauptsächlich auf initiale Silben beschränkt (Helm-Estabrooks 1999), sondern können auch in mittleren und finalen Silben auftreten.

▓ Psychogenes Stottern

Es gibt auch Fälle von psychogenem, erworbenen Stottern (psychogenic acquired stuttering), das fast nur im Erwachsenenalter bekannt ist. Dabei tritt Stottern plötzlich und in Verbindung mit psychodynamischen Prozessen auf. Verursachende psychische Faktoren können Konversionsstörungen als häufigste Form sein, daneben Angstneurosen, Depressionen, Persönlichkeitsstörungen und posttraumatische Neurosen (vgl. Zückner und Ebel 2001).

Nach Baumgartner und Duffy (1997) sind Symptomhäufigkeit und -schwere kein Unterscheidungsmerkmal für neurogenes und psychogenes Stottern. Es treten überwiegend Laut- und Silbenwiederholungen auf, aber auch Dehnungen und Blockierungen bzw. gespannte Pausen werden beschrieben. Ankämpfverhalten ist möglich. Bei den meisten Patienten ist das Unflüssigkeitsmuster sowohl bei Veränderungen der Sprechweise, bei unterschiedlichen Sprechaufgaben (z. B. Lesen, Nachsprechen) und in der Spontansprache sehr variabel. Die Sprechgeschwindigkeit variiert bei vielen Patienten stark. Das Sprechen kann untypische Charakteristika aufweisen, wie telegrammstilartiges Sprechen, außergewöhnliche Unflüssigkeitsmuster oder verlangsamtes Sprechen.

▓ Spasmodische Dysphonie

Nach Boone (1987, in: Silverman 1992, S. 34) wird auch die spasmodische Dysphonie, früher auch „spastische Dysphonie" genannt (spastic dysphonia), gelegentlich als „laryngeales Stottern" beschrieben.

Die Symptomatologie der spasmodischen Dysphonie ähnelt dem Stottern durch die intermittierenden Unterbrechungen im Sprechen und in der situationsgebundenen Veränderung des Auftretens.

Die spasmodische Dysphonie wird zu den **zentralen Stimmstörungen** gerechnet und zählt neurologisch zu den Dystonien. Es handelt sich um eine zentralnervöse Fehlfunktion bei der Kontrolle von Bewegungen (Böhme 1997). Durch tremorähnliche Bewegungsabläufe und eine Überadduzierung der Stimmlippen kommt es neben einem reduzierten Stimmumfang zur verlängerten Dauer hauchiger Stimmsegmente (Böhme 1997).

Ätiologisch werden die spasmodischen Dystonien unterschieden in:
- primäre laryngeale Dystonien bei unbekannter Ursache und
- sekundäre laryngeale Dystonien infolge Neuroleptika, Schädel-Hirn-Trauma oder Anoxie (Böhme 1997).

▪ Zusammenfassung

Bei Stottern handelt es sich um eine Störung, die überwiegend in den ersten Lebensjahren auftritt. 5 % aller Kinder beginnen während der Sprachentwicklung zu stottern. Durch den großen Anteil an Remissionen liegt in der erwachsenen Bevölkerung der Anteil bei 1 %. Symptome kindlichen Stotterns sind Dehnungen, Blockierungen und Wiederholungen von Lauten, Silben oder einsilbigen Wörtern. Es ist abzugrenzen von Poltern, neurogenem und psychogenem Stottern sowie gegenüber der spasmodischen Dysphonie. ▪

Sprechflüssigkeit, unflüssiges Sprechen und Stottern

Dieses Kapitel beschäftigt sich mit normalen Unflüssigkeiten im flüssigen Sprechen und damit, wie sich Stottern grundlegend davon unterscheidet. Daran anschließend wird die Theorie des flüssigen Sprechens von Starkweather diskutiert, aus der sich wesentliche Schlussfolgerungen für die hier vorgestellten Therapieansätze kindlichen Stotterns ableiten lassen.

■ Was ist unflüssiges Sprechen?

Alle kompetenten Sprecher sind einen Teil ihrer Sprechzeit „unflüssig". Sie machen Pausen und Einschübe, wiederholen ein Wort und korrigieren angefangene Phrasen.

Funktionelle Unflüssigkeiten. Diese Unflüssigkeiten werden meistens weder vom Sprecher noch vom Zuhörer beachtet. Erwachsene, nichtstotternde Sprecher sind bis zu 20 % ihrer Sprechzeit unflüssig (Goldmann-Eisler 1961), ohne dass sie sich deshalb als unflüssige Sprecher oder Stotternde bezeichnen würden. Offensichtlich achten auch Zuhörer wenig auf Ereignisse, die sich nicht auf den Inhalt des Gesprochenen beziehen. Dies resultiert aus dem **kommunikativ-pragmatischen Nutzen** dieser Unflüssigkeiten: Der Zuhörer erhält durch ihr Auftreten das Signal, dass der Sprecher seine Äußerung noch nicht beenden will und den inhaltlichen Fluss unterbricht, um ihn gleich fortzusetzen. Da diese Unflüssigkeiten auch funktionell eingesetzt werden, tragen sie die Bezeichnung funktionelle Unflüssigkeiten. Die Begriffe normale Unflüssigkeiten und funktionelle Unflüssigkeiten werden synonym verwendet.

Es gibt Hinweise darauf, dass Kinder im Laufe der Sprachentwicklung lernen, diese funktionellen Unflüssigkeiten zunehmend für ihre Sprechplanung zu nutzen (Kowal et al. 1975; Starkweather 1987, S. 79ff). Starkweather (1987) beobachtete in einem Experiment, dass Zuhörer das Gesprochene bei Nichtstotternden erst dann als „auffällig" betrachten, wenn mindestens 15 % der gesprochenen Wörter wiederholt werden oder 20 % der Sprechzeit nur aus Pausen besteht.

Die Toleranz, Unflüssigkeiten im Sprechen als unauffällig einzustufen, hängt natürlich auch vom Kontext ab, in dem gesprochen wird. Je formaler die Situation ist, z.B. eine vorbereitete Ansprache, ein Interview im Radio, desto eher werden Zuhörer die Unflüssigkeiten im Sprechen wahrnehmen und negativ bewerten.

Abgrenzung zum Stottern. Im Unterschied zu dieser normalen Art des unflüssigen Sprechens werden Stottersymptome auch dann von Zuhörern als auffällig empfunden, wenn sie nur einen kleinen Anteil des Sprechens ausmachen.

> Beim Stottern handelt es sich nicht einfach nur um ein „Mehr" an Sprechunflüssigkeiten, sondern um eine für die Störung typische Qualität von Sprechunflüssigkeiten, die im Sprechen von nichtstotternden Kindern sehr selten vorkommt.

■ Arten von Sprechunflüssigkeiten

Unflüssiges Sprechen ist der Oberbegriff, dem man unterschiedliche Gruppen von Unflüssigkeiten unterordnet. Diese werden in 2 Kategorien eingeteilt:

- Die **normalen** oder **funktionellen Unflüssigkeiten** sind unauffällig. Zu ihnen zählen Wiederholungen von Wörtern und Satzteilen, Pausen, Satzabbrüche, Satzkorrekturen und Einschübe.
- Die **stottertypischen Unflüssigkeiten**, die auch als **symptomatische Unflüssigkeiten** bezeichnet werden, sind dadurch gekennzeichnet, dass sie unfreiwillig sind, keinen funktionellen Charakter haben und häufig an Stellen auftauchen, an denen Zuhörer keine Unflüssigkeiten erwarten. Sie umfassen Wiederholungen von Lauten und Silben, auffällige Wortwiederholungen, Dehnungen und Blockierungen.

Symptomatische Unflüssigkeiten. Die Bezeichnung „symptomatische Unflüssigkeiten" soll nicht zu dem Fehlschluss verleiten, dass diese nur im Sprechen von Stotternden auftreten und bei Nichtstotternden nie zu finden sind. Vereinzelt können sie auch bei Nichtstotternden beobachtet werden, aber so selten, dass die 3-%-Schwelle die meisten Stotternden zuverlässig von den Nichtstotternden trennt. Für die Fälle, in denen die Differenzialdiagnose anhand der zahlenmäßigen Bestimmung der symptomatischen Unflüssigkeiten nicht gelingt, kann der Verlauf und die Qualität der Symptomatik als diagnostisches Kriterium genutzt werden (Ambrose u. Yairi 1999; Riley 1981).

! Zu den normalen Unflüssigkeiten zählen Wiederholungen von Wörtern und Satzteilen, Pausen, Satzabbrüche, Satzkorrekturen und Einschübe. Zur Kategorie der symptomatischen Unflüssigkeiten gehören Wiederholungen von Lauten und Silben, Dehnungen und Blockierungen.

Funktionelle Unflüssigkeiten

Wiederholungen, Repetitionen. Damit sind Wiederholungen von einem Wort oder mehreren Wörtern gemeint. Häufig haben diese Wiederholungen die Funktion, Zeit für die weitere Sprechplanung zu gewinnen, z.B. *„Ich will ... ich will ... ich will Saft haben."*

Pausen. Unterschieden werden ungefüllte und gefüllte Pausen:

- **Ungefüllte Pausen** sind eine stumme Unterbrechung des Sprechflusses. Manchmal haben sie die Funktion, den Rhythmus der Satzstruktur zu unterstützen (z.B. zu Phrasenbeginn) oder einen nachfolgenden, inhaltlich wichtigen Begriff zu betonen (*„Und plötzlich – Pause – fiel der ganze Turm mit lautem Krachen um."*). Da ungefüllte Pausen von erwachsenen Sprechern dem Zuhörer ab einer Dauer von etwa 1 s als unnatürliche Unterbrechung im Sprechfluss auffallen, vermutet Starkweather (1987), dass sie dann normalerweise in gefüllte Pausen übergehen. Entsprechend der Satzstruktur und dem Inhalt erwarten Zuhörer eine bestimmte Dauer von Pausen. Wenn diese Dauer überschritten wird, werten Zuhörer sie als Fehler in der Sprechplanung (Stes 1994). Die Konvention in einer Sprachgemeinschaft, eine bestimmte Dauer der ungefüllten Pausen zu tolerieren, scheint zudem von kulturellen Einflüssen abhängig zu sein und vom Alter des Sprechers (sehr jungen Kindern werden längere Pausen zugestanden).
- **Gefüllte Pausen** sind Geräusche und Interjektionen wie „hmm", „äh". Sie dienen dem Zuhörer als Signal, dass der Sprecher seine Äußerung noch nicht beendet hat und nicht unterbrochen werden möchte. Dem Sprecher

verschaffen sie Zeit, um den weiteren Sprechablauf zu planen und z.B. ein passendes Wort zu suchen oder die syntaktische Struktur des nachfolgenden Satzes festzulegen, z.B.: *„Wir treffen uns, hmm, im Schloss."*

Funktionelle Dehnungen. Sie werden eingesetzt, um ein Wort zu betonen, und können auch während der gefüllten Pausen auftreten.

Satzabbrüche und -korrekturen. Sie erfolgen im Rahmen der fortwährenden Selbstkontrolle, die ein Sprecher während des Sprechens übt. Zur inhaltlichen oder syntaktischen Korrektur wird ein begonnener Satz entweder abgebrochen oder verändert weitergeführt, z.B.: *„Dann sind wir – dann haben wir die Reise fortgesetzt."*

Floskeln und Einschübe. Sie vermitteln auf der Inhaltsebene keine Bedeutung, geben aber dem Sprecher – ähnlich wie die gefüllten Pausen – die Möglichkeit, Zeit für die weitere Sprechplanung zu gewinnen, ohne unterbrochen zu werden. Gelegentlich haben sie die Funktion, die Aufmerksamkeit des Zuhörers zu gewinnen (*„nicht wahr?"*) oder einen Begriff zu ersetzen, bis er benannt werden kann (*„Zum Tee gab es diese köstlichen – Sie wissen schon – Törtchen."*).

 Bei all diesen Unflüssigkeiten wird das Vorhaben, einen Inhalt mitzuteilen, unterbrochen und verzögert, obwohl der Sprechfluss – außer in den ungefüllten Pausen – erhalten bleibt.

Symptomatische Unflüssigkeiten

Symptomatische Unflüssigkeiten sind unfreiwillig, haben keinen funktionellen Charakter und tauchen häufig an Stellen auf, an denen Zuhörer keine Unflüssigkeiten erwarten. Beim Sprecher können sie das **Gefühl von Kontrollverlust** hervorrufen (Stes 1994). Die Meinung, dass Kinder sich bis zum Schulalter ihres Sprechens noch nicht bewusst sind, ist widerlegt (Curlee 1999; Jahn 2000). Weiterhin steht außer Zweifel, dass Kinder schon früh auf eigene Unflüssigkeiten reagieren können. Dies wird dadurch deutlich, dass bereits 2- und 3-Jährige auf ihr Stottern mit Anstrengung und Ankämpfverhalten antworten können (Yairi 1983; Yairi et al. 1993).

Teilwortwiederholungen. Laut- und Silbenwiederholungen haben keinen informativen Charakter für den Zuhörer und bergen keinen beabsichtigten Zeitgewinn für den Sprecher. Sie unterscheiden sich quantitativ und qualitativ von den normalen Wiederholungen ganzer Wörter oder Satzteile. Stotterspezifische Wiederholungen betreffen kleinere Segmente, also einzelne **Silben** oder **Laute**. Sie stehen oft zu Beginn einer Phrase, z. B. *„Ka-ka-ka-kannst du mir mal sagen …“*. Die „Zerstörung“ der Wortgestalt in Teilwörter wird von Zuhörern als irritierend empfunden (Silverman 1996).

Quantität und Qualität. Zur *qualitativen Bestimmung* ist es üblich, die Anzahl der Iterationen anzugeben, wobei der Ziellaut oder die Zielsilbe nicht mitgezählt wird, z. B. entspricht *„kö-kö-kö-können“* drei Iterationen. Spricht man von der *Quantität* von symptomatischen Wiederholungen, dann ist damit gemeint, wie viele Wörter oder Silben in der Sprechprobe betroffen sind, z. B. acht Teilwortwiederholungen in 100 Silben. Die stottertypischen Wiederholungen stellen eine Unterbrechung des Sprechtempos oder des Rhythmus dar. Es können zusätzlich Zeichen von Anstrengung hör- oder sichtbar werden, z. B. Anspannung der orofazialen Muskulatur oder Veränderung der Sprechstimmlage (Sandrieser 1997).

Eine Beschreibung von stottertypischen Teilwortwiederholungen beinhaltet:
- Angabe, ob es eine Laut- oder Silbenwiederholung war,
- Häufigkeit der Wiederholungen in den untersuchten Sprechproben,
- die dabei beobachtete Anzahl an Iterationen.

Eine präzise Beschreibung lautet z. B.: In 100 Silben wurden 4 Silbenwiederholungen mit bis zu 5 Iterationen festgestellt.

Dehnungen, Verlängerungen. Diese liegen vor, wenn ein Laut länger andauert, als es der erwartbaren Artikulationsdauer entspricht. Dehnungen können bis zu mehreren Sekunden dauern. Sie unterbrechen den Informationsfluss, obwohl der Sprechfluss durch die andauernde Phonation aufrechterhalten bleibt, z. B.:*„Sssssssag doch endlich, Mmmmmama.“* Da ein Sprecher normalerweise fünf bis sechs Silben pro Sekunde realisiert,

wird durch eine Dehnung der Rhythmus des Gesprochenen verändert und die Sprechgeschwindigkeit verringert. Entsprechend ihrer phonetischen Struktur können Vokale, Frikative und Nasale verlängert werden. Es ist auch möglich, andere Laute wie z. B. /k/ und /p/ zu verlängern. Dadurch verändert sich deren phonetische Struktur und sie werden zu sog. **Kontinuanten**, also Lauten, deren Luftstrom ununterbrochen fortbesteht.

Blockierungen, Blocks, Stopps. Hierbei handelt es sich um unfreiwillige Unterbrechungen des Sprechablaufs oder stimmlose Verzögerungen der einsetzenden Phonation. Sie können auf artikulatorischer Ebene stattfinden, auf glottaler Ebene und auf der Ebene der Atemmuskulatur (Guitar 1998). Diese Ebenen können bei einer Blockierung aber auch gleichzeitig beteiligt sein. Ein gemeinsames Charakteristikum ist die übermäßige Aktivierung von antagonistischer Muskulatur (Schulze u. Johannsen 1986, S.43). Bei glottalen Blockierungen schließen sich die Stimmlippen. Damit wird der Luftstrom unterbrochen und die Phonation oder die Vorbereitung zur Phonation wird gestoppt. Der Stimmabsatz ist hart, es kann zu einem „vocal fry“ kommen. Bei artikulatorischen Blockierungen kommt es zu einem Stillstand der Artikulationsbewegungen. Blockierungen der Atemmuskulatur äußern sich in der gleichzeitigen Anspannung von in- und exspiratorischen Muskelgruppen, sodass der zum Sprechen benötigte subglottische Druck verloren geht (Starke 2000).

Weitere Hinweise zu Blockierungen:
- Blockierungen können flüchtig sein oder bis zu mehreren Sekunden andauern. Blockierungen werden durch die oft spürbare Anspannung der laryngealen Muskulatur, der Atem- oder Artikulationsmuskulatur als physisch unangenehm erlebt (Sandrieser 1997).
- Häufig sind Blockierungen unhörbar. Von ungefüllten Pausen unterscheiden sich stumme Blockierungen dadurch, dass sie unfreiwillig sind und häufig an für Pausen untypischen Stellen auftreten. Außerdem können manchmal unhörbare Artikulationsbewegungen beobachtet werden.
- Der Kontrollverlust über das Sprechen wird bei Blockierungen sehr deutlich erlebt. Versuche, Blockierungen zu überwinden, werden im folgenden Kapitel vorgestellt. Es sei hier schon darauf hingewiesen, dass Stottern nicht

durch „falsche Atmung" entsteht, sondern dass die Unterbrechung des Luftstroms Teil des Symptoms ist. Therapien, die auf eine Veränderung der Atmung abzielen, setzen lediglich an einem Merkmal an, das das Symptom begleitet.

Einige Autoren treffen keine Unterscheidung zwischen Blockierungen und Dehnungen. Sie gehen davon aus, dass Blockierungen nichts anderes seien als stumme, sehr angespannte Dehnungen (silent prolongation) eines Lautes. Daher verwenden sie den Oberbegriff „Dehnung" und beschreiben die qualitativen Unterschiede.

Von Yairi und Ambrose (1999) werden Dehnungen, Blockierungen und Wiederholungen von Lauten oder Silben unter dem Begriff „unrhythmische Phonation" (disrhythmic phonation) zusammengefasst.

Sonderfall: Wiederholung von Einsilbern

Die Wiederholung von einsilbigen Wörtern stellt einen Sonderfall dar. Sie kann entweder symptomatisch sein oder als funktionelle Unflüssigkeit genutzt werden.

Differenzialdiagnostische Kriterien sind:
- kurze Pausen zwischen den Iterationen, bzw. zwischen Iteration und Zielwort,
- unrhythmische Iterationen,
- Begleitsymptomatik,
- mehr als eine Iteration.

Gestotterte Einsilberwiederholungen. Sie fallen durch kurze Pausen und eine unrhythmische Produktion auf. Eine exakte Zeitmessung ist nicht zwingend nötig – selbst ungeübte Zuhörer fällen intuitiv mit großer Übereinstimmung die Entscheidung, ob das Wort absichtlich wiederholt ist oder gestottert wurde (Zebrowski u. Conture 1989). Wenn eine Begleitsymptomatik vorliegt, werden Einsilberwiederholungen als gestottert angesehen. Für die praktische Handhabung und eine mögliche Therapieplanung empfiehlt sich eine qualitative Beschreibung der Einsilberwiederholung und ggf. eine Begründung, warum sie bei diesem Patienten als gestottert interpretiert werden.

Anzahl der Iterationen. Yairi (2002) schließt aus den Daten von mehr als 200 Kindern, die kurz nach Stotterbeginn untersucht wurden, dass die Anzahl der Iterationen ein weiterer Hinweis darauf ist, ob die Wiederholung symptomatisch ist oder nicht: Bei stotternden Kindern sind mehr als einmalige Wiederholungen üblich.

Begriffserklärung „Symptom":
- eindeutige stottertypische Unflüssigkeiten,
- Hinweis auf einen Kontrollverlust, erkennbar durch stottertypische Unflüssigkeiten in der Kommunikation mit Coping-Strategien; hier kann ein Symptom durchaus komplex werden, z.B. *„gib den b..., ähm, ich mein' den ähm, gib mal den b-b, das leder"*,
- Hinweise auf Kontrollverlust ohne stottertypische Unflüssigkeiten, z.B. *„in der Jugendher-ähm-ähm-berge"*.

Komplexe Symptome

Ein Laut oder eine Silbe kann gleichzeitig mehrere Arten von Unflüssigkeiten aufweisen. Zum Beispiel kann vor der Realisierung eines Lautes eine Blockierung auftreten und der Laut selbst dann gedehnt oder wiederholt werden (z.B. Blockierung – *„ka-ka-kakannst"*). Bei der quantitativen Bestimmung der Symptome zählt man pro Laut oder Silbe der Sprechprobe generell nur eine Unflüssigkeit. Die Komplexität wird später in der qualitativen Bestimmung berücksichtigt. Hierzu ist es notwendig, die einzelnen Elemente genau zu beschreiben. Dabei kann es schwierig sein, herauszufinden, ob es sich ausschließlich um symptomatische oder um ein Zusammentreffen von funktionellen und symptomatischen Unflüssigkeiten handelt. Im Beispiel *„da-da-da ähh da-da-das"* könnte *„äh"* sowohl eine gefüllte Pause, also eine funktionelle Unflüssigkeit, als auch ein Teil der Stottersymptomatik sein. Im Verlauf des Stotterns kann es nämlich vorkommen, dass normale Unflüssigkeiten eingesetzt werden, um einen Laut oder ein Wort hinauszuzögern, bei dem ein Stottersymptom erwartet wird. Dieses Phänomen wird als **Aufschubverhalten** bezeichnet.

Viele Stotternde erleben, dass sie normale Unflüssigkeiten leichter aussprechen können und setzen sie vor einer symptomatischen Unflüssigkeit ein. Dann spricht man von einem **Starter**, mit dem die Phonation initiiert werden soll. Normale Unflüssigkeiten werden auch in anderen Strategien verwendet, mit dem Stottern umzugehen, z.B. um eine Blockierung zu überwinden oder um einen „Anlauf" zu nehmen, damit man besonders schnell durch die Äußerung kommt, in der Hoffnung, dass das gefürchtete Wort bei diesem Tempo flüssig bleibt (Natke 2000, S. 21). In diesem Fall ist eine Unterscheidung in „normale" und „symptomatische" Anteile der komplexen Unflüssigkeit schwer. Es erscheint sinnvoll, die gefüllte Pause oder Floskel als normale Unflüssigkeit zu erfassen, aber für die Therapieplanung festzuhalten, dass es sich um ein Begleitsymptom handeln könnte. In der Therapie können ältere Kinder auch gezielt danach befragt werden.

Coping-Strategien. Das oben erwähnte Aufschubverhalten ist eine von vielen verschiedenen Möglichkeiten, die Stotternde entwickeln, um das Auftreten oder den Verlauf von Stottern zu beeinflussen. Diese sog. Coping-Strategien, also Strategien zur Bewältigung, werden im folgenden Kapitel näher erläutert.

■ **Zusammenfassung**

Es gibt normale und symptomatische Sprechunflüssigkeiten. Normale Unflüssigkeiten werden zumeist von Zuhörern als unauffällig eingestuft. Die symptomatischen Unflüssigkeiten (Blockierungen, Dehnungen und Wiederholungen) sind typisch für Stottern. Bei symptomatischen Unflüssigkeiten reagieren Zuhörer irritiert und bewerten ihr Auftreten als auffällig, auch wenn sie von kurzer Dauer sind. Dabei scheint eine Rolle zu spielen, dass sie keinen praktischen Nutzen haben. Dehnungen und Blockierungen verändern zudem auch den Sprechfluss und haben somit Auswirkungen auf Rhythmus und Sprechgeschwindigkeit. Symptomatische Unflüssigkeiten können beim Sprecher das Gefühl von Kontrollverlust über das Sprechen hervorrufen. ■

Stottern

Das vereinzelte Auftreten symptomatischer Unflüssigkeiten ist kein ausreichendes Anzeichen für das Störungsbild Stottern, da die Unflüssigkeiten auch bei nichtstotternden Personen vorkommen können. Entscheidend ist ihre Häufigkeit und ihre Qualität.

■ Kernsymptome

Im Zusammenhang mit Stottern werden symptomatische Unflüssigkeiten auch als Kernsymptome (core behavior) bezeichnet. Diese Bezeichnung wurde von Charles Van Riper (1971, 1982) geprägt. Kernsymptome sind unfreiwillige Blockierungen, Dehnungen von Lauten und Wiederholungen von Lauten und einzelnen Silben. Manche Autoren zählen auch die Wiederholung einsilbiger Wörter dazu (Guitar 1998, S. 88; Yairi u. Ambrose 1999).

Wie bereits ausführlich dargestellt, unterscheiden sich normale und symptomatische Unflüssigkeiten grundsätzlich. Es gibt bislang keinerlei empirische Hinweise darauf, dass Kernsymptome aus normalen Unflüssigkeiten entstehen, die sich zu Stottersymptomen „weiterentwickeln".

Die Bezeichnungen „tonisches" Stottern für angespannte Blockierungen und Dehnungen und „klonisches" Stottern für Wiederholungen sollte vermieden werden. Sie stammen aus einer Zeit, in der noch vermutet wurde, dass es sich beim Stottern um ein zerebrales Krampfleiden handele (s. Gutzmann 1924, S. 430; Fröschels 1931, S. 469; Luchsinger u. Arnold 1949, S. 385; Seemann 1969, S. 287) und als noch von Stotterspasmen die Rede war (Van Riper 1992). Bereits Fröschels verwies auf die Gefahr, durch die Begrifflichkeit fälschlicherweise die Assoziation eines Krampfleidens herzustellen (Fröschels 1931, S. 414ff). Für die Befunderhebung und die Therapieplanung ist es sinnvoller, Kern- und Begleitsymptome zu ermitteln und ihre Qualität zu erfassen (z. B. Kernsymptomatik in Form von Lautwiederholungen mit bis zu sieben Iterationen und Begleitsymptomatik in Form von Anstrengung, die durch muskuläre Anspannung im orofazialen Bereich und eine Erhöhung der Stimmlage während der Iterationen deutlich wird).

▨ Begleitsymptome

> Als Begleitsymptome werden alle Erscheinungen bezeichnet, die zur Kernsymptomatik hinzukommen, meist Reaktionen auf die Kernsymptomatik. Die Begleitsymptomatik weist eine große individuelle Vielfalt auf. Bei ihrer Entstehung sind Lernprozesse beteiligt, häufig entstehen sie unbewusst.

Das Auftreten von Begleitsymptomatik wird aus therapeutischer Sicht als negativ bewertet, da es zumindest langfristig körperlich oder emotional belastender ist als die Kernsymptomatik und die Kommunikation auf der sozialen Ebene wesentlich stärker behindert.

Begleitsymptomatik kann sich auf folgenden Ebenen äußern:

- **Emotionen und Einstellungen:** z.B. psychische Anspannung, Frustration, Sprechangst, Abwertung der Sprechfähigkeit, Selbstabwertung als Sprecher, Versagensangst;
- **Verhalten/Sozialverhalten:** z.B. Vermeiden von Situationen, in denen gesprochen werden muss, Abbruch des Blickkontakts;
- **Sprechverhalten:** z.B. Veränderung der Sprechweise wie Flüstern, Langsamsprechen, Schweigen, veränderte Sprechatmung;
- **sprachliche Ebene:** z.B. Vermeiden gefürchteter Wörter, Satzabbrüche, Einschub von Floskeln, um ein gefürchtetes Wort aufzuschieben, Satzumstellungen;
- **Motorik:** z.B. physische Anspannung, Mitbewegungen wie Grimassieren, Kopf- und Armbewegungen;
- **vegetative Ebene:** z.B. Erröten, Schweißausbruch.

Aus dieser Liste wird deutlich, dass viele dieser Begleitsymptome als Strategien interpretiert werden können, die dazu dienen sollen, besser mit dem Stottern zurechtzukommen. Diese sog. Coping-Strategien werden im folgenden Abschnitt näher erläutert.

▨ Coping-Strategien

> Während der Begriff „Begleitsymptomatik" wertend alle ungünstigen Begleiterscheinungen meint, betont der wertneutrale Begriff „Coping-Strategie" den zielgerichteten Charakter vieler Reaktionen auf Stottern.

Das Wort „Coping" leitet sich ab vom englischen Verb „to cope with": mit etwas fertig werden (Schöffler u. Weis 1978). Mit dem Stottern „fertig werden" müssen sowohl das Kind als auch seine Bezugspersonen. Sie haben den **Kontroll- und Zeitverlust durch Stottern** und die **Reaktionen aus der Umgebung** zu bewältigen.

Die dafür verwendeten Coping-Strategien sind Ausdruck eines kreativen Problemlöseverhaltens. Die Wechselwirkung der Coping-Strategien des Kindes mit denen seiner Bezugspersonen und der Einfluss gesellschaftlicher Vorurteile auf diesen Prozess werden im Kapitel „Emotionale Entwicklung und Stottern" näher erläutert. Vom Kind werden Coping-Strategien bewusst oder intuitiv unbewusst eingesetzt, um den **Stottermoment zu überwinden** oder **ihm vorzubeugen**.

Fluchtverhalten. Es dient dazu, ein Symptom zu überwinden und so schnell wie möglich daraus zu fliehen. Oft lässt sich erkennen, dass Kinder regelrecht gegen die Störung im Sprechablauf mit erhöhtem Kraftaufwand ankämpfen, weswegen manche Formen des Fluchtverhaltens auch als „Ankämpfverhalten", z.B. in Form von Mitbewegungen oder erhöhter muskulärer Anspannung, bezeichnet werden. Fluchtverhalten liegt auch vor, wenn Kinder **im Symptom** Atemveränderungen anwenden, um sich daraus zu befreien (inspiratorisches Stottern, Atemvorschub).

Vorbeugeverhalten. Es wird bereits eingesetzt, **bevor** ein Symptom beginnt, um dieses zu unterdrücken oder zu vermeiden. Zum Vorbeugeverhalten zählen:

- **Veränderungen der Sprechweise** (Flüstern, skandierendes Sprechen, Singsang, inspiratorische Sprechen etc.), die symptomfreies oder symptomvermindertes Sprechen ermöglichen.
- **Sprachliches Vermeideverhalten** ist dadurch gekennzeichnet, dass gefürchtete Laute oder Wörter durch Umformulieren umgangen werden.
- **Situatives Vermeiden** liegt vor, wenn die Angst vor dem Stottern dazu führt, Sprechsituationen zu vermeiden.
- **Aufschubverhalten** nennt man Versuche, ein gefürchtetes Wort hinauszuzögern, bis das Gefühl entsteht, dass es flüssig gesprochen werden kann. Hierzu werden flüssige Elemente (meist Floskeln, Interjektionen, Wiederholung von Wörtern oder Satzteilen) so lange dem ge-

fürchteten Wort vorangestellt, bis die Gefahr eines Symptoms gebannt scheint. Wenn ein Symptom erwartet wird, sollen **Starter** den Sprechbeginn erleichtern. Starter können Floskeln und Interjektionen, aber auch die Wiederholung von sprachlichen Elementen sein und sind in diesem Fall nur schwer von Aufschubverhalten zu unterscheiden. Auch Atemvorschub oder ein vertieftes Einatmen vor einem gefürchteten Laut können Starter sein. Auf diese Weise soll das folgende Wort flüssig gesprochen werden können.

Sprachliches Vermeiden, Aufschubverhalten und Starter lassen sich manchmal nur schwer von funktionellen Unflüssigkeiten abgrenzen. Einsilber- und Teilwortwiederholungen können Starter- oder Aufschubfunktion haben (z. B. *„Ich bin bin bin bin Peter."*).

Selbst wenn Symptome erfolgreich vermieden werden, können Vorbeugestrategien zu einer unnatürlichen Sprechweise führen.

Nachteile der Flucht und Vorbeugestrategien. Coping-Strategien können sich als mehr oder weniger zweckmäßig erweisen. Einige können die Stotterproblematik sogar aufrechterhalten und erschweren das Sprechen. Sie entstanden, weil sie eine Zeit lang vermeintlich oder wirklich geholfen haben, Kernsymptome zu verhindern oder schnell zu beenden. Üblicherweise verlieren sie nach einiger Zeit ihre Funktion, Kernsymptome gut zu bewältigen. Sie bestehen aber häufig automatisiert

weiter. Um die gewünschte Kontrollwirkung zu erreichen, werden nun neue Strategien entwickelt oder ausgeprägtere Formen der alten Strategien kommen hinzu. So kann ein immer komplexeres, auffälligeres und belastenderes Stotterverhalten entstehen.

> Die Coping-Strategien Vermeidung und Tabuisierung sind Versuche, mit unangenehmen Emotionen umzugehen.

Funktionelle und dysfunktionelle Coping-Strategien. Vermeidung und Tabuisierung tragen dazu bei, dass sich die Angst vor dem Stottern erhöht und dadurch die Wahrscheinlichkeit für Stotterereignisse zunehmen kann (s. Kap. „Emotionale Entwicklung und Stottern"). Daher ist es sinnvoll, Coping-Strategien nach den Kriterien **„funktionell"** und, langfristig gesehen, **„dysfunktionell"** zu bewerten (Tab. 1.**1**).

> Das Ziel der Therapie des chronischen Stotterns bedeutet nichts anderes als die Vermittlung funktioneller Coping-Strategien auf den nachfolgend genannten Ebenen und den Abbau von dysfunktionellen Coping-Strategien.

In der therapeutischen Praxis werden überwiegend Kinder mit dysfunktionellen Coping-Strategien vorgestellt. Darüber darf man nicht aus den Augen verlieren, dass viele Kinder, die eine Spon-

Tabelle 1.1 Beispiele für dysfunktionelle und funktionelle Coping-Strategien des Kindes

Ziel	Dysfunktionell	Funktionell
Symptom überwinden	Fluchtverhalten, z. B. • Anstrengungs- und Ankämpfverhalten • Mitbewegungen • Atemauffälligkeiten	• stoppen • ohne Anspannung weiterstottern
Symptomen vorbeugen	Vorbeugeverhalten, z. B. • Vermeiden, z. B. von Wörtern oder Situationen • Starter/Aufschub, z. B. Floskeln, Interjektionen, Satzteil-Wiederholungen • Veränderung der Sprechweise, z. B. Singsang, Flüstern, Skandieren	• intuitive Verlangsamung der Sprechweise
Unangenehme Emotionen bewältigen	• Tabuisierung • Vermeidung • Bagatellisierung	• thematisieren • offenes Stottern

tanremission haben, intuitiv funktionelle Coping-Strategien entwickelt hatten – sie haben sich sozusagen selbst geholfen

Funktionelle Coping-Strategien. Diese können auf folgenden Ebenen beobachtet werden:

- **Emotionen und Einstellungen:** Selbstakzeptanz und geringe negative Emotionalität in Verbindung mit Stottern; große Toleranz gegenüber Zeitdruck und negativen Zuhörerreaktionen.
- **Verhalten/Sozialverhalten:** situationsangemes- senes Kommunikationsverhalten; Fähigkeit, Stottern angemessen zu thematisieren und den Kommunikationspartner im Umgang mit Stottern zu unterstützen; Fähigkeit, sich gegenüber negativen Reaktionen zu behaupten.
- **Sprech- und Stotterverhalten:** eine natürliche Sprechweise, d. h. flüssiges Sprechen in angemessenem Rhythmus und ohne große Anstrengung.
- **Sprachliche Ebene:** keine Satzabbrüche, Umformulierungen, Interjektionen etc., um Stottern zu vermeiden.
- **Motorik:** Strategien zur Symptombearbeitung, die sich auf eine Verlangsamung der normalen Artikulationsabläufe unter taktil-kinästhetischer Kontrolle beschränken.

Entwicklung dysfunktioneller Coping-Strategien. Die Entwicklung der belastenden Begleitsymptomatik wird begünstigt durch

- den ständigen Wechsel von Stotterhäufigkeit und -stärke; stotternde Kinder und ihre Eltern werden dadurch immer wieder in ihren Hoffnungen enttäuscht, dass die Störung vorüber sei;
- ungünstige emotionale Rektionen der Eltern und anderer Personen im Umgang mit dem

Stottern ihres Kindes (z. B. starke Schuldgefühle, Scham);
- ungünstige Reaktionen der Umgebung auf das Stottern, z. B. Entzug der Aufmerksamkeit auf der Inhaltsebene, Beschämung, Ermahnung zum langsamen Sprechen;
- mangelnde oder falsche Kenntnisse der Bezugspersonen über das Stottern, da ungünstige Reaktionen auf das Stottern häufig hierin begründet sind;
- ungünstige Umgebungsfaktoren wie Zeitdruck, Unruhe, schlechtes Zuhörerverhalten;
- das Temperament des Kindes (z. B. Schüchternheit [Perkins 1992], geringe Frustrationstoleranz, Perfektionsanspruch) und geringe Fähigkeit, Probleme zu lösen.

▓ Wechselwirkung von Kern- und Begleitsymptomatik

Die Entstehung und der Verlauf des Stotterns ist ein dynamischer Prozess mit großen individuellen Unterschieden (Yairi et al. 1993).

In diesem Prozess beeinflussen sich Kern- und Begleitsymptome gegenseitig (Abb. 1.**1**). Kernsymptome führen einerseits zur Entwicklung von Begleitsymptomen. Begleitsymptome lösen aber auch Kernsymptome aus und verstärken sie. Zusätzlich können sich auch verschiedene Kern- oder Begleitsymptome jeweils untereinander beeinflussen. Im Folgenden sind einige Beispiele für diese Wechselwirkung aufgeführt.

- Das emotionale Begleitsymptom „unangenehmes Empfinden von Kontroll- und Zeitverlust während einer Unflüssigkeit" kann dazu führen, dass Ankämpfverhalten entsteht. Dies wird sichtbar in einem Ansteigen von Tonhöhe und Lautstärke während der Unflüssigkeit.

Abb. 1.**1** Wechselwirkung von Kern- und Begleitsymptomatik.

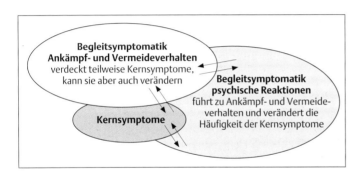

Hinsichtlich des flüssigen Sprechens wird also der Parameter „motorische Anstrengung" verändert.

- Das Kernsymptom „Teilwortwiederholung" kann durch das Begleitsymptom „Ankämpfverhalten" zu einer Blockierung werden.
- Das Begleitsymptom „Sprechangst" kann in einer Situation ein gehäuftes Auftreten von Kernsymptomen auslösen.
- Das Kernsymptom „Blockierung" in einer Situation, in der bisher nicht gestottert wurde, kann dazu führen, dass beim nächsten Mal in einer vergleichbaren Situation das Begleitsymptom „Sprechangst" auftritt.
- Das Kernsymptom „Blockierung", das gehäuft einen bestimmten Laut oder ein Wort betrifft, kann zu der Begleitsymptomatik führen, dass dieser Laut oder dieses Wort als besonders problematisch eingeschätzt und deshalb vermieden wird.

An diesen Beispielen wird deutlich, dass es irreführend ist, Kernsymptome als „Primärsymptome" des Stotterns und Begleitsymptome als „Sekundärsymptome" zu bezeichnen. Diese Begriffe suggerieren fälschlich eine einseitige Kausalität und zeitliche Abfolge in der Entwicklung des Stotterns.

Man ging früher noch davon aus, dass „tonisches" Stottern aus „klonischem" Stottern entstehe (Fröschels 1931, S.432). In diesen Bezeichnungen vermischen sich Beschreibung der Symptomatik und Vermutung über die Entwicklung des Stotterns auf unpräzise Weise. Denn dass angespannte symptomatische Unflüssigkeiten aus ursprünglich lockeren symptomatischen Unflüssigkeiten entstehen, ist eine Annahme, die sich durch empirische Daten nicht grundsätzlich bestätigen lässt.

Stotterbeginn und Begleitsymptome. Bei manchen Kindern treten von Anfang an deutliche Blockierungen mit Anspannung sowie von Mitbewegungen begleitete häufige Iterationen von Silben auf (Yairi 1983; Yairi u. Lewis 1984). Alle empirischen Untersuchungen, die sich mit Stottern zu einem frühen Zeitpunkt nach Beginn beschäftigten, konnten nachweisen, dass Begleitsymptome auch schon in den ersten Wochen nach Stotterbeginn möglich sind (Ambrose u. Yairi 1999). Es bestehen große interindividuelle Unterschiede in der Entwicklung von Kern- und Begleitsymptomatik, und zwar sowohl hinsichtlich der Art und Häufigkeit der Symptome als auch hinsichtlich der Abfolge und Geschwindigkeit der Veränderungen der Symptomatik im weiteren Verlauf der Störung. Glücklicherweise gibt es eine große Anzahl von Kindern, die auf ihr Stottern mit keinerlei Begleitsymptomatik reagieren, weswegen sie nur selten zur Diagnostik vorgestellt werden.

Typische Verläufe. Ob anhand der unterschiedlichen Entwicklung von Kern- und Begleitsymptomatik verschiedene Untergruppen von stotternden Kindern mit jeweils typischen Verläufen differenziert werden können, ist noch ungeklärt. Hier sind Längsschnittuntersuchungen erforderlich, um festzustellen, inwieweit die Entwicklungsverläufe des Stotterns therapeutisch beeinflusst werden können und welchen prognostischen Faktor die Qualität der symptomatischen Unflüssigkeiten zu Beginn der Störung hat.

■ Zusammenfassung

Die Kernsymptome des Stotterns sind Teilwortwiederholungen, Dehnungen und Blockierungen. In Wechselwirkung mit der Kernsymptomatik entwickeln sich Begleitsymptome. Diese können schon früh nach Stotterbeginn auftreten und belastender und auffälliger werden als die Kernsymptomatik. Der Begriff „Coping-Strategien" betont den zielgerichteten Charakter vieler Reaktionen auf Stottern. In der Therapie müssen dysfunktionelle Coping-Strategien abgebaut und funktionelle Coping-Strategien etabliert werden.   ■

Theorie des flüssigen und unflüssigen Sprechens

Um Störungen des flüssigen Sprechens beurteilen zu können, ist es nötig, ein Konzept von flüssigem Sprechen zu haben und Kategorien für die verschiedenen Arten der Unflüssigkeiten zu definieren. Der Begriff „Flüssigkeit" leitet sich vom lateinischen Verb **„fluere"** (fließen) ab. Das Attribut „flüssig" wird häufig genutzt, um anzugeben, wie kompetent sich eine Person in einer Fremdsprache ausdrücken kann.

Sprachliche Flüssigkeit. Der Begriff der sprachlichen Flüssigkeit (Fillmore 1979) ist eng verknüpft mit der Kompetenz eines Sprechers, sich in einer Sprache auszudrücken. Dazu gehören:

- die syntaktische Flüssigkeit, also die Fähigkeit korrekte Sätze zu bilden,
- die semantische Flüssigkeit, womit die Verwendung eines reichen Lexikons beschrieben wird, und schließlich
- die pragmatische Flüssigkeit, die angibt, in welchem Maße der Sprecher in der Lage ist, sich in einer Vielzahl von sozialen Situationen angemessen verbal zu verständigen.

! Die **Sprachflüssigkeit** ist bei Stotternden gegeben. Sie wissen, was sie wann sagen wollen. Aber der Redefluss, also die **Sprechflüssigkeit**, ist gestört.

Konzept des flüssigen Sprechens. Nur wenige Personen, die sich mit dem Phänomen des Stotterns auseinandersetzten, haben ein Konzept des flüssigen Sprechens entwickelt. Bisher definierte man in der Regel flüssiges Sprechen als die Abwesenheit von Stottern. Dies ist insofern problematisch, weil es verhältnismäßig wenig empirische Daten über das flüssige Sprechen und seine Entwicklung gibt und sich deshalb die Meinung darüber allein daraus ableitet, was als unnormal, als nichtflüssig, eingeschätzt wird.

▪ Sprechnatürlichkeit – Starkweathers Konzept des flüssigen und unflüssigen Sprechens

Sprechflüssigkeit ist das Ziel vieler Therapieansätze. Dabei wird die Frage, inwiefern das durch die Therapie erreichte flüssige Sprechen natürlich klingt, bisher jedoch weitgehend vernachlässigt. Für die Bestimmung einer natürlichen Sprechflüssigkeit entwickelte Starkweather in den 80er-Jahren ein Modell, das die Forschungsergebnisse aus der Psycholinguistik, der Linguistik und der Stotterforschung berücksichtigt. Er formulierte ein mehrdimensionales Konzept des flüssigen Sprechens, in dem das Auftreten von Unflüssigkeiten nur **einen** Parameter darstellt.

Starkweathers Definition lautet: Flüssiges Sprechen heißt, mit einem normalen Maß an Kontinuität, Geschwindigkeit und Anstrengung zu sprechen (Starkweather 1987, S. 18).

Die in späteren Kapiteln beschriebenen Diagnostik- und Therapieverfahren nehmen Bezug auf diese Definition.

Anstrengung. Das normale Maß an Anstrengung wertet Starkweather als Primärvariable des flüssigen Sprechens. Positiv formuliert bedeutet das die Leichtigkeit, mit der ein Sprecher seine Äußerung realisiert. Aus dieser Leichtigkeit resultieren die anderen Parameter, d. h. Geschwindigkeit und Kontinuität. Dabei unterscheidet er die mentale Anstrengung zur Planung der Äußerung und die muskuläre Anstrengung zur Ausführung des Sprechens (Starkweather u. Givens-Ackerman 1997).

Kontinuität. Der zweite Parameter, Kontinuität, ist durch die Aufrechterhaltung des Informationsflusses gegeben. Üblicherweise wird durch den Sprechfluss die Kontinuität gewahrt. In der Tradition, Unflüssigkeiten als Unterbrechung zu empfinden, erscheint es zunächst merkwürdig, dass Starkweather sie zwar als Diskontinuitäten bezeichnet, ihnen aber nur bei auffälligen, v. a. symptomatischen Unflüssigkeiten einen unterbrechenden Charakter zuschreibt. Er betrachtet die **funktionellen Unflüssigkeiten** als Elemente, die zwar den Informationsfluss unterbrechen, gleichzeitig jedoch zu dessen Aufrechterhaltung beitragen. Die Beobachtung, dass Phrasen schneller gesprochen werden können, wenn sie auf gefüllte Pausen folgen, interpretiert Starkweather dahingehend, dass die Pausen für die Planung und Realisierung der nachfolgenden Phrase von Nutzen sind und damit der Aufrechterhaltung des Sprechflusses dienen. Er schreibt: „Die direkte Konsequenz dieser Unflüssigkeit ist zusätzliche Zeit für die Sprechplanung" (Starkweather 1987). Im Gegensatz dazu haben symptomatische Unflüssigkeiten keinen pragmatischen Nutzen. Sie unterbrechen die Kontinuität und irritieren den Zuhörer.

Geschwindigkeit. Die Kontinuität ist abhängig von der Geschwindigkeit der Realisation der gesprochenen Silben. Die Sprechgeschwindigkeit nimmt im Laufe der kindlichen Sprachentwicklung zu (Kowal et al. 1975; Den Os 1990). Ein kompetenter Sprecher spricht mit einer Geschwindigkeit von 5–6 Silben pro Sekunde. Dass diese Geschwindigkeit kaum variiert, ist ein Hinweis darauf, dass alle Menschen ständig am Rande ihrer motorischen Kapazität sprechen (Starkweather

15

1987). Eine Erhöhung dieser Geschwindigkeit ist nur durch eine Verkürzung der Pausen und eine stärkere Koartikulation möglich (Starkweather 1987).

Rhythmus. Die Dauer der einzelnen Laute und damit das Betonungsmuster bestimmen den Rhythmus des Gesprochenen. Rhythmus wird von Starkweather als unterstützender Faktor für die Sprechflüssigkeit gewertet. Betonungsmuster und die dadurch bedingte Verkürzung von Silben werden im Laufe der Sprachentwicklung gelernt (Pollock et al. 1993). Starkweather vermutet, dass der Rhythmus die Ausführung des Gesprochenen erleichtert und dadurch auch indirekt auf den Parameter Anstrengung einwirkt, was wiederum die Geschwindigkeit erhöht.

■ Starkweathers Definition des Stotterns

Stottern ist nach Starkweathers Definition nicht das Gegenteil von flüssigem Sprechen. Alle Menschen sprechen unflüssig und viele Unflüssigkeiten werden nicht als stottertypisch eingestuft.

! Stotternde sind während eines Stotterereignisses nicht in der Lage, mit einem normalen Maß an Kontinuität, Geschwindigkeit und Leichtigkeit zu sprechen. Im Vergleich zu normalen Unflüssigkeiten treten stotterspezifische Unflüssigkeiten häufiger auf und beinhalten neben dem hörbaren Verhalten eine Fülle von kognitiven und emotionalen Reaktionen (Starkweather u. Givens-Ackerman 1997). Zu diesen Reaktionen gehören das Gefühl des Kontrollverlusts und die zusätzliche Sprechanstrengung.

Während eines Stotterereignisses ist flüssiges Sprechen laut Definition nicht mehr gegeben. Die Sprechnatürlichkeit ist gestört. Das kann auf allen Ebenen beobachtet werden.

Kontrollverlust. Das Auftreten von symptomatischen Unflüssigkeiten kann für den Sprecher mit erhöhter physischer und/oder psychischer Anstrengung verbunden sein. Wenn eine symptomatische Unflüssigkeit das Gefühl des Kontrollverlusts hervorruft, kann das zu erhöhter physischer oder mentaler Anstrengung beim Sprechen führen:

- **Physische Anstrengung** zeigt sich als äußerlich sichtbare Anspannung der Muskulatur oder als Ankämpfverhalten und kann gemessen werden.
- **Mentale Anstrengung** ist nicht direkt beobachtbar und steht nicht in direktem Zusammenhang mit dem Schweregrad der Stottersymptomatik; sog. verdeckt Stotternde haben wenig hörbare Auffälligkeiten in ihrem Sprechen und erreichen das durch ein hohes Maß an mentaler Anstrengung, z.B. durch die Umformulierung gefürchteter Wörter.

Einfluss auf Kontinuität, Geschwindigkeit und Rhythmus. Symptomatische Unflüssigkeiten unterbrechen die Kontinuität des Gesprochenen, da der Sprecher keinen Nutzen aus ihnen zieht und der Zuhörer keine relevanten Informationen erhält. Stottertypische Dehnungen und Laut- und Silbenwiederholungen haben Auswirkungen auf die Geschwindigkeit des Gesprochenen. Die vom Zuhörer erwartete Dauer des Lautes wird nicht eingehalten. Ein sprechplanerischer Nutzen fehlt. Alle symptomatischen Unflüssigkeiten können den Rhythmus einer Äußerung stören.

■ Ziel einer Therapie des Stotterns

! Flüssiges Sprechen = Geschwindigkeit (inkl. Rhythmus) + Kontinuität + Leichtigkeit.

Diese Definition des flüssigen Sprechens nach Starkweather impliziert, dass eine Therapie des Stotterns, die den Anspruch erhebt, zu flüssigem Sprechen zu führen, alle diese Parameter erfüllen müsste. Denn erst dann darf von „Heilung" und „Überwindung des Stotterns" oder „stotterfreiem Sprechen" gesprochen werden.

Wenn beispielsweise in einer Therapie die gesamte Sprechweise verändert wird, darf die daraus resultierende Sprechflüssigkeit nicht nur anhand der Häufigkeit der **Unflüssigkeiten** bewertet werden. Ein wesentliches Kriterium ist auch das Maß an **mentaler Anstrengung** bei dieser Technik und die **Veränderung der Sprechnatürlichkeit**, z.B. hinsichtlich der Sprechgeschwindigkeit bzw. des Rhythmus.

! Wenn eine Sprechtechnik flüssiges Sprechen auf Kosten einer erhöhten mentalen Anstrengung und einer reduzierten Sprechgeschwindigkeit erreicht, ist diese Intervention nur in Bezug auf den Parameter „Kontinuität" erfolgreich, also nur hinsichtlich **einer** Variable im Gefüge des flüssigen Sprechens.

Therapieansätze zur Stottermodifikation. Sie versuchen, ein möglichst hohes Maß an Leichtigkeit und Sprechgeschwindigkeit (und Rhythmus) zu erreichen, indem sie während der flüssigen Anteile nicht in die natürliche Sprechweise eingreifen. Sie nehmen dafür Abweichungen in der Kontinuität in Kauf, da sie Stotterereignisse nicht verhindern, sondern leichter machen. Es stellt sich daher bei jedem Therapieansatz die Frage, welche Parameter des natürlichen flüssigen Sprechens erreicht werden sollen und welche anderen Parameter vernachlässigt werden müssen, damit dies gelingt.

Zieldefinition vor Therapiebeginn. Vor Therapiebeginn muss offen gelegt werden, welche Parameter des natürlichen flüssigen Sprechens erreicht werden soll, damit der Patient entscheiden kann, ob dies mit seinen Zielvorstellungen übereinstimmt. Außerdem ist es notwendig, für die Einschätzung von Therapieerfolgen eine Skala zur Messung von Sprechnatürlichkeit zu entwickeln (Pape-Neumann 2003). Erste Studienergebnisse geben Hinweise darauf, dass die Einschätzung von Nichtstotternden, ob das Sprechen von erwachsenen Stotternden nach Therapie als natürlich empfunden wird, in direktem Zusammenhang mit der Sprechgeschwindigkeit steht. Je langsamer sie sprechen, desto unnatürlicher wird das Sprechen bewertet (Pape-Neumann 2003).

■ **Zusammenfassung**

Beim Stottern ist die **sprachliche Flüssigkeit** gegeben – der Stotternde weiß, was er sagen will. Die **Sprechflüssigkeit** ist beeinträchtigt. Natürlich klingendes, flüssiges Sprechen ist gekennzeichnet durch ein angemessenes Maß an Geschwindigkeit, Kontinuität und Leichtigkeit. Wenn Stottern auftritt, können ein oder mehrere dieser Variablen beeinträchtigt sein. ■

Entwicklung des flüssigen Sprechens

Die Entwicklung flüssigen Sprechens ist eng mit der sprachlichen, kognitiven und motorischen Entwicklung von Kindern verknüpft. Mit zunehmendem Alter erhöht sich die Sprechgeschwindigkeit und mit der Automatisierung von Bewegungsabläufen nimmt die Anstrengung ab. Unflüssigkeiten werden zunehmend funktionell eingesetzt und dienen damit der Kontinuität (Starkweather u. Givens-Ackerman 1997). Mehrere Untersuchungen (Kowal et al. 1975; DeJoy u. Gregory 1985; Haynes u. Hood 1978) deuten darauf hin, dass sich die Summe der Unflüssigkeiten mit zunehmendem Alter nicht zwingend verringert. So sinkt zwar die Anzahl der Wiederholungen kontinuierlich, die Einschübe hingegen nehmen zu (Abb. 1.**2** u. 1.**3**).

Entsprechend Starkweathers Modell des flüssigen Sprechens kann diese Entwicklung so interpretiert werden, dass Unflüssigkeiten mit zunehmendem Alter zum Vorteil des Sprechers eingesetzt werden (Starkweather u. Givens-Ackerman 1997).

! Ein normal sprechendes Kind entwickelt sich demnach nicht zum flüssigen Sprecher, sondern zum kompetent unflüssigen Sprecher.

Verhältnis von normalen und symptomatischen Unflüssigkeiten bei stotternden und nichtstotternden Kindern. Bisher gibt es hierzu nur wenige Untersuchungen. Sandrieser (1996) beobachtete Hinweise darauf, dass es einen Zusammenhang zwischen den Anteilen von symptomatischen und normalen Unflüssigkeiten geben könnte. In einer explorativen Studie zeigte sie, dass bei zwei gleichaltrigen Kindern der Anteil aller Arten von Unflüssigkeiten nahezu gleich war, obwohl eines der Kinder stotterte und damit einen wesentlich höheren Anteil an symptomatischen Unflüssigkeiten aufwies. Um genau diesen Anteil waren die funktionellen Unflüssigkeiten reduziert. Dies wirft die Frage auf, ob in der Entwicklung von Unflüssigkeiten ein Zusammenhang zwischen normalen und symptomatischen Unflüssigkeiten besteht, etwa weil möglicherweise stotternde Kin-

17

Abb. 1.2 Die altersabhängige Häufigkeit von Wiederholungen vom Kindergarten bis zur 12. Klasse (Kowal et al. 1975).

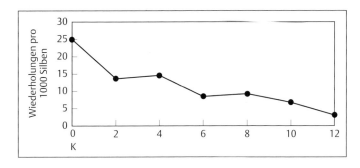

Abb. 1.3 Die altersabhängige Häufigkeit von Interjektionen vom Kindergarten bis zur 12. Klasse (Kowal et al. 1975).

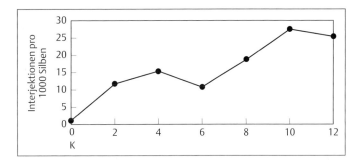

der funktionelle Unflüssigkeiten weniger gut nutzen können (Sandrieser 1996).

Die Häufigkeit von normalen Unflüssigkeiten ist bei nichtstotternden Kindern abhängig von der Komplexität des Gesprochenen (Zebrowski 1995).

Entwicklung von Unflüssigkeiten. Für den deutschsprachigen Raum gibt es kaum empirische Daten über die Entwicklung von Unflüssigkeiten und deren Abhängigkeit von anderen Faktoren in der unauffälligen kindlichen (Sprach-)Entwicklung. Hartmann und Mitarbeiter (1989) haben in einer Studie die Sprechunflüssigkeiten von 11 nichtstotternden Kindern im Alter von 2,7 – 5,0 Jahren untersucht. Im Abstand von 6 Monaten wurden 2 Spontansprachproben erhoben und hinsichtlich normaler bzw. stottertypischer Unflüssigkeiten

analysiert. Es zeigte sich, dass die Summe aller Unflüssigkeiten mit zunehmendem Alter nicht signifikant abnimmt, dass sich aber die Häufigkeit der auftretenden Unflüssigkeiten dahingehend verändert, dass immer weniger symptomatische Unflüssigkeiten auftreten.

■ **Zusammenfassung**

Bei der Entwicklung flüssigen Sprechens werden funktionelle Unflüssigkeiten zunehmend zum Vorteil des Sprechers und zur Strukturierung der Kommunikation eingesetzt. Genau genommen entwickeln sich normal sprechende Kinder nicht zu flüssigen Sprechern, sondern zu kompetent unflüssigen Sprechern. Die Bedeutung der Entwicklung normaler Unflüssigkeiten beim Auftreten von Stottern ist noch nicht geklärt. ■

Beginn und Verlauf des Stotterns

Schon lange sind Forscher und klinisch arbeitende Therapeuten auf der Suche nach Kriterien, die eine Voraussage möglich machen, welche der Kinder, die zu stottern beginnen, ein chronisches Langzeitstottern entwickeln werden. Dieses Kapitel beschäftigt sich mit Faktoren, die zumindest

statistisch nachweisbar einen Einfluss auf den Beginn und den Verlauf von Stottern haben. Dennoch ist eine Vorhersage für ein einzelnes Kind auf der Grundlage des jetzigen Wissensstandes nicht möglich. Es bestehen noch keine eindeutigen Kriterien, welche Faktoren für die Entstehung oder Aufrechterhaltung von Stottern verantwortlich gemacht werden können.

Prognose. Für die Praxis bedeutet dies, dass bisher noch nicht sicher zwischen stotternden Kindern, die zu Normalsprechern werden, und denen, die sich auf überdauerndes Stottern einstellen müssen, unterschieden werden kann. Aber es ist auf jeden Fall möglich, die Diagnose zu stellen, ob ein Kind zum Untersuchungszeitpunkt stottert.

> ! Eine angemessene Konsequenz ist es daher, alle stotternden Kinder zu erfassen, sobald aus dem Stottern für sie oder ihrer Umgebung ein Problem erwächst, um so früh wie möglich mit einer Beratung oder einer vergleichsweise kurzen Therapie einem negativen Verlauf vorzubeugen und die damit verbundenen hohen Therapiekosten für eine lebenslange therapeutische Versorgung zu vermeiden.

Derzeit werden stotternde Kinder in der Regel leider erst dann behandelt, wenn sich das Stottern schon über Jahre hinweg chronifiziert hat. Für die betroffenen Kinder erhöht sich so die Wahrscheinlichkeit, eine ausgeprägte Begleitsymptomatik und entsprechende Behandlungsresistenz zu entwickeln.

Notwendigkeit der Therapie. Viele stotternde Kinder brauchen zum Zeitpunkt der Diagnosestellung keine Therapie. In vielen Fällen reicht eine Beratung der Eltern aus, um ihnen Informationen über mögliche Verläufe zu geben und ihre günstigen Reaktionen auf das Stottern zu verstärken und mit ihnen abzusprechen, bei welchen Veränderungen eine Wiedervorstellung notwendig ist. Schlecht oder falsch informierte Eltern haben öfter – und aus therapeutischer Sicht oft auch unnötigerweise – einen Wunsch nach Therapie ihres Kindes als gut informierte Eltern (Sandrieser et al. 2002).

Daten zu Beginn und Verlauf

Stottern tritt frühestens in der Phase auf, in der Zweiwortäußerungen gebildet werden (Bloodstein 1999, S.109). Die früheste Manifestation für kindliches Stottern liegt damit im 2. Lebensjahr. Am wahrscheinlichsten beginnen Kinder im 3.–6. Lebensjahr zu stottern (Starkweather u. Givens-

Ackermann 1997). Es gibt keinen typischen Verlauf in der Entwicklung von symptomatischen Unflüssigkeiten zu Beginn der Störung.

Entwicklung. Die Entwicklung von Anzahl und Qualität der symptomatischen Unflüssigkeiten kann interindividuell sehr unterschiedlich sein. Oft findet eine schnelle Entwicklung innerhalb der ersten Tage und Wochen statt (Yairi u. Lewis 1984; Yairi et al. 1993). Bei manchen Kindern nimmt der Schweregrad im weiteren **Verlauf** kontinuierlich zu, bei vielen entwickelt sich das Stottern schubweise. Bei manchen bleibt die Symptomatik stabil. Häufigkeit und Schweregrad der Symptomatik kann **phasenweise Schwankungen** unterworfen sein. Dell (1993) spricht von einer „Quecksilberstörung". Eine Reduzierung oder das Verschwinden der Symptomatik bedeutet damit nicht unbedingt die Überwindung des Stotterns. Es kann auch eine Phase mit zunehmender Symptomatik folgen (Bloodstein 1995; Starkweather u. Givens-Ackerman 1997).

Situationsabhängiges Auftreten. Bei den meisten Kindern tritt Stottern situationsabhängig auf. Das kann bedeuten, dass sie in unterschiedlichen Situationen (Kindergarten, zu Hause, unterschiedliche Gesprächspartner, unterschiedliche emotionale Beteiligung, Tageszeit, psychische, physische Verfassung etc.) mit deutlichen Unterschieden in der Symptomhäufigkeit und -schwere reagieren können; d.h. das Stottern kann schwerer oder leichter werden, was Laien häufig sehr irritiert. Dieser Sachverhalt ist in der Diagnostik und der Therapie zu berücksichtigen

Remission

Geschlechtsspezifische Besonderheiten. In der Literatur wird die Remissionsrate mit 42–79% angegeben (Natke 2000). Sie zeigt in allen bisherigen Untersuchungen geschlechtsspezifische Besonderheiten: Sie ist bei Mädchen wesentlich höher als bei Jungen. Zur Zeit des Stotterbeginns stottern fast so viele Jungen wie Mädchen. Bis zum Erwachsenenalter verschiebt sich das Verhältnis zu Ungunsten der Männer. Die Verteilung wird in der Literatur mit 2,2:1 bis 6,3:1 angegeben (Bloodstein 1999, S.106), wobei die meisten Autoren ein Verhältnis von 4:1 angeben.

Zeitpunkt der höchsten Remissionsrate. Die Remissionsrate ist in den ersten zwei Jahren und insbesondere im ersten Jahr nach Beginn am höchsten (Curlee 1999; Yairi u. Ambrose 1999). Dies erschwert es, den Erfolg einer frühen Behandlung von stotternden Kindern von einer spontanen Remission abzugrenzen.

Neue Erkenntnisse brachte eine Langzeitstudie an der Universität von Illinois. Hier wurden 84 stotternde Kinder mindestens vier Jahre lang beobachtet und untersucht, beginnend kurz nach dem ersten Auftreten des Stotterns (Yairi u. Ambrose 1999). Das Durchschnittsalter der Kinder zu Stotterbeginn betrug 33 Monate. Die Remissionsrate lag hier bei 74%, wobei die Dauer des Stotterns bis zur vollständigen Remission variierte und sich über den gesamten Beobachtungszeitraum dieser vier Jahre erstreckten. Die Autoren nehmen an, dass auch spätere Remissionen (nach den beobachteten vier Jahren) im Kindesalter möglich sind. Durch die lange Beobachtung zeigte sich, dass sich Remissionen häufig über einen langen Zeitraum hin erstrecken. Da ein Teil der beobachteten Kinder auch Therapie erhielt, über deren Inhalt und Ausmaß in der Studie nichts ausgesagt wird, lässt sich nicht zwischen Remissionen im Zusammenhang mit einer Therapie und Spontanremissionen unterscheiden. Die Daten zeigen, dass kein direkter Zusammenhang zwischen der Stärke der Stottersymptomatik und der Wahrscheinlichkeit einer Remission festgestellt werden kann.

Alter des Kindes bei Stotterbeginn. Wie alt ein Kind zu Beginn der Störung ist, scheint keine Bedeutung dafür zu haben, ob sich das Stottern spontan wieder zurückbildet. Wenn das Stottern noch nach Abschluss der Pubertät fortbesteht, sind Remissionen beinahe ausgeschlossen.

Weitere Einflussfaktoren. Vermutlich gibt es Untergruppen von stotternden Kindern mit Besonderheiten, die die Wahrscheinlichkeit einer Remission beeinflussen. Durch die geringe Anzahl von Untersuchungen lassen sich aber noch keine Faktoren nachweisen, die eine sichere Einschätzung erlauben, ob ein stotterndes Kind remittieren wird. Statistisch gesehen ist die Wahrscheinlichkeit einer Remission geringer, wenn

- es in der Familie des Kindes noch einen stotternden Verwandten gibt (Kidd 1980),
- das Kind zusätzliche phonologische Probleme hat und
- das Kind zum Zeitpunkt der Untersuchung bereits eine negative Einstellung zum Sprechen entwickelt hat oder negative emotionale Reaktionen auf das Stottern zeigt (Zebrowski u. Conture 1998).

In der oben genannten Langzeitstudie (Watkins et al. 1999; Paden et al. 1999) wurde sorgfältig die phonologische und die morphosyntaktische Entwicklung der Sprache bei den untersuchten Kindern verfolgt. Dabei ließen sich hinsichtlich der morphosyntaktischen Entwicklung keine Gruppenunterschiede feststellen, wohl aber in der phonologischen Entwicklung.

Die Kinder, die ein überdauerndes Stottern entwickelten, hatten im Vergleich zu den remittierenden Kindern eine langsamere phonologische Entwicklung mit abweichenden Prozessen.

Weitere Untersuchungen, die eine Remission bzw. den Beginn und den Verlauf des Stotterns beeinflussen könnten, werden im folgenden Kapitel dargestellt. Alle Aussagen über die Entwicklung des Stotterns werden dadurch erschwert, dass wenig empirische Daten sowohl zum Verlauf des flüssigen Sprechens als auch zum Auftreten von Unflüssigkeiten im Sprechen von nichtstotternden gleichaltrigen Kindern vorliegen.

■ **Zusammenfassung**

Stottern beginnt überwiegend im frühen Kindesalter. Zu Beginn der Störung kann der Schweregrad des Stotterns verschieden ausgeprägt sein. Auch danach sind individuell unterschiedliche Verläufe zu beobachten. Es lässt sich unterscheiden, ob sich die Symptomatik in Phasen verändert und ob es situationsabhängige Schwankungen gibt. Diese Schwankungen können sich zwischen völliger oder annähernder Symptomfreiheit und einer starken Symptomatik bewegen. 50–80% aller Kinder zeigen eine Remission, also eine Heilung der Störung. Unter den Kindern, die remittieren, sind deutlich mehr Mädchen, sodass im Jugend- und Erwachsenenalter männliche Stotternde im Verhältnis von etwa 4:1 überwiegen. Die Häufigkeit von Remissionen nimmt mit zunehmender Dauer der Störung ab. Nach der Pubertät sind Remissionen beinahe ausgeschlossen. Der Schweregrad der Symptomatik scheint keinen direkten Einfluss auf die Remissionswahrscheinlichkeit zu haben. ■

Faktoren, die Beginn und Verlauf beeinflussen

Der Beginn und der Verlauf von Stottern ist von einer Vielzahl unterschiedlicher Faktoren abhängig, deren Wirkungsweise und Zusammenspiel bisher kaum erforscht sind. Weitgehend einig ist man sich darüber, dass es sich beim Stottern um ein **multifaktorielles Geschehen** handelt (Bloodstein 1999; Johannsen u. Schulze 1998; Hansen u. Iven 1992; Starkweather 1987).

Alle Versuche, einen allgemeinen Unterschied zwischen stotternden und nichtstotternden Personen zu finden, schlugen fehl. Die Forschungsbefunde sind zum Teil widersprüchlich und es treten große Überlappungen zwischen den beiden Gruppen auf (Natke 2000). Stotternde weisen ebenso große interindividuelle Unterschiede auf wie Nichstotternde und ein großes Problem stellt die Ursache-Folge-Problematik dar (Natke 2000): Wenn Effekte gefunden werden, ist nicht klar, ob es sich um verursachende oder aufrechterhaltende Faktoren oder um eine Folge des Stotterns handelt. Natke fordert deshalb, die Stotterforschung auf Untersuchungen mit Kindern auszurichten (Natke 2000).

An der Entstehung und am Verlauf des Stotterns sind vermutlich eine Vielzahl von linguistischen, psychosozialen und physiologischen Faktoren beteiligt. Diese haben individuell unterschiedlichen Einfluss auf die Entstehung und den Verlauf der Störung (Johannsen u. Schulze 1998). Motsch (1983) fordert daher eine ideographische, also den Einzelfall beschreibende Sichtweise des Stotterns.

Um Faktoren und ihre Auswirkungen im Einzelfall einordnen und ggf. bewerten zu können, schlagen Schulze und Johannsen (1986) vor, zwischen disponierenden, auslösenden und aufrechterhaltenden Faktoren zu unterscheiden.

▪ Disponierende, auslösende und aufrechterhaltende Faktoren

Disponierenden Faktoren begünstigen das Auftreten von Stottern, während auslösende Faktoren beim Beginn des Stotterns eine Rolle spielen und die stabilisierenden, chronifizierenden und generalisierenden Faktoren mitverantwortlich sind für die Aufrechterhaltung des Stotterns (Abb. 1.4).

Der gegenwärtige Stand der Forschung (s. auch Johannsen u. Schulze 1998) lässt den Schluss zu, dass zumindest die unten aufgeführten Faktoren einen Einfluss auf die Entstehung und Entwicklung des Stotterns haben. Wie groß im Einzelfall der Einfluss eines Faktors sein muss, damit Stottern entsteht oder aufrechterhalten wird, und wie die verschiedenen Faktoren zusammenwirken, ist noch unbekannt.

Die Zuordnung zu den drei Bereichen disponierende, auslösende und aufrechterhaltende Faktoren ist zur besseren Veranschaulichung vorgenommen worden. Viele der im Folgenden genannten Faktoren können sowohl auslösend als auch aufrechterhaltend wirken. Einen breiteren Überblick bieten Schulze und Johannsen (1986).

Disponierende Faktoren

Die Veranlagung zum Stottern wird durch disponierende Faktoren bestimmt. Im Einzelfall können auch mehrere solcher Faktoren zusammentreffen oder eine Wechselwirkung eingehen. Sie müssen aber nicht in jedem Fall erkennbar sein. Die genaue Bedeutung der Veranlagung und die Wechselwirkung mit auslösenden und aufrechterhaltenden Faktoren werden noch erforscht. Erst wenn genügend Daten hierzu vorliegen, können

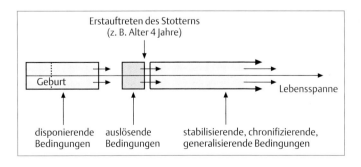

Abb. 1.4 Ätiologische Bedingungskonstellationen des kindlichen Stotterns (Schulze et al. 1991).

sichere prognostische Aussagen getroffen und Eltern von Risikokindern vor dem Auftreten der Störung beraten werden.

Man weiß heute, dass die bislang unbeeinflussbaren disponierenden Faktoren eine große Bedeutung haben. Für die logopädische Praxis bedeutet dies, dass Eltern, die Schuldgefühle haben, weil sie glauben, durch erzieherische Maßnahmen oder nicht verhinderte Ereignisse das Stottern verursacht zu haben, entlastet werden können.

Genetische Faktoren

Ein Faktor, der die Entstehung mit beeinflussen kann, ist die familiäre Disposition. Bei etwa 15 % der Verwandten 1. Grades von Stotternden tritt Stottern auf. In der Normalpopulation sind es nur 5 % (Kidd 1984; Ambrose et al. 1993), wodurch die Unterschiede in der Remissionsrate bei männlichen bzw. weiblichen Stotternden erklärt werden könnte.

Statistische Häufigkeiten. Offensichtlich kann eine Veranlagung zum Stottern vererbt werden (Böhme 1997). Empirische Untersuchungen zeigen, dass in manchen Familien Stottern gehäuft auftritt. Dabei tragen männliche Verwandte von weiblichen Stotternden das größte Risiko (Kidd 1980). Andrews et al. (1983) beschrieben, dass das mit 36 % statistisch größte Risiko Söhne von stotternden Müttern haben. Wenn ein monozygoter Zwilling stottert, ist in bis zu 83 % der Fälle auch der andere Zwilling betroffen, bei heterozygoten Zwillingen hingegen nur in bis zu 19 % der Fälle, bei gleichgeschlechtlichen Geschwistern bis zu 18 % der Fälle (Andrews et al. 1991; Felsenfeld et al. 2000; Howie 1981). Die Remission tritt gleichzeitig bei 54 % der eineiigen Zwillinge und bei 24 % der zweieiigen auf (Felsenfeld u. Finn 2003).

Polygenes Geschehen. Stottern ist ein polygenes Geschehen, d.h. es kann gleichzeitig auf unterschiedlichen Genen lokalisiert werden. Hier ergeben sich Hinweise auf geschlechtsspezifische Unterschiede der Lokalisation (Suresh et al. 2006). In den kommenden Jahren ist darüber noch mehr Aufschluss durch eine große Genetikstudie zu erwarten (Yairi 2002).

Unterschiedliche Remissionsrate. Die unterschiedliche Remissionsrate von Jungen und Mädchen zeigt, dass das Geschlecht das Risiko mitbestimmt, ein überdauerndes Stottern zu entwickeln. Die Theorie, dass unterschiedliche Erziehungsstile im Umgang mit Jungen und Mädchen für die unterschiedlichen Remissionsraten verantwortlich seien, konnte empirisch nicht bestätigt werden (Eisenson 1966).

Befunde der Neurowissenschaften

Befunde des Neuroimaging und der Neuromorphologie bei erwachsenen Stotternden zeigen Unterschiede zu Nichtstotternden in spezifischen Regionen und Aktivierungsmustern des Gehirns. Neumann (2007) fasst diese Befunde zusammen und leitet daraus die „Läsions-Kompensations-Theorie" ab (s. „Theorien und Modelle der Entstehung des Stotterns").

Zentrale Koordination/Rückmeldekreise

Beim Sprechen erfolgt eine ständige sensorische, propriozeptive und auditive Rückmeldung. Es gibt Hinweise darauf, dass in diesen Rückmeldemechanismen bei Stotternden Abweichungen gegenüber Nichtstotternden auftreten können. Da diese Rückmeldekreise im Spracherwerb eine entscheidende Rolle spielen (McClean 1997), können Auffälligkeiten in diesem Bereich Störungen des Sprechablaufs begünstigen. Auch bei Kindern tritt der Lee-Effekt auf, also das künstliche Stottern unter verzögerter auditiver Rückkopplung. Bei jüngeren Kindern sind die Auswirkungen stärker als bei älteren (eine Übersicht dazu in Natke 1999). Die sensorische und propriozeptive Rückmeldung bei Kindern und die zeitliche Entwicklung der Rückmeldekreise ist noch nicht erforscht. Eine Störung in diesem Bereich kann auch im Sinne eines aufrechterhaltenden Faktors die Entwicklung des Stotterns begünstigen. Die Entwicklung der Rückmeldekreise ist zudem gekoppelt an die Entwicklung der Wahrnehmung (Böhme 1997), der Motorik (Van Riper 1982) und der kognitiven Entwicklung (Böhme 1997).

Hemisphärendominanz/Lateralität

Es gibt Hinweise darauf, dass die Lateralisation für Sprache (üblicherweise ist die linke Hemisphäre dominant) mit Stottern zusammenhängen könnte. So wurde beispielsweise in Untersuchungen zum dichotischen Hören in der Gruppe der Stotternden ein größerer Anteil von Personen mit **Linksohr-**

vorteil gefunden als in der Gruppe der Nichtstotternden (Sommers et al. 1975). Ein Linksohrvorteil bedeutet, dass von den zwei unterschiedlichen Stimuli, die zeitgleich auf dem linken und rechten Ohr angeboten werden, eine Bevorzugung des linken Ohres – und damit der rechten Hemisphäre – stattfindet.

Brosch et al. (1999) zeigten, dass in einer Gruppe von stotternden Kindern im dichotischen Diskriminationstest für Kinder kein Zusammenhang zwischen der Bevorzugung eines Ohres und einer späteren Remission bestand, dass aber für die **linkshändigen Kinder** in dieser Studie eine geringere Wahrscheinlichkeit einer Remission ermittelt werden konnte als für die Gruppe der rechtshändigen Kinder. Eine Schwierigkeit in der Untersuchung der Hemisphärendominanz bei jungen Kindern liegt darin, dass sich Stottern meistens vor dem 7. Lebensjahr manifestiert, bis dahin aber nicht alle Lateralisationen entwickelt sind (Bloodstein 1995). Brosch und Mitarbeiter (1999) vermuten, dass die Dominanz eines Ohres sich bis zum Alter von sechs Jahren noch nicht voll entwickelt hat, während es in diesem Alter schon eine klare Händigkeit gibt. Hier wird deutlich, dass disponierende Faktoren, die selbst einer Entwicklung unterworfen sind, zu unterschiedlichen Zeitpunkten wirksam werden können (Böhme 1997).

Sprachentwicklung

Die Entwicklung flüssigen Sprechens ist eng mit der Sprachentwicklung verbunden. Viele Studien zeigen, dass zumindest eine Untergruppe stotternder Kinder Auffälligkeiten in der Sprachentwicklung zeigt (Guitar 1998). Die Längsschnittstudie von Andrews und Harris (1964) an Kindern aus Newcastle upon Tyne ergab, dass die Gruppe der stotternden Kinder im Vergleich zu den nichtstotternden einige Monate später mit sprachlichen Äußerungen begonnen hatten. Bislang reichen die Daten noch nicht aus, um die Bedeutung der sprachlichen Entwicklung für die Entstehung und Aufrechterhaltung des Stotterns erklären zu können. Im Kapitel „Sprachentwicklung und Stottern" werden mögliche Wechselwirkungen aufgezeigt. Die verschiedenen Faktoren im Bereich „Sprachentwicklung" können vermutlich sowohl disponierenden als auch auslösenden und aufrechterhaltenden Charakter haben.

Intelligenz und Persönlichkeit

Hinsichtlich der Intelligenz unterscheidet sich die Gruppe der Stotternden nicht von der Gruppe der Nichtstotternden (Silverman 1996). Auch hinsichtlich ihrer Persönlichkeitsstruktur und ihrer emotionalen Entwicklung weisen stotternde Kinder, soweit es untersucht wurde, keine Unterschiede auf. Sie sind nicht generell schüchterner oder sensibler. Beobachtbare Auffälligkeiten im Selbstbild und in der emotionalen Entwicklung sind offensichtlich nicht die Ursache, sondern eine Folge des Stotterns (Bloodstein 1995, S.111ff).

Erziehungsstil und Interaktionsverhalten

Eine disponierende Wirkung des Interaktionsverhaltens und des Erziehungsstils für die Entstehung von Stottern lässt sich – bei einer Vielzahl von höchst unterschiedlichen Untersuchungsergebnissen (Überblick in Stewart u. Turnbull 1997) – bisher nicht belegen.

Auslösende Faktoren

Auslösende Faktoren können mit dem Beginn des Stotterns in Verbindung gebracht werden. Eltern betrachten sie deshalb oft als Ursache des Stotterns. Häufig werden Veränderungen des Lebensumfelds, wie der Beginn des Kindergartens, die Geburt eines Geschwisterkindes, intrafamiliäre Konflikte oder Krankenhausaufenthalte als auslösender Faktor genannt.

! Um Schuldzuweisungen oder Fehlreaktionen vorzubeugen, ist es für die Beratung und die Therapie wichtig, die vermuteten disponierenden und aufrechterhaltenden Faktoren dazu in Bezug zu setzen. Untersuchungsergebnisse zu disponierenden und aufrechterhaltenden Faktoren deuten darauf hin, dass ein Ereignis allein nicht ausreichen dürfte, um ein chronisches Langzeitstottern zu verursachen.

Retrospektive Befragung. Die Erhebung des oder der auslösenden Faktoren wird umso schwieriger, je länger der Beginn des Stotterns zurückliegt. Oft bleibt unklar, ob die retrospektive Befragung zuverlässig ist, da häufig aufgrund des Kausalitätsbedürfnisses von Eltern und Verwandten im Nachhinein Zusammenhänge hergestellt werden, die nicht unbedingt den Tatsachen entsprechen.

Traumata. Sie können zum auslösenden Faktor werden, wobei auch hier berücksichtigt werden muss, welche aufrechterhaltende Kraft dem Ereignis noch nachwirkt oder welche aufrechterhaltenden Faktoren in Zusammenhang mit diesem Ereignis stehen. Wenn der Verdacht besteht, dass ein nicht genanntes oder nicht bekanntes Trauma Auslöser und aufrechterhaltender Faktor ist, z. B. der Missbrauch eines Kindes, muss im Sinne eines verantwortungsvoll therapeutischen Handelns eine psychologische Abklärung veranlasst werden.

Aufrechterhaltende Faktoren

Disponierende und auslösende Faktoren können eine aufrechterhaltende Wirkung bekommen. Aufrechterhaltende Faktoren entstehen aber auch aus den Reaktionen des Kindes und der Umgebung auf das Stottern. Schließlich können vom Stottern unabhängige Faktoren beim Kind (z. B. eigener Perfektheitsanspruch) und in seiner Umgebung (z. B. überfordernde Alltagsbedingungen) die Störung aufrechterhalten.

Asynchronizität. Bei Entwicklungsprozessen handelt es sich um dynamische Systeme. Dadurch kann es bei einem Kind zu einem Ungleichgewicht zwischen sehr unterschiedlichen Entwicklungsständen in verschiedenen Bereichen kommen. Diese Asynchronizität kann zum aufrechterhaltenden Faktor werden. Beispielsweise konnten Kloth et al. (1998) zeigen, dass zu Beginn ihrer Studie die Sprechgeschwindigkeit bei stotternden Kindern höher war als die Sprechgeschwindigkeit der nichtstotternden Kontrollgruppe. Diese Unterschiede waren ein Jahr nach Stotterbeginn nicht mehr signifikant. Hall (1996) kommt in ihrer Studie zu dem Schluss, dass das Sprechen flüssiger wird, wenn die übrigen Bereiche der Sprachentwicklung synchronisiert ablaufen. Damit ist gemeint, dass keine Bereiche vorliegen, in denen bei einem Kind die Entwicklung wesentlich langsamer oder schneller erfolgt als in den anderen Bereichen. Bezogen auf die Studie von Kloth et al. (1998) würde das bedeuten, dass bei einigen stotternden Kindern eine asynchrone Entwicklung zumindest bezüglich der Sprechgeschwindigkeit vorliegt.

Verlaufsdiagnostik. Aufrechterhaltende Faktoren können Veränderungen unterworfen sein. Je nachdem, ob sie zu- oder abnehmen, können sie das Stottern stabilisieren oder verringern. Hieraus leitet sich die Notwendigkeit einer therapiebegleitenden Verlaufsdiagnostik ab.

Die aufrechterhaltende Wirkung von Umgebungsfaktoren

Das Auftreten von symptomatischen Unflüssigkeiten ist bei stotternden Kindern stark abhängig von der Situation (Yaruss 1997). In Sprechsituationen mit höheren linguistischen Anforderungen oder erhöhtem kommunikativen Druck steigt die Anzahl der Unflüssigkeiten (s. Watkin in: Yairi u. Ambrose 1999).

Störanfälligkeit für kommunikative Stressoren. Man nimmt an, dass bestimmte Umgebungsfaktoren als kommunikative Stressoren wirken. Kinder reagieren darauf unterschiedlich empfindlich. Nach Bloodstein (1970) festigt sich das Stottermuster eines Kindes zum einen in dem Ausmaß, in dem es versucht, im Bewusstsein seines fehlerhaften Sprechens besonders flüssig zu sprechen, und zum anderen im Ausmaß seiner Störanfälligkeit für kommunikative Stressoren.

Beeinflussung des Schweregrades von Stottern. Van Riper (2002, S. 19) formulierte eine „Stottergleichung", die zu erklären versucht, wie der Schweregrad von Stottern durch das Zusammenwirken verschiedener Faktoren bestimmt wird.

Es gibt auf der einen Seite Faktoren, die den Schweregrad von Stottern **erhöhen** können:
- Empfindlichkeit für kommunikative Stressoren,
- negative, auf das Sprechen bezogene Gefühle,
- Laut- und Wortängste.

Demgegenüber stehen Faktoren, die den Schweregrad von Stottern **verringern** können. Dazu zählen:
- Selbstvertrauen,
- positives Selbstbild,
- Ausmaß der flüssigen Redeanteile.

Allgemeine und spezifische Stressoren. Prins (1983) nimmt an, dass sowohl allgemeine umweltbedingte Belastungen als auch spezifische kommunikative Stressoren als aufrechterhaltende Faktoren wirken können. Seine Annahmen werden von Schulze (1989) folgendermaßen dargestellt.

Allgemeine Ursachen für umweltbedingte Belastungen:

- fehlende Planung und unregelmäßiger Ablauf von Alltagsaktivitäten in der Familie (z. B. bezüglich Mahlzeiten, Freizeitverhalten, Schlafen);
- wiederkehrende Verhaltensabläufe, die unvorhersehbare Hektik und Zeitdruck hervorrufen (z. B. Bereitschaftsdienst eines Elternteils; ungünstiges Planungsverhalten bei Alltagsroutinen wie Aufstehen, Mahlzeiten etc.);
- ständige Änderungen in der Zusammensetzung der familiären Konstellation (z. B. häufiger Besuch von Verwandten, unregelmäßige Anwesenheit der Eltern durch die Art der Berufstätigkeit der Eltern);
- häufig wiederkehrende Erwartungen und Ansprüche, die ein Kind nicht erfüllen kann (z. B. nicht bewusste oder bewusste Überforderung des Kindes in motorischer, sprachlicher, kognitiver, sozialer und emotionaler Hinsicht, etwa durch den ständigen Vergleich mit einem älteren Nachbarskind oder den Idealvorstellungen eines Elternteils);
- insgesamt geringe Zuwendungszeit und zu geringe ausschließliche Zuwendung für das Kind (z. B. chronische Unterlegenheit des unflüssigen Kindes in einem Konkurrenzverhältnis zum Geschwisterkind).

Kommunikative Stressoren:

- ungünstiges Zuhörerverhalten auf Seiten der Eltern und anderer Familienmitglieder; damit sind in der unmittelbaren Interaktion wirksame kommunikative Stressoren gemeint, wie z. B.
  - der häufige Entzug oder Abbruch des Zuhörerverhaltens *(listener loss)*,
  - häufige und unvermittelte Unterbrechung der Rede *(interruption)*,
  - das permanente Unter-Zeitdruck-Setzen des Gesprächspartners *(hurrying)*, was verbal und mimisch-gestisch vermittelt werden kann, aber auch durch die eigene Art des Kommunikationsverhaltens wirksam wird;
- ungünstige elterliche Sprach- und Sprechcharakteristika, z. B.
  - hohes Sprechtempo,
  - unangemessen hohes linguistisches Niveau,
  - ungeduldige, ungehaltene Diktion,
  - sehr lautes oder sehr leises Sprechen;
- unablässiges Fragen und Belehren des Kindes *(questioning)*, ständiges Einflechten von „Lern-

spielen" in natürliche Spielsituationen, z. B. verbales Bombardement; Quizfragen; Fragen, die vom Kind komplexe Antworten erfordern;
- konkurrenzhafte Sprecherumgebung, z. B. verbal dominante familiäre und außerfamiliäre Bezugspersonen und Spielkameraden (Prins 1983 in: Schulze 1989, S. 44f).

Zeitdruck. Diese kommunikativen Stressoren wirken sich auf das Sprechverhalten des Kindes aus. Starkweather (1987) hat das sehr anschaulich für den Faktor „Zeitdruck" dargestellt: Ein Kind übernimmt ein zu schnelles Sprechmodell in seiner Umgebung und erfährt möglicherweise zusätzlich, dass Zuhören und sonstige Tätigkeiten in der Familie unter Zeitdruck verrichtet werden. Unter Zeitdruck versuchen viele Kinder, besonders schnell zu sprechen. Das erfordert mehr motorische Leistungen pro Zeiteinheit und erhöht das Risiko für motorische Fehler. Dies trifft bereits auf normal sprechende Vorschulkinder zu. Sie passen sich der Zeit an, die Erwachsene verstreichen lassen, bis sie dem Kind antworten (Antwortlatenz). Bei einer Antwortlatenz der Erwachsenen von 3 s lassen sie sich auch Zeit mit ihrer Antwort und sprechen flüssiger als bei einer Antwortlatenz von 1 s (Newman und Smit 1989).

Interaktionsverhalten der Eltern. Wenn man annimmt, dass kommunikative Stressoren auf Stottern auslösend oder aufrechterhaltend wirken, bestehen zwei große Gefahren:

- einseitig die Verantwortung auf Seite der Eltern und der Umgebungsfaktoren zu suchen und
- Eltern von stotternden Kindern von vornherein ein ganz spezifisches negatives Interaktionsverhalten zu unterstellen.

! Deshalb sind Untersuchungen wie die von Schulze (1989) und Meyers und Freeman (1985a – c) so wichtig, weil hier untersucht wird, ob Eltern stotternder Kinder tatsächlich andere Verhaltensweisen zeigen als Eltern von nichtstotternden Kindern.

Schulze (1989, S. 246) stellte anhand einer Stichprobe von 10 Kindern fest, dass „keine signifikanten als stotterspezifisch zu interpretierende Gruppenunterschiede bei den Kindern, Müttern und Vätern hinsichtlich des Sprech- und Sprachverhaltens, des Turn-Taking-Verhaltens, der thematischen Kohärenz der Dialoge und des Frageverhaltens" auftraten. In einem Bereich bestanden jedoch signifikante Gruppenunterschiede: Die **Sprechgeschwindigkeit der beiden Elternteile** stotternder Kinder unterschied sich mehr als bei den Kontrollgruppen. Stotternde Kinder erhielten also von Mutter und Vater ein sehr unterschiedliches Modell hinsichtlich ihrer Sprechgeschwindigkeit.

Sprechgeschwindigkeit. Meyers und Freeman (1985a–c) untersuchten nicht nur einseitig das Elternverhalten, sondern auch die Wechselwirkung mit dem Verhalten des Kindes. Sie stellten fest, dass Mütter stotternder Kinder mit allen Kindern signifikant schneller sprechen als Mütter von normal sprechenden Kindern. Das besondere an ihrer Studie ist, dass sie nun die Mütter der beiden Gruppen „austauschten". Als sie die Mütter der normal sprechenden Kinder mit stotternden Kindern sprechen ließen, stellte sich heraus, dass diese Mütter die gleichen Verhaltensweisen zeigen wie vorher die Mütter der stotternden Kinder. Sie sprechen mit stotternden Kindern schneller als mit nicht stotternden Kindern, was ein Hinweis darauf ist, dass das erhöhte Sprechtempo eine Reaktion des Gesprächspartners auf das Stottern des Kindes ist – und nicht umgekehrt.

Emotionale Reaktionen. Meyers und Freeman (1985a) stellten fest, dass flüssig sprechende Kinder von ihren Müttern seltener unterbrochen werden als unflüssig sprechende, was wiederum als eine emotionale Reaktion auf Stottern gedeutet werden kann. Solche emotionalen Reaktionen – dazu gehören auch Abbruch des Blickkontakts, kurzfristiges Erstarren der Eltern, wenn sie ihr Kind stottern hören – verunsichern das Kind und können so selbst wieder zu kommunikativen Stressoren werden. Dies gilt auch für Versuche der Eltern, dem Kind mit Ermahnungen wie „sprich langsam" oder „sag es nochmal" zu einem flüssigeren Sprechen zu verhelfen. Väter wurden in ihrem Verhalten gegenüber stotternden Kindern wesentlich seltener untersucht. Meyers (1990) beobachtete, dass sie sich mehr auf der verbalen Ebene an stotternde Vorschulkinder wendeten als Mütter oder Gleichaltrige.

Fragen und Aufforderungen. In einer Studie von Langlois et al. (1986) wurde festgestellt, dass Mütter stotternder Grundschulkinder mehr Fragen (Interrogativa) und mehr Aufforderungen (Imperativa) stellten als Mütter nichtstotternder Kindern. Sie gaben jedoch nicht an, ob dieses mütterliche Sprechverhalten bereits vor Stotterbeginn bestand oder Folge des Stotterns war. Die stotternden Kinder zeigten die Tendenz, mehr verbale Reaktionen zu zeigen als die Gruppe der nichtstotternden Altersgenossen.

Anforderungsniveau. Miles und Bernstein Ratner (2001) untersuchten, ob Mütter von stotternden Kindern kurz nach Auftreten der Stottersymptomatik Unterschiede im linguistischen Anforderungsniveau im Vergleich zu Müttern von nicht stotternden Kindern aufweisen. Die Eltern beider Gruppen unterschieden sich nicht signifikant in dem Ausmaß, in dem sie ihren sprachlichen Input an das gegenwärtige linguistisch-grammatikalische oder lexikalische Leistungsniveau ihrer Kinder anpassten. Daraus kann man ableiten, dass die Mütter stotternder Kinder genauso sensibel für die sprachlichen Fähigkeiten ihrer Kinder sind wie die Mütter der nicht stotternden Kinder.

Beibehaltung des Gesprächsstils. Kloth et al. (1998) beobachteten die Interaktion von Eltern mit Kleinkindern mit hohem genetischem Stotterrisiko vor und nach dem Auftreten von Stottern. Dabei zeigte sich, dass die Remissionswahrscheinlichkeit am höchsten war, wenn die Mütter ihren Interaktionsstil nach dem Auftreten von Stottern **nicht** veränderten. Diese Mütter ermutigten ihre Kinder weiterhin eher indirekt durch Pausen dazu, den Turn zu übernehmen und zu behalten. Überdauerndes Stottern trat häufiger auf, wenn Mütter nach Stotterbeginn einen direktiveren Gesprächsstil entwickelten (mehr Sprecherwechsel, kürzere Pausen zwischen und während Turns, mehr Fragen nach Informationen und mehr Lob). Es scheint, als würden diese Mütter mehr direkten Druck darauf ausüben, dass ihr Kind auf der verbalen Ebene reagiert. Bei diesen Ergebnissen ist zu berücksichtigen, dass nur Familien in die Studie aufgenommen wurden, in denen mindestens ein Elternteil selbst stotterte. Diese Beobachtungen dürfen daher nicht ohne Weiteres verallgemeinert werden.

Einfluss der Eltern. Auch wenn die Eltern eines stotternden Kindes einige der oben genannten Verhaltensweisen zeigen, bedeutet das noch nicht zwangsläufig, dass diese das Stottern negativ beeinflussen müssen. So zeigte sich bei stotternden Vorschulkindern kein Zusammenhang zwischen Unflüssigkeiten und den häufigen Fragen von Eltern oder dem deutlich negativeren Verhalten Gleichaltriger (Meyers 1986, 1989). Auch Kloth et al. (1998) zeigten, dass der Interaktionsstil der Mütter keinen direkten Einfluss auf das Stottern der untersuchten Kinder hatte. Meyers (1991) vermutet daher, dass das Stottern bei Vorschulkindern weniger empfindlich für Zuhörerreaktionen ist als bei stotternden Schulkindern. Diese berichten z. B. von Ängsten, mit bestimmten Personen zu sprechen. Situative Faktoren wie das Sprechen mit mehr als einem Zuhörer, Zeitdruck und unvertraute Situationen scheinen sich auf die Sprechflüssigkeit von stotternden Vorschulkindern stärker auszuwirken als der Interaktionsstil des Gesprächspartners (s. auch Nippold u. Rudzinski 1995).

Zusammenfassend lässt sich feststellen, dass es keine allgemeinen Merkmale einer stotterspezifischen Umgebung gibt. Im Einzelfall können die genannten Faktoren jedoch sehr wohl auf den Verlauf des Stotterns einwirken. Für Diagnostik und Therapie bedeutet das, dass Umgebungsfaktoren im Einzelfall relevant sein können, dass es aber unzulässig ist, grundsätzlich den Eltern und der Umgebung die Verantwortung für die Aufrechterhaltung des Stotterns zuzuschreiben.

Aufrechterhaltung durch dysfunktionelle Coping-Strategien

Coping-Strategien, also die Versuche von Stotternden, ihr Problem zu bewältigen, können dazu beitragen, dass Stottern aufrechterhalten wird. Sie führen häufig zu sich selbst verstärkenden Kreisläufen und können zu immer auffälligeren Verhaltensmustern führen. Dabei werden oft durch klassisches und operantes Konditionieren gelernte Verhaltensweisen, die sich eine Zeitlang als hilfreich erwiesen, beibehalten (Bodenmann u. Schaer 2006), obwohl sie keinen Nutzen mehr haben.

Nach Van Riper (2002) wird das Ankämpfverhalten durch das darauf folgende flüssige Weitersprechen „belohnt" und stabilisiert. Dass nach Stotterereignissen häufig zunächst flüssig weitergesprochen werden kann, lässt sich evtl. auf das von manchen Entspannungstechniken genutzte physiologische Phänomen zurückführen, dass nach starker Anspannung eine Phase der Entspannung folgt. Folgende Lernmodelle sind denkbar:

- Die Angst vor dem nächsten Stotterereignis kann zu physiologischen Reaktionen führen (vgl. „Emotionale Entwicklung und Stottern"), die die Stotterhäufigkeit erhöhen. Auf diese Weise bestätigt sich, dass die Angst vor dem Stottern berechtigt war. Die Angst stabilisiert sich.
- Die Angst vor dem Stottern führt zu Erwartungen des Stotternden darüber, welche Stimuli Stottern bei ihm auslösen. Wenn er die Stimuli vermeidet, stellt er diese Hypothese grundsätzlich nicht infrage. Kann er einen Stimulus einmal doch nicht vermeiden, kann das zu einer erhöhten Angst vor dem Stottern führen, die wiederum selbst die Stotterhäufigkeit erhöhen kann. Dadurch bestätigt sich die Notwendigkeit eines effektiven Vermeideverhaltens. Auf diese Weise stabilisiert erfolgreiches Vermeiden die Angst vor dem Stottern.

■ Zusammenfassung

Faktoren, die zur Entstehung von Stottern beitragen, können disponierende (z. B. Genetik), auslösende (z. B. Trauma) und aufrechterhaltende (z. B. familiäre Interaktion) Funktion haben. Es gibt keine allgemeinen Merkmale einer stotterspezifischen Umgebung. Umgebungsfaktoren können jedoch im Einzelfall auslösend oder aufrechterhaltend wirken. Auch dysfunktionelle Coping-Strategien wirken aufrechterhaltend. Daher müssen bei der Entscheidung, ob bzw. wie eine Therapie durchgeführt wird, die vermuteten aufrechterhaltenden Faktoren berücksichtigt werden. ■

Wechselwirkung der kindlichen Entwicklung mit Stottern

Stottern entsteht überwiegend im Kindergartenalter, einer Zeit mit schnellen und weitreichenden Entwicklungs- und Reifungsprozessen. Die verschiedenen Bereiche der kindlichen Entwicklung sind eng aufeinander bezogen und beeinflussen sich gegenseitig. Im vorliegenden Kapitel wird beschrieben, wie Stottern in die gesamte kindliche Entwicklung eingebettet ist und welche Beziehungcn zwischen verschiedenen Entwicklungsbereichen und Stottern bestehen könnten.

◾ Physische und sensomotorische Entwicklung und Stottern

Während des kindlichen Wachstums verändern sich fortlaufend und zum Teil schubweise Lage, Größenverhältnisse und biomechanische Eigenschaften der zum Sprechen benötigten Organe (vgl. Kent 1997). Das fordert eine ständige Adaptation der sensomotorischen Steuerungsprozesse und feinmotorischen Fähigkeiten für die beim Sprechen erforderlichen Bewegungen. Dies könnte erklären, dass einige Eltern eine Zunahme der Symptomatik ihrer Kinder während mancher Wachstumsschübe beobachten.

Sensomotorik. Man nimmt an, dass die kindliche Sprache kein vorläufiges Abbild der Erwachsenensprache repräsentiert, sondern ein eigenständiges Sprachsystem. Entsprechend ist die Sensomotorik des Sprechens bei Kleinkindern möglicherweise ein eigenständiges, von älteren Kindern und Erwachsenen unterscheidbares System. Stottern könnte nach dieser Annahme in den Phasen entstehen, in denen ein bestehendes System von einem nachfolgenden System überlagert wird (Kalveram u. Natke 1997).

Antagonistische Muskelgruppen. Beim Sprechen findet ein hochkompliziertes Zusammenspiel antagonistischer Muskelgruppen statt. Schon auf der Stufe des Lallens sind Sprechbewegungen im Vergleich zu Kau- und Saugbewegungen durch eine enge Koppelung antagonistischer Muskelgruppen charakterisiert (Moore u. Ruark 1996, in: Ziegler 1998).

Versteifungstendenz. Beim zielgerichteten Greifen bevorzugen Kleinkinder eine Versteifungsstrategie, d.h. die gleichzeitige Kontraktion von antagonistischen Muskeln mit erhöhtem Kraftaufwand. Weniger üblich ist die Verlangsamung ohne erhöhten Muskeleinsatz, wie sie im Erwachsenenalter üblich ist (Konczak et al. 1997). Falls dies auch für Störungen der Sprechmotorik durch Unflüssigkeiten gilt, würde diese Versteifungstendenz das Ankämpfverhalten initiieren. Dadurch ließe sich erklären, dass manche Kinder von Beginn des Stotterns an Blockierungen mit deutlich sichtbarer muskulärer Anstrengung zeigen (Mowrer 1998; Yairi 1983).

Synergismen. Bei der Entwicklung der Sprechmotorik werden elementare Bewegungskomponenten in größere Bewegungseinheiten integriert (Synergismen). Durch motorische Lernprozesse können mehrere bereits automatisierte, einfache Synergismen zu komplexeren Synergismen vereinigt werden (Barinaga 1995, in: Ziegler 1998). So ließe sich erklären, dass ein Kind beim Sprechen relativ wenig kognitive Ressourcen für die Sprechmotorik benötigt und sich „nebenbei" auch noch auf sprachsystematische Prozesse und motorische Aktivitäten konzentrieren kann.

Dysfunktionelle Synergismen. Im Laufe der Chronifizierung von Stottern entstehen solche Synergismen aus den motorischen Coping-Strategien. Auf diese Weise entsteht langfristig eine hochautomatisierte motorische Begleitsymptomatik, die auffälliger und anstrengender sein kann als die Kernsymptomatik. Nach klinischen Beobachtungen können diese Synergismen sowohl durch symptomatische Unflüssigkeiten als auch unabhängig von Unflüssigkeiten durch kognitive und emotionale Prozesse (Laut- und Wortängste) ausgelöst werden. Diese Synergismen sind bei überdauerndem Stottern hoch automatisiert und sehr stabil. Sie können dann vom Stotternden nur nach einem gezielten und manchmal mühsamen Training willentlich unterdrückt werden. Dies ist jedoch die Voraussetzung dafür, dass neue therapeutisch vermittelte Techniken an die Stelle der alten dysfunktionellen Synergismen treten können.

Koartikulation. Die zunehmende Fähigkeit zur Koartikulation, d.h. die artikulatorische Vorbereitung des folgenden Lautes während des gerade gebildeten Lautes, trägt zur Erhöhung der Sprechgeschwindigkeit bei (Green et al. 2000). An der Koartikulation wird deutlich, wie sprechmotorische Muster zu größeren Einheiten zusammengefasst werden. Bei symptomatischen Unflüssigkeiten lässt sich häufig beobachten, dass statt des nachfolgenden Vokals ein „Schwa"-ähnlicher Laut gebildet wird (vgl. Stromsta 1965). Dies kann als Schwierigkeit bei der Koartikulation gewertet werden. Ob dies die Ursache für die Unterbrechung des Redeflusses ist oder eine Reaktion darauf, ist ungeklärt.

Erhöhte Geschwindigkeit von Artikulationsbewegungen. In einer Vielzahl von Untersuchungen (vgl. Kloth et al. 1995) wurde belegt, dass stotternde Kinder häufig eine erhöhte Geschwindigkeit von Artikulationsbewegungen in flüssigen und gestotterten Anteilen aufweisen. Conture et al. (1993) kommen daher zu dem auch im Volksmund üblichen Schluss, dass stotternde Kinder schneller sprechen, als es ihre Fähigkeiten zulassen. Allerdings konnte von anderer Seite gezeigt werden, dass diese erhöhte Sprechgeschwindigkeit ein Jahr nach Stotterbeginn nicht mehr nachweisbar ist (Kloth et al. 1998) und dass stotternde Kinder unflüssige Äußerungen nicht schneller sprechen als flüssige Äußerungen (Logan u. Conture 1997). Möglicherweise ist die Verminderung der Sprechgeschwindigkeit ein „Puffer", der das Auftreten von Stottern verhindern kann. Hinweise darauf ergab die Studie von Kloth et al. (1999) über Risikokinder, von denen ein Elternteil stotterte. Hier sprachen die Risikokinder, die nicht zu stottern begannen, langsamer als Gleichaltrige.

Subtile Unterbrechungen. Zebrowski et al. (1985) und Conture et al. (1986, 1988) beschäftigten sich mit auch für geschulte Hörer nicht wahrnehmbaren Unterbrechungen, die im Redefluss von stotternden Kindern gehäuft auftreten. Sie beobachteten subtile Auffälligkeiten bei der zeitlichen Abstimmung von supraglottischen und laryngealen Ereignissen. Bei internem Stress, z. B. aufgeregtem Erzählen oder externem Stress, z. B. infolge ungünstigen Zuhörerverhaltens, steigern sich diese Auffälligkeiten. Unklar ist, ob diese subtilen Unterbrechungen bereits Stottern oder eine Reaktion darauf sind oder ob sie es auslösen.

Kinästhetische, taktile und auditive Rückmeldung. Auch wenn sie für die Entwicklung der Sprechmotorik von großer Bedeutung ist, weiß man darüber bisher nur wenig. Eine eher spekulative Hypothese von Van Riper (1982) besagt, dass das Kind sein Sprechen zunächst verstärkt auditiv kontrolliere. Später verlasse es sich mehr auf die taktil-kinästhetischen Rückmeldekanäle. In der Übergangsphase komme es zu Interferenzen von auditivem und taktil-kinästhetischem Feedback, was vermehrt Unflüssigkeiten auslöse.

Pullout. Auch wenn die Bedeutung der taktilen und kinästhetischen Selbstwahrnehmung beim Sprechen theoretisch nicht ausreichend geklärt ist, wird dieser Rückmeldekanal bei chronischem Stottern klinisch erfolgreich genutzt, wie z. B. beim Pullout. Diese Technik von Van Riper (2002) ist dazu geeignet, sich aus einer Blockierung zu befreien. Dies ist erwachsenen Patienten nur nach einem ausgedehnten Training der taktil-kinästhetischen Wahrnehmung der Artikulationsabläufe, v. a. der Koartikulation, möglich (Servotherapie, Van Riper 2002, S. 10f). Automatisierte dysfunktionelle Synergismen werden hier durch eine bewusst taktil-kinästhetisch gesteuerte und verlangsamte Artikulation ersetzt.

Mundmotorik. Riley und Riley (1979) beobachteten bei stotternden Kindern Probleme in der Mundmotorik und maßen ihnen ein großes Gewicht im Zusammenhang mit Stottern zu. Wir wissen bisher nicht, inwieweit die Ursache von Stottern auf der sprechmotorischen Ebene zu suchen ist. Zumindest ein Teil der sprechmotorischen Auffälligkeiten beim Stottern sind Reaktionen auf symptomatische Unflüssigkeiten (vgl. Kern- und Begleitsymptomatik). Diese Reaktionen werden im Laufe der Chronifizierung zu automatisierten Synergismen. Hier wird die Notwendigkeit einer Frühtherapie deutlich, denn nur in der Anfangszeit des Stotterns kann die Entstehung dysfunktioneller Synergismen verhindert werden, indem das Kind von Anfang an günstige funktionelle Coping-Strategien erlernt.

> **■ Zusammenfassung**
>
> Anpassungsschwierigkeiten des sensomotorischen Systems auf Wachstumsprozesse im orofazialen Bereich könnten Stottern auslösen. Das Ankämpfverhalten ist möglicherweise eine wenig bewusste intuitive Strategie, sich aus symptomatischen Unflüssigkeiten zu befreien. Die komplexen Bewegungsabläufe bei der motorischen Begleitsymptomatik können zu sehr stabilen Synergismen werden, die auch unabhängig von Stotterereignissen ausgelöst werden können. Die Verbesserung der taktil-kinästhetischen Selbstwahrnehmung des Sprechvorgangs erleichtert es, den Ablauf solcher Synergismen zu unterdrücken oder sie zu verändern. ■

▓ Kognitive Entwicklung und Stottern

Stottern und kognitive Entwicklung können in verschiedener Weise in Beziehung stehen. Es bestehen enge Wechselwirkungen mit der Entwicklung von neuropsychologischen, motorischen, sensorischen, emotionalen und linguistischen Fähigkeiten.

Die Intelligenz entspricht bei Stotternden der Normalverteilung. Auch aus der Beobachtung, dass Stottern bei Kindern mit Down-Syndrom gehäuft auftritt (Böhme 1998, S.83), kann nicht auf einen Zusammenhang zwischen eingeschränkten kognitiven Fähigkeiten und gehäuft auftretendem Stottern geschlossen werden. Hier müssen auch disponierende und aufrechterhaltende Faktoren berücksichtigt werden

Kognitive Entwicklung als auslösender oder aufrechterhaltender Faktor

Steigende kognitive Fähigkeiten bringen die Fähigkeit mit sich, immer mehr Aspekte eines Sachverhaltes miteinander in Beziehung zu setzen. Dies bedeutet zunehmende interne Anforderungen, d.h. eine zunehmend komplexere und differenzierte Symbolisierung, größere Gedächtnisleistungen und eine entsprechend aufwendigere Versprachlichung. Entsprechend steigen auch die externen Anforderungen, die die Bezugspersonen an ein Kind stellen. Diese internen und externen Anforderungen können auslösend oder aufrechterhaltend für symptomatische Unflüssigkeiten sein (vgl. Hansen u. Iven 1992, 1998).

Die Auswirkungen von zu hohen internen Anforderungen zeigen sich manchmal, wenn Kinder versuchen, Probleme sprachlich zu lösen. Dann kommt es gehäuft zu „Fehlern" wie Unflüssigkeiten sowie thematischen und syntaktischen Überarbeitungen, wie folgendes Beispiel verdeutlicht.

Mirjam (6 Jahre) leitet ein Spiel an und versucht, ein Beispiel zu formulieren, welche Fragen die beiden Untersucher an sie stellen sollen:*„Könnt ihr ... mir eine Kokosnuss runt ... kö ... ä- (Blockierung mit Schwa) ... könnt ... kannst ... kannst ... du ... uns mal 'ne Kokos ... kannst du uns mal Kokosnüssse (Dehnung) runterholen?"* Hier wird deutlich, wie Mirjam ihr Beispiel zunächst aus ihrer eigenen Perspektive geben will, also „eine Person fragt 2 Personen". Sie erkennt dann während des Sprechens, dass 2 Personen die Frage an eine einzelne Person anders formulieren müssen. Dieses stellt ein kognitives und linguistisches Problem für sie dar. Dadurch kommt es zu Pausen, Satz- und Wortabbrüchen, zu Satz-, Wort- und Teilwortwiederholungen, einer Dehnung und einer kurzen Blockierung mit dem Schwa-Laut.

An diesem Beispiel zeigt sich auch, wie der Erwerb der metasprachlichen Selbstwahrnehmung in Verbindung mit einem hohen Anspruch an sprachliche und inhaltliche Perfektion die Tendenz erhöht, sich selbst zu unterbrechen und zu korrigieren.

Kognitive Reaktionen auf Stottern

Auf welchen Ebenen Kinder zuerst auf symptomatische Unflüssigkeiten reagieren, d.h. physisch, emotional, kognitiv oder linguistisch, ist bisher unbekannt. Ebenso wenig weiß man, ob zuerst die Reaktion auf die Eigenwahrnehmung des Stotterns oder die Reaktion auf die Fremdwahrnehmung steht, also auf die Reaktionen der Zuhörer. Deutlich wird der Zusammenhang von kognitiven Fähigkeiten und Stottern bei der Entwicklung von Coping-Strategien zur Vorbeugung von Stotterereignissen. So sind metasprachliche und kreativ problemlösende Fähigkeiten die Voraussetzung dafür, dass ein Kind überhaupt sprachliches Vermeideverhalten entwickeln kann (vgl. „Sprachentwicklung und Stottern"). Beim Erwerb von Coping-Strategien besteht eine starke Wechselwirkung zwischen kognitiven Fähigkeiten, emotionalen Faktoren, Persönlichkeitsentwicklung und Einflüssen von Gesprächspartnern.

Kognitive Prozesse gehen mit den emotionalen Reaktionen auf Stottern einher und spielen langfristig, v.a. in Verbindung mit Lernprozessen, bei der Entwicklung einer Identität als Stotternder eine große Rolle (vgl. „Emotionale Entwicklung und Stottern").

■ Zusammenfassung

Kinder mit einer Disposition zu Stottern können durch ihre fortschreitende kognitive Entwicklung ihre aktuellen Fähigkeiten bei Sprachplanung und Sprechmotorik überfordern und so symptomatische Unflüssigkeiten auslösen. Kognitive Reaktionen auf Stottern können auf Stottern stabilisierend wirken. Sie spielen bei der Entwicklung einer Identität als Stotternder eine große Rolle. **■**

■ Sprachentwicklung und Stottern

Stottern entsteht in der „lingualen Periode" der Sprachentwicklung (Böhme 1997). Die Zeit, in der die ersten Symptome auftreten, also meistens zwischen dem dritten und sechsten Lebensjahr, entspricht der Zeit, in der ein Kind seine sprachlichen und kommunikativen Fähigkeiten entwickelt. Es steht außer Frage, dass die Sprachentwicklung Teil einer umfassenden Entwicklung ist, in der sich sensorische, motorische, kognitive, sozial-emotionale und sprachliche Funktionsbereiche wechselseitig beeinflussen (Grohnfeld 1992). Einen guten Überblick gibt Watkins in Yairi und Ambrose (2005, S. 235 ff.). Das Ausmaß der Wechselwirkungen zwischen der Sprachentwicklung und Stottern ist aufgrund fehlender Daten bislang noch hypothetisch (vgl. Crystal 1987; Guitar 1998, S. 30; Bloodstein 1999, S. 244ff). So gibt es bisher noch wenig Erkenntnisse darüber, ob sprachsystematische Entwicklungen stetig oder in Phasen mit entsprechenden Umbruchzeiten vonstatten gehen und ob solche Umbruchzeiten ein erhöhtes Risiko des Stotterbeginns bergen. Auch über die Auswirkung von Defiziten in einem Bereich auf andere Bereiche der Sprachentwicklung ist noch wenig bekannt.

Mögliche Wechselwirkungen. Nach Jehle und Seeger (1986) sind folgende Beziehungen denkbar:

- Stottern und Sprachentwicklungsstörung haben eine gemeinsame Ursache.
- Stottern wird durch die Überforderung beim Erwerb von neuen sprachlichen Strukturen ausgelöst.
- Stottern verursacht selbst eine Sprachentwicklungsstörung (SES).

Vor dem Hintergrund des gegenwärtigen Forschungsstandes ist es noch nicht möglich, die drei Möglichkeiten voneinander abzugrenzen. Denkbar ist zudem eine vierte Hypothese, nach der Stottern und eine Sprachentwicklungsstörung als voneinander unabhängige Störungen existieren. Erst wenn die Zusammenhänge zwischen Sprachentwicklung und Stottern bekannt sind, kann entschieden werden, ob eine SES evtl. Auslöser des Stotterns sein kann (Van Riper 1982; Homzie u. Lindsay 1984) oder ob Stottern zu einer SES führen kann (Stocker u. Parker 1977).

Methodische Probleme der Studien. Verschiedene Studien liefern widersprüchliche Ergebnisse hinsichtlich der Sprachentwicklung bei stotternden Kindern (s. Nippold 1990). Ein häufig erwähntes methodisches Problem der meisten Studien besteht darin, dass die Diagnostik der Sprachentwicklung nur zu einem einzigen Zeitpunkt durchgeführt wird. Geschieht das lange nach dem Beginn des Stotterns, kann nicht mehr unterschieden werden, welche Wechselwirkungen von Sprachentwicklung und Stottern stattgefunden haben, da man nichts über die Sprachentwicklung vor Stotterbeginn weiß. Wenn der Untersuchungszeitpunkt kurz nach dem Beginn des Stotterns liegt, weiß man nicht, welche Kinder später eine Remission haben werden.

Langzeitstudie. Am sichersten, aber auch aufwendigsten, sind Langzeitstudien, die die Kinder ab dem Beginn des Stotterns erfassen. Eine solche Studie wurde von Yairi und Ambrose (1999) durchgeführt (Yairi u. Ambrose 2005). Sie untersuchten die sprachsystematischen Fähigkeiten stotternder Kinder über einen Zeitraum von vier Jahren. Es zeigte sich, dass sowohl die Gruppe der Kinder, die eine Remission hatten, als auch die Gruppe der Kinder, die ein chronisches Stottern entwickelten, über morphosyntaktische Fähigkeiten verfügte, die nahezu altersgemäß oder sogar noch über der Norm liegend waren. Diese Ergebnisse werden durch die Untersuchung der Ulmer Langzeitstudie bestätigt (Häge et al. 1994 u. 1997; Rommel et al. 1997). Yairi und Ambrose (1999) fanden heraus, dass die Mitglieder der Gruppe der später chronisch stotternden Kinder schon zu Beginn der Störung geringere phonologische Fähigkeiten besaßen als die Mitglieder der Gruppe mit einer Remission. Im Zeitraum von vier Jahren machten zwar beide Gruppen Fortschritte auf der phonologischen Ebene, die Gruppe der chronisch stotternden Kinder allerdings geringere (Paden et al. 1999).

Die vorangegangenen Beobachtungen lassen einen Zusammenhang zwischen einem Entwicklungsrückstand auf einer sprachsystematischen Ebene und der Entwicklung des Stotterns vermuten. Ein solcher Zusammenhang könnte jedoch auch dann bestehen, wenn einzelne Teilbereiche der Sprachentwicklung weiter entwickelt sind als die anderen. Insofern könnten inhomogene Verläufe in verschiedenen Entwicklungsbereichen auslösenden oder aufrechterhaltenden Einfluss haben.

Diagnostik der Sprachentwicklung. Derzeit bleibt festzuhalten, dass die Diagnosestellung zwar aufgrund der Analyse der Sprechunflüssigkeiten erfolgen kann, dass aber eine Diagnostik der Sprachentwicklung notwendig ist, um eine fundierte Beratung und ggf. Therapie durchführen zu können.

! Stottern ist keine Kontraindikation zur Therapie einer Sprachentwicklungsverzögerung (SEV) oder einer Sprachentwicklungsstörung (SES).

Nippold (1990) schlägt vor, sowohl das Stottern als auch die SES zu therapieren und Wechselwirkungen durch Verlaufskontrollen zu beobachten.

Veränderung der sprachlichen externen und internen Anforderungen

Die Entwicklung der Sprache in den ersten Lebensjahren macht den Säugling zum kompetenten Gegenüber in einem Dialog mit zunehmend unterschiedlichen Gesprächspartnern. Entsprechend wachsen die Anforderungen, die an das Kind auf verbaler Ebene gestellt werden, mit zunehmender Sprachentwicklung an.

Sprachentwicklungsbedingte Irrtümer. Natürlich wächst auch im Kind das Bedürfnis, sich verbal mitzuteilen, sein Wissen auf diesem Weg zu erweitern und zunehmend kompetenter in der Ausübung von Sprechakten zu werden. Dadurch steigen nicht nur die Anforderungen, die von außen an das Kind gestellt werden, sondern auch die Erwartungen, die es an sich selbst hat. So beobachtete Bernstein Ratner (1997) in einer Studie mit etwa dreijährigen Kindern, dass Stottern überwiegend in Äußerungen mit sprachentwicklungsbedingten Irrtümern auftrat (z.B. fehlendes Verb, falscher Artikel). Sie vermutet, dass der Beginn des Stotterns in einer Zeit liegt, in der die Sprachproduktion sich von einem lexikalisch orientierten zu einem grammatisch orientierten Produktionssystem verändert.

Unsynchrone Sprachentwicklung. Watkins, Yairi und Ambrose (1999) stellten in ihrer Langzeitstudie fest, dass die Gruppe der Kinder, die früh zu stottern angefangen hatte, über besonders große linguistische Kompetenzen verfügte, die über der Altersnorm lagen. Sie vermuten, dass eine unsynchrone, besonders schnelle Sprachentwicklung zu einer Limitierung auf anderen Gebieten führen könnte, was in diesen Fällen Stottern auslösen würde.

Pragmatisch-kommunikative Entwicklung

Präverbale Periode. Schon im präverbalen ersten Lebensjahr kommunizieren Kinder mit Gesprächspartnern. Über Gesten, emotionale Reaktionen und Vokalisationen teilen sie ihre Bedürfnisse mit. Sie agieren und reagieren (Bruner 1983; Papoušek 1994).

Verbale Periode. Der Eintritt in die verbale Periode (Böhme 1997) eröffnet neue Dimensionen in der Handlungskompetenz von Kindern. Dialogisches Handeln wird erlernt und gleichzeitig wird über den Zuwachs von soziologischen Rollen ein immer differenzierteres Repertoire verbaler Handlungen erworben (Szagun 1996; Bates et al. 1988). Es ist anzunehmen, dass die wachsende Vielfältigkeit und Komplexität im pragmatisch-kommunikativen Bereich auch zunehmend komplexere Fähigkeiten im Sprechablauf des Kindes erfordert (s. auch Weiss 1995).

Situationsabhängigkeit des Stotterns. Sie wurde von Yaruss (1997) in einer Studie nachgewiesen, in der Sprechproben von Kindern in unterschiedlichen Situationen, z.B. mit unterschiedlich vertrauten Personen, analysiert wurden. Es konnten große Schwankungen festgestellt werden, die individuell stark variierten. Kognitive und emotionale Prozesse wie z.B. Aufregung könnten dafür verantwortlich gemacht werden.

Veränderte Einstellung zum Sprechen. Die Situationsabhängigkeit von Stottern kann zu einer Veränderung der Einstellung zum Sprechen führen. Erklärt wird dies mit den Lernmechanismen, die im Verlauf der Entwicklung des Stotterns eine immer größere Rolle spielen können. Durch das Lernen am Modell (z.B. schambesetzte Zuhörerreaktionen) und durch klassisches und operantes Konditionieren können stotternde Kinder Sprechen zunehmend als unangenehm empfinden. So konnten Stes und Boey mit einem nonverbalen Test zur Einstellung zum Sprechen bei 5–7-Jährigen zeigen, dass die Gruppe der stotternden Kinder eine deutlich negativere Einstellung zum Sprechen hatte als die nichtstotternde Kontrollgruppe (Boey 1994). Zu vergleichbaren Ergebnissen kamen Vanryckeghem et al. (2005) und Schulze (2008).

Kontrollverlust. Stotternde Kinder erleben in bestimmten Situationen einen Verlust der Kontrolle über das Sprechen und negative Zuhörerreaktionen. Dies kann dazu führen, dass solche Situationen als unangenehm empfunden werden und in der Folge als auslösender Stimulus wirken. Dann nehmen die Kinder das unangenehme Stottern vorweg (Antizipation) und reagieren mit Angst, Vermeidung oder vermehrter Anstrengung beim Sprechen (Stes 1998). Wenn ein Kind viele Sprechsituationen angstvoll erlebt und/oder vermeidet (Verlust der Sprechfreude), hat es dementsprechend wenig Gelegenheit, seine pragmatische Kompetenz zu entwickeln. Die mögliche Wechselwirkung des Stotterns mit den pragmatisch-kommunikativen Fähigkeiten muss daher ggf. in der Therapieplanung berücksichtigt werden.

Phonetisch-phonologische Entwicklung

Beim Erwerb des phonetischen Inventars und des phonologischen Systems spielen zwei Mechanismen eine Rolle:
- Der erste Mechanismus ist die sprechmotorische Fähigkeit, einzelne Laute zu realisieren. Dies erfordert die Koordination von Atmung, Stimmgebung und Artikulation. Im Laufe der Entwicklung automatisieren sich diese Bewegungsabläufe. Dies ist die Voraussetzung für die schnelle Realisation der einzelnen Phoneme (Stiller 1994).
- Der zweite Mechanismus ist das Regelsystem der Sprache, mit dem erkannt wird, welche Laute differenziert werden müssen und welche Laute kombiniert werden dürfen (Grohnfeld 1992). Das phonologische System des Deutschen wird während der ersten fünf Lebensjahre in einem hierarchischen Prozess erworben (Fox u. Dodd 1999, S.188). In dieser Zeit bilden sich auch die Fähigkeiten heraus, die für flüssiges Sprechen von Bedeutung sind:
  - Erhöhung der Sprechgeschwindigkeit,
  - zunehmende Rhythmisierung des Sprechens,
  - Etablierung der auditiven Kontrolle.

Beziehung zur phonologischen Entwicklung. Inwieweit die Entwicklung des Stotterns und die Entwicklung des phonetisch-phonologischen Systems in irgendeiner Form voneinander abhängen, kann bisher nicht belegt werden. Die neueren Ergebnisse der Langzeitstudie von Yairi und Mitarbeitern (Paden et al. 1999; Paden in: Yairi u. Ambrose 2005, S.197 ff.)) legen aber den Verdacht nahe, dass stotternde Kinder häufiger Verspätungen in der phonologischen Entwicklung aufweisen und ihre Entwicklungsprozesse zum Teil auch strukturell abweichend verlaufen.

Rommel et al. (1997) beschrieben in ihrer Ulmer Langzeitstudie, dass die untersuchten Kinder typischerweise an den Vokal-Konsonant-Übergängen stotterten.

Entwicklung der Prosodie

Kinder beginnen, die prosodischen Merkmale ihrer Muttersprache schon im präverbalen Stadium zu übernehmen. Wenn sie die Betonungsmuster von Silben erwerben, erfordert dies eine differenzierte Abstimmung aller bei der Phonation beteiligten Vorgänge.

Silbenbetonung. Wie sehr eine Silbe betont wird, hängt von ihrer Dauer, der Veränderung der Lautstärke und der Deutlichkeit der Kurve ihres Tonhöhenverlaufs ab. Im Zusammenhang mit dem Erwerb von mehrsilbigen Wörtern und der Produktion von mehrteiligen Äußerungen beginnen Kinder, unbetonte Silben zu verkürzen (Allan u. Hawkins 1980) und sie leiser und mit geringerer Tonhöhenänderung zu sprechen. Betonte Silben dauern länger und die Veränderung der Tonhöhe und ihr Kurvenverlauf sind ausgeprägter. Vokale in betonten Silben sind durch ein deutlicher definiertes Frequenzspektrum gekennzeichnet (Pollock et al. 1993). Diese Prozesse ermöglichen es dem Kind, die Sprechgeschwindigkeit zu erhöhen und längere Äußerungen zu produzieren.

Prosodische Entwicklung und Stottern. Zusammenhänge sind im Moment noch spekulativ. Als ein Hinweis kann gewertet werden, dass Stotterereignisse häufiger bei betonten Silben auftreten. Die meisten Kinder beginnen im dritten und vierten Lebensjahr zu stottern. Van der Meulen, Janssen und Os (1997) beobachteten, dass gerade in diesem Zeitraum die Übernahme der Betonungsmuster geschieht. In der Untersuchung von Kloth et al. (1998) wiesen die Risikokinder, die zu stottern begannen, eine erhöhte Sprechgeschwindigkeit auf. Hartmann et al. (1989) konnten in einer Studie mit nichtstotternden knapp Vierjährigen zeigen, dass neben den normalen Unflüssigkeiten auch eine geringe Anzahl an symptomatischen

Unflüssigkeiten auftrat. Sechs Monate später hatte die Anzahl der symptomatischen Unflüssigkeiten abgenommen, die Sprechgeschwindigkeit hatte zugenommen und die Anzahl der normalen Unflüssigkeiten war gleich geblieben.

Reduzierung der Sprechgeschwindigkeit. Sie ist ein wichtiger Faktor im Rahmen der Remissionen, wenn sie unbewusst als Coping-Strategie eingesetzt wird. Falls ein Zusammenhang zwischen Problemen in der Koordination von Sprechgeschwindigkeit und Betonungsmustern bestehen sollte, entspräche das der landläufig geäußerten Meinung, dass Kinder „schneller denken als sprechen können". Wobei die Ermahnung „Sprich langsam, denk zuerst nach!" nicht hilfreich ist, weil sie voraussetzt, dass das Sprechen fortwährend kontrolliert geschieht.

Verändertes Sprechen. Die klinische Beobachtung, dass stotternde Kinder manchmal über ungewöhnliche Betonungsmuster verfügen, im Singsang oder flüsternd sprechen, ist zum gegenwärtigen Stand der Forschung als Begleitsymptom des Stotterns anzusehen. Vermutlich haben die Kinder bemerkt, dass eine Veränderung des Sprechens das Stottern reduziert und nutzen nun diese Veränderung im Sinne einer Coping-Strategie.

Semantisch-lexikalische Entwicklung

Lexikalische Entwicklung. Die Begriffsbildung beginnt schon im ersten Lebensjahr (Szagun 1996). Vorläufer sind intentionale Vokalisationen, die dann im Alter von ungefähr 15 Monaten zu den ersten „Wörtern" führen (Papousek 1994), wobei diese Wörter noch die Funktion von ganzen Sätzen haben (Stern u. Stern 1965). Man geht davon aus, dass ein Kind durchschnittlich neun neue Wörter am Tag erlernt. Dabei müssen die Kinder neben der phonetischen Differenzierung des Wortes eine semantische Einordnung vornehmen und parallel dazu die syntaktische Struktur erlernen, in der das Wort angewendet wird (Bates et al. 1988, in: Szagun 1996).

Kognitive und sensomotorische Entwicklung. Der Ausbau des Lexikons ist eng verknüpft mit kognitiven und sensomotorischen Entwicklungsschritten. So sind zu Beginn die Dinge aus dem Erlebnisfeld des Kindes „begreifbar" und damit auch lernbar (Gippert 1985). Im weiteren Verlauf werden die Einträge ins Lexikon zunehmend abstrakter. Ober- und Unterbegriffe werden in neuen Kategorien gelernt, was ein erhöhtes Symbolverständnis und eine erweiterte kognitive Entwicklung voraussetzt.

Grammatik und Äußerungslänge. Die Erweiterung des Wortschatzes hängt außerdem eng zusammen mit dem Grammatikerwerb und einer Zunahme der Äußerungslänge, und stellt dadurch Anforderungen an ein erhöhtes Sprechtempo und eine zunehmende Rhythmisierung des Gesprochenen – das sind Variablen des flüssigen Sprechens. Ein Ergebnis der Ulmer Langzeitstudie war, dass Stottern bei Kindern vermehrt in mehrsilbigen Wörtern auftritt, wobei der Informationsgehalt des Wortes keine Rolle spielt (Rommel et al. 1997).

Wortwahl und Wortzugriff. Je größer das Lexikon, desto höher werden die Anforderungen bei Wortwahl und Wortzugriff. Nach klinischen Beobachtungen treten symptomatische Unflüssigkeiten vermehrt auf, wenn ein gesuchtes Wort nicht gleich zur Verfügung steht. Auch normale Unflüssigkeiten sind dann häufiger. Wenn im Verlauf der Diagnostik eines stotternden Kindes Suchverhalten in Form von Einschüben, Pausen oder Umschreibungen festgestellt wird, muss das also nicht immer der Ausdruck eines sprachlichen Vermeideverhaltens sein. Es sollte immer auch daran gedacht werden, dass Probleme im Wortzugriff vorliegen könnten.

Morphologisch-syntaktische Entwicklung

Die Entwicklung von Morphologie und Syntax ist eng miteinander verbunden, da der Erwerb einer Mindestanzahl von zwei syntaktischen Elementen Voraussetzung ist, um morphosyntaktische Regeln anwenden zu können.

Morphosyntaktische Regeln. Dies beginnt im Alter von eineinhalb bis zwei Jahren. Wortarten werden unterschieden, der Kasusgebrauch, die Verbflexion und die Anwendung der Tempi erlernt. Parallel dazu werden die möglichen Strukturen einer Phrase mit den möglichen Stellungen der Wörter im Satz erlernt (Schrey-Dern 1994). Im Alter von vier bis fünf Jahren haben Kinder üblicherweise das Regelsystem ihrer Muttersprache erworben (Böhme 1997). Man vermutet, dass Kinder die Regeln aus dem Gehörten extrahieren und meist nach einer Phase der Imitation kreativ und eigenständig einsetzen (Szagun 1996).

Grammatikerwerb. Clahsen hat den Grammatikerwerb vom ersten Lebensjahr bis zum Alter von dreieinhalb Jahren in fünf Phasen beschrieben (Clahsen 1986). Mit der syntaktischen und morphologischen Entwicklung steigt die Äußerungslänge beständig an. Dies fordert eine zunehmende Automatisierung des Sprechablaufs. Logan und Conture (1995) zeigten, dass stotternde Kinder in Äußerungen mit hoher grammatischer Komplexität vermehrt stottern und Rommel et al. (1997) berichten, dass die von ihnen untersuchten Kinder v. a. in längeren Äußerungen stotterten.

Metasprachliche Fähigkeiten

Kognitive Prozesse. Studien der Spracherwerbsforschung belegen, dass Kinder bereits im dritten Lebensjahr beginnen, über Sprache nachzudenken. Bezogen auf die semantische Entwicklung werden solche kognitiven Prozesse bei Zweijährigen deutlich, die ein elementares Verständnis von Begriffshierarchien entwickeln (Szagun 1996) und dieses „Nachdenken-Über" auch verbalisieren. Das Metaphon-Konzept macht sich die metasprachlichen Fähigkeiten zunutze, indem bei Kindern ab vier Jahren phonologische Störungen mit Hilfe der Metaebene therapiert werden (Dean et al. 1990; Howell u. Dean 1994). Eine Studie mit belgischen Kindern zeigt, dass bereits fünfjährige stotternde Kinder eine deutlich negativere Einstellung zum Sprechen haben als eine vergleichbare Kontrollgruppe (Boey 1994). Die Fähigkeit, metasprachlich zu denken, kann bei der Entwicklung des Stotterns von Bedeutung sein und zum aufrechterhaltenden Faktor werden.

Reaktion des Kindes auf seine Stotterereignisse. Diese wird zu Beginn der Störung z. B. durch einen erstaunten Gesichtsausdruck oder ein Innehalten sichtbar. Durch das Stotterereignis kann das Kind bei der thematischen und linguistischen Planung seiner Äußerung gestört werden. Eine verstärkte Aufmerksamkeit für das eigene Sprechen kann entstehen, wenn das Kind im Symptom unangenehme Anspannungen und den Verlust der Kontrolle über das Sprechen erlebt. Die Diskrepanz zwischen der beabsichtigten Äußerung und

ihrer durch unfreiwillige Unflüssigkeiten gestörten Realisation kann zu einer kurz- oder langfristigen Irritation und zu erhöhter Anstrengung führen. Reaktionen der Umwelt auf die Unflüssigkeiten können dazu führen, dass das Kind sein Sprechen als unzureichend empfindet und mit Anstrengung, Frustration oder Aggression darauf reagiert.

Kritische Selbstaufmerksamkeit. Manche stotternde Kindern überfordern sich daher, indem sie versuchen, sich selbst beim Sprechen zu beobachten. Die Erfahrung, dass Gesprächspartner auf Unflüssigkeiten hinweisend reagieren, kann bewirken, dass „das Kind in einen Zustand kritischer Selbstaufmerksamkeit versetzt [wird], der an sich schon die Bereitschaft zu stottern erhöht" (Benecken 1993, S. 304). Diese Prozesse lassen sich mit lerntheoretischen Modellen erklären.

Coping-Strategien. Die Entwicklung von Coping-Strategien wird durch die Entwicklung metasprachlicher Fähigkeiten begünstigt. Sie sind jedoch keine Voraussetzung. Für ein direktes Arbeiten in der Therapie ist es leichter, wenn das Kind seine Stotterereignisse zumindest teilweise im Nachhinein registriert und neue Stotterereignisse gedanklich vorwegnehmen kann (Antizipation von Stotterereignissen, vgl. Fiedler u. Standop 1994). Bei wenig bewussten Sprechunflüssigkeiten können dem Kind über das Prinzip des Modelllernens angemessene Coping-Strategien vermittelt werden.

Sprachliche Vermeidestrategien. Entsprechend seiner metasprachlichen Fähigkeiten stehen dem Kind neben dem Schweigen und der Beendigung bzw. Vermeidung der Gesprächssituation zunächst nur Veränderungen der prosodischen Merkmale des Sprechens zur Verfügung, um Symptomen vorzubeugen (Singsang, Flüstern, skandierendes Sprechen, Veränderung der Sprechatmung). Mit zunehmender linguistischer Kompetenz kann es gedankliche Konstruktionen über besonders stotteranfällige Laute und Wörter entwickeln und mit sprachlichen Vermeidestrategien wie Wortersetzungen und Umformulierungen reagieren. Kinder äußern dann beispielsweise, dass ein bestimmter Laut „besonders schwer auszusprechen" sei. Bloodstein (1995) bezeichnet die Strategie des Ersetzens von Wörtern und die Beschreibung von „schwierigen" Lauten als typisch für das Schulalter.

35

Auswirkungen von Stottern auf die Sprachentwicklung

Emotionale und kognitive Reaktionen eines Kindes auf sein Stottern können sich als Verlust der Sprechfreude oder als ausgeprägtes Vermeiden von sprachlicher Kommunikation äußern. Dann ist es möglich, dass ein Kind aufgrund mangelnder Übung eine Sprachentwicklungsverzögerung entwickelt. Auf kommunikativ-pragmatischer Ebene kann Stottern mit begleitendem Vermeideverhalten zu einer Reduzierung des Handlungsspielraums führen. Dazu sind auch Insuffizienzgefühle auf pragmatischer Ebene zu rechnen, die zu einer Veränderung des Verhaltens führen können, z.B. zu clownesken Verhaltensweisen, um sich einer bestimmten sprachlichen Anforderung zu entziehen oder zum völligen Rückzug in bestimmten Gesprächssituationen bis hin zum selektiven Mutismus.

> ■ **Zusammenfassung**
>
> Es gibt eine Untergruppe von stotternden Kindern, die Besonderheiten in der Sprachentwicklung aufweist. Es ist denkbar, dass eine verzögerte oder abweichende Sprachentwicklung auslösend oder aufrechterhaltend wirkt. Das gleiche gilt für eine ungewöhnlich schnelle Sprachentwicklung. Umgekehrt kann auch Stottern einen negativen Einfluss auf den weiteren Verlauf der Sprachentwicklung haben, wenn das Kind eine negative Einstellung zum Sprechen gewinnt. Es ist im Rahmen einer Diagnostik kindlichen Stotterns wichtig, den Stand der Sprachentwicklung zu bestimmen und die Ergebnisse in die Beratung und ggf. in die Therapieplanung mit einzubeziehen. ■

Zweisprachigkeit

Wenn ein Kind zweisprachig aufwächst, ist das nach dem bisherigen Forschungsstand nicht als Ursache für Stottern anzusehen. Dennoch können Kinder durch die Zweisprachigkeit besonders hohen linguistischen Anforderungen ausgesetzt sein (Wendlandt 2006). Hinzu kommen durch die zwei Kulturen, mit denen es konfrontiert ist, erhöhte soziale, kognitive und emotionale Anforderungen (Zollinger 2002). Diese führen im Einzelfall zu vermehrten Unflüssigkeiten und wirken bei entsprechender Disposition eines Kindes als auslösender oder aufrechterhaltender Faktor.

Studien. In zwei großen Untersuchungen (Travis et al. 1932; Stern 1948; Bloodstein 1999) mit über 4000 bzw. 1000 Kindern wurde in der Gruppe der zweisprachigen Kinder ein größerer Anteil an Stotternden festgestellt. Travis und Mitarbeiter beobachteten 2,8 % im Vergleich zu 1,8 % und Stern 2,16 % im Vergleich zu 1,6 %. Die Beurteilung dieser Daten wird erschwert, da Zweisprachigkeit mit vielen anderen Faktoren einhergehen kann, die einen großen Einfluss auf das Stottern haben können, z.B. der psychosozialen Situation oder der Erwartungshaltung der Umgebung.

Literaturrecherche. Van Borsel et al. (2001) sichteten die bisher nur spärliche Literatur zur Zweisprachigkeit und Stottern. Sie fanden sehr heterogene Aussagen und werteten das als Hinweis auf eine sehr heterogene Population unter den zweisprachigen Stotternden. Sie kamen zum Schluss, dass Stottern bei Zweisprachigen sowohl in beiden als auch in einer von beiden Sprachen auftreten kann. Meist ist dann eine der beiden Sprachen stärker betroffen.

Befunderhebung in beiden Sprachen. In der Diagnostik müssen stottertypische Unflüssigkeiten von Unflüssigkeiten in Verbindungen mit sprachlichen Problemen abgegrenzt werden. Das Auftreten von symptomatischen Unflüssigkeiten in beiden Sprachen, Begleitsymptomatik und psychische Reaktionen auf die Unflüssigkeiten können als Kriterien gelten. Sinnvoll ist also eine Befunderhebung in beiden Sprachen. Ob sich eine Förderung der Zweisprachigkeit positiv auf das Stottern auswirkt, ist nicht belegt. Wie auch sonst in der Therapie mit zweisprachigen Kindern können Schwierigkeiten auftreten, weil die Therapeutin meist nur eine der beiden Sprachen spricht und weitere Risikofaktoren in den o.g. besonderen Umgebungsbedingungen des Kindes liegen.

Verzicht auf eine Sprache. Der Ratschlag, auf eine Sprache zu verzichten, um die linguistischen Anforderungen zu vermindern, geht mit nicht absehbaren emotionalen und pragmatisch-kommunikativen Belastungen für das Kind einher (Zollinger 2002), wenn es z.B. mit bestimmten Familienmitgliedern nicht mehr verbal kommunizieren kann oder aus dem Kindergarten genommen wird. Anbetracht der Tatsache, dass die Mehrheit der Weltbevölkerung sich in einer mindestens zweisprachigen Umgebung aufhält, scheint der Ratschlag auch wenig praktikabel zu sein. Shenker untersuchte 20 zweisprachige Kinder, die in ihrer Muttersprache mit einem direkten Konzept unter Einbeziehung der Eltern therapiert wurden. Sie konnte zeigen, dass positive Therapieerfolge überzufällige Transfereffekte in der nichttherapierten Sprache hatten (Shenker 2002).

Verstärktes Stottern in einer Sprache. Wenn Eltern berichten, dass ihr Kind in einer Sprache mehr stottere, kann das ein Hinweis auf sprachspezifische Auslöser und auf Laut- und Wortängste sein. Das Kind könnte aber auch diese Sprache in Situationen sprechen, die verstärkt Stottern auslösen. Zur sprachlichen Vermeidung gefürchteter Wörter können zweisprachige Kinder den Trick benutzen, lexikalische Defizite vorzutäuschen. Dies erschwert die Differenzialdiagnostik zwischen lexikalischen Defiziten und Vermeideverhalten.

Zweitspracherwerb

Als Zweitspracherwerb wird der Erwerb einer zweiten Sprache nach abgeschlossenem Erwerb einer Erstsprache bezeichnet.

> ! Stotternde Kinder haben prinzipiell dieselben Fähigkeiten zum Zweitspracherwerb wie ihre normal sprechenden Altersgenossen.

Häufig sprechen sie in der neuen Sprache anfangs sogar flüssiger als in der Erstsprache. Dies könnte auf die verlangsamte und kontrollierte Sprechweise in der neuen Sprache zurückzuführen sein. Sobald die zweite Sprache automatisiert ist und sobald Laut- und Wortängste auftreten, können dieselben Probleme auftreten wie in der Erstsprache. Im freien Gespräch kann die Stotterhäufigkeit erhöht sein, da das sprachliche Vermeideverhalten durch das eingeschränkte Lexikon in der Fremdsprache erschwert ist.

▨ Emotionale Entwicklung und Stottern

Emotionen stehen mit Stottern in doppelter Hinsicht in Verbindung. Sie sind einerseits ein Faktor, der generell Unflüssigkeiten begünstigt. Zum anderen sind negative Emotionen eine häufige Reaktion auf symptomatische Unflüssigkeiten. Emotionen als Ausdruck der psychischen Befindlichkeit können individuell sehr unterschiedlich sein. Die Darstellungen in diesem Kapitel müssen demnach nicht auf jeden Einzelfall zutreffen.

Die emotionale Komponente des Stotterns wird von vielen Stotternden und Therapeuten als die größte Belastung angesehen. Man spricht hier oft von **„Störungsbewusstsein"** und **„Leidensdruck"**. Diese Begriffe sind jedoch meist nicht sehr eindeutig bestimmt und werden häufig synonym verwendet. Dabei ist der Unterschied v. a. bei Kindern wichtig.

> ! Den meisten Kindern ist bewusst, dass sich ihr Sprechen verändert hat und sich von anderen Sprechern unterscheidet (Störungsbewusstsein). Dieses Wissen muss aber nicht zwingend mit Leidensdruck verbunden sein. Deshalb ist eine genauere Analyse der Auswirkungen von Stottern in der emotionalen Entwicklung notwendig.

Der Bereich Emotionen kann nicht isoliert betrachtet werden. Er steht in enger Wechselwirkung mit den beiden Bereichen **Kommunikation** und **Beziehung** zwischen Stotterndem und seinem Gesprächspartner.

Emotionen als Auslöser von symptomatischen Unflüssigkeiten

Nach Deter (1997) sind Emotionen wie Wut und Angst, aber auch freudige Aufregung Verhaltensmuster mit motorischen, vegetativen und affektiven Anteilen. Es können psychomotorische Reaktionen (z. B. Tonusveränderung, vorübergehende „psychogene" Lähmung auch der Sprech- oder Atemmuskulatur) und vegetative Reaktionen auftreten (z. B. Verlegenheit löst Erröten und beschleunigten Herzschlag aus). Emotionen können mit ihren vegetativen und motorischen Anteilen als Auslöser für Stotterereignisse wirken.

Entwicklung emotionaler Reaktionen auf Stottern

Kinder bringen sich selbst im Zeitraum zwischen zwei und sieben Jahren gehäuft in Situationen, die starke Gefühle auslösen (z. B. in der sog. Trotzphase; vgl. Erikson 1965). In diesen entwicklungspsychologischen Phasen differenzieren sich Gefühle aus und das Kind lernt, sie in gesellschaftlich er-

37

wünschter Form auszudrücken. Ebenso werden sekundäre Gefühle und Reaktionen wie Scham und Schuld gelernt. Scham- und Schuldgefühle können bei stotternden Kindern die o. g. vegetativen und motorischen Veränderungen auslösen und so die Symptomatik aufrechterhalten und verstärken. Zudem können sie zur angstvollen Erwartung der nächsten Unflüssigkeit und damit zum Vermeideverhalten führen. Dieser Lernprozess wird in Abb. 1.**5** veranschaulicht.

Kommunikation

Wenn Menschen miteinander sprechen, werden gleichzeitig Informationen auf zwei verschiedenen Ebenen übermittelt (vgl. analoge und digitale Kommunikation, Watzlawick et al. 1969):
- auf der **Sachebene** und
- auf der **formalen Ebene**.

Sach- und Formebene. In der Regel achten wir bewusst nur auf die Sachebene (sprachlich, ggf. sprachersetzende Gestik). Die Informationen auf der Formebene werden parallel und meist unbewusst und unkontrolliert gesendet bzw. verarbeitet. Die formale Ebene wird beobachtbar durch stilistische Merkmale (Wortwahl, Syntax etc.), paralinguistische Informationen (Intonation, normale Unflüssigkeiten wie Pausen, Interjektionen etc.) und nonverbale Informationen (Haltung, Blickkontakt, Gestik, Mimik etc.).

> **!** Im Zusammenhang mit Stottern ist v. a. die Formebene wichtig, da es hier zu unerwarteten Abweichungen kommt.

Beziehungsebene. Für den Verlauf der Kommunikation kommt der Formebene einer Mitteilung große Bedeutung zu. Sie regelt im Wesentlichen die Qualität der Beziehung. Watzlawick et al. (1969) sprechen daher auch von der Beziehungsebene. Ironie ist ein besonders offensichtliches Beispiel dafür, dass die Signale auf der Formebene mit der sachlichen Ebene nicht übereinstimmen müssen. Der Satz „Das hast du aber schön gemacht!" kann je nach Intonation, Gestik und Gesichtsausdruck des Sprechers tatsächlich Lob ausdrücken oder in ironischer Weise Kritik bedeuten. Dabei bestimmt die Information auf der Formebene, also Tonfall, Mimik etc., welche Bedeutung die gesamte Mitteilung bekommt. Allgemein lässt sich feststellen:

> **!** Wenn Sachebene und formale Ebene nicht übereinstimmen, gibt die formale Ebene den Ausschlag über die Bedeutung einer Mitteilung in der Beziehung.

Die Formebene wird den Gesprächspartnern nur bewusst, wenn sie in besonderer Weise darauf achten. Auf der Seite des Sprechers geschieht das zum einen bei unerwarteten Fehlleistungen, zum anderen bei Gesprächssituationen mit hohem sozialem Risiko, d. h. Situationen mit der Gefahr der Bloßstellung und Beschämung.

Aufmerksamkeit für die Formebene. Der Zuhörer lenkt seine bewusste Aufmerksamkeit auf die formale Ebene, wenn er unerwartete Fehler wahrnimmt. Die Aufmerksamkeit für die Formebene lässt nach, wenn eine Gewöhnung an eine andauernde Abweichung (z. B. Sigmatismus) stattgefunden hat und der Hörer der Abweichung keine Bedeutung mehr zumisst. Ein Zuhörer ist besonders bei Sprechern in exponierten Situationen (z. B. Vortrag, sonstige Andersartigkeit) bereit, auf die formale Ebene zu achten.

Stottersymptome sind auf der Formebene unvertraut und somit ein unzulässiger Fehler (Stes

Abb. 1.5 Aufrechterhaltende Reaktionen auf Stottern.

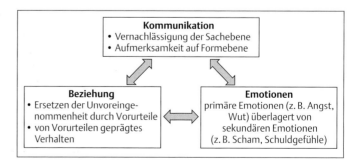

1994). Daher wechselt die Aufmerksamkeit von Sprecher und Zuhörer unwillkürlich von der Sach- zur Formebene.

Beziehung

Die Formebene regelt wesentlich die Qualität der Beziehung. Der Wechsel von der Sach- auf die Formebene bewirkt, dass der Stotternde und sein Gesprächspartner beginnen, sich mit der Qualität ihrer Beziehung zu beschäftigen. Nun hätten sie die Möglichkeit, einfach danach zu fragen. Das wird jedoch fast nie getan, denn das Thematisieren der Beziehungsebene bei Fehlern ist tabuisiert. Vielmehr entwickelt man Phantasien und Vorurteile über die Beziehung. Verhalten und Beobachtung richten sich in der Folge darauf, sich die Vorurteile zu bestätigen.

Watzlawicks Kommunikationsregel. Aus seiner Regel „Man kann nicht *nicht* kommunizieren" (Watzlawick et al. 1969, S.53) leitet sich ab:

Auf Stottern kann man nicht **nicht** reagieren.

Weder dem Stotternden noch dem Zuhörer kann es gelingen, Stottern zu ignorieren. Jedoch können beide sehr verschieden darauf reagieren. Dabei stehen ihnen beziehungsfördernde oder beziehungshemmende Reaktionen zur Verfügung. Weder Sprecher noch Hörer haben gelernt, wie man in gesellschaftlich akzeptierter Weise damit umgeht. Beide sind in der Regel im ersten Moment hilflos. Ein Stotternder kann sich – z.B. durch eine Therapie – im Laufe der Jahre Coping-Strategien unabhängig von ihrer kommunikativen Wirksamkeit zugelegt haben, die ihm als Sprecher Sicherheit verleihen. Einem unvoreingenommenen Hörer fehlt die Sicherheit eines vertrauten Verhaltensrepertoires.

In der Kommunikation kompetente Stotternde können ihren Gesprächspartnern einen angemessenen Umgang mit Stottern ermöglichen, indem sie beispielsweise ansprechen, dass sie stottern und welches Verhalten sie als Reaktion auf ihr Stottern wünschen.

Zuhörerreaktionen

Zuhörerreaktionen beziehen sich überwiegend auf die Form- bzw. Beziehungsebene. Es treten überwiegend metakommunikative Reaktionen auf:

- **nonverbal** – Abbruch des Blickkontakts, motorische Unruhe etc. oder
- ***verbal*** und **situativ** – Hilfen am Wort, Thematisieren des Stotterns, Maßnahmen, um weiterem Stottern vorzubeugen, wie Ratschläge, Beschwichtigung von Emotionen, nicht mehr zu Wort kommen lassen, Übernahme von Sprechsituationen etc. und schließlich Abbruch des Gesprächs, Demütigung, Aggressivität, Wut.

Hilfs- und Vorbeugereaktionen. Zum einen können sie ein gut gemeinter Versuch des Hörers sein, die Kommunikation wieder zurück auf die Sachebene zu bringen. Sie können aber auch in Sorgen und Ängsten um den Stotternden begründet sein. Diese sind nicht unbegründet, denn beispielsweise führen gesellschaftliche Vorurteile, wie mangelnde Eignung für das Gymnasium (Schindler 2001) oder geringere Belastbarkeit von Stotternden, in unserer Gesellschaft tatsächlich zu schlechteren beruflichen Chancen (vgl. Kapitel „Stottern und Gesellschaft").

Des Weiteren kann der Wunsch zugrunde liegen, die Situation so schnell wie möglich zu beenden, sei es aus Ungeduld, Schuldgefühlen oder aus Peinlichkeitsempfinden. Mitleid und Schonung unterstellen dem Kind, dass es mit seinem Problem nicht selbst fertig wird. Dies kann für das Kind sehr entmutigend und demütigend wirken, wenn es sich in einer Entwicklungsphase befindet, in der es seine Selbstständigkeit und Unabhängigkeit von Erwachsenen entwickeln will.

Verdrängte Emotionen. Häufig stottern Kinder öfter und schwerer, wenn sie mit starken Emotionen sprechen. Eine häufig vorbeugende Maßnahme ist es, diese Kinder zu beschwichtigen, ohne sich um das Verständnis für den Grund der Aufregung zu bemühen. Da das Kind jedoch unbedingt seinen Sachverhalt vermitteln will, nimmt seine Aufregung zu. Dies wiederum verstärkt in vielen Fällen die Symptomatik und die Hilflosigkeit des Gesprächspartners. Da ein solches Vorgehen dem Kind langfristig vermittelt, dass sein Anliegen nicht gehört wird, weil es nicht in der richtigen Form vorgebracht wurde, wird es seine Emotionen zunehmend verdrängen oder immer weniger von emotionalen Inhalten berichten.

Peinlichkeitsreaktionen. Sie rühren im Wesentlichen daher, dass Stottern vom Zuhörer als Bedrohung der eigenen Selbstsicherheit erlebt wird. Auch er kann die Gesprächssituation nicht kontrollieren und wurde zudem vom Stotternden in diese Situation gebracht. Das führt zum Impuls, das Stottern zu beenden, die Situation zu verlassen oder gar den Stotternden zu demütigen. Geschehen kann dies offen im Sinne von Hänseln oder verdeckt in Form von Hilfestellungen.

Peinlichkeitsreaktionen sind zum Teil auch die Folge einer unzulässigen Analogiebildung zu scheinbar ähnlichen Sprechproblemen bei normal Sprechenden. Diesen unterlaufen Unflüssigkeiten bei starker emotionaler Erregung und Überforderung. Dann können sie die Sprechfunktionen nicht mehr völlig kontrollieren. Dieser Kontrollverlust über Emotionen und über die Sorgfalt beim Sprechen wird als peinlich erlebt. Unsere Gesellschaft wertet dies als Normverletzung.

Psychologisierende Etikettierung. Nach Benecken (1996) wird Stotternden von Normalsprechern in logischer Folge unterstellt, sie seien weniger gut in der Lage, ihre Emotionen zu kontrollieren. Oder noch problematischer: Stotternde wären bereits bei Alltagsgesprächen psychisch überfordert. Es erfolgt eine unzulässige Schlussfolgerung, die zu einer belastenden psychologisierenden Etikettierung von Stotternden führt. Diese Zuschreibung rührt daher, dass viele Nichtstotternde das Gefühl des Kontrollverlusts über ihr Sprechen selbst in wenigen, aber dramatischen oder emotional stark belastenden Situationen erlebt haben, z.B. während einer anstrengenden Prüfung, im Zusammenhang mit einem traumatischen Erlebnis wie einem Unfall oder in Situationen hoher emotionalen Beteiligung – sprichwörtlich ist hier das „Stottern" während einer Liebeserklärung. Diese Situationen werden nun fälschlicherweise auf die Stottereignisse von stotternden Menschen antizipiert und ihnen unterstellt, in alltäglichen Sprechsituationen emotional überfordert zu sein.

Tabuisierung des Stotterns. Sie ist eine besondere Form der Peinlichkeitsreaktion. Um jemanden nicht zu beschämen und damit selbst verunsichert zu werden, spricht man vor ihm das als peinlich bewertete Verhalten „Stottern" nicht an.

Der Therapieansatz von Johnson (1942) leitete Eltern, die Stottern bei ihrem Kind vermuteten, dazu an, das Stottern ihres Kindes zu ignorieren. Man wollte so verhindern, dass sich Störungsbewusstsein und überdauerndes Stottern entwickeln. Wenn es nicht gelang, die Sorgen der Eltern abzubauen, wurde die Hilfsreaktion „Ignorieren" zu einem aufrechterhaltenden Faktor. Denn die Eltern konnten ihre Besorgnis auf der formalen Ebene nicht verheimlichen. Sie zeigten z.B. para- und nonverbale Reaktionen wie den Abbruch des Blickkontakts und ein kurzes Erstarren.

Dadurch entstand die doppeldeutige Botschaft „Das Stottern ist nicht da, aber wir machen uns große Sorgen". Durch den Ausdruck von Besorgnis nur auf der formalen Ebene verunsicherten die Eltern ihr Kind besonders wirksam. Zusätzlich nahmen sie dem Kind die Möglichkeit, von sich aus Stottern zu thematisieren und sich auf diese Weise zu entlasten. Bei den Eltern entstanden unnötige Schuldgefühle, da sie zugeben mussten, dass sie immer noch an die Diagnose „Stottern" bei ihrem Kind glaubten.

!

Wird das Stottern im Gespräch von den Eltern oder vom stotternden Kind selbst in einer angemessenen Weise enttabuisiert, entlastet dies den Gesprächspartner und erleichtert so den Wechsel zurück zur Sachebene.

Bagatellisierung des Stotterns. Sie vermittelt dem Kind, dass Stottern keine Probleme mit sich bringt. Erlebt das Kind Stottern als Belastung, steht es vor der Frage, ob es seinen eigenen Gefühlen oder der Bewertung anderer glauben soll.

Ungeduldsreaktionen. Sie sind v.a. vom Kontext, möglicherweise auch vom Lebensstil der Gesprächspartner bestimmt. Stottern ist mit Zeitverlust verbunden und verlangt vom Zuhörer genauso wie vom Stotternden, abzuwarten.

Akzeptierende Reaktionen. Diese sind als einzige nicht vom Wunsch geleitet, dem Stottern vorzubeugen oder es zu beenden. Sie setzen voraus, dass der Zuhörer zum Abwarten bereit ist und dass er die auffälligen Unflüssigkeiten nicht negativ bewertet und mit ihnen gelassen umgehen kann. Auch wenn jeder Zuhörer prinzipiell alle Reaktionsmöglichkeiten hat, lassen sich typische Reaktionsmuster bei unterschiedlichen Gruppen von Zuhörern beobachten.

Eltern. Sie zeigen nach der klinischen Erfahrung des Autors und der Autorin eher Hilfs-, Schonungs- und Ungeduldsreaktionen, häufig auch akzeptierende Reaktionen. Wenn ihr Kind in der Öffentlichkeit stottert, kommen Peinlichkeitsreaktionen hinzu. Vielfach sind die Reaktionen sehr subtil und äußern sich beispielsweise in Veränderungen im Blickkontakt (Lasalle u. Conture 1991), im Sprechtempo (Meyers u. Freeman 1985c) oder im nonverbalen Verhalten (s. „Faktoren, die Beginn und Verlauf beeinflussen").

Kinder und erwachsene Zuhörer. Anders sieht es aus, wenn Kinder stotternden Kindern zuhören. Je jünger zuhörende Kinder sind, desto eher ist mit akzeptierenden oder Ungeduldsreaktionen zu rechnen. Vermutlich registrieren sehr junge zuhörende Kinder nur schweres Stottern. Gleichaltrige Kinder äußern sich negativer und mit mehr allgemeinen Kommentaren gegenüber stotternden Kindern als Eltern (Meyers 1990). Wenn ältere Kinder stotternde Kinder hören, können auch Peinlichkeitsreaktionen in Form von Demütigung oder Aggression auftreten. Erwachsene, die stotternde Kinder hören, zeigen subtilere Peinlichkeitsreaktionen, sofern sie nicht akzeptierende Reaktionen zeigen, da zumindest Vorschulkindern allgemein ein höherer Grad an Unflüssigkeit zugestanden wird.

Therapeutinnen. Selbstverständlich können auch Therapeutinnen alle Arten von Reaktionen zeigen, wobei manche Therapiemethoden den Verdacht einer demütigenden Hilflosigkeitsreaktion nahelegen. Es ist wichtig, sich als Therapeutin über persönliche Reaktionsweisen und zugrunde liegende Motive bewusst zu werden.

Reaktion des Stotternden selbst. Die Reaktionen des Stotternden auf sein Stottern und auf Zuhörerreaktionen lassen sich systematisch am besten darstellen, wenn man die Wechselwirkungen von Kommunikation und Beziehung mit der emotionalen Entwicklung betrachtet.

Emotionen

Gefühle wie Verwirrung, Ärger, Hilflosigkeit, Panik, Wut oder Traurigkeit sind die ursprünglichen Reaktionen auf Stottern. Man spricht hier von **primären Gefühlen** (Lewis 1993). Sie sind verständlich, da das Kind erlebt, dass es manchmal unfähig ist, so wie sonst weiterzusprechen. Es reagiert irritiert auf den unerwarteten Kontrollverlust über das Sprechen, möglicherweise unangenehme Spannungszustände, den Zeitverlust durch das Stottern und irritierte Zuhörerreaktionen. Dies alles kränkt den Stolz über das frisch erworbene sprachliche Können.

Primäre und sekundäre Gefühle

Primäre Gefühlsreaktionen. Sie können sich z. B. als Verlust der Sprechfreude und als Ankämpfverhalten äußern. Kinder fragen manchmal auch ihre Eltern, was denn mit ihrem Sprechen geschehen sei.

> Stotternde Kinder sind auf verständnisvolle Reaktionen und eine gute Beziehung zum Zuhörer angewiesen, um diese Gefühle und ihre Ursachen verstehen und bearbeiten zu können.

Stattdessen erfahren stotternde Kinder häufig negative Reaktionen der Zuhörer wie Tabuisierung, offene oder verdeckte Zeichen der Ablehnung und Beschämung oder unangemessene Hilfsreaktionen, möglicherweise auch noch mit der Bemerkung, dass Stottern etwas ganz Normales sei. Für das Kind ist u. U. in diesen Momenten nicht sicher, ob zum Zuhörer noch eine gute Beziehung besteht. Es empfindet Angst vor Zurückweisung. So kommt es zu negativen Überzeugungen über seine eigene Person, die Beziehung zum Zuhörer und über Kommunikation, beispielsweise dass sein Kommunikationsverhalten, sein Stottern, seine primären Gefühlsreaktionen und sein Bedürfnis nach Verständnis und Trost unerwünscht sind. Um wieder eine gute Beziehung herzustellen, versucht das Kind dann häufig, sein Kommunikationsverhalten zu verändern, sein Stottern zu vermeiden und seine ursprünglichen Gefühle und Bedürfnisse zu verdrängen. Wenn das nicht gelingt, empfindet es die ursprüngliche Angst vor Zurückweisung, die wiederum stabilisierend und verstärkend bezüglich des Stotterns wirkt.

Sekundäre Gefühlsreaktionen. So erwirbt das Kind sekundäre Gefühle und Reaktionen wie Scham oder Schuldgefühle, erlernte Hilflosigkeit und übersteigerte emotionale Selbstkontrolle, die sich mit ihren sehr komplexen Verhaltensmustern, Gedanken, Gefühlen und Körperreaktionen selbst stabilisieren und verstärken (vgl. „Maschensystem" von Erskine u. Zalcman 1979).

Sekundäre Gefühle und Reaktionen auf Stottern sind verständlich. Sie entstehen aus Lernerfahrungen des Kindes mit negativen Reaktionen auf sein Stottern, wie Tab. 1.2 zeigt. In diesem Zusammenhang sei auf das Kapitel „Stottern und Gesellschaft" verwiesen.

Scham

Scham ist verantwortlich für einen großen Teil der emotionalen Belastung, die vom Stottern ausgeht. Sie kann zu Vermeideverhalten bis hin zur Selbstisolation, zu einer generalisierten Selbstabwertung (d. h. nicht nur als Sprecher) und zu den meisten sekundären Verhaltensweisen bei Stottern führen. Scham ist ein komplexes Geschehen, das sich auf 4 Ebenen äußert. Folgende Liste beruht teilweise auf den Veröffentlichungen von Murphy (1999), Lewis (1993), Bradshaw (1993) und Bennett (1994):

- **emotionale Ebene:** (Schamgefühl) starke Angst, Wut, Ärger;
- **kognitive Ebene:** (Schamgedanken) ein ausgeprägter Wunsch, nicht da zu sein; Einengung der Aufmerksamkeit auf das Versagen; generalisierte Selbsterniedrigung; Phantasien über abwertende Gedanken anderer; Verlust der Fähigkeit, klar reden, handeln oder denken zu können; quälende Erinnerungen an schambesetzte Situationen und/oder deren Verleugnung; gedankliche Vorwegnahme von möglichen schambesetzter Situationen;
- **Körperreaktionen:** schmerzhaftes Unbehagen; vegetative Begleiterscheinungen wie Erröten, Schweißausbruch, Zittern, motorische Unruhe oder Erstarrung;
- **Verhalten:** Abbruch des Blickkontakts; Verlassen der Situation; keine Bereitschaft, sich währenddessen oder später darüber mitzuteilen (Tabuisierung); Versuche, weitere Beschämung zu vermeiden durch kontrolliertes Verhalten oder Meiden schambesetzter Situationen.

Scham wird gelernt. Die Auslöser für Scham (Schamstimulus, Tabu) werden von den Normen der jeweiligen Gesellschaft und Bezugspersonen bestimmt. Es sind Normen, über die nicht offen geredet werden darf (Tabuthemen wie z. B. Sauberkeitserziehung, Geschlechtlichkeit).

Lernprozess von Scham. Folgendes Beispiel zeigt den Lernprozess modellhaft:

> **Beispiel**
> Während Besuch da ist, spielt der zweijährige Sohn mit seinem Kot. Diese Lernsituation für Scham beinhaltet eine Normübertretung des Kindes. Dies ist ein Stimulus für Ekel und Scham bei den Erwachsenen. Sie zeigen dem Kind gegenüber heftige Ablehnung und Erniedrigung (Ekelgesicht; Lewis 1993). Das Kind reagiert mit starken Gefühlen von schmerzhaftem Unbehagen, mit Trotz und der Angst, verlassen zu werden. Es schließt aus dem Verhalten der Erwachsenen, dass es sein Recht verwirkt hat, geliebt oder zumindest akzeptiert zu werden, wenn es mit Kot spielt. Es beschließt, spätestens nach einigen Wiederholungen dieses Spiels, sich dieser schmerzvollen Erfahrung nicht wieder auszusetzen und wird das Berühren von Kot vermeiden.

Regeln der Scham. Auf diese Weise werden Schamstimuli zusammen mit den unangenehmen Gefühlen und Körperreaktionen und den dazu gehörigen selbstabwertenden Gedanken verinnerlicht. Es braucht kein Beschämender mehr dabei zu sein und dennoch tritt Scham auf. Bereits der Gedanken daran, in eine schamauslösende Situation zu geraten, löst Angst aus. Deshalb werden Schamstimuli (Tabus) vorweggenommen und vermieden. Die (vermeintliche) **Schutzwirkung von Tabus** besteht darin, dass sie das Vermeiden schamauslösender Situationen veranlassen und somit emotionaler (Selbst-)Verletzung vorbeugen. Die „Regeln der Scham" sind gelernt. Es ist keine kontrollierende Person mehr nötig. Beschämung ist daher ein sehr wirksames Erziehungsmittel. Ist Scham erst einmal verinnerlicht, hat sie bis ins Erwachsenenalter überdauernde Wirkung.

Akkumulation von Scham. Wenn jemand Scham sehr schmerzhaft verinnerlicht hat, ist seine Angst vor Beschämung groß. Er ist dann schnell bereit, auf seine bisher „unbeschämten" Fehler mit den Regeln der Scham zu reagieren. Es findet üblicherweise eine Akkumulation von Scham statt (Bradshaw 1993).

Tabelle 1.2 Beispiele für sekundäre Gefühle und Reaktionen

 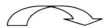

In der Vergangenheit gelernte Überzeugungen und damit verbundene Gefühle	Gedanken, Gefühle, Verhalten heute	Stabilisierende und verstärkende Prozesse
Über sich Beispiele: • Beim Stottern bin ich nicht liebenswert • Meine eigentlichen Gefühle bezüglich Stottern und daraus resultierende Bedürfnisse sind falsch • Ich bin ein schlechter Sprecher • Ich bin hilflos bei sprachlichen Anforderungen Beispiele für Gefühle: • Wut auf sich selbst	*Immer wiederkehrend, etwa gleich ablaufend:* *Verhaltensweisen* Beispiele: • Sprachliche Vermeidung von Stottern • Vermeidung von Situationen, in denen Stottern auftauchen könnte • Unsicher wirkendes, wenig flexibles Kommunikationsverhalten • Vermeidung von Blickkontakt • Tabuisierung von Stottern • Vermeidung von Stottern durch übersteigerte emotionale Selbstkontrolle	Die tatsächlichen oder phantasierten Auswirkungen des Verhaltens bestätigen deren gedankliche Vorwegnahme
Über Kommunikation • Ich muss perfekt stotterfrei sprechen, sonst kommt der Inhalt nicht an • Das Sprechen in bestimmten Situationen ist schwer Beispiele für Gefühle: • Angst vor dem Sprechen • Angst vor dem Versagen in der Kommunikation	*Gedanken* Beispiele: • Erwartung von Stottern • Erwartung negativer Zuhörerreaktionen • Selbstabwertung als Sprecher	Die Überzeugungen über sich, die Kommunikation und über Beziehung müssen nicht infrage gestellt werden
Über Beziehung • Die Beziehung ist nur gut, wenn ich flüssig spreche • Die Beziehung ist nur gut, wenn ich Stottern tabuisiere Beispiele für Gefühle: • Angst vor Beziehungsabbruch	*Gefühle* Beispiele: • Sprechangst • Wut auf sich selbst *Körperreaktionen* Beispiele: • Erröten, Anstrengung etc.	Die sekundären Gefühle werden wieder erlebt; dadurch bestätigt sich deren Berechtigung

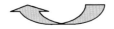 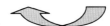

Scham in Verbindung mit Stottern. Dies ist leider die normale Reaktion auf die Erfahrungen mit Zuhörerverhalten in unserer Gesellschaft. Doch eigentlich ist Scham unangemessen. Stottern ist kein Verhalten, dessen man sich schämen muss.

Stottern ohne Ankämpfverhalten von Kleinkindern gehört meist nicht zu den schamauslösenden Normübertretungen. Ihnen werden in Verbindung mit einem allgemeinen Entwicklungsbonus mehr und auffälligere Unflüssigkeiten zugestanden (Benecken 1996). Sobald aber Kinder negative Zuhörerreaktionen erleben, besteht die Gefahr, dass Stottern zum Schamstimulus wird. Die Scham überdeckt die ursprünglichen und angemessenen Gefühle wie Wut, Ärger oder Traurigkeit über den misslungenen Sprechversuch sowie das Bedürfnis nach Trost und Verständnis. Stattdessen wendet das Kind die Regeln der Scham auf

Stottern an: Stottern darf nicht thematisiert werden, es darf nicht auftreten und es muss möglichst schnell beendet werden. Denn wenn es hörbar wird, selbst wenn darüber nur gesprochen oder daran gedacht wird, muss Scham erlebt werden.

Tabuisierung und damit verbundene Vermeidung/Verleugnung. Das stotternde Kind und seine Gesprächspartner schützen sich damit vor vermeintlichen oder tatsächlichen seelischen Verletzungen. Tabuisiert werden: Stottern und damit verbundene negative Erfahrungen sowie Gefühle (Angst, Wut, Verzweiflung) und Gedanken.

Das Auftreten von Stottern beim spontanen Sprechen ist nicht kontrollierbar. Darin begründet sich die große Wahrscheinlichkeit dafür, dass Scham zur angstvollen Erwartung des nächsten Stotterereignisses führt. Bereits bei der Vorwegnahme des beschämenden Stotterereignisses werden alle vier Ebenen der Scham aktiviert. Auf diese Weise bestätigt sich die Scham selbst bei erfolgreichem Vermeiden von Stottern. Das Vermeideverhalten selbst führt zu Erfahrungen von größerer Auffälligkeit oder geringerer Effektivität in der Kommunikation, was wiederum die Berechtigung von Selbstabwertung und Scham bestätigt und verstärkt. Wenn nicht vermieden wird, sind die Körperreaktionen bei der Erwartungsangst und Erwartungsscham Auslöser für häufigeres Stottern. All dies bestätigt und verstärkt das Selbstbild als unzulänglicher Sprecher und verstärkt negative Ansichten über die eigene Person. Die Tabuisierung bewirkt, dass diese Ansichten nicht in Frage gestellt werden und sich stabilisieren können. Sie erweist sich daher als eine dysfunktionelle Coping-Strategie.

Tabuisierung muss nicht in jedem Fall auf Scham beruhen. Sie kann auch eine Folge von Vorurteilen sein (vgl. diagnosogene Hypothese) und beim Kind die Vorstellung bewirken, dass es normal ist, nicht über Stottern zu sprechen.

Die Tabuisierung von Stottern kann durch Erfahrungen mit Mobbing (engl.: bullying) in der Schule verstärkt werden, denn man weiß, dass Mobbing tabuisiert wird (Alexander 1999).

Übersteigerte emotionale Selbstkontrolle. Auch diese birgt einen Aspekt von Vermeideverhalten. Nach Benecken (1996) wird in unserer Gesellschaft Aufregung, also der körperliche Ausdruck von starken Gefühlen, als eine der häufigsten Ursachen für kindliches Stottern genannt. „Kon-

sequenterweise beantworten viele Eltern das Stottern ihrer Kinder auch mit dem Appell ‚Ganz ruhig', ‚tief durchatmen!' […]. Die Botschaften der Eltern und die Selbsterfahrung des kleinen – gelegentlich stotternden – Kindes können allzu leicht dazu führen, dass das Kind […] emotionale Erregung als grundsätzlich problematisch, weil mit korrigierenden, besorgten, ermahnenden, bestrafenden und/oder besänftigenden Umwelterfahrungen verbunden, erlebt und verarbeitet." (Benecken 1993, S. 304)

Das Kind schließt daraus folgerichtig: „Zeige keine aufgeregten Gefühle, denn diese Gefühle sind unerwünscht und führen außerdem noch zum Stottern". Später wird in unserer Kultur der Ausdruck starker Gefühle von Gleichaltrigen ohnehin mit Scham belegt und mit „Coolness" verdeckt. Dies ist häufig die Ursache dafür, dass v. a. stotternde Jugendliche nur schwer in der Lage sind, negative Gefühle angemessen zu äußern, bei sich zu erkennen oder zu benennen. Sie haben große Angst, sich damit auseinanderzusetzen, da sie vermehrtes Stottern, eine unkontrollierte Überschwemmung durch negative Gefühle und eine peinliche Bloßstellung befürchten.

Umgebungsfaktoren, die die Entstehung von Scham beim Stottern begünstigen. Nach unseren klinischen Erfahrungen gibt es zwei Kategorien:

- **Nichtstotterspezifische Faktoren** sind hohe Normenkonformität, viele tabuisierte Themenbereiche, wenig Selbstbewusstsein, wenig Akzeptanz für individuelle Unterschiede und wenig Offenheit für (negative) Gefühle.
- **Stotterspezifische Faktoren** sind die am Anfang des Kapitels genannten Peinlichkeits-, Hilfs-, Schonungs- und Ungeduldsreaktionen.

Schuldgefühle

Vor allem aufgrund seiner Schamkomponente ist Stottern prädestiniert dafür, Schuldgefühle in einer Kommunikationssituation hervorzurufen. Der Stotternde kann sich schuldig fühlen, den Gesprächspartner in die unangenehme Lage gebracht zu haben, sein Stottern mit ansehen oder abwarten zu müssen. Der Gesprächspartner beschäftigt sich möglicherweise mit seiner eigenen Schuld, nämlich inwiefern er selbst das Stottern ausgelöst haben könnte, dass er den Stotternden in einer peinlichen Situation gesehen hat und ihn mit unangemessenen Reaktionen beschämt haben könnte. Eltern können sich zudem für die Entstehung von Stottern verantwortlich und somit schuldig fühlen. Sie machen sich Sorgen, dass ihr Kind mit dem beschämenden „Makel Stottern" Nachteile in seinem weiteren Leben haben könnte. Auf eine Familie mit einem stotternden Kind bezogen bedeutet das, dass theoretisch alle Familienmitglieder Schuldgefühle empfinden könnten.

Schuldgefühle können sich auf das Stottern aufrechterhaltend auswirken, wenn Kinder versuchen, ihre Eltern möglichst wenig damit zu belasten, oder wenn die Eltern wegen ihrer Schuldgefühle unrealistisch hohe Ansprüche an ihr Erziehungsverhalten stellen.

Eventuelle Entstehungsmythen von Stottern in einer Familie können von Schuldgefühlen entlasten (z. B. Hundebiss) oder Schuldgefühle aufrechterhalten bzw. eingrenzen (z. B. nicht genug Zuwendung wegen der Geburt eines Geschwisterkindes).

Erlernte Hilflosigkeit

Ständige Schonungs- und Hilfsreaktionen (Überfürsorge) können zur sog. erlernten Hilflosigkeit (Petermann 1983) eines Kindes führen. Die Kinder erfahren so, dass ihnen die Bewältigung von Schwierigkeiten nicht zugetraut wird. Wenn die überfürsorgliche Person dann einmal nicht da ist, ist Hilflosigkeit bis hin zur Panik berechtigt, denn es fehlt die Erfahrung, alleine wirksam handeln zu können. Das Kind sieht auch kein kindgerechtes Modell, da die Erwachsenen solche Sprechsituationen für sich nicht als belastend einschätzen und ganz anders bewältigen. Auf diese Weise erwartet es von sich, Schwierigkeiten ebenso überlegen lösen zu können wie die Erwachsenen. Dadurch fühlt es sich von vornherein überfordert und verhält sich passiv. Es erlebt nicht, dass es eine Vielzahl von möglichen Verhaltensweisen gibt und dass es „die eine" perfekte Lösung in schwierigen Situationen nicht geben kann. Die Folge ist eine **eingeschränkte Problemlösefähigkeit**.

Ambivalenzen

Jeder Mensch hat unterschiedliche und zum Teil einander widersprechende Emotionen, Einstellungen, Bedürfnisse und Absichten, die je nach Situation und innerer Befindlichkeit in Erscheinung treten (Schwartz 2000). So können zwei oder mehrere sich widersprechende Strebungen entstehen, sog. „Ambivalenzen". Dabei ist häufig eine der beiden Strebungen deutlicher erkennbar. So trifft man bei stotternden Schulkindern häufig auf die Ambivalenz mit:
- dem deutlich erkennbaren Anteil – „Die Beschäftigung mit Stottern macht mir Angst, daher tabuisiere ich es." – und
- dem verborgenen Anteil: „Ich sehne mich danach, dass jemand Verständnis für mein Stottern zeigt."

Der innere Konflikt zwischen solchen gegensätzlichen Bestrebungen wird erkennbar, wenn die bisher verborgene Bestrebung die Gelegenheit bekommt, sich zu äußern, z. B. indem jemand tatsächlich verständnisvolles Interesse für Stottern zeigt. Dann kann es sein, dass das Kind zunächst darauf eingeht und sich bereitwillig öffnet, sich jedoch kurz darauf wieder zurückzieht, sobald es die mit der ersten Bestrebung verbundene Angst empfindet. Stotternde können unterschiedliche Ambivalenzen erleben, die im Verlaufe einer Therapie wichtig werden (Schneider u. Sandrieser 2002).

Mögliche stotterspezifische Besonderheiten im Verlauf der emotionalen Entwicklung

Entwicklung von sekundären Gefühlen und Reaktionen auf Stottern. Sie reicht bis zur generalisierten Selbstabwertung und besteht in unserer Gesellschaft häufig aus zwei Phasen. Schonungs- und Hilfsreaktionen sowie die Tabuisierung in der ersten Phase tragen dazu bei, dass ein stotterndes Kind ungünstige Voraussetzungen für die zweite Phase mitbringt.

Erste Phase: Vor- und Grundschulzeit. Hier erfährt das Kind anhand von nonverbalen Reaktionen, Hilfs- und Schonungsangeboten und Peinlichkeitsverhalten der Bezugspersonen, dass sein Sprechen nicht in Ordnung ist. Die Tabuisierung vermittelt, dass es unerwünscht und peinlich ist, über Stottern zu sprechen. Dennoch erfahren Kinder in dieser Zeit selten Traumatisierungen durch globale Abwertung wegen ihres Stotterns. Schuldgefühle des Kindes dürften überwiegen. Sehr jungen stotternden Kindern wird sowohl von

Gleichaltrigen als auch von Erwachsenen mehr Fehlertoleranz entgegengebracht als älteren Kindern. Sprachliche Fähigkeiten haben noch nicht den hohen Stellenwert als Messinstrument für Leistung wie in der weiterführenden Schule. Die Grundschule stellt im Rückblick von vielen Stotternden noch einen relativen Schonraum dar.

Nach Wieser (2002) wird von den meisten stotternden Interviewpartnern ein prägendes, schambesetztes Erlebnis zu Beginn ihrer Schulzeit berichtet. Besonders das „Anders-Sein als die anderen" wurde schmerzhaft und abgrenzend erlebt und löste unmittelbar Scham aus.

Zweite Phase: weiterführende Schule. Traumatisierende beschämende Erfahrungen bis hin zum Mobbing (vgl. auch das Kapitel „Stottern und Gesellschaft") werden meist aus dieser Zeit berichtet. Während der Pubertät erleben die meisten Kinder eine grundlegende Identitätskrise. Generalisierte Selbstüberschätzung und Selbstabwertung prägen diese Entwicklungsphase. Schon kleine Äußerlichkeiten können zu extremer Verunsicherung führen. In diesem Zeitraum sind Jugendliche wegen ihres Stotterns besonders verwundbar. Globale Abwertungen und gängige Vorurteile werden verwendet, um die Rangordnung in einer Klasse festzulegen. Diese können sehr verunsichern und begünstigen eine generalisierte Selbstabwertung, starke Ängste vor dem Wiedererleben solcher Situationen, Vermeideverhalten und Tabuisierung.

Da Stottern situationsabhängig auftritt und die Entwicklung des Stotterns Lernprozessen unterworfen ist, wird hier der **Teufelskreis** deutlich, in dem sich ein stotterndes Kind befinden kann: Es erlebt durch sein Stottern Ablehnung, kämpft dadurch stärker gegen das Stottern an oder ver-

meidet und zieht sich aus dem Kontakt zurück. Es initiiert möglicherweise dadurch die Weiterentwicklung der Begleitsymptomatik, die die Vorurteile der anderen Kinder bestärkt. Als Konsequenz daraus kann ein selbstabwertendes Selbstbild resultieren, der weitere Rückzug aus sozialen Kontakten, weniger prosoziales Verhalten, das Verletzen von Regeln (Coie et al. 1990, in: Oerter und Montada 1998, S.303) und möglicherweise das Nachlassen von schulischen Leistungen (Ladd 1990).

!

In welchem Ausmaß und in welcher Form sich solche Erfahrungen lebenslang auswirken, hängt u.a. davon ab, welche Selbstsicherheit das Kind mit sich bringt, wie sehr es über die tatsächlichen Hintergründe seiner Störung informiert ist und inwieweit es Rückhalt bei der Verarbeitung dieser Erfahrungen findet.

■ Zusammenfassung

Emotionen können die Stotterhäufigkeit beeinflussen. Stottern hat aber auch Auswirkungen auf die emotionale Entwicklung. Primäre emotionale Reaktionen auf Stottern sind Gefühle wie Ärger, Verwirrung, Panik und Traurigkeit. Gesprächspartner können auf Stottern nicht **nicht** reagieren. Ihre Reaktionen können dazu beitragen, dass diese primären Gefühlsreaktionen von sekundären Gefühlen und Reaktionen überlagert werden. Hierzu zählen Scham und Schuldgefühle, erlernte Hilflosigkeit und übersteigerte emotionale Selbstkontrolle. Diese sekundären Gefühle und Reaktionen stellen einen wesentlichen Teil der Belastung durch Stottern dar und werden gelernt. Die Vorbeugung bzw. Behandlung sekundärer Gefühle und Reaktionen muss bei Stottern im Kindesalter grundsätzlich Teil der Therapie sein. Dafür muss auch die Umgebung mit einbezogen werden. ■

Stottern und Gesellschaft

Die aktuellen Forschungsergebnisse geben bisher keine Hinweise auf grundsätzliche Unterschiede zwischen stotternden und nichtstotternden Personen hinsichtlich ihrer Persönlichkeitsmerkmale. Trotzdem fällt auf, dass Stotternden häufig unterstellt wird, psychische Probleme, ein gestörtes Verhältnis zu ihrer Umwelt oder Verhaltensauffälligkeiten zu haben (Susca u. Healey 2002, S.149). Dafür sind Vorurteile und Unwissen über die Ätio-

logie von Stottern verantwortlich zu machen. Viele Vorurteile entstehen aus dem nachvollziehbaren Versuch nichtstotternder Laien, sich die Ursache des Stotterns zu erklären. Hierbei gehen die Nichtstotternden davon aus, dass ihnen selbst stotterähnliche Unflüssigkeiten nur dann unterlaufen, wenn sie in einer Situation sprechen, die sie verwirrt oder übermäßig belastet. Häufig werden solche Erfahrungen in unzulässiger Weise auf die psychische und kognitive Verfassung von Stotternden übertragen. In diesem Kapitel werden zunächst wichtige Sozialisationsinstanzen und ihre Einflussmöglichkeiten auf das Bild und Selbstbild von Stotternden dargestellt. Es folgt eine Darstellung der aktuellen therapeutischen Versorgung von Stotternden in unserer Gesellschaft.

Familie

Häufig trifft man auf die Theorie, dass Stottern ausschließlich durch eine belastende Familiensituation verursacht werde. Die bisherigen Forschungsergebnisse zeigen jedoch, dass das nicht zutrifft. Es müssen andere Faktoren hinzukommen, damit sich Stottern entwickelt. Familienverhältnisse können aber im Einzelfall durchaus zu aufrechterhaltenden Risikofaktoren werden. Dabei kann der Kommunikationsstil einer Familie und die Gestaltung von Alltagsroutinen (s. „Faktoren, die Beginn und Verlauf beeinflussen") ebenso von Bedeutung sein wie die psychische Familiendynamik.

!

Es muss betont werden, dass das Stottern eines Kindes auch fortbestehen kann, wenn die familiären Risikofaktoren nicht mehr vorliegen. Die Chancen für eine Remission erhöhen sich jedoch.

Zur Bewertung dieser Risikofaktoren sei auf das in diesem Buch vorgestellte Modell von Anforderungen und Fähigkeiten (Starkweather u. Gottwald 1990) verwiesen.

Stottern stellt für die meisten Familien eine Belastung dar, auf die sie sehr unterschiedlich reagieren können (Abb.1.**6**). Dabei zeigt sich, dass es wie beim Kind, so auch in der Familie häufig die Reaktionen auf das Stottern sind, die aufrecht-

erhaltend wirken. Eine seltenere Sonderform zu reagieren liegt vor, wenn die Familie das Symptom Stottern nutzt (funktionalisiert), um Abhängigkeiten zu stabilisieren. Beide Formen werden im Folgenden beschrieben.

Krisenverarbeitung. Übliche Reaktionen von Familien sind Ausdruck der familiären Verarbeitung von Stottern. Dabei hat der Wissensstand über Stottern in der Familie große Bedeutung. Häufig ist dieser geprägt von gesellschaftlichen Vorurteilen und Fehlinformationen wie z.B., dass Stottern nicht angesprochen werden dürfe, dass man vor dem sechsten Lebensjahr Stottern nicht behandeln dürfe oder dass Stottern Ausdruck einer psychischen Störung des Kindes sei, ausgelöst durch das Fehlverhalten der Familie. Erschwert wird die Verarbeitung des Stotterns durch die Fluktuation der Störung. Symptomarme oder -freie Phasen lösen die Hoffnung auf endgültige Heilung aus, während Phasen mit starker Symptomatik zu Enttäuschung, (Selbst-)Vorwürfen, Ärger und Sorgen führen. Je länger die Störung besteht, umso mehr muss sich eine Familie mit der Wahrscheinlichkeit eines Langzeitstotterns auseinandersetzen. In diesem Zusammenhang sei auf die Phasen der Krisenverarbeitung (Schuchardt 1990; Glofke-Schulz 2002, 2003) verwiesen.

Jede Familie mit einem stotternden Kind muss Wege finden, mit Stottern und den damit verbundenen Gefühlen wie Verunsicherung, Ungeduld, Schuldgefühlen, Scham und ggf. der zeitlichen Belastung durch eine Therapie zurechtzukommen. Je besser dies gelingt, desto weniger besteht das Risiko, dass das Kind starke negative psychische Reaktionen auf das Stottern entwickelt. Elternberatung und Information über die Störung ermöglichen in den meisten Fällen der Familie einen angemesseneren Umgang mit dem stotternden Kind.

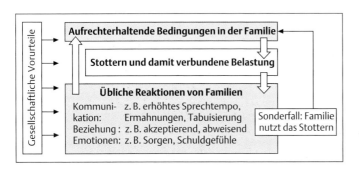

Abb. 1.**6** Aufrechterhaltende Bedingungen als Reaktion der Familie auf Stottern.

Sonderfall „Funktionalisierung von Stottern".
Dieser liegt vor, wenn das Stottern von Familienmitgliedern unbewusst genutzt wird, um eigene psychische Bedürfnisse zu erfüllen und Abhängigkeiten zu stabilisieren. Stottern bekommt dann eine Funktion auf der psychischen Ebene, es wird „funktionalisiert". Zum besseren Verständnis folgen sehr vereinfachte Beispiele:

- **Ablösungsprozess eines Kindes von den Eltern:** Stottern kann die Funktion bekommen, eine überfürsorgliche Beziehung aufrechtzuerhalten.
- **Geschwisterkonkurrenz:** Stottern kann die Funktion bekommen, dem stotternden Kind Vorteile (oder Nachteile) zu verschaffen, z.B. durch mehr Redezeit und Aufmerksamkeit, ggf. Therapie.
- **Trennungskonflikt der Eltern:** Stottern kann die Funktion bekommen, dass die Eltern den Konflikt vor dem Kind verheimlichen, weil sie Schuldgefühle haben, durch ihren Konflikt das Stottern verursacht zu haben.

Eine familiäre Funktionalisierung von Stottern kann auch in der logopädischen Therapie deutlich werden. Hinweise können u.a. sein, dass Eltern mit übersteigerten Erwartungen kommen, den Therapeuten idealisieren und vorherige Therapien grundsätzlich abwerten oder dass die Belastung der Eltern durch das Stottern sehr hoch scheint und sie sich dennoch kaum für die Therapie oder Elternberatung engagieren.

> **!** Bei lang andauernder Therapie oder wenn das Kind überdauernd starke Abneigung oder Angst zeigt, Stottern zu thematisieren oder zu bearbeiten, sollte ebenso an die Möglichkeit einer Funktionalisierung gedacht werden.

Die Früherkennung einer Funktionalisierung, z.B. im Rahmen der Vertragsarbeit (Kap. 3) ist wünschenswert, jedoch häufig schwierig. Eine Funktionalisierung stabilisiert in der Regel das Stottern so sehr, dass eine logopädische Therapie nicht wirksam ist. Daher sollte zuerst die Funktionalisierung behandelt werden, ggf. durch eine Psychotherapeutin, bevor die logopädische Behandlung fortgesetzt werden kann.

◾ Kindergarten und Schule

Kindergarten. Erzieherinnen im Kindergarten sind häufig die ersten, die von Eltern um Rat gefragt werden, wenn diese den Verdacht haben, ihr Kind habe zu stottern begonnen. In der Ausbildung zur Erzieherin werden üblicherweise keine Inhalte zum Auftreten und zur Entwicklung von Stottern vermittelt. Auch wenn viele Erzieherinnen intuitiv richtig handeln, würden sie sich sicherer fühlen, wenn sie mehr über Stottern wüssten.

Wenn aber Erzieherinnen von der Hypothese ausgehen, dass Stottern durch fehlerhaftes Verhalten der Eltern verursacht wird, trägt ihre Beratung zur Verunsicherung der Eltern und somit zur Aufrechterhaltung der Störung bei. Im Idealfall verfügen Erzieherinnen selbst über Basiskenntnisse über Stottern und können deshalb angemessen mit dem Kind umgehen und ihre Beobachtungen mit den Eltern des Kindes austauschen.

> **!** Erhält das Kind eine logopädische Therapie, ist ein Austausch zwischen Erzieherin und Therapeutin sinnvoll, da die Erzieherin das Kind in vielen unterschiedlichen Gesprächssituationen kennt und wichtige Informationen zum Verlauf oder den Reaktionen geben kann.

Schule. In der Schule stottern etwa 1% der Schüler, möglicherweise sogar mehr, da ein Teil der Grundschüler noch eine Spontanremission haben wird. Davon befindet sich nach Benecken und Spindler (2002) in Deutschland nur ein ganz geringer Teil (ca. 2%, Tendenz fallend) in integrativen Einrichtungen oder Sprachheilschulen. Die restlichen ca. 98% besuchen Regelschulen.

Bisher gibt es sowohl zur Situation von stotternden Schülern an Regelschulen als auch an Sprachheilschulen fast keine Untersuchungen. Dabei werten in der Therapie viele stotternde Schüler die Schule als den Lebensbereich, der sie am meisten belastet.

Sprachheilschulen. An Sprachheilschulen können kleine Klassen und das Vorhandensein anderer Sprachbehinderungen stotternde Kinder entlasten, wobei mögliche Nachteile im nichtschulischen Umfeld durch die Sonder- und Schonraumsituation zu diskutieren sind. In vielen Einrichtungen scheint bisher eine angemessene Therapie des Stotterns zu fehlen.

Sowohl auf inhaltlicher und methodisch-didaktischer Ebene als auch hinsichtlich der psychosozialen Bedingungen wird – vermehrt seit der Pisa-Studie (Deutsches PISA-Konsortium 2001) – Kritik an der Situation der deutschen Regelschule geübt. Auf stotternde Schüler wirken sich die kritisierten Schwächen der Regelschule verstärkt aus (u.a. zu große Klassen, zu wenig Augenmerk auf das gruppendynamische Geschehen und soziale Lernen in der Klasse, zu wenig individuell gestaltete Lernbedingungen, keine Supervision für Lehrer). Entsprechend würden Maßnahmen, wie sie z.B. Zückner (2002) fordert, auch die psychosoziale Situation stotternder Schüler wesentlich verbessern.

Mangelnde Sachkenntnis der Lehrer. Gegenwärtig sind, von wenigen Ausnahmen abgesehen, weder Lehrer noch Schüler über Stottern informiert. Nicht einmal im Lehramtsstudium werden minimale Kenntnisse über Stottern vermittelt. Daher sind Lehrer, die vielfach intuitiv ganz richtig handeln, oft nicht in der Lage, die Situation eines stotternden Schülers wirklich einzuschätzen und den Schüler, seine Eltern bzw. Mitschüler angemessen zu informieren bzw. zu beraten.

Bagatellisierung und Fehleinschätzung. Eine Folge dieser mangelnden Kenntnisse ist, dass Stottern häufig nicht erkannt oder nicht ernst genommen wird („In der Pause konntest du noch ganz normal reden und jetzt kriegst du kein Wort raus, du hast wohl nicht gelernt!"). Benecken und Spindler (2002) vermuten, dass etwa zwei Drittel aller stotternden Schüler in der Regelschule nicht als solche erkannt würden. Der Grund hierfür ist wahrscheinlich eine Kombination aus effektivem Vermeideverhalten und Geheimhalten der Schüler sowie Tabuisierung, Bagatellisierung und Fehleinschätzung aufgrund mangelnder Sachkenntnis der Lehrer. Aber auch das passive Verhalten mancher uninformierter Eltern oder mancher Therapeutinnen kann dazu beitragen.

! Das Fehlen von Sachinformationen lässt Vorurteile unreflektiert fortbestehen und begünstigt die Abwertung von Stottern und die Ausgrenzung von Stotternden bis hin zum **Mobbing**.

Sozialer Status im Klassenverband. Davis und Howell untersuchten den sozialen Status stotternder Kinder an 16 Schulen, indem sie alle Kinder interviewten und sie baten, die drei beliebtesten und die drei unbeliebtesten Kinder in ihrer Klasse zu nennen. Den Kindern wurde gesagt, dass es sich um eine Studie zu Freundschaften in der Schule handeln würde. Sie wussten also nichts über das eigentliche Thema Stottern. Es stellte sich heraus, dass im Vergleich zu den nichtstotternden Kindern die stotternden Kinder viermal seltener zu den beliebten Kindern gezählt wurden, aber doppelt so oft zu den unbeliebten. Unter den stotternden Kindern waren außerdem mehr Opfer von Mobbing, sie zählten häufiger zu den hilfesuchenden Kindern und seltener zu den Anführern (Davis und Howell 2002).

Risikoprofil. Für ein Kind, das besonders Gefahr läuft, wegen seines Stotterns gemobbt zu werden, lässt sich folgendes Risikoprofil entwerfen (Benecken u. Spindler 2002, S.9f): „Es ist eher männlich und zwischen 11 und 13 Jahren alt. Es hat keine Freunde in der Klasse bzw. die wenigen Freunde, die es hat, haben einen geringen soziometrischen Status. Der eigene soziometrische Status ist eher schlecht. Dieses Kind und dessen Eltern zeigen bezüglich des Stotterns einen eher defensiv-vermeidenden Interaktionsstil. Neben dem Stottern weist dieses Kind bzw. dessen Familie auch noch weitere Abweichungen von der Norm (z.B. Körpergröße; Gewicht; Intelligenz; Brille; Sozialschicht; Aussehen; Kleidungsgewohnheiten) auf."

Auch die **Gegebenheiten in der Schulklasse** beeinflussen das Risiko des Mobbings. Das sind strukturelle Gegebenheiten wie z.B. Schul- und Klassengröße, häufige Lehrerwechsel und Unterrichtsausfälle; geringer Kontakt zum Elternhaus.

Einfluss des Lehrers. Der Einfluss ist groß, z.B. durch den Führungsstil und den Umgang mit Stottern und anderen Auffälligkeiten bei Schülern. Bei einer Umfrage durch Studierende der Lehranstalt für Logopädie in Aachen gaben alle befragten Lehrer an, während des Hochschulstudiums keinerlei Informationen zum Thema Stottern erhalten zu haben. Die am häufigsten genannten vermuteten Ursachen des Stotterns waren psychische Labilität und Familienkonflikte (Lindenmeyer et al. 1994).

Mündliche Leistungsmessung. Aus Unwissenheit sehen viele Lehrer nicht die Schwierigkeiten für stotternde Schüler bei der mündlichen Leistungsmessung. Sie fragen etwa noch der Reihe nach ab oder stellen ein stotterndes Kind vor der Klasse bloß (vgl. Schindler 2001). Verständlicherweise reagieren stotternde Kinder in solchen Situationen mit Signalen psychischer Belastung, was wiederum die Vorurteile des Lehrers (psychisch labil) bestätigt. Zu einer ungerechtfertigt schlechten Benotung kann es dadurch kommen, dass ein stotterndes Kind sich aus Furcht zu stottern, nicht mehr am Unterricht beteiligt und bei direkter Nachfrage vielleicht vorgibt, die Antwort nicht zu kennen. Bei Kindern, die sich stotternd am Unterricht beteiligen, kann ein stockender Redefluss zur falschen Annahme führen, dass das Kind Wissensdefizite, Wortfindungsprobleme oder Schwierigkeiten beim Lesen oder im Formulieren von Gedanken habe (Lindenmeyer et al. 1994) und somit eine schlechtere Benotung mit sich bringen.

Gruppendynamische Prozesse. Sie stehen in enger Wechselwirkung mit dem Lehrerverhalten zu Beginn der weiterführenden Schule: Gleichaltrige müssen zu einem neuen Klassenverband zusammenfinden. Das unpersönliche Fachlehrerprinzip trägt dazu bei, dass dieser Prozess immer wieder gestört wird. Es herrscht ein hoher Konkurrenz- und Normierungsdruck unter den Klassenkameraden. Demütigung und Bloßstellung dienen dazu, Anpassung aus Angst zu erzeugen und die soziale Position der einzelnen Kinder zu bestimmen und zu fixieren. Die weiter oben im Risikoprofil beschriebenen Auffälligkeiten bieten Ansatzpunkte, um stotternden Kindern in diesem Prozess einen niedrigen Status zuzuweisen.

Verbesserung der Situation. Auf verschiedenen Ebenen sind Konsequenzen zu ziehen:
- Informationen über Stottern als obligatorischer Studieninhalt in der Lehrerbildung,
- Nachteilsausgleich bei der mündlichen Leistungsmessung,
- Elterninitiativen, die sich für eine Gleichberechtigung von stotternden Kindern in der Schule einsetzen,
- Fachleute für Integrationsmaßnahmen, die an Regelschulen stotternde Kinder und ihre Eltern und Lehrer unterstützen.

Konsequenzen für die logopädische Praxis:
- Therapie im Vorschulalter, um stotternde Kinder und ihre Eltern so weit wie möglich vorbereitend zu stärken;
- Elternberatung bezüglich der Risiken der Schullaufbahn und der Aufgaben, die auf die Eltern zukommen;
- genaue Analyse der Schulsituation mit stotternden Schulkindern und ihren Lehrern,;stbehauptung für stotternde Kinder;
- Unterstützung von stotterndem Kind, Eltern und Lehrern bei der Enttabuisierung von Stottern in der Klasse.

■ Darstellung in den Medien

In Büchern, Filmen und Zeitungsartikeln werden Stotternde meist stereotyp als psychisch gestört dargestellt. Benecken (1993) hat die Rolle von Stotternden untersucht und ist zu dem Schluss gekommen, dass das häufigste Stereotyp das des Neurotikers oder Psychopathen ist. Er belegt das anhand einer Vielzahl von Beispielen in Büchern, Filmen, Liedern usw., in denen die stotternden Personen neben ihrem Stottern fast durchweg noch andere Auffälligkeiten zeigen.

Häufig werden psychische Störungen als Ursache des Stotterns angesehen. Diese Darstellungen haben Auswirkungen auf Stotternde, die sich mit dem Bild „des Stotternden" konfrontiert sehen, aber auch auf Nichtstotternde, die dadurch ein falsches Bild von Stotternden vermittelt bekommen. Folge dieses Stereotyps kann sein, dass Stotternde stigmatisiert und deshalb ausgegrenzt werden, bzw. sich selbst ausschließen.

Veränderungen sind hier von vielen Seiten möglich: Stotternde können sich von diesem Bild distanzieren und offensiver mit ihrer Störung umgehen. Dadurch wird dem verzerrten Bild des Stotternden, das aus Witzen und Filmen sicher nicht ganz wegzubekommen ist, das Bild von selbstbewussten Stotternden gegenübergestellt. Ein Beispiel hierfür sind die Publikationen der Bundesvereinigung Stotterer-Selbsthilfe, insbesondere die Benni-Comics, in denen ein stotterndes Kind der Protagonist ist (Natke et al. 1998), oder die zahlreichen Aktivitäten der bundesweit tätigen Selbsthilfegruppen. Fachleute, die sich mit Stottern beschäftigen, können als Multiplikatoren in Podiumsdiskussionen, Interviews etc. dazu beitragen, die Diskussion zu versachlichen. Hier ist der von der International Stuttering Association (ISA, s. Anhang) gemeinsam mit der International Fluency Association (IFA, s. Anhang) gemeinsam ausgerufene Welttag des Stotterns am 22. Oktober eine gute Möglichkeit, Stottern auf verschiedenen Ebenen (Schule, Zeitung, Radio, Internet) zu thematisieren und Vorurteile abzubauen.

Therapeutische Versorgung von Stotternden

In den **Heilmittel-Richtlinien** (HMR, BAÄK 2004) wird Stottern unter II. Maßnahmen der Stimm-, Sprech- und Sprachtherapie bei **3. Störungen des Redeflusses** aufgeführt.

Die HMR entsprechen hier nicht dem Stand der Forschung und enthalten irreführende bzw. unangemessene Anweisungen für die überweisenden Ärzte bezüglich Indikation, Stundenumfang für Behandlungen und einer Folgeverordnung vorgeschalteter Diagnostik.

Daher haben manche Vorgaben der HMR weitreichende Folgen, die sowohl für Patienten als auch für Kostenträger von Nachteil sein können. Sie tragen zur Verunsicherung von Eltern und zur Aufrechterhaltung von Vorurteilen in der Bevölkerung bei, wie die beiden folgenden Beispiele zeigen:

- „Physiologische Sprechunflüssigkeiten" dürfen ausdrücklich nicht behandelt werden. Eine Behandlung funktioneller Unflüssigkeiten wird jedoch von niemandem als notwendig angesehen. Die HMR lehnen damit offensichtlich eine Frühtherapie von Stottern bei jüngeren Kindern oder von Stottern, das erst seit Kurzem besteht, ab. Die Notwendigkeit einer Frühtherapie ist jedoch international anerkannt (Starkweather u. Givens-Ackerman 1997).
- Für eine Folgeverordnung wird nach 20 Therapiestunden eine Fülle von aufwendigen und teuren Untersuchungsverfahren verlangt (Hirnleistungsdiagnostik, psychiatrische oder neuropädiatrische Untersuchungen), die hinsichtlich des Stands der Forschung nicht gerechtfertigt sind. Sollten sie im Einzelfall dennoch notwendig sein, müssten sie schon **vor** der Erstverordnung erfolgen, damit von Anfang an eine optimale, ggf. interdiszipli-

näre Förderung des Kindes geplant werden kann.

Pädiater. Eine Berufsgruppe, die häufig sehr früh von Eltern stotternder Kinder um Rat gefragt wird, sind Kinderärzte. Das erklärt sich aus ihrem Auftrag, die kindliche Entwicklung im Rahmen der Vorsorgeuntersuchungen zu verfolgen und ggf. therapeutische Maßnahmen einzuleiten. Da sie neben den Phoniatern und HNO-Ärzten für die Verordnung von logopädischen Therapien zuständig sind, spielt ihre Einschätzung der Situation eine wichtige Rolle. Erst wenn sie die Gefahr eines behandlungsbedürftigen Stotterns anerkennen und eine Verordnung ausstellen, kann eine logopädische Diagnostik erfolgen. Bei entsprechendem Wissen ist es ihnen auch ohne zeitaufwendige Untersuchung möglich, durch gezielte Fragen und evtl. ein Screening (SLS, Riley 1989) festzustellen, ob eine weiterführende Diagnostik notwendig ist.

Fehlinformation der Eltern. Eine Befragung von 25 Eltern stotternder Kinder hat gezeigt, dass diese auch nach einem Gespräch mit einem Pädiater oder HNO-Arzt über das Stottern ihres Kindes viele falsche Informationen und Meinungen hatten, z. B. dass das Stottern eine emotionale Störung sei, das es besser sei, nicht mit dem Kind über das Stottern zu sprechen oder sie mit ihrem Verhalten das Stottern möglicherweise ausgelöst haben könnten (Sandrieser et al. 2002). Wenn man berücksichtigt, dass die Einstellung der Eltern zum Stottern ihres Kindes einen erheblichen Einfluss auf den Verlauf haben kann (Zebrowski u. Conture 1998), wäre eine frühzeitige kompetente Beratung die ökonomischste Methode mit Familien stotternder Kinder umzugehen. Es gibt Hinweise darauf, dass schlecht informierte Eltern häufig einen Wunsch nach Therapie ihres Kindes haben, auch wenn keine Indikation dafür besteht (Sandrieser et al. 2002).

Notwendigkeit der Prävention. Leider finden sich in medizinischen Fachzeitschriften häufig Informationen, die weder dem aktuellen Stand der Forschung entsprechen noch der Notwendigkeit von Prävention gerecht werden. So wird immer wieder darauf hingewiesen, dass Stottern erst ab dem sechsten Lebensjahr behandlungsbedürftig sei und vorher alle auftretenden Unflüssigkeiten des Sprechens als physiologisch anzusehen seien

51

(dpa-Meldung: „Sprachtherapie: zu früh, zu oft und zu lange", Schuster 2000; Tigges-Zuzok u. Kohns 1995, S. 364). Es gibt Kinderärzte, die nach dieser Devise erst dann verordnen und den Eltern eines stotternden Kindes den Rat geben, Stottern nicht zu beachten, da es sich von alleine „auswachse". Sie werden in ihrem Vorgehen dadurch bestätigt, dass sich die Eltern eines stotternden Kindes nicht wieder melden. Es gibt jedoch mehrere Gründe dafür, dass Eltern ihr Kind nicht wieder vorstellen. Häufig ist tatsächlich eine Spontanremission eingetreten. Es ist aber auch möglich, dass die Eltern dem Rat des Arztes nicht mehr trauen, weil sich das Stottern entgegen seiner Vorhersage manifestiert hat, und ihn deshalb nicht mehr aufsuchen. Dem Arzt entgeht auf diese Weise die Rückmeldung über seinen Irrtum. Er wird hingegen von den zufriedenen Eltern eines spontan remittierten Kindes in seiner bisherigen Ansicht bestätigt, wenn sie z.B. wegen einer Vorsorgeuntersuchung ihren Arzt aufsuchen. Auch dieser Umstand führt dazu, dass stotternde Kinder häufig erst sehr spät eine Verordnung für eine logopädische Diagnostik bzw. Therapie erhalten. Darunter haben die Kinder zu leiden, bei denen sich früh Stottern manifestiert und denen die adäquate Betreuung versagt bleibt.

Frühe Diagnostik und Therapie. Erfreulicherweise fordert inzwischen sowohl die Deutsche Gesellschaft für Phoniatrie und Pädaudiologie als auch die Deutsche Gesellschaft für Kinder- und Jugendpsychiatrie und -psychotherapie in ihren jeweiligen Leitlinien eine frühe Diagnostik und Therapie bei Stottern im Kindesalter (AWMF 2005; AWMF 2006).

Qualifikation zur Stotterdiagnostik. Eltern, die eine Stotterdiagnostik durchführen lassen wollen, stehen dabei häufig vor dem Problem, eine Therapeutin zu finden, die bei jungen Kindern eine entsprechende Diagnostik und Therapie anbietet. Es kann vermutet werden, dass gegenwärtig nicht genug Fachleute ausreichend qualifiziert sind, Stottern zu diagnostizieren und eine adäquate Therapie anzubieten. Die Qualifikation von Logopädinnen, Sprachheilpädagoginnen und verwandten Berufsgruppen legt die Befähigung nicht zwingend fest, stotternde Kinder und deren Eltern umfassend betreuen zu können. Johannsen und Schulze beklagen eine „Behandlungsabstinenz" für den deutschsprachigen Raum und fragen zu

Recht, ob es verantwortbar sei, abzuwarten oder eine unspezifische Therapie durchzuführen (Johannsen u. Schulze 1998, S. 102). Ausgehend vom Wissenstand über Stottern und von den Erfolgen, die beispielsweise in Dänemark, Belgien, den Niederlanden und im angloamerikanischen Raum mit direkten, multimodalen Ansätzen erzielt wurden, ist die angemessene Konsequenz, so früh wie möglich eine qualifizierte Diagnostik durchzuführen, wenn die Eltern beunruhigt sind oder das Kind sich irritiert zeigt, und bei Bedarf eine einzelfallorientierte störungsspezifische Therapie einzuleiten.

Alternative Behandlungsmethoden. Als Folge der Unterversorgung sind obskuren Behandlungsmethoden Tür und Tor geöffnet. Obwohl für Behandlungsmethoden wie beispielsweise Akupunktur, Hypnose oder Kinesiologie jegliche Erfolgsnachweise fehlen und abgeraten wird, stotternde Kinder damit zu behandeln (AWMF 2006), werden sie weiterhin angeboten (z.B. Sünnemann 1994). Es ist zu befürchten, dass auch die abstrusesten „Therapiemethoden" vom hohen Anteil der Spontanremissionen profitieren. Vermutlich tritt außerdem in einigen Fällen ein unspezifischer Therapieeffekt auf. Dieser kommt dadurch zustande, dass durch die Intervention ein aufrechterhaltender Faktor reduziert wird, nämlich die Unsicherheit der Eltern im Umgang mit dem Stottern.

! Insgesamt gibt es noch zu wenig empirisch abgesicherte Daten über Therapieeffekte. In jedem Fall muss eine seriöse Therapie theoretisch nachvollziehbar begründet werden können und die Effektivität der Therapie muss prinzipiell nachweisbar sein.

Dazu wird auch Wissen über die Entstehung und Aufrechterhaltung von Stottern benötigt. Doch es gibt im deutschsprachigen Raum bisher nur wenige Forschungsprojekte zum Stottern im Kindesalter.

Logopädische Spezialisierung. Neben einer intensiveren Forschung können noch weitere Forderungen gestellt werden, um die Situation der Stotternden in unserer Gesellschaft zu verbessern:

!

Therapeutinnen, die sich mit der Behandlung des Stotterns beschäftigen, sollten sich verpflichtet fühlen, ihr Wissen neuen Erkenntnissen anzupassen. Langfristig wäre es wünschenswert, eine Spezialisierung anzustreben, um einen hohen Standard bei der therapeutischen Versorgung von stotternden Kindern zu gewährleisten.

Im Hinblick auf den Einfluss, den das Bild der Stotternden in der Gesellschaft auf die individuelle Entwicklung des Stotterns hat, kommt den Therapeuten eine Multiplikatorenfunktion zu. Zu den Aufgaben gehört neben der individuellen Therapie auch die Aufklärung über Stottern gegenüber Ärzten, Erzieherinnen, Lehrern und Eltern. Stotternde selbst müssen im Rahmen der Therapie die Möglichkeit haben, ein positives Selbstbild als Stotternde zu entwickeln und sich selbst so viel Wissen über Stottern anzueignen, dass sie ebenfalls Aufklärungsarbeit leisten können und damit den Abbau von Vorurteilen unterstützen. Im Rahmen der therapeutischen Arbeit kann die Arbeit mit Gruppen von stotternden Kindern hier sehr hilfreich sein.

Stotterer-Selbsthilfe. Eine wichtige Rolle spielt die Bundesvereinigung Stotterer-Selbsthilfe (BVSS) mit ihren lokalen Selbsthilfegruppen. Ihre Aktionstage und Aktivitäten auf lokaler und bundesweiter Ebene können den Abbau von Vorurteilen fördern und erleichtern es Betroffenen und ihren Familien, ihre Zugehörigkeit zur Gruppe der Stotternden zu akzeptieren. Benecken (1996) verweist darauf, dass sich auch die Situation der Homosexuellen durch ihren offensiven Umgang inzwischen deutlich verbessert habe – diese waren laut älteren Untersuchungen neben den psychisch Kranken (zu denen Stotternde stereotyp oft gezählt werden) und geistig Behinderten früher

ebenfalls eine Gruppe, die eine große soziale Distanz auslöste.

Aufklärungskampagnen, wie die Aktion Stottern und Schule („Mündlich mangelhaft, Stottern sehr gut"), die Publikationen zum Thema Stottern (Schindler 2001; Heap 2000), die Aktionen der BVSS im Rahmen der Aktion Grundgesetz von „Aktion Mensch" und Veröffentlichungen, wie der Comics „Benni", in dem ein stotterndes Kind Protagonist ist (Natke et al. 1998, 2001), ergänzen diese Bestrebungen auf politischer und gesellschaftlicher Ebene. Die politische Entscheidung, Prävention im deutschen Gesundheitswesen zu stärken, unterstützt ebenfalls die Arbeit der BVSS.

◼ Zusammenfassung

Stotternde sind nach wie vor einer Fülle von Vorurteilen ausgesetzt, die die Ursache des Stotterns mit psychischen Defiziten erklären. Der weit verbreitete Irrtum, Stotternde seien psychisch labil oder gestört und hätten typische Persönlichkeitsmerkmale, resultiert vermutlich hauptsächlich aus der unzulässigen Übertragung von Erfahrungen nichtstotternder Menschen.

Stotternde Kinder sind in zweierlei Hinsicht durch solche Vorurteile gefährdet: direkt durch Personen wie Eltern, Pädagogen, Ärzte und Gleichaltrige, deren Verhalten von diesen Vorurteilen geprägt ist. Im Einzelfall kann das dazu führen, dass eine logopädische Therapie erst viel zu spät begonnen wird. Indirekt sind stotternde Kinder durch das stereotype negative Bild von Stottern und durch veraltete oder unzutreffende Informationen der Medien gefährdet.

Teil der logopädischen Arbeit ist daher die sog. Multiplikatorenfunktion, also die Weitergabe von sachlichen Informationen über das Stottern an die Betroffenen und ihre Familien, aber auch an andere Berufsgruppen und die Medien. In der Therapie sollten Stotternde und ihre Eltern lernen, offensiv mit der Störung umzugehen und ihre Gesprächspartner über den erwünschten Umgang mit ihrem Stottern zu informieren. Voraussetzung dafür ist die Erfahrung, dass es auch stotternd möglich ist, als kompetenter Gesprächspartner aufzutreten. ◼

Theorien und Modelle der Entstehung von Stottern

In der Vergangenheit hatten mehrere Modelle großen Einfluss auf die Diagnostik und die Behandlung des kindlichen Stotterns. Die in Deutschland noch häufig anzutreffende Praxis, chronisches Stottern erst spät zu behandeln, hat ihre Ursache überwiegend in der diagnosogenen Theorie Wendell Johnsons (1942). Für dieses Kapitel wurden außerdem die Kontinuitätshypothese von Oliver Bloodstein (1970) und die vier Verlaufstypen von Charles Van Riper (1982) ausgewählt. Sie formulierten ihre Theorien zum Auftreten der symptomatischen Unflüssigkeiten mit der Zielsetzung, die Entwicklung des Stotterns zu beschreiben.

Diesen drei Theorien wird das Modell von Anforderungen und Fähigkeiten von Starkweather und Gottwald (1990) gegenübergestellt. Es ist eine der Grundlagen für die in diesem Buch vorgestellten Diagnostikverfahren und Therapieansätze. Eine umfassendere Übersicht über Theorien des Stotterns findet sich in Bloodstein (2007) und Natke (2000).

■ Johnsons diagnosogene Theorie

Johnson veröffentlichte 1942 seine diagnosogene Theorie zur Entstehung des Stotterns. Er postulierte, dass das Stottern „nicht im Mund des Kindes, sondern in den Köpfen der Eltern" entstehe (Johnson 1942).

!

Grundlage seiner Theorie war das Ergebnis einer Untersuchung, nach der rund ein Drittel der nichtstotternden Kinder mehr Unflüssigkeiten hatte als der Durchschnitt der stotternden Kinder. Daraus folgerte er, dass alle Kinder in ihrem Sprechen unflüssig seien.

Das Stottern entstehe, wenn die Eltern mit vermehrter Aufmerksamkeit für Unflüssigkeiten auf diese Diagnose reagierten und das Kind dann versuche, Unflüssigkeiten zu vermeiden. Dieser Versuch müsse scheitern und das Kind befinde sich in einem Teufelskreis, in dem es mit immer mehr Anstrengung versuche, gegen ganz normale Unflüssigkeiten anzukämpfen. Diese Anstrengung würde zum eigentlichen Problem führen: Das Kind beginne zu stottern.

Johnsons Untersuchung bildete lange Zeit den größten Pool an Daten über stotternde Kinder und eine nichtstotternde Kontrollgruppe. Problematisch dabei ist die große Altersspanne (vom 2.–8. Lebensjahr), die deutlich über die Zeit hinausgeht, in der kindliches Stottern normalerweise beginnt. Die untersuchten Kinder stotterten im Durchschnitt bereits seit 18 Monaten.

Erneute Sichtung der Daten. Schon wenige Jahre nach Johnsons Veröffentlichung wurden die von ihm verwendeten Daten neu gesichtet. Dabei stellte sich heraus, dass die Gruppe der stotternden Kinder sich sehr wohl in ihren Unflüssigkeiten von der Gruppe der nichtstotternden Kinder unterschied, denn wenn man in Tab. 1.3 die einzelnen Arten von Unflüssigkeiten betrachtet, fällt auf, dass stotternde Kinder in ihrem Sprechen signifikant häufiger Silbenwiederholungen, Blockierungen und Dehnungen haben, also Unflüssigkeiten, die als Symptome des Stotterns gelten (Bloodstein 1995).

Tabelle 1.3 zeigt, dass die Summe der beobachteten Unflüssigkeiten sich in den beiden Gruppen nicht wesentlich unterscheidet. Betrachtet man hingegen die Art der auftretenden Unflüssigkeiten, wird klar, dass die heute als typische Anzeichen für Stottern geltenden Dehnungen bei den

Tabelle 1.3 Elternangaben zu den Unflüssigkeiten ihrer Kinder (nach Johnson 1959)

	Interjektionen	Wortwiederholungen	Phrasenwiederholungen	Ungefüllte Pausen	Silbenwiederholungen	Dehnungen	Blockierungen	Summe
Mütter Stotternder[1] (n = 146)	09	50	08	03	59	12	3	144
Väter Stotternder[1] (n = 143)	08	48	08	07	57	15	3	146
Mütter Kontrollgruppe[2] (n = 80)	21	41	24	41	10	04	0	141
Väter Kontrollgruppe[2] (n = 69)	30	59	23	36	04	03	0	155

1 Eltern stotternder Kinder: Angaben zur Symptomatik beim ersten Verdacht auf Stottern.
2 Angaben von Eltern nichtstotternder Kinder zum Sprechen ihrer Kinder.

als „stotternd" bezeichneten Kindern deutlich häufiger auftreten und Blockierungen sogar ausschließlich bei diesen. Das Drittel der nichtstotternden Kinder mit vielen Wiederholungen fiel v.a. durch funktionelle Unflüssigkeiten auf, die also von Zuhörern nicht als Stottern bewertet werden. Van Riper (1992, S.27) belegte in den darauf folgenden Jahren anhand einer Studie, dass Eltern sehr wohl in der Lage sind, zu unterscheiden, welche Arten von Unflüssigkeiten Hinweise auf ein beginnendes Stottern sind. Er betreute Familien, in denen kurz zuvor ein Kind durch seine Unflüssigkeiten aufgefallen war und stellte fest, dass sich die Eltern durch funktionelle Unflüssigkeiten nicht besorgt zeigten.

Faktoren für die Entwicklung von Stottern. Johnson selbst hat später seine Theorie erweitert und drei Faktoren für die Entwicklung des Stotterns als bedeutend angesehen:
- das Ausmaß der Unflüssigkeiten,
- die Reaktionen der Zuhörer und
- das Ausmaß, in dem ein Kind seine Unflüssigkeiten und die Zuhörerreaktionen wahrnimmt (Stewart und Turnbull 1997).

Johnsons ursprüngliche Theorie hat, obwohl von ihm selbst revidiert, erstaunlicherweise bis heute Einfluss auf Erklärungsansätze des Stotterns und, was als dramatisch zu bewerten ist, auf die Intervention (z.B. Scherer 1995, 1997). Das aus Johnsons früher Theorie abgeleitete Mittel der Wahl besteht in einer reinen Elternberatung, in der die Eltern angehalten werden, so zu tun, als bemerkten sie die Unflüssigkeiten nicht. Neben den Problemen, die sich daraus in der familiären Interaktion ergeben können, findet hier eine Schuldzuschreibung in dem Sinne statt, dass die Eltern zu sehr auf das Stottern achten würden. Es wird völlig negiert, dass auch kleine Kinder selbst schon früh wahrnehmen, wenn ihr Sprechen sich verändert.

■ Bloodsteins Kontinuitätshypothese

Bloodstein, ein Schüler Johnsons, entwickelte die sog. Kontinuitätshypothese (Bloodstein 1970).

Quantität der Unflüssigkeiten. Aufbauend auf Johnsons Beobachtung, dass alle Arten von Unflüssigkeiten im Sprechen von stotternden und nichtstotternden Kindern vorkommen, postuliert er, dass die Anzahl der Unflüssigkeiten ausschlaggebend sei für die Einschätzung „stotternd" oder „nichtstotternd". Er sieht die Häufigkeit des Auftretens von Unflüssigkeiten auf einem Kontinuum angesiedelt, das den Bereich vom normalen Auftreten der Unflüssigkeiten bis zum Stottern der Stufe 4 (s.u.) umfasst. Dabei geht er von einer „Grauzone" in der Mitte dieses Kontinuums aus, einem Bereich, in dem die Einschätzung unsicher sei, ob Stottern oder normal unflüssiges Sprechen vorliegt (Bloodstein 1970).

Qualität der Unflüssigkeiten. Damit wird die Ausprägung der Symptomatik zum entscheidenden Faktor für die Einschätzung. Neben der Quantität der auftretenden Unflüssigkeiten wird in Bloodsteins Konzept auch die Qualität berücksichtigt (Bloodstein 1999, S.404). Anders als Johnson vermutet Bloodstein nicht, dass Kinder zu stottern beginnen, weil sie versuchen, sich gegen die normalen Unflüssigkeiten zu wehren. Er vermutet vielmehr, dass es auf dem Kontinuum eine Ausprägung bestimmter normaler Sprechunflüssigkeiten gibt, die er als „frühes Stottern" bezeichnet (Natke 2000).

Interner, kognitiver Faktor. Als Weiterentwicklung von Johnsons Theorie postuliert er einen internen, kognitiven Faktor, der bei der Entwicklung des Stotterns eine wichtige Rolle spielt: Wenn das Kind zur Überzeugung gelangt, dass Sprechen schwierig sei, verstärke sich die Anstrengung und diese provoziere dann neue Stotterereignisse. Er vergleicht die Situation Stotternder vor dem Sprechen mit der Aufgabe, über einen Baumstamm zu balancieren. Wenn der Baumstamm auf der Erde liegt, kann jeder diese Aufgabe bewältigen. Ein Stotternder, der Sprechen für schwierig hält und sich deshalb besonders bemüht, gleicht einer Person, die über diesen Baumstamm in großer Höhe balancieren muss. Alleine das Wissen, dass es sich um ein gefährliches Unterfangen handelt, mache ihn unsicherer und gefährdeter (Bloodstein 1995). Anhand von Daten, die er verschiedenen Studien entnahm, entwickelte er ein vierphasiges Modell der Entwicklung des Stotterns:

Phase 1 erstreckt sich bis zum Alter von sieben Jahren. Die Unflüssigkeiten treten variierend und teilweise fluktuierend auf. Typisch sind Silbenwiederholungen, deren Auftreten zu einer unmittelbaren Reaktion des Kindes führen kann (im

Sinne von Begleitverhalten), obwohl das Kind meistens noch keine negative Einstellung zu seinem Sprechen hat.

Phase 2 kann ab dem Vorschulalter auftreten, typischerweise aber im Grundschulalter, und manche Stotternde bleiben bis zum Erwachsenenalter in dieser Phase. Sie ist die Phase des chronischen Stotterns, in der die Unflüssigkeiten beständig, wenn auch situationsgebunden unterschiedlich ausgeprägt auftreten. Der Stotternde empfindet sich selbst als „Stotternder", obwohl er in dieser Phase wenig auf sein Stottern reagiert und beispielsweise kein Vermeide- oder Ankämpfverhalten entwickelt hat.

Phase 3 beginnt ungefähr ab dem achten Lebensjahr, wobei auch diese Phase bis ins Erwachsenenalter andauern kann. Wann Symptome auftreten, ist durch die Erfahrung relativ vorhersehbar geworden. Der Stotternde sieht daher bestimmte Laute oder Wörter als schwieriger zu sprechen an. Als Reaktion auf die Erwartung von Stottern kann Vermeideverhalten, wie das Ersetzen des Wortes, auftreten. Diese Verhaltensweisen führen aber noch nicht zu einer generalisierten Angst oder zu einem Vermeideverhalten, bei dem versucht wird, Sprechsituationen zu umgehen.

Phase 4 tritt ungefähr ab dem zehnten Lebensjahr auf und stellt die volle Ausprägung des Stotterns dar, einschließlich Ankämpf- und Vermeideverhalten und der Angst vor dem Stottern. Da in dieser Phase das Stottern durch die emotionale Reaktion zu einem ernsthaften Problem geworden ist, gilt es, dieser Entwicklungsphase unter allen Umständen vorzubeugen.

! Bloodstein sieht die vier Phasen als Orientierungspunkte auf dem von ihm beschriebenen Kontinuum, auf dem sich Stotternde bewegen. Daher sind die Phasen nicht als klar voneinander zu trennende Stufen zu sehen. Auch die Altersangaben können schwanken. Damit steht seine Hypothese nicht im Widerspruch zu Untersuchungen, in denen von sehr schnellen Entwicklungsverläufen berichtet wird.

■ Van Ripers vier Entwicklungsverläufe

Charles Van Riper, ein Studienkollege Wendell Johnsons, beschäftigte sich seit den 1930er-Jahren bis zu seinem Tod 1994 mit Stottern, wobei er es am Ende seiner Tätigkeit als das größte Versäumnis ansah, sich nicht ausreichend mit kindlichem

Stottern beschäftigt zu haben (Van Riper 1990). Er führte eine Studie mit mehreren Familien durch, die Sorge hatten, ihr Kind könnte stottern (Van Riper 1992). Aus Beobachtungen, Tonbandaufzeichnungen und Interviews gewann er den Eindruck, dass Eltern nur in begründeten Fällen das Sprechen ihres Kindes als ungewöhnlich beschreiben. Die meisten Eltern waren in der Lage, anzugeben, bei welchen Unflüssigkeiten es sich um Stottern handelte und wann normale Wiederholungen oder Korrekturen vorlagen.

Diese Sicherheit in ihren Aussagen ließ Van Riper daran zweifeln, dass Eltern – entsprechend Johnsons Theorie – eine falsche Diagnose gestellt haben sollten. Allerdings schrieb er in seinem 1939 erschienenen Buch noch, dass man beginnendes Stottern am besten dadurch behandle, das Kind nicht zu therapieren, sondern die Eltern und Lehrer zu beraten (Van Riper 1939; Bloodstein 1995). Später veröffentlichte er eine Übersicht, in der er normale und auffällige Unflüssigkeiten differenzierte (Van Riper 1982) und ihr quantitatives und qualitatives Auftreten gewichtete. Er plädierte auch für eine genaue Untersuchung der Unflüssigkeiten bei einem Kind, das mit dem Verdacht des Stotterns vorgestellt wird. Er entfernte sich früh von Johnsons diagnosogener Theorie zur Verursachung des Stotterns (Van Riper 1973). Für Kinder leitete er anhand von retrospektiven Befragungen vier Entwicklungsverläufe des Stotterns ab:

Verlauf 1: Zu Beginn bestehen große interindividuelle Unterschiede bezüglich Quantität und Qualität der Unflüssigkeiten. Es entwickelt sich die Tendenz, dass Wiederholungen in Dehnungen von Lauten übergehen. Das Stottern hat einen graduellen Beginn und tritt typischerweise periodisch auf. Als Reaktion auf das Stottern entstehen Sprechangst, Sprechanstrengung und Vermeideverhalten. Von den ca. 300 Fallbeispielen, die Van Riper sichtete, zeigten mehr als die Hälfte diesen Verlauf.

Verlauf 2: Die Unflüssigkeiten treten sehr früh auf. Bei diesen Kindern ist gleichzeitig eine Verzögerung der Sprachentwicklung festzustellen. Es sind seltener Dehnungen und Blockierungen zu hören. Häufig liegt eine erhöhte Sprechgeschwindigkeit vor, was auf eine Polterkomponente hinweist. Die Reaktionen auf die Unflüssigkeiten sind weniger ausgeprägt als im ersten Verlauf.

Verlauf 3: Die Symptome treten sehr plötzlich auf, z.B. nach einem traumatischen Ereignis, und äußern sich in Blockierungen mit sofortigen Reaktionen in Form von Anspannung, Sprechanstrengung und Frustration. Auch wenn sich die Unflüssigkeiten im weiteren Verlauf zu mehr Wiederholungen verändern, bleiben ausgeprägte Sprechangst und Vermeideverhalten typisch für diesen Verlauf.

Verlauf 4 ist charakterisiert durch Auffälligkeiten, die nicht den „typischen" Stottersymptomen entsprechen. Es treten plötzlich Phrasen- oder Satzwiederholungen mit geringer Variabilität und wenig Vermeideverhalten, Anspannung oder Frustration auf. Diese Form des Stotterns kann spät, bis ins Erwachsenenalter einsetzen.

Van Riper entwickelte die Verläufe aufgrund seiner klinischen Erfahrung und der Patientenberichte, die er retrospektiv bezüglich des Verlaufs auswertete. Problematisch ist dabei die geringe Anzahl an klinischen Daten und die Bewertung retrospektiver Patientenberichte, denn in der Erinnerung werden häufig kausale Zusammenhänge hergestellt, die nicht gegeben sind. In den Verläufen vermischen sich Angaben und Vermutungen zu prädisponierenden und verursachenden Faktoren. Neuere empirische Daten (Yairi u. Ambrose 1999; Rommel et al. 1997; Häge et al. 1997) machen wahrscheinlich, dass es sich bei der Entwicklung des Stotterns um komplexe Zusammenhänge handelt, die sich nicht wie beispielsweise in Verlauf 3 monokausal auf den Auslöser zurückführen lassen.

! Auch Van Riper selbst wies schon darauf hin, dass sich nur etwa zwei Drittel der Fälle diesen vier Verläufen zuordnen lassen. Unabhängig von der Verlässlichkeit seiner Daten ist seine Annahme von Bedeutung, dass es unterschiedliche Verläufe und damit Subgruppen geben muss und dass nicht ausschließlich die Reaktionen der Umwelt und der Betroffenen auf das Stottern dessen Verlauf bestimmen.

■ Starkweathers Modell von Anforderungen und Fähigkeiten

Die Vielfalt von teilweise sehr unterschiedlichen oder sogar widersprüchlichen Forschungsergebnissen zum kindlichen Stottern wirft die Frage auf, wie Therapeutinnen überhaupt zu einer Therapieentscheidung und zu einer angemessenen Therapieplanung kommen sollen. Es entsteht die Notwendigkeit eines Modells, das die Entscheidung

ermöglicht, welche Daten sie im Einzelfall erheben sollen und wie diese dann zu bewerten sind.

Sprachentwicklungsverzögerung. Starkweather und Gottwald (1990) fiel auf, dass stotternde Kinder häufig eine Sprachentwicklungsverzögerung aufwiesen und das Stottern oft sogar während einer Sprachtherapie begann. Andere Kinder zeigten jedoch einen überdurchschnittlich guten Sprachentwicklungsstand und stotterten ebenso. Sie entwickelten die Hypothese, dass in beiden Fällen die Fähigkeit zum flüssigen Sprechen durch zu hohe Anforderungen gestört sei.

Wechselwirkung zwischen Fähigkeiten und Anforderungen. Beim sprachentwicklungsverzögerten Kind entstehe die Anforderung unter Umständen auch in einer Sprachtherapie durch den Versuch, trotz des Defizits gut sprechen zu können oder durch die Erfolge der Therapie, die die Anforderung des Kindes an sich selbst erhöhen. Bei überdurchschnittlich gut sprechenden Kindern würden die Eltern durch den Ausdruck ihrer Begeisterung unwissentlich die Anforderungen von außen erhöhen oder die Kinder hätten selbst ein sehr hohes Anspruchsniveau. Starkweather und Gottwald postulieren, dass sich diese Wechselwirkung zwischen Fähigkeiten und Anforderungen von der linguistischen auf die motorische, kognitive und emotionale Ebene übertragen lasse. Adams (1990) fasst das Modell von Anforderungen und Fähigkeiten so zusammen:

! Die Sprechflüssigkeit bricht zusammen, wenn Anforderungen aus der Umgebung oder Anforderungen, die das Kind an sich selbst stellt, die Fähigkeiten des Sprechers übersteigen, auf der kognitiven, linguistischen, motorischen und/oder emotionalen Ebene zu reagieren (Adams 1990, S. 136).

Starkweathers Modell liegt die Annahme zugrunde, dass für die Sprechflüssigkeit, wie bei einer Waage, zwei Seiten von Bedeutung seien: 1. Anforderungen und 2. Fähigkeiten.

Motorische, linguistische, kognitive und emotionale Anforderungen würden einerseits **von außen** an das Kind herangetragen, andererseits stelle sie das Kind auch an **sich selbst**. Diesen Anforderungen stünden die motorischen, linguistischen, sozialen und emotionalen Fähigkeiten des Kindes gegenüber.

Abb. 1.**7** Modell von Anforderungen und Fähigkeiten (Starkweather u. Gottwald 1990).

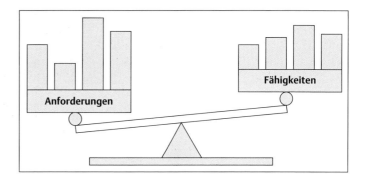

Gleichgewicht zwischen Anforderungen und Fähigkeiten. Der Grundgedanke des Modells besteht darin, dass sich flüssiges Sprechen entwickeln könne, wenn ein Gleichgewicht zwischen Anforderungen und Fähigkeiten vorliegt. Ein Ungleichgewicht führe zu Stottern (Abb. 1.**7**; vgl. Starkweathers Konzept von flüssigem und unflüssigem Sprechen).

Hierbei kann das für Stottern kritische Profil von Anforderungen und Fähigkeiten individuell sehr unterschiedlich sein. Dieselben Anforderungen können bei einem Kind ausgeprägte symptomatische Unflüssigkeiten entstehen lassen, während ein anderes keine Veränderung im Redefluss zeigt. Das Verhältnis von Anforderungen und Fähigkeiten verändert sich ständig in Abhängigkeit von Reifungsprozessen und Umgebungsfaktoren. So erklärt das Modell vorübergehende Schwankungen und Remissionen.

> ! Starkweather und Gottwald vermuten, dass ein ausgeprägtes oder länger andauerndes Ungleichgewicht die Auslösung von Stottern begünstigt und ein anhaltendes Ungleichgewicht die Aufrechterhaltung des Stotterns fördert.

Externe und interne Anforderungen. Externe Anforderungen, wie ein hohes Sprechtempo und ein hohes Sprachniveau der Umgebung, werden internalisiert und können zu selbst gestellten Anforderungen werden. Viele selbst gestellte Anforderungen sind aber auch darin begründet, dass sich das Kind bei der Auseinandersetzung mit dem nächsten Entwicklungsschritt (Zone der nächsten Entwicklung) an der Grenze zur Selbstüberforderung bewegt (Oerter u. Montada 1998, S. 94).

Stottern entsteht fast ausschließlich im Zeitraum zwischen zwei und acht Jahren. Möglicherweise ist dies eine sensible Phase für den Erwerb von Sprechflüssigkeit, in der die Fähigkeit zum flüssigen Sprechen am empfindlichsten auf interne und externe Anforderungen reagiert. Um Anforderungen und Fähigkeiten, die in das Modell eingeordnet werden können, inhaltlich zu füllen, sei auf die Kapitel „Disponierende, auslösende und aufrechterhaltende Faktoren" und „Stottern und kindliche Entwicklung" verwiesen.

Stärke des Modells. Das Modell Starkweathers befindet sich in stetiger Diskussion und Weiterentwicklung (vgl. Manning 2000). Seine Schwäche liegt in der fehlenden Überprüfbarkeit und der Gefahr, zu allgemein und unspezifisch eingesetzt zu werden. Die Stärke des Modells liegt in seiner multifaktoriellen und die ganze Person mit ihrer Umgebung integrierenden Sichtweise. Durch seine Anschaulichkeit ist es nicht nur zur Planung von Diagnostik und Therapie geeignet, sondern auch als Schema in der Elternberatung. Hier erleichtert es Eltern, ihre Schuldgefühle zu bearbeiten, das therapeutische Vorgehen zu verstehen und selbst ihr Kind zu unterstützen. Im Kapitel „Elterngruppen bei Mini-KIDS und Schul-KIDS" wird der therapeutische Einsatz des Modells verdeutlicht.

■ Läsions-Kompensations-Theorie

Befunde aus funktionellen Bildgebungsverfahren zeigten bei stotternden Erwachsenen:

- Zeitlich stabile Minderaktivierungen und strukturelle Veränderungen in linksfrontalen Sprachregionen; dies wird als Hinweis für eine Läsion interpretiert.

- Eine kontralaterale Mehraktivierung in überwiegend rechtsfrontalen Gebieten. Diese scheint umso stärker, je größer der Schweregrad des Stotterns ist. Der Vergleich mit anderen Hirnläsionen legt nahe, dass es sich hier um einen Kompensationsmechanismus handelt.
- Ein leichterer Schweregrad des Stotterns sowie der Zustand nach einer (**Fluency-Shaping**-) Therapie korreliert mit einer Mehraktivierung eines linkshemisphärischen neuronalen Netzwerkes und einer Reduktion der rechtshemisphärischen Mehraktivierung. Die linksfrontale Minderaktivierung bleibt davon unbeeinflusst. Ein effektiver Kompensationsmechanismus ist durch größere räumliche Nähe zur Läsion gekennzeichnet, wie auch aus den Befunden bei anderen Läsionen deutlich wird.

!

Die Läsions-Kompensations-Theorie (Neumann 2007) besagt demnach, dass beim stotternden Erwachsenen eine nicht veränderbare Läsion vorliegen könnte, auf die individuell mit unterschiedlich effektiven Kompensationsmechanismen reagiert wird, was Unterschiede im Schweregrad des Stotterns erklärt.

Auch wenn Befunde von Erwachsenen nicht einfach auf Stottern im Kindesalter übertragen werden dürfen, legt die Läsions-Kompensations-Theorie folgende Überlegungen nahe: Sollte überdauerndes Stottern auf einer irreversiblen Läsion einer Hirnstruktur beruhen und sollte die Qualität der Kompensationsmechanismen auch auf neurologischer Ebene den Schweregrad der Störung bestimmen, müsste von vorneherein eine Frühtherapie effektive Kompensationsmechanismen etablieren.

> **■ Zusammenfassung**
>
> Die Theorien von Johnson, Bloodstein und Van Riper haben Grundsteine für die heutige Sichtweise des Stotterns gelegt und können Teilaspekte dieser Störung erklären. Als Grundlage für die Planung von Diagnostik und Therapie kindlichen Stotterns eignet sich Starkweathers Modell von Anforderungen und Fähigkeiten, da es eine hypothesengeleitete Suche nach Risikofaktoren ermöglicht. Es besagt, dass Stottern entsteht, wenn ein andauerndes oder ausgeprägtes Ungleichgewicht zwischen den motorischen, kognitiven, linguistischen und sozialen Anforderungen auf der einen Seite und den motorischen, kognitiven, linguistischen und emotionalen Fähigkeiten eines Kindes auf der anderen Seite besteht. Die Anforderungen können vom Kind selbst oder von seiner Umgebung gestellt werden. Remissionen erklärt das Modell mit der Wiederherstellung des Gleichgewichtszustandes zwischen Anforderungen und Fähigkeiten. **■**

Schlussfolgerungen für Prävention und Therapie

Die bisher dargestellten Forschungsergebnisse machen deutlich, dass es sich beim Stottern um ein multifaktorielles Geschehen handelt, das hinsichtlich Entstehung und Verlauf große interindividuelle Unterschiede zeigen kann.

Im vorliegenden Abschnitt wird zunächst die Notwendigkeit von Prävention abgeleitet. Danach werden Schlussfolgerungen gezogen, welche Anforderungen speziell an eine Stottertherapie zu stellen sind und wie Erfolg in der Stottertherapie definiert werden kann.

■ Prävention von Stottern

Die Weltgesundheitsorganisation WHO hat in der „International Classification of Impairment, Disability and Handicap" gesundheitliche Probleme in die Kategorien **Störung, Beeinträchtigung und**

Behinderung eingeteilt (World Health Organization 1980):
- Der Kategorie Störung entsprechen bei Stotternden die unfreiwilligen Unterbrechungen des Sprechablaufs.
- Die Beeinträchtigung bezieht sich auf die daraus entstehenden Schwierigkeiten des Stotternden, flüssig zu sprechen, obwohl er weiß, was er sagen will.
- Die Behinderung umfasst die Nachteile, die der Stotternde erfährt, z.B. bei der Benotung der mündlichen Schulleistungen oder bei der Berufswahl.

Entsprechend der oben genannten Dreiteilung fordert die WHO Präventionsmaßnahmen.

Primäre Prävention. Die primäre Prävention, die Vorbeugung der Störung, ist beim Stottern derzeit nicht möglich, da die Ursache des Stotterns nicht bekannt ist und die Einflussnahme auf die disponierenden Faktoren sehr begrenzt scheint.

Sekundäre Prävention. Am wichtigsten und erfolgversprechendsten ist derzeit die sekundäre Prävention. Damit ist die frühestmögliche Erkennung der Störung gemeint, mit dem Ziel, nachfolgende Probleme und eine Behinderung zu vermeiden. Das bedeutet, dass Stottern so früh wie möglich diagnostiziert werden muss und verlässliche Kriterien vorhanden sein müssen, um die Entscheidung für oder gegen eine Therapie treffen zu können. Die hohe Rate an spontanen Remissionen bei einer gleichzeitigen Knappheit an Therapieplätzen erfordert eine ökonomische Vorgehensweise. Wenn Eltern sich wegen eines vermuteten Stotterproblems Sorgen machen, muss daher möglichst schnell eine Diagnostik erfolgen. Bei der Diagnose „Stottern" muss zusätzlich eine Einschätzung der Risikofaktoren stattfinden. Abhängig von der Bewertung dieser Risikofaktoren ist eine Beratung oder eine Therapie indiziert.

Tertiäre Prävention. Die tertiäre Prävention, die Verminderung der Behinderung, bedeutet für chronisch stotternde Kinder, Jugendliche und Erwachsene eine Therapie, in der die Begleitsymptomatik abgebaut und der Umgang mit dem Stottern erleichtert wird.

Stottern in der ICF

In der überarbeiteten Fassung, der „International Classification of Functioning, Disability and Health" (ICF, WHO 2001, dt.: DIMDI 2005), werden statt Defiziten die **Ressourcen** genannt, über die ein Mensch verfügt, und zwar für folgende Dimensionen:
- Körperstrukturen und -funktionen,
- Aktivität und Partizipation und
- Kontext, d.h. Einbettung einer Störung in soziokulturelle Umgebungsfaktoren.

Individuelle Situation. Nach der ICF soll die Diagnose mit dem Ziel gestellt werden, die derzeitige Situation einer Person zu beschreiben. Es entspricht der mehrdimensionalen Sichtweise des Stotterns, das individuelle Ausmaß der Probleme und die Bedeutung von Umgebungsfaktoren zu berücksichtigen. Hierdurch wird der Tatsache Rechnung getragen, dass zwei Personen mit der gleichen Störung auf der funktionalen Ebene unterschiedlich betroffen sein können und dass zwei Personen mit gleichen funktionalen Einschränkungen nicht zwangsläufig die gleiche zugrunde liegende Störung haben müssen.

Ebene der körperlichen Strukturen/Funktionen. Beim Stottern liegt nach dieser Klassifikation auf der Ebene der körperlichen Strukturen/Funktionen eine Störung bezüglich Flüssigkeit und Rhythmus gesprochener Sprache (b 330: Funktionen des Redeflusses und Sprechrhythmus) und der Kontrolle über willkürliche Bewegungsfunktionen (b 760: Funktionen der Kontrolle der Willkürbewegungen) vor (s. auch Rapp 2007).

Ebene der Aktivität/Partizipation. Auf der Ebene der Aktivität/Partizipation wird angegeben, inwieweit die Möglichkeit zu sprechen (d 330: Sprechen) beeinträchtigt ist, etwa im Gespräch (d 350: Konversation), in Sozialkontakten (d 720: interpersonelle Interaktionen) oder Beziehungen (d 750: informelle soziale Beziehungen; d 760: Familienbeziehungen).

Ebene des Kontextes. Auf der Ebene des Kontextes wird erfasst, inwieweit unterschiedliche institutionelle und gesellschaftliche Bedingungen das Leben mit der Behinderung „Stottern" erleichtern oder erschweren. Beispiele hierfür wären, dass in der russischen oder türkischen Kultur Stottern viel schambesetzter ist als im deutschsprachigen Raum (e 460: gesellschaftliche Einstellungen), was bei der Elternberatung bzw. Behandlung der betreffenden Kinder zu berücksichtigen ist, oder dass an deutschen Regelschulen bisher kein institutionalisierter Ansatz zur Integration stotternder Kinder besteht (e 585: Dienste, Systeme und Handlungsgrundsätze des Bildungs- und Ausbildungswesens).

Anforderungen an eine Therapie von Stottern im Kindesalter

Aus den bisherigen Überlegungen ergibt sich, dass eine Therapie für Stottern im Kindesalter sich weder allein auf das Sprechverhalten noch ausschließlich auf eine psychotherapeutische Intervention beschränken darf. Die bisherige Therapieforschung zeigt, dass eine Stottertherapie nicht für jeden Patienten Symptomfreiheit versprechen kann. Kinder haben zwar eine größere Chance für eine Remission als Erwachsene, jedoch ist bisher nicht bekannt, was zur Remission führt. Eine Therapie, die die Realität anerkennt, zielt darauf ab:

- aufrechterhaltende Bedingungen abzubauen,
- der Entwicklung von Begleitsymptomatik vorzubeugen
- Strategien für eine angemessene Kommunikation mit dem Stottern zu vermitteln.

Daher sind spezifische Anforderungen an eine Stottertherapie zu richten, auf die im Folgenden eingegangen wird.

Therapie der Stottersymptomatik

Eine Therapie muss auf den Kenntnissen der Chronifizierungsprozesse von Stottern beruhen. Dies bedeutet im Einzelnen:

- Vorbeugung oder Abbau von Ankämpfverhalten, Vermeide- und Aufschubverhalten;
- Erarbeitung einer Sprechweise, die sich an Starkweathers Konzept für flüssiges Sprechen orientiert, d.h. ein möglichst großes Maß an muskulärer und mentaler Leichtigkeit, Kontinuität und Geschwindigkeit;
- Einplanen einer Nachbetreuungsphase, um der beim Stottern möglicherweise wiederauftretenden verstärkten Symptomatik gerecht zu werden.

Therapie von psychischen Reaktionen auf das Stottern

- Vorbeugung oder Abbau von unangemessenen negativen kognitiven und emotionalen Reaktionen auf Stottern;
- Enttabuisierung der Störung zur besseren Störungsbewältigung bei Eltern und Kind;
- Unterstützung der Selbstbehauptungsfähigkeit und Problemlösefähigkeit, um einen selbstsicheren und flexiblen Umgang mit Stottern zu ermöglichen.

Therapie von Risikofaktoren

Einer Therapie muss eine Analyse von auslösenden oder aufrechterhaltenden Risikofaktoren zugrunde liegen, wenn sie günstige Bedingungen für eine Verminderung der Stottersymptomatik oder gar für eine Spontanremission schaffen will. Diese kann bei Kindern durch das Modell von Anforderungen und Fähigkeiten geleitet sein. Im Einzelnen bedeutet die Therapie von Risikofaktoren:

- Elternberatung und Einbeziehung der Umgebung für einen günstigen Umgang mit Stottern;
- Einbeziehung der Umgebung zur Ermittlung und ggf. Verminderung aufrechterhaltender externer und interner Anforderungen;
- fachkundige Beurteilung des Sprachentwicklungsstandes und ggf. Behandlung von Sprachentwicklungsstörungen;
- orientierende Beurteilung der kognitiven und emotionalen Fähigkeiten und ggf. Veranlassung der Zusammenarbeit mit Fachleuten zur Diagnostik und Therapie.

Diese drei grundlegenden Bereiche der Stottertherapie – Stottersymptome, psychische Reaktionen, Risikofaktoren – bilden die Struktur der Darstellung von Diagnostik und Therapie in diesem Buch.

▪ Therapieerfolg

Der Erfolg einer Stottertherapie ist in hohem Maße abhängig vom zugrunde liegenden Modell von Stottern und vom diesbezüglichen therapeutischen Vorgehen. Deshalb muss unbedingt mit den Eltern und ggf. mit dem Kind vor Therapiebeginn geklärt werden, was als Therapieerfolg zu werten ist.

Primäre Prävention. Ausgehend von der Forderung der WHO nach Prävention gibt es verschiedene Arten von Therapieerfolg. Erfolg im Sinne der primären Prävention besteht zum gegenwärtigen Zeitpunkt nur außerhalb der Therapie und äußert sich darin, dass Eltern und Berufsgruppen, die Eltern beraten, unflüssiges Sprechen und Stottern bei Kindern angemessen beurteilen und damit richtig umgehen können. Das heißt auch, dass sie rechtzeitig eine fachkundige Diagnostik und ggf. Therapie veranlassen.

Sekundäre Prävention. Erfolg im Bereich der sekundären Prävention liegt vor, wenn es gelingt, der Entwicklung von Begleitsymptomatik und dysfunktionellen Coping-Strategien vorzubeugen und aufrechterhaltende Faktoren so weit wie möglich abzubauen. Positiv formuliert bedeutet das eine Verbesserung der Bedingungen und Fähigkeiten, die zu flüssigerem Sprechen beitragen, und ein selbstbewusster Umgang mit den verbleibenden symptomatischen Unflüssigkeiten. Dass ein Kind zum „Normalsprecher" wird, ist ein Nebeneffekt, der sich aber nicht in jedem Fall einstellt. Bislang ist noch kein Therapieverfahren bekannt, das allen Stotternden hilft. So lange es keine empirisch abgesicherten Daten zum Langzeiterfolg von Therapien gibt, sind Heilungsversprechen unethisch und unseriös.

!

Eine erfolgreiche sekundäre Prävention setzt voraus, dass die Störung zum frühestmöglichen Zeitpunkt erkannt wird. Daraus leitet sich die Forderung nach frühzeitiger valider Diagnostik ab und, unabhängig vom Alter, nach der Einleitung von Therapie, wenn Stottern festgestellt wurde und psychische Reaktionen oder Risikofaktoren erkennbar sind.

Aufgrund der bisherigen Erkenntnisse ist es wichtig, die Eltern in die Therapie mit einzubeziehen und nicht isoliert am Symptom zu arbeiten. Die Dokumentation von Verläufen während der Stottertherapie ist im Rahmen der Qualitätssicherung von großer Bedeutung und wichtig, um den Einfluss der am Verlauf beteiligten Faktoren zu erfassen. Wenn es gelingen sollte, diese einzeln und in ihrem Zusammenspiel zu erkennen, könnten langfristig therapeutische Maßnahmen entwickelt werden, um die Entstehung von überdauerndem Stottern zu verhindern.

Tertiäre Prävention. Eine erfolgreiche Therapie im Sinne der tertiären Prävention bedeutet, dass ein Kind und seine Bezugspersonen die bereits vorhandenen Einschränkungen wegen des Stotterns in Alltagssituationen auf den Ebenen der Aktivität/Partizipation und des Kontextes auf ein Minimum reduzieren konnten. Dazu gehört, dass das Kind sich auch mit Stottern als kompetenter Sprecher wertschätzt und sich in unterschiedlichen Kommunikationssituationen selbst behaupten kann.

■ **Zusammenfassung**

Bei Stottern ist eine primäre Prävention bisher nicht möglich. Zur sekundären Prävention des Stotterns ist die Früherkennung und ggf. die frühe Therapie des Stotterns nötig. Erfolg besteht hier, wenn einer Begleitsymptomatik und dysfunktionellen Coping-Strategien vorgebeugt werden kann. Die tertiäre Prävention zielt darauf ab, die Lebensqualität bei überdauerndem Stottern zu verbessern. Eine Heilung von Stottern und durchgängig flüssiges Sprechen kann auf der Grundlage bisher vorliegender Forschungsergebnisse nicht als absolutes Therapieziel für alle Patienten definiert werden. ■

2 Diagnostik

Durch Daten aus empirischen Untersuchungen ist es heute möglich, in fast allen Fällen durch die Anamnese und eine Analyse der Sprechunflüssigkeiten sicher festzustellen, ob ein Kind zum gegenwärtigen Zeitpunkt stottert (Ambrose u. Yairi 1999).

Prognose. Zur Diagnostik des gegenwärtigen Stotterns wird der Anteil der gestotterten Unflüssigkeiten in einer Sprechprobe bestimmt. Damit kann jedoch keine Angabe gemacht werden, ob ein Kind ein überdauerndes Stottern entwickeln wird. Die Beurteilung der Risikofaktoren und die Abschätzung der Gefahr, ein bleibendes Stotterproblem zu entwickeln, kann erst nach einer mehrdimensionalen Diagnostik erfolgen. Da noch zu wenig Daten über Verläufe von Stottern bei Kindern vorliegen und die Bedeutung der Zuordnung zu Untergruppen stotternder Kinder (beispielsweise Kinder mit Sprachentwicklungsstörungen) nicht geklärt ist, bleibt die Prognose, ob sich ein Langzeitstottern entwickeln wird, eine Abwägung von Wahrscheinlichkeiten (Zebrowski u. Conture 1998).

Frühe und späte Diagnostik. Eine Ausnahme bilden natürlich Kinder, die erst spät zur logopädischen Diagnostik vorgestellt werden und bei denen bereits ein lang bestehendes Stottern diagnostiziert werden kann. Das erlaubt nicht die Schlussfolgerung, dass Kinder, die erst seit kurzem stottern, nicht logopädisch untersucht werden müssen, da die Bedeutung von früher Elternberatung und ggf. der Einleitung einer frühen Therapie unumstritten ist (Starkweather u. Givens-Ackermann 1997; Meersman und Stinders 2000). Zudem erlaubt die frühe Diagnostik eine theoriegestützte, hypothesengeleitete Entscheidung, ob nach einer einmaligen Beratung weitere Kontrollen nötig sind oder die Indikation für eine Therapie gestellt wird.

Zweigeteilte Diagnostik. Damit gliedert sich jede Diagnostik in zwei Teile:
- die symptomorientierte Diagnostik, ob Stottern vorliegt,
- die weiterführende Diagnostik zur Abschätzung der Risikofaktoren und zur Entscheidung, ob Therapie notwendig ist.

Der 2. Teil dieses Buches vermittelt die Grundlagen der Früherkennung und Einzelfalldiagnostik von Stottern und stellt eine Auswahl von Diagnostikverfahren vor. Sofern verfügbar, wurden die dazugehörigen Protokollbögen im Anhang beigefügt. Die Diagnostikverfahren decken die drei Bereiche **Stottersymptomatik, psychische Reaktionen** auf das Stottern und **Risikofaktoren** ab. Ein Befundbeispiel schließt dieses Kapitel ab.

Ziel der Diagnostik

Die logopädische Diagnostik des kindlichen Stotterns hat zwei Ziele:
- Zum einen soll festgestellt werden, ob das vorgestellte Kind ein behandlungsbedürftiges Stottern hat.
- Beim Kind und seiner Umgebung sollen die psychischen Reaktionen auf das Stottern und möglicherweise auslösende bzw. aufrechterhaltende Risikofaktoren identifiziert werden. Dies stellt die Grundlage für eine einzelfallorientierte Therapieplanung dar.

Anamnese. Bezogen auf das erste Ziel leitet sich die Aufgabe der Therapeutin ab, eine entsprechende Diagnose zu stellen, um festzustellen, ob Behandlungsbedürftigkeit vorliegt, und eine an-

Abb. 2.1 Flussdiagramm Diagnostik.

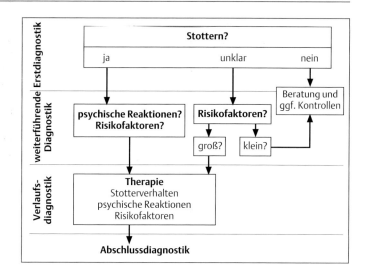

schließende Beratung durchzuführen. Aus ökonomischen und inhaltlichen Gründen empfiehlt es sich, im ersten Schritt die Anamnese zu erheben und eine Diagnostik durchzuführen, um festzustellen, ob Stottern vorliegt.

Elternberatung. Wenn sich zeigt, dass kein Stottern vorliegt oder dass das Stottern nicht behandlungsbedürftig ist, muss eine Elternberatung durchgeführt werden, in der die Eltern über das Ergebnis informiert werden und in der sie die nötigen Informationen bekommen, bei welchen Veränderungen eine erneute Vorstellung des Kindes erfolgen soll.

Liegt behandlungsbedürftiges Stottern vor, wird eine weiterführende detailliertere Diagnostik durchgeführt, in der die Daten erhoben werden, auf denen die Therapieempfehlung bzw. -planung beruht.

▨ Grundsätze der Diagnostik bei Stottern im Kindesalter

!

Diagnostik, Beratung und Therapieentscheidung erfordern in der Untersuchungssituation ein hypothesengeleitetes Vorgehen. Damit wird bereits in der Diagnostik die Grundlage für eine Therapieempfehlung und die Therapieplanung gelegt.

Die Dokumentation der erhobenen Ergebnisse sollte alle Bereiche umfassen, die Teil einer thera

peutischen Intervention sind, und – wenn möglich – in standardisierter Form durchgeführt werden. Dadurch ist es möglich, Veränderungen im Verlauf der Therapie zu erkennen und nachzuweisen und Verlaufskontrollen durchzuführen (Verlaufsdiagnostik) bzw. Therapieeffekte zu dokumentieren (Abschlussdiagnostik). Abbildung 2.1 zeigt die Diagnostik in einem Flussdiagramm.

Konsequenzen einer Fehldiagnose

Jede Diagnostik birgt die Gefahr zweier Fehler:
- Es wird eine **falsch positive Diagnose** gestellt, also bei einem nicht stotternden Kind fälschlicherweise Stottern diagnostiziert. In diesem Fall würden die daraus resultierende Beratung und die ggf. eingeleitete Therapie das Bild der Eltern von ihrem Kind und das Selbstbild des Kindes ungünstig beeinflussen. Zudem würde im Fall einer Entscheidung für eine Therapie ein nicht gerechtfertigter therapeutischer Aufwand entstehen.
- Der zweite Fehler, die **falsch negative Diagnose**, bedeutet, dass bei einem stotternden Kind das Stottern nicht erkannt oder fälschlicherweise als nicht behandlungsbedürftig eingeschätzt wird. In diesem Fall würden die Eltern in der Beratung falsch über ihr Kind und die weitere Vorgehensweise informiert. Zudem würde zu diesem Zeitpunkt eine therapeutische Intervention unterbleiben, obwohl möglicherweise die Indikation dafür gegeben wäre (s. Schulze et al. 1991).

Diagnostik von auslösenden und aufrechterhaltenden Faktoren

Wie in Kap. 1 des Buches beschrieben, ist es bisher noch nicht gelungen, eine spezifische Ursache des Stotterns zu finden. Offensichtlich handelt es sich um ein multifaktorielles Geschehen, bei dem man disponierende, auslösende und aufrechterhaltende Faktoren unterscheidet, die physiologisch, psychologisch und linguistisch bedingt sein können. Diese Faktoren und ihre Gewichtung scheinen interindividuell sehr verschieden zu sein.

Entsprechend dem Modell von Anforderungen und Fähigkeiten von Starkweather und Gottwald (1990) ist es nötig, in der Therapie eine individuelle Einschätzung zu gewinnen, welche Faktoren im Bereich der Anforderungen und Fähigkeiten relevant sind. Diese Analyse ist die Grundlage sowohl für eine prognostische Einschätzung, die Voraussetzung für die Therapieentscheidung ist, als auch für die Therapieplanung und Therapieevaluation. Die Verfahren und Messinstrumente müssen nach den zu erhebenden Faktoren ausgewählt werden.

Bereiche der Diagnostik

Nach den bisherigen Vorüberlegungen sind folgende drei Bereiche für eine Stotterdiagnostik relevant (Tab. 2.**1**):

- Stottersymptomatik,
- psychische Reaktionen auf das Stottern,
- Risikofaktoren.

Diese Dreiteilung der Diagnostik basiert auf der Sichtweise, dass sich die eigentliche Störung „Stottern" in der Kernsymptomatik äußert, während die beiden anderen Bereiche im Sinne von aufrechterhaltenden Faktoren den Verlauf des Stotterns beeinflussen können (Tab. 2.**1**). Daraus resultiert, dass:

- das Vorliegen von Stottern bzw. seine Behandlungsbedürftigkeit in der überwiegenden Zahl der Fälle durch eine Untersuchung des Stotterverhaltens festgestellt werden kann;
- eine Diagnostik als Grundlage für die Planung des weiteren Vorgehens (Beratung und/oder Therapie) neben dem Sprechablauf die gesamte physische und psychische Entwicklung des Kindes und seine Umwelt einbeziehen muss.

Bereich Stottersymptomatik. Er betrifft die zeitweilige Unfähigkeit, kontinuierlich und ohne motorische oder mentale Anstrengung zu sprechen. Untersucht werden die Quantität und die Qualität der Unflüssigkeiten sowie deren Dauer und Verlauf. Die Begleitsymptomatik (sprachliches Vermeiden, Ankämpf- oder Aufschubverhalten) wird in diesem Bereich ebenso erfasst. Die Ergebnisse

Tabelle 2.1 Die drei Bereiche der Diagnostik von Stottern im Kindesalter

Bereich Stottersymptomatik	• Quantität der Unflüssigkeiten • Qualität der Unflüssigkeiten • Dauer und Verlauf des Stotterns
Bereich psychische Reaktionen	Einstellungen und Gefühle: • zum Sprechen und Stottern, z. B. Scham, Schuldgefühle, Tabuisierung • zu sich selbst und als Sprecher, z. B. Selbstabwertung als Sprecher • zu Gesprächspartnern • daraus resultierende Verhaltensweisen, z. B. Vermeideverhalten, Turn-Taking-Verhalten
Bereich Risikofaktoren	• Defizite und Stärken in relevanten Fähigkeiten, z. B. Sprachentwicklung, pragmatische Fähigkeiten • Umgebungsfaktoren • allgemein belastende oder unterstützende Umgebungsfaktoren • sprach- und sprechspezifisch überfordernde Umgebungsfaktoren • Reaktionen aus der Umgebung auf Stottern

erlauben eine Einschätzung, ob und mit welchem Schweregrad Stottern vorliegt.

Bereich psychischer Reaktionen auf das Stottern. Die Möglichkeiten und Versuche eines Kindes, mit seiner Störung zurechtzukommen werden hier untersucht, da sie psychischen Reaktionen auf das Stottern auslösend oder aufrechterhaltend wirken können. Untersucht werden Verhaltensweisen wie Vermeideverhalten oder Tabuisierung. Diese geben Hinweise darauf, wie das Kind kognitiv (z. B. Einstellungen und Gefühle zu sich selbst als Sprecher, zum Sprechen und Stottern) und emotional auf sein Stottern reagiert (z. B. Wut, Angst). Die Ergebnisse ermöglichen es, Risikofaktoren aus dem Untersuchungsbereich „Bewältigung der Störung" hinsichtlich ihrer auslösenden oder aufrechterhaltenden Wirkung einzuschätzen.

Bereich Risikofaktoren. Hier ermittelt man einerseits, welche **Defizite** und **Stärken** des Kindes bei **relevanten Fähigkeiten** für die Kommunikation vorliegen, wie z. B. eine Sprachentwicklungsstörung oder eine große Sprechfreude. Auf der anderen Seite beobachtet man das **Risiko durch Umgebungsfaktoren**, die entweder eine Reaktion auf Stottern sein können (z. B. erhöhtes Sprechtempo der Eltern) oder unabhängig von Stottern bestehen können (z. B. hektischer Tagesablauf, ungünstiges Sprechmodell der Eltern). Die Ergebnisse dieses Untersuchungsbereichs geben Hinweise auf interne und externe auslösende und aufrechterhaltende Faktoren.

Alle drei Bereiche beeinflussen sich in komplexer Weise gegenseitig. Beispielsweise kann eine ausgeprägte Symptomatik zu negativen Elternreaktionen führen, die beim Kind Scham und Tabuisierung zur Folge haben können, was wiederum die Symptomatik verstärken kann.

◼ Nomenklatur

Um eine nachvollziehbare Diagnose stellen zu können, sind eindeutig definierte Kriterien nötig:
- Stottern liegt vor, sobald 3 % oder mehr der geäußerten Silben symptomatische Unflüssigkeiten aufweisen.
- Wenn Begleitsymptomatik oder psychische Reaktionen vorliegen, kann Stottern auch diagnostiziert werden, wenn weniger als 3 % der

analysierten Silben symptomatische Unflüssigkeiten aufweisen.

Dauer der Störung. Zusätzlich gibt man die Dauer der Störung an. Es hat sich **nicht** bewährt, zwischen beginnendem Stottern (Beginn vor weniger als 12 Monaten) und chronischem Stottern (Beginn vor mehr als 12 Monaten) zu unterscheiden. Diese Unterscheidung ist willkürlich und verleitet dazu, Stottern zu bagatellisieren (beginnendes Stottern) oder zu dramatisieren (chronisches Stottern). Zudem führt der Begriff „chronisch" häufig unzulässigerweise zu der Zuschreibung, dass eine Remission nicht mehr möglich sein wird.

Langzeitstottern. Der Begriff „Langzeitstottern" oder „überdauerndes Stottern" wird verwendet, wenn völlige Remission äußerst unwahrscheinlich geworden ist. Die Bezeichnung wird ab dem Jugendalter verwendet.

Schweregrad. Außerdem werden Angaben gemacht zum Schweregrad der Stottersymptomatik – Art und Häufigkeit der verschiedenen Kern- und Begleitsymptome –, zu psychischen Reaktionen und zu Risikofaktoren.

Behandlungsbedürftigkeit. Diese ist gegeben, wenn Begleitsymptomatik oder psychische Reaktionen vorliegen oder wenn Risikofaktoren bestehen. Stottern, das nicht behandlungsbedürftig ist, liegt vor, wenn kurze anstrengungsfreie Kernsymptome ohne Begleitsymptome, ohne psychische Reaktionen und ohne Risikofaktoren bestehen. Die Beratung, die dann erforderlich ist, wird in Kap. 3 dargestellt.

Normale Redeunflüssigkeiten. Diese werden aufgrund ihrer Unauffälligkeit (s. Kap. 1) von Zuhörern nicht als störend empfunden. Die betreffenden Kinder werden daher normalerweise nicht zur Stotterdiagnostik vorgestellt.

Weitere Begriffe. Die Begriffe „physiologische Unflüssigkeiten, Entwicklungsunflüssigkeiten, Entwicklungsstottern oder physiologisches Stottern" stellen nicht behandlungsbedürftiges Stottern und normale (funktionelle) Redeunflüssigkeiten unzulässigerweise auf eine Stufe. Sie sollten daher nicht verwendet werden, denn sie suggerieren den falschen Sachverhalt, dass Stottern ein übliches Phänomen der Sprachentwicklung sei.

Beispiel einer Diagnose. Eine Diagnose könnte beispielsweise wie folgt lauten:

- Mittelschweres Stottern entsprechend dem SSI-3 für Vorschulkinder (22 Rohpunkte, Perzentile 41 – 60).
- Das Stottern besteht seit 14 Monaten.
- Quantität und Qualität der Symptomatik: In der Spontansprachprobe traten in der Untersuchungssituation bei 12 % der Silben symptomatische Unflüssigkeiten auf:

  – 3 Blockierungen bis zu 0,5 s Dauer sowie
  – 9 Laut- und Silbenwiederholungen mit bis zu 5 Iterationen.
- Als Begleitsymptome konnten leichte Anspannungen im orofazialen Bereich während der Symptome beobachtet werden.
- Psychische Reaktionen: Die Eltern beschreiben Verlust der Sprechfreude.
- Risikofaktoren: genetische Disposition, die Besorgnis der Eltern.
- Das Stottern ist behandlungsbedürftig.

Ablaufplan einer Diagnostik

Die Erstdiagnostik von Stottern im Kindesalter (Tab. 2.2) erfolgt in zwei Schritten. Um festzustellen, ob Stottern vorliegt, erhebt man eine Anamnese hinsichtlich der von den Eltern beobachteten Kern- und Begleitsymptome in unterschiedlichen Situationen und analysiert die Spontansprache. Bei ausgeprägtem Stottern mit Begleitverhalten lässt sich mit diesen Verfahren die Behandlungsbedürftigkeit in der Regel leicht bestimmen und eine Therapie kann sofort eingeleitet werden. Bei leichtem oder uneindeutigem Stottern bedarf es einer weiterführenden Diagnostik mit einer Abschätzung der Risikofaktoren, um zur Entscheidung zu gelangen, ob eine Therapie oder eine Beratung notwendig ist.

Das im Folgenden dargestellte Vorgehen in der Diagnostik ist ein Vorschlag, der entsprechend der Struktur und Zielsetzung einer Einrichtung abgewandelt werden kann. So ist es bei entsprechenden personellen Voraussetzungen günstig, vorab in einem Telefongespräch erste Informationen auszutauschen.

Diagnostikverfahren

Bei den hier vorgestellten Diagnostikverfahren wurde berücksichtigt, dass der instrumentelle und zeitliche Aufwand in einem realistischen Verhältnis zur Relevanz für die logopädische Praxis steht. Außerdem wurde darauf geachtet, dass, sofern sinnvoll und verfügbar, die Diagnostikinstrumente den Testgütekriterien Validität, Reliabilität und Objektivität genügen.

Nachfolgend werden die während der Erstdiagnostik und der weiterführenden Diagnostik eingesetzten Verfahren beschrieben. Eine Übersicht befindet sich in Tab. 2.3. Die Verfahren sind zunächst nach den beiden Fragestellungen der Diagnostik gegliedert:

- „Liegt Behandlungsbedarf vor?“
- „Welche Störungsschwerpunkte müssen in der Behandlung berücksichtigt werden?“

Darüber hinaus sind sie den drei **übergeordneten Bereichen** zugeordnet, aus denen sich das therapeutische Vorgehen ableiten lässt:

- Stottersymptomatik,
- psychische Reaktionen auf das Stottern,
- Risikofaktoren.

▦ Anamnese

Eine Anamnese mit den Eltern ermöglicht es, schnell und einfach festzustellen, ob ein begründeter Verdacht auf Stottern besteht. Untersuchungen von Sandrieser und Kollegen (Sandrieser et al. 2002) bestätigen, dass auch ungeschulte Eltern sehr verlässlich beurteilen können, ob ihr Kind stottert. Diesen Sachverhalt macht sich Riley (1989) in seiner SLS zunutze, indem er einen kurzen anamnestischen Elternfragebogen für die Kinderarztpraxis entwickelte, mit dem sehr schnell

Tabelle 2.2 Ablauf der Erstdiagnostik und der therapiebegleitenden Diagnostik

Erstdiagnostik

Ziel	Datenerhebung zur Ermittlung der Behandlungsbedürftigkeit
Inhalt	• Kurzanamnese mit Eltern und Kind • Erhebung von Sprechproben mit Audio- oder Videoaufzeichnung • Spielsituation mit dem Therapeuten bzw. je nach Alter und Kontaktbereitschaft Spielsituation mit Eltern und Kind • Beobachtungen zum Entwicklungsstand und Kommunikationsverhalten • Beobachtungen von Reaktionen auf kommunikative Stressoren (RKS)* • Beobachtung von Reaktionen des Kindes auf Thematisieren und Pseudostottern des Untersuchers (RSU)* • Lesen bei Schulkindern, deren Lesefähigkeit dem Beginn der 3. Klasse entspricht

Auswertung

Fragestellungen	• Liegt behandlungsbedürftiges Stottern vor? • Wie sind die Eltern zu beraten?

Anamnese

Stotter-symptomatik	• Interpretation der anamnestischen Daten • Ermitteln des Schweregrads von Stotterns durch SSI-3* • Einschätzung der Qualität des Stotterverhaltens (QBS)*
Psychische Reaktionen auf Stottern	• RSU* • Interpretation der anamnestischen Daten
Risikofaktoren	• Interpretation von Verhaltensbeobachtungen hinsichtlich der Reaktionen auf kommunikative Stressoren (RKS)* • Interpretation anamnestischer Daten • Interpretation von Verhaltensbeobachtungen hinsichtlich aufrechterhaltender Mechanismen und Risikofaktoren wie Sprachentwicklungsstand, pragmatische Fähigkeiten, allgemeiner Entwicklungsstand
Befund	Stellungnahme zu Diagnose, Behandlungsbedürftigkeit und weiterem Vorgehen

Wenn eindeutig kein oder kein behandlungsbedürftiges Stottern vorliegt, wird an dieser Stelle die Diagnostik beendet. Das weitere Vorgehen wird im Abschnitt „Erstberatung" beschrieben

Therapiebegleitende Diagnostik

Nach der Erstdiagnostik können hypothesengeleitet unterschiedliche Fragestellungen für eine weiterführende Diagnostik auftreten. Diese stellen die Grundlage für eine einzelfall- und verlaufsorientierte Therapieplanung dar. Behandlungsbegleitend können in individueller Reihenfolge verschiedene Verfahren ausgewählt werden:
• Beobachtung der Reaktionen auf kommunikative Stressoren (RKS)*
• Diagnostik des Sprachentwicklungsstandes
• In-Vivo-Diagnostik
• Interaktionsanalyse
• Anamnese mit Erziehern und Lehrern
• Einschätzung des motorischen, kognitiven und emotionalen Entwicklungsstands
• Einschätzung der familiären und innerpsychischen Situation (projektive Verfahren, Anamnese, Angstfragebogen für Schüler)

Bei Auffälligkeiten kann es nötig werden, die Zusammenarbeit mit Kinderpsychologinnen oder anderen Fachleuten zu suchen

*Abkürzungen s. Tabelle 2.3

Tabelle 2.3 Diagnostikverfahren

Bereich	Verfahren	Fragestellung	Aufwand/ Durchführung	Auswertung
Anamnese	SLS[1]	Liegt diagnostikrelevantes Stottern vor?	*	*
	Anamnese[3]	Liegt Stottern vor? Risikofaktoren für chronischen Verlauf? Differenzialdiagnose anhand von Dauer, Häufigkeit und Art der Symptomatik	***	*/**
Stotter- symptomatik	SSI-3[1]	Schweregrad der Symptomatik?	**	**
	QBS[3]	Qualität der Symptomatik und Funktion von qualitativen Veränderungen?	*	**
	Lesen[2]	Qualität der Symptomatik ohne sprach- liches Vermeiden? Negative Einstellungen zum Lesen?	**	*
Psychische Reaktionen	RSU[3]	Negative Reaktionen auf Pseudostottern der Untersucherin?	**	*
	Fragebögen[4]	Negative Reaktionen auf Sprechen und Stottern? Besteht ein negatives Selbst- bild als Sprecher?	**	*
Risikofaktoren (Auswahl)	SES-Diagnostik[4]	SES, die ein aufrechterhaltender Faktor sein kann?	abhängig vom Verfahren	abhängig vom Verfahren
	RKS[3]	Welche kommunikativen Stressoren wirken als Auslöser für Symptome?	*	**
	Diagnostik pragma- tischer Fähigkeiten[4]	Welche pragmatischen Defizite können aufrechterhaltend wirken?	abhängig vom Verfahren	abhängig vom Verfahren

1 standardisiert und normiert
2 standardisiert
3 halbstandardisiert
4 Standardisierung und Normierung abhängig vom gewählten Verfahren
* unter 10 min
** 10–20 min
*** 20–30 min
**** über 30 min

entschieden werden kann, ob ein Kind mit Ver- dacht auf Stottern weiterer Diagnostik bedarf. Im Anschluss an die SLS wird die ausführliche Anam- nese im Rahmen einer Erstdiagnostik vorgestellt.

SLS – Screening List for Stuttering

Fragebogen zur Differenzialdiagnose, ob Stottern vorliegt (Riley 1989, deutsche Bearbeitung von Sandrieser 2003); der Protokollbogen befindet sich im Anhang. Es existiert eine interaktive Ver- sion im Internet unter www.ivs-web.de.

Ziel. Die SLS ermöglicht es Laien, diagnosebedürf- tige Sprechunflüssigkeiten und behandlungsbe- dürftiges Stottern zu erkennen.

Methodenbeschreibung. Die SLS ist ein Fragebo- gen, den die Eltern ankreuzen. Sie wurde ent- wickelt, um Kinderärzten ein schnelles und ver- lässliches Screeninginstrument zur Verfügung zu stellen. Die Fragen erfassen Art, Häufigkeit und Dauer der Symptomatik sowie Reaktionen des Kindes und des Umfeldes auf die Unflüssigkeiten. Die Antworten erhalten unterschiedlich hohe Punktwerte. Der Gesamtpunktwert gibt Auskunft

69

über die Behandlungsbedürftigkeit (Punktwert < 7: keine Diagnostik nötig; > 12: logopädische Stotterdiagnostik erforderlich; 7–12: Wiederholung des Screenings in 3 Monaten).

Durchführungsdauer. 5–10 min (Dauer des Ausfüllens durch die Eltern).

Auswertungsdauer. 2 min.

Diskussion der Leistungsfähigkeit. Eine flämische Version der SLS, das „Detectie Instrument voor Stotteren" (DIS; Stes u. Boey 1998), ist an 700 Kindern normiert und weist eine sehr hohe Übereinstimmung mit dem von Riley (1981) entwickelten normierten und standardisierten Stuttering Prediction Instrument (SPI) auf. Die SLS ist ein wertvolles Instrument für alle, die mit der Frage konfrontiert werden, ob eine logopädische Diagnostik notwendig ist, und die entweder nicht über das Fachwissen oder die Zeit verfügen, um diese Frage sicher zu beantworten, z. B. Kinderärzte und Erzieher. Dementsprechend ist sie kein Instrument für die logopädische Diagnostik, da das Ergebnis genauso gut mit einigen gezielten Fragen an die Eltern erreicht werden kann.

Anamnese

Anamnestischer Elternfragebogen und Anamnesebogen (Sandrieser 2003); die Protokollbögen befinden sich im Anhang.

Ziele:
- Klärung des Auftrags der Eltern an den Therapeuten,
- Erfassung der relevanten Daten zur Vorgeschichte und zur derzeitigen Situation,
- Erfassung von Daten, die für die Planung der Diagnostik von Bedeutung sind, z. B. Hinweise auf Defizite, die spezielle Diagnostikverfahren erfordern.

Methodenbeschreibung. Den Eltern wird ein Fragebogen zugeschickt, den sie vor dem ersten Termin ausgefüllt zurücksenden oder zum Diagnostiktermin mitbringen. Während der Erstdiagnostik findet ein gelenktes Anamnesegespräch möglichst mit beiden Eltern und ggf. dem Kind statt. Dabei fragt man nicht nur nach den Inhalten des Anamnesebogens, sondern man versucht auch, erste Hypothesen zu auslösenden und auf-

rechterhaltenden Faktoren zu überprüfen. Wenn man den Eltern die Zusammenhänge vermittelt, die man mit der Befragung überprüfen will, können sie selbst erkennen, welche Informationen für den Therapeuten wichtig sind. Zudem kann man direkt im Erstgespräch wichtige Informationen über das Stottern geben (z. B. über die Situationsabhängigkeit der Störung). Günstige Modelle zur Darstellung solcher Hypothesen sind z. B. das Anforderungen-Fähigkeiten-Modell von Starkweather und Gottwald (1990) und das Modell von Kern- und Begleitsymptomatik. Die Daten werden im Anamnesebogen festgehalten.

Diskussion der Leistungsfähigkeit. Die Anamnese bietet die Möglichkeit, mit einem Verfahren Informationen zum Bereich Stottersymptomatik, zum Bereich psychische Reaktionen auf das Stottern und zum Bereich Risikofaktoren zu gewinnen. Außerdem werden Besonderheiten des Kindes in Erfahrung gebracht, die in der Diagnostik und Therapie zu berücksichtigen sind, z. B. Vorlieben des Kindes oder Hinweise auf Entwicklungsverzögerungen in bestimmten Bereichen. Bei Angaben, die Hinweise auf relevante Besonderheiten liefern, muss zu späteren Zeitpunkten weiter gefragt werden.

Elternangaben sind wertvoll, aber subjektiv. Eine Anamnese muss daher mit weiteren Untersuchungen des Kindes ergänzt werden.

Mit einer sehr knappen Anamnese lassen sich aufrechterhaltende Risikofaktoren orientierend einschätzen. Die Reliabilität solch einer kurzen Anamnese wird durch die Beobachtungen in der Spontansprache des Kindes erhöht.

Die Gewichtung und Interpretation der Anamnese unterliegt keinem standardisierten Verfahren. Auch bei der Erfragung von Daten, deren Bedeutung für die Befunderhebung empirisch relativ gut abgesichert ist (z. B. Dauer der Störung, familiäre Belastung durch stotternde Familienmitglieder) muss abgeschätzt werden, wie zuverlässig die Angaben sind.

> **!** Es hat sich bewährt, die Anamnese direkt vor der Diagnostik durchzuführen und die Eltern während der Diagnostik zusehen zu lassen. Dadurch ist es möglich, sie zu befragen, wie repräsentativ die sprachlichen Leistungen und v. a. die Stottersymptome im Vergleich zu anderen Alltagssituationen waren.

Diagnostikverfahren im Bereich Sprech- und Stotterverhalten

Die Beurteilung der auftretenden Sprechunflüssig-keiten bildet das Kernstück der Diagnostik. Sie er-möglicht die Aussage, ob ein Kind zum gegenwär-tigen Zeitpunkt stottert. Wenn das Kind in der Untersuchungssituation nicht stottert, kann dies u. U. situationsgebunden sein. Wenn durch die Be-fragung der Eltern sichergestellt werden kann, dass das Kind auch in anderen Situationen keine Stottersymptome zeigt und keine schwerwiegen-den Risikofaktoren bestehen, kann die Stotterdiag-nostik beendet werden.

Die Diagnostik des Sprech- und Stotterver-haltens umfasst die Analyse der Sprechunflüssig-keiten (Häufigkeit und Qualität) und die Beur-teilung weiterer Komponenten wie Leichtigkeit, Geschwindigkeit und Kontinuität.

Art und Ausmaß der beobachtbaren Abwei-chungen geben Aufschluss über die Begleitsymp-tomatik. Informationen über negative emotionale und kognitive Reaktionen lassen eine Beeinträch-tigung der mentalen Leichtigkeit für Sprechsitua-tionen vermuten (s. Starkweathers Definition des Stotterns, S. 15).

Analyse unflüssigen Sprechens

Transkription eines Videoausschnitts. Bei der Ana-lyse der Sprechunflüssigkeiten werden quantitative und qualitative Aspekte berücksichtigt. Am detail-liertesten gelingt dies mit Verfahren, die auf einer Transkription eines Videoausschnitts basieren (vgl. Aachener Analyse unflüssigen Sprechens, AAUS, Schneider u. Zückner 2003). Der Arbeitsaufwand rechtfertigt dieses Verfahren am ehesten für Aus-bildungszwecke oder wenn nur selten eine Stotter-diagnostik durchgeführt wird und somit die Einar-beitung in die nachfolgend beschriebenen Echt-zeit- oder Real-Time-Verfahren unverhältnismäßig aufwendig ist oder wenn zusätzlich die syntak-tisch-morphologische Ebene beurteilt werden soll.

Real-Time-Diagnostikverfahren. Eine andere Mög-lichkeit stellen die sog. Real-Time-Diagnostikver-fahren (Yaruss 1998; Yaruss et al. 1998) dar. Die Symptome werden parallel zu einer Spielsituation oder zu einer Videoaufnahme gezählt. Hier wer-den die Stotterereignisse v. a. quantitativ und nur in geringem Maße qualitativ erfasst. Der Zeitauf-wand ist deutlich geringer, jedoch setzt das Ver-

fahren ein spezielles Training voraus. Es liegen für den englischsprachigen Raum normierte und standardisierte Verfahren zur quantitativen und qualitativen Beurteilung des Stotterverhaltens vor.

Computergestützte Verfahren. Mittlerweile gibt es erste Versionen von computergestützten Ver-fahren auch im deutschsprachigen Raum (Glück 2002). Unter www.natke-verlag.de/silbenzaehler/ findet sich ein kostenloser Silbenzähler, bei dem mit der PC-Tastatur flüssige und unflüssige Silben gezählt werden können. Die automatische Aus-wertung berechnet u. a. den Prozentsatz unflüs-siger Silben. Es können aber auch handelsübli-che Soundbearbeitungsprogramme genutzt wer-den, um eine quantitative und qualitative Analyse der Unflüssigkeiten und des Sprechens zu unter-stützen. Damit kann z. B. die Sprechgeschwin-digkeit ermittelt werden oder festgestellt wer-den, wie groß der Anteil der symptomatischen Unflüssigkeiten an der gesamten Sprechzeit ist. Da erst seit jüngster Zeit speziell für diesen Be-reich konzipierte Untersuchungsverfahren existie-ren, herrscht noch ein Mangel an Normdaten. Bis jetzt sind computergestützte Verfahren jedenfalls noch mit einem erheblichen Kosten- und Zeitauf-

Tabelle 2.4   Erhebung einer Sprechprobe

- Umfang von mindestens 300 Silben; je länger die Sprechprobe ist, desto sicherer die Angaben.

- Dokumentation der Sprechprobe mit einer Video-aufnahme, weil hier die nonverbale Ebene mit er-fasst wird; notfalls Audioaufnahme.

- Aufzeichnung der Sprechprobe im Therapieraum oder zu Hause durch die Eltern.

- Interaktionspartner für das Kind können der Thera-peut oder ggf. ein Elternteil sein.

- Mögliche Aufgabenstellungen: freies Spiel oder eine motivierende vorgegebene Aufgabe, Nacherzählen einer Bildergeschichte, im Verlauf der Diagnostik Spiel mit Einsatz von kommunikativen Stressoren durch den Therapeuten (s. u.).

- Die Spielmaterialien sollten zur besseren Verständ-lichkeit der Aufnahme nicht zu viel Lärm machen, Rollenspiele eignen sich nicht.

- Befragung der Eltern zur Repräsentativität des Sprech- und Stotterverhaltens in der Untersuchungs-situation.

wand verbunden. In den nächsten Jahren sind jedoch vielversprechende Weiterentwicklungen zu erwarten.

Repräsentative Sprechproben. Jede brauchbare Analyse des Stotterverhaltens setzt die Erhebung von möglichst repräsentativen Sprechproben (Tab. 2.**4**) zur Beurteilung der Redeunflüssigkeiten voraus. Bei der üblichen Fluktuation von Häufigkeit und Ausprägungsgrad der Sprechunflüssigkeiten sind unter Umständen mehrere Spontanspracherhebungen in verschiedenen Kontexten nötig.

Silbenweises Vorgehen. Üblicherweise wird in Analyseverfahren silbenweise vorgegangen. Dabei wird für jede Silbe gewertet, ob sie eine symptomatische Unflüssigkeit aufweist. Wenn der Korpus silbenweise bestimmt wird, sind die Stichprobenumfänge verschiedener Altersgruppen leichter zu vergleichen. Wenn in unterschiedlichen Silben eines mehrsilbigen Wortes verschiedene Stottersymptome vorkommen (*„Re-re-regenschi-schischirm"*), wird außerdem die Bestimmung detaillierter.

Im Folgenden werden verschiedene Verfahren zur quantitativen und qualitativen Analyse des unflüssigen Sprechens vorgestellt.

Real-Time-Diagnostikverfahren

Normiertes Vorgehen bei der Auswertung von Spontansprache simultan zum Sprechen des Patienten.

Ziel. Zeitökonomische quantitative und qualitative Beurteilung der Redeunflüssigkeiten in der Spontansprache.

Methodenbeschreibung. Die Grundstruktur des Verfahrens, die je nach Zielsetzung und theoretischem Hintergrund zu einem Diagnostikinstrument ausgebaut werden kann (Yaruss 1998) besteht darin, dass man die geäußerten Silben und Stottersymptome protokolliert, während man eine Videoaufnahme oder eine Spielsituation des Kindes mit einer dritten Person beobachtet. Eine mögliche Version der Durchführung: Es werden 3 Sprechproben mit je 100 Silben ausgewertet. Hierfür dient ein Raster von 3 × 100 Silben, in das die geäußerten Silben sowie Dehnungen, Blockierungen, und Teilwortwiederholungen für die Stottersymptomatik eingetragen werden. Am Schluss

wird die Stotterrate errechnet (Prozentsatz der Summe der Symptome bezogen auf die Gesamtzahl der Silben) und das vorherrschende Stottermuster ermittelt (Prozentsatz der einzelnen Symptomarten, bezogen auf die Gesamtzahl der Symptome).

Diskussion der Leistungsfähigkeit. Das wenig zeitaufwändige und aussagekräftige Verfahren (Yaruss 1998; Yaruss et al. 1998) setzt ein spezielles Training und eine hohe Aufmerksamkeit des Auswertenden voraus, um Reliabilität zu gewährleisten. Ein Vorteil des Verfahrens ist die leichte Durchführbarkeit im Therapieverlauf, um Veränderungen in der Symptomatik zu dokumentieren. Eine Version der Real-Time-Diagnostik wird im Stuttering Severity Instrument SSI-3 (s. unten) verwendet.

SSI-3 – Stuttering Severity Instrument

Instrument zur Einschätzung des Schweregrades des Stotterns (Riley 1994, deutsche Bearbeitung von Schneider 2003).

Ein Ansichtsmuster des Protokollbogens und die Bezugsquelle der aktuellen amerikanischen Version befinden sich im Anhang.

Ziele.
- Ermittlung des Schweregrades des Stotterns bei Kindern ab 2;10 Jahren, Jugendlichen und Erwachsenen;
- quantitative und qualitative Erfassung der Unflüssigkeiten;
- reliable Dokumentation zur Erfassung von Veränderungen (Therapieverlaufskontrolle);
- Erhebung der Veränderung von Unflüssigkeiten in unterschiedlichen sprachlichen Aufgabenstellungen (Therapieplanung).

Methodenbeschreibung. Quantitative Real-Time-Analyse der symptomatischen Unflüssigkeiten (Teil 1, für Leser oder Nichtleser). Die Dauer der Stotterereignisse (Teil 2, für alle Patienten) und die Qualität evtl. auftretender physischer Begleiterscheinungen (Teil 3, für alle Patienten) wird separat eingeschätzt. Abschließend wird aus den Punktwerten aus den ersten 3 Teilen anhand von Tabellen der Schweregrad des Stotterns ermittelt (Teil 4, für verschiedene Altersgruppen).

Teil 1 für Nichtleser: Stotterhäufigkeit

Diese Variante gilt für Nichtleser und für Kinder mit Lesefähigkeiten, die noch nicht dem Niveau am Anfang der 3. Klasse entsprechen. Es sind **mindestens zwei Sprechproben** zu erheben.

Erhebung der Sprechproben:
- Im Therapieraum und fakultativ durch die Eltern zu Hause. Die Äußerungen des Kindes werden zur weiteren Analyse auf Band (Video, im Notfall Audiokassette) aufgezeichnet.
- Man kann ein freies und/oder ein durch Situationsbilder (im Testhandbuch oder frei wählbar) stimuliertes Gespräch mit dem Kind führen. Im stimulierten Gespräch zeigt man dem Kind ein Situationsbild mit einer einleitenden Feststellung (keine Frage!) wie z.B.: „Es sieht so aus, als ob die Ziege gleich vom Dach fallen würde." Dann gibt man dem Kind ausreichend Zeit zu reagieren. Auf diese Weise sollen Einwortäußerungen vermieden werden. Im weiteren Gespräch setzt der Untersucher Nachfragen, Unterbrechungen und leichte Meinungsverschiedenheiten ein. Sie simuliert so alltägliche kommunikative Stressoren. Der Umfang jeder Sprechprobe sollte mindestens 200 Silben umfassen. Größere Sprechproben oder zwei Sprechproben aus unterschiedlichen Sitzungen sind jedoch zuverlässiger.

Auswertung:
- Die Auswertung erfolgt vom Videoband.
- Das erste Wort und der betreffende Zählerstand der ausgewerteten Sprechprobe werden notiert. Von der ersten Silbe des Kindes an markiert der Untersucher jede flüssige Silbe mit einem Punkt, bis die gewünschte Silbenzahl erreicht wurde. Einwortäußerungen wie „ja, nein" oder das Nachsprechen eines vom Untersucher vorgegebenen einsilbigen Wortes („rot oder blau?" „rot!" und gefüllte Pausen („ähm") werden nicht mitgezählt. Dann werden das letzte Wort und der entsprechende Zählerstand der Sprechprobe notiert. Dies geschieht, um zu gewährleisten, dass für den folgenden Arbeitsgang derselbe Ausschnitt der Sprechprobe zugrunde liegt.
- Das Band wird zum ersten Wort zurückgespult und man beginnt mit dem Zählen der symptomatischen Unflüssigkeiten mit einer Strichliste

- Als symptomatische Unflüssigkeiten gelten alle lautlosen oder hörbaren Dehnungen bzw. Blockierungen sowie alle Laut- und Silbenwiederholungen. Die Wiederholung eines einsilbigen Wortes wird nur als symptomatische Unflüssigkeit gewertet, wenn es in auffälliger Weise produziert wurde (verkürzt, gedehnt, mit Anspannung, Stakkato etc.). Ganzwort- und Satzteilwiederholungen sowie Umformulierungen werden entsprechend der üblichen Definition nicht als symptomatische Unflüssigkeiten gezählt.

Ermittlung des Punktwertes für Stotterhäufigkeit für Teil 1 Nichtleser:
- Aus der Anzahl der symptomatischen Unflüssigkeiten in Bezug auf die Gesamtzahl der geäußerten Silben wird der Prozentsatz der gestotterten Silben errechnet.
- Diesem Prozentsatz wird ein Punktwert zugeordnet, der aus den Normtabellen abzulesen ist. Er wird in das betreffende Feld eingetragen.

Teil 1 für Leser: Stotterhäufigkeit

Für Leser werden zwei Sprechproben – Konversation und lautes Lesen – zur Ermittlung der Stotterhäufigkeit erhoben und ausgewertet. Als Leser gelten Erwachsene und Kinder mit ebenso guten oder besseren Lesefertigkeiten, wie sie dem Niveau zu Beginn der 3. Klasse entsprechen.

Erhebung der Sprechprobe – Konversation:
- Die Äußerungen des Patienten werden zur weiteren Analyse auf Video- oder Audiokassette aufgezeichnet.
- Man führt ein Gespräch über ein motivierendes Thema mit dem Patienten, wobei der Untersucher möglichst wenig Redeanteile haben soll und kommunikative Stressoren einsetzt, wie sie dem Alltag entsprechen (s. Nichtleser).
- Der Umfang der Sprechprobe muss mindestens 200 Silben umfassen.

Erhebung der Sprechprobe – Lesen:
- Die Äußerungen des Patienten werden zur weiteren Analyse aufgezeichnet.
- Der Patient wird gebeten, einen Text von ca. 200 Silben laut vorzulesen. Dabei wird ein Lesetext entsprechend der Lesefertigkeiten des Patienten (3. Klasse – Lesetext im Anhang, 5. Klasse, 7. Klasse und Erwachsene) verwendet.

Auswertung. Die Auswertung erfolgt für beide Sprechproben vom Band analog zur Auswertung bei Nichtlesern.

Ermittlung des Punktwertes für Stotterhäufigkeit für Teil 1, Leser. Es werden mindestens 200 Silben der Konversation und 200 Silben des Lesetextes ausgewertet. Der Prozentsatz der gestotterten Silben bezogen auf die Gesamtzahl der geäußerten Silben wird für Lesen und Konversation analog dem Vorgehen bei den Nichtlesern ermittelt. Dem Prozentsatz zu jeder der beiden Aufgaben wird ein Punktwert zwischen 1 und 9 zugeordnet. Dann summiert man die Punktwerte der beiden Aufgaben. Die Summe ist eine Zahl zwischen 0 und 18. Sie wird in das betreffende Feld eingetragen.

Sonderfall. Die Häufung von Floskeln und Interjektionen in der Funktion von Startern oder Aufschub lassen eine größere Stotterhäufigkeit vermuten, als nach den Regeln der SSI-3 ermittelt wird. Hier schlägt der Übersetzer vor, diese separat auszuzählen und zu den eindeutigen Stotterereignissen hinzuzuzählen. Es entstehen so zwei Punktwerte für die Stotterhäufigkeit, einmal mit und einmal ohne Aufschub und Starter. In der Auswertung können die beiden Werte gegenübergestellt und interpretiert werden (s. „Komplexe Symptome").

Teil 2: Durchschnittliche Dauer der drei längsten Symptome (für alle Patienten)

- Die Beurteilung erfolgt anhand der Beobachtungen während der bisher ausgewerteten Sprechproben. Die Dauer der drei längsten Symptome wird anhand einer Stoppuhr ermittelt. Die drei Zeiten werden addiert und durch drei geteilt, um die **durchschnittliche** Dauer zu erhalten. Diese wird auf der vorgegebenen Skala im Testformular durch Einkreisen der betreffenden Zahl markiert und ein Punktwert zugeordnet.
- Eine Symptomdauer von unter 1 s ist mit einer Stoppuhr schwer zu messen und wird daher eingeschätzt.

Teil 3: Physisches Begleitverhalten (für alle Patienten)

- Die Beurteilung erfolgt anhand der Beobachtungen während aller bisher beurteilten Sprechproben, nach Möglichkeit vom Videoband – ansonsten muss der Untersucher seine Beobachtungen während der Untersuchung schriftlich festhalten.
- Das physische Begleitverhalten wird beurteilt in folgenden vier Bereichen:
  - auffällige Geräusche, die die Kernsymptomatik begleiten,
  - Grimassieren: Mitbewegungen und Zeichen von Anspannung im Gesichtsbereich,
  - Kopfbewegungen und Auffälligkeiten im Blickverhalten,
  - Bewegungen der Extremitäten und des ganzen Körpers.

Zu allen vier Bereichen werden im Untersuchungsbogen Beispiele gegeben. Die Ausprägung des motorischen Begleitverhaltens wird auf der vorgegebenen Skala im Testformular durch Einkreisen der betreffenden Zahlen markiert.

Punktwert. Zur Ermittlung des Punktwertes für das motorische Begleitverhalten werden die Punkte aus den vier Bereichen addiert. Die Summe wird im betreffenden Feld notiert.

Teil 4: Schweregrad des Stotterns (für alle Patienten)

Es werden die drei Punktwerte für die Stotterhäufigkeit, für die Dauer und für das physische Begleitverhalten addiert. Diesem Gesamtpunktwert können in der Tabelle für die Altersgruppe des Patienten der entsprechende Prozentrang und die Beschreibung des Schweregrades zugeordnet werden.

Durchführungsdauer. Mindestens 20 min.

Auswertungsdauer. Mindestens 30 min.
Videoaufnahme erforderlich (notfalls Audioaufnahme).

Diskussion der Leistungsfähigkeit. Dieser Test wurde von Riley an 72 Vorschulkindern, 139 Schulkindern und 60 Erwachsenen normiert. Seinem Testhandbuch sind die Angaben zur Reliabilität und Validität des Tests zu entnehmen. Eine

Normierung für das Deutsche liegt nicht vor. Da es sich aber nicht um einen sprachgebundenen Test handelt, ist es vertretbar, die amerikanischen Normen zu übernehmen.

Nach sorgfältiger Einarbeitung ermöglicht der Test eine reproduzierbare, standardisierte Diagnostik und die Möglichkeit einer zuverlässigen Therapieverlaufskontrolle.

QBS – Qualitative Beschreibung der Stottersymptomatik

> Verfahren zur Einschätzung der Qualität der symptomatischen Unflüssigkeiten (Schneider 1997, überarbeitete Fassung: 2003).

Der Protokollbogen befindet sich im Anhang.

Ziele.
- Beschreibung des Typs von Kernsymptomen,
- Ableitung von Hypothesen über Defizite beim Sprechablauf und über die Funktion von qualitativen Veränderungen der Kernsymptomatik,
- Nachweis von qualitativen Veränderungen der Symptomatik im Therapieverlauf.

Methodenbeschreibung.
- **Durchführung:** Mehrere Sprechproben (z. B. aus dem SSI-3) werden vom Videoband oder bei direkter Beobachtung ausgewertet. Die Häufigkeit der verschiedenen Typen von Kernsymptomen wird gezählt, die Summe aller Kernsymptome gebildet (100 %) und auf diese bezogen wird der Prozentsatz der einzelnen Symptomarten ermittelt. Des Weiteren werden Redeunflüssigkeiten hinsichtlich der qualitativen Veränderungen einer lockeren Kernsymptomatik beschrieben. Die Beobachtungen werden im Protokollbogen den betreffenden Kriterien zugeordnet. Die Ausprägung der Merkmale wird subjektiv auf einer Skala von 1 – 7 eingeschätzt. Die Häufigkeit wird prozentual auf die Gesamtzahl aller Unflüssigkeiten bezogen.
- **Interpretation:** Die Kategorisierung der Merkmale im Protokollbogen lässt in vielen Fällen eine einfache Ableitung der Hintergründe für qualitative Veränderungen zu. Es sind jedoch häufig auch mehrere Erklärungen für das beobachtete Begleitverhalten möglich.

Durchführungsdauer. Bei therapiebegleitender Beobachtung 10 – 15 min.

Auswertungsdauer. 5 min.

Diskussion der Leistungsfähigkeit. Das Verfahren ist nicht normiert. Es geht davon aus, dass es verschiedene qualitative Veränderungen von Redeunflüssigkeiten gibt und dass sich diese auf bestimmte Defizite im Sprechverhalten oder auf Coping-Strategien als Reaktion auf Stottern zurückführen lassen. Qualitative Veränderungen (z. B. weniger Ankämpfverhalten, Zunahme von Vermeideverhalten) lassen sich im Therapieverlauf mit der QBS gut dokumentieren. Therapieziele und -methoden können davon abgeleitet werden. Es sollten für jede Diagnostik mehrere Sprechproben ausgewertet werden, um der Fluktuation der Störung gerecht zu werden.

Lesen – Situationsabhängigkeit von Stottern

> Überprüfung der Auswirkung von Lesen auf das Stottern (Schneider 1999, überarbeitete Fassung: 2003).

Durchführung bei Kindern ab Ende der 2. Klasse. Ein Lesetext und der dazu gehörende Protokollbogen befinden sich im Anhang. Weitere Verfahren zur Beobachtung der Situationsabhängigkeit finden sich bei den Verfahren zum Bereich Risikofaktoren.

Lautes Lesen vor der Klasse hat für die Leistungsbewertung von Grundschulkindern große Bedeutung.

Besonderheiten der Zielgruppe. Bei Kindern, die noch nicht sehr lange lesen, tritt die Symptomatik häufig seltener und leichter auf als in der Spontansprache. Sie sind noch so mit dem Lesevorgang beschäftigt, dass sie dabei langsam und überartikuliert sprechen und daher weniger stottern. Andere Kinder haben möglicherweise noch keine angstbesetzten Erfahrungen mit Stottern beim Lesen gemacht. Die Erwartungsangst wirkt bei ihnen nicht als Auslöser für Stottern. Manche Kinder, die in der Untersuchungssituation flüssig laut lesen können, können in der Schule trotzdem Probleme damit haben, wenn die Schule als situativer Auslöser wirkt. Beim Verdacht auf Defizite der Lesefähigkeit sollte man eine weiterführende Diagnostik initiieren.

Ziele:
- Beurteilung des Sprechens und der Symptomatik bei weitgehendem Ausschluss von sprachlichen Vermeidestrategien;
- Beobachtung der Reaktion auf die Anforderung;
- informelle Einschätzung der Lesefähigkeiten;
- Hinweise auf die Einstellung zum Lesen.

Methodenbeschreibung. Man befragt das Kind zu seinen Erfahrungen und zu seiner Einstellung zum lauten Lesen in der Schule. Dann bittet man das Kind, die ersten 30 Silben des Textes laut vorzulesen. Wenn die Lesefähigkeiten altersgemäß sind, soll es den übrigen Text lesen. Im Protokollbogen verzeichnet man unter der Textzeile die Abweichungen vom Text und andere Auffälligkeiten. Nach dem Lesen fragt man nach der Vergleichbarkeit der Stichprobe mit Lesesituationen in der Schule. Wenn sich das Kind entschieden weigern sollte, zu lesen, wird dies respektiert. Dann versucht man, es zu den Hintergründen zu befragen.

Auswertung. Die Auswertung erfolgt im Rahmen des SSI-3.

Zur Interpretation der Ergebnisse. Wenn die Symptomatik häufiger und schwerer auftritt als in der Spontansprache, könnte dies ein Hinweis darauf sein, dass lautes Lesen angstbesetzter ist, dass Laut- und Wortängste bestehen, dass in der Spontansprache erfolgreich sprachlich vermieden wird oder dass die Sprechweise beim Lesen (z. B. zu hohes Sprechtempo) Stotterereignisse wahrscheinlicher macht.

Diskussion der Leistungsfähigkeit. Siehe SSI-3.

Diagnostikverfahren zum Bereich psychische Reaktionen auf Stottern

Emotionale und kognitive Reaktionen auf die Störung und daraus resultierende Verhaltensweisen wie situatives Vermeideverhalten, Tabuisierung von Stottern, Sprechangst und negative Einstellungen zum Sprechen oder zu sich selbst als Sprecher können aufrechterhaltend auf Stottern wirken. Auf emotionalen und kognitiven Reaktionen beruht auch das Ankämpf- und Aufschubverhalten. Diese Begleitsymptome werden jedoch aus praktischen Gründen im Bereich Sprech- und Stotterverhalten erfasst.

Kinder äußern ihre Einstellungen zum Sprechen und zum Stottern oft bereitwilliger, als ihre Eltern vermuten. Meist lässt sich mit Kindern ab etwa 5 Jahren ein Interview zu ihrer Störung durchführen. Sowohl die Antworten als auch das nonverbale Verhalten sind hier aufschlussreich. Neben Elternfragebögen (FF-E, Oertle 1999b) bestehen Fragebögen für Kinder (deutsche Versionen teilweise in Vorbereitung):
- FF-SS (Funktioneller Fragebogen für Schülerinnen und Schüler, Oertle 1999a),
- KiddyCat (Vanryckeghem u. Brutten 2002),
- OASES (Yaruss u. Quesal 2006),
- AKES (Metten et al. 2007).

Für die Therapieplanung brauchbare Informationen erhält man anhand der Verhaltensbeobachtung von Reaktionen auf das Pseudostottern des Untersuchers. Im folgenden Abschnitt werden Prüfverfahren zu Reaktionen auf Stottern vorgestellt.

RSU – Reaktionen auf das Stottern des Untersuchers

Screeningverfahren zur Ermittlung von Reaktionen auf das Stottern des Untersuchers (Schneider 1999, überarbeitete Fassung 2003).

Der Protokollbogen befindet sich im Anhang. Es liegen zwei Versionen des RSU vor, die abhängig vom Entwicklungsstand des Kindes und der Akzeptanz der Eltern für das Verfahren durchgeführt werden können: RSU 1 und RSU 2.

Ziele:
- Hinweise auf die psychischen Reaktionen auf Stottern aus Verhaltensbeobachtungen und Äußerungen des Kindes,
- Hinweise auf die Fähigkeit des Kindes zur Selbst- und Fremdwahrnehmung von Stottern und zur Einschätzung der Eltern über die Selbstwahrnehmung ihres Kindes,
- Einschätzung der Unterschiede in der Wahrnehmung und Bewertung des Stotterns durch das Kind und die Eltern,

- Einschätzung etwaiger Mechanismen der Tabuisierung in der Familie.

RSU 1

Reaktionen auf das Stottern des Untersuchers. Einsatz bei allen Kindern ab 2 Jahren.

Ziel. Ermittlung von Verhaltensweisen, die Hinweise geben auf:
- die Fähigkeit zur auditiven Fremdwahrnehmung von Kernsymptomen,
- Art und Ausmaß der psychischen Reaktionen,
- Unterschied der Selbstwahrnehmung des Kindes zur Einschätzung der Eltern über dessen Selbstwahrnehmung,
- Bereitschaft, fremdes und eigenes Stottern zu thematisieren.

Methodenbeschreibung. *Grundprinzip:* Der Untersucher stottert wiederholt während des Gesprächs oder in der Spielsituation und beobachtet die Reaktionen des Kindes. Die sprachliche Komplexität (Wort-, Satz-, Spontansprachebene) wird dem Sprachentwicklungsstand der Kinder entsprechend ausgewählt. Ab etwa drei Jahren soll ein Kind deutlich erkennbar signalisieren, wenn es das Stottern des Untersuchers bemerkt.

Durchführung: Zunächst wird den Eltern das Vorgehen begründet und erklärt. Eine Aufzeichnung mit Video ist günstig, da es schwierig ist, gleichzeitig ein Gespräch zu führen, an das Pseudostottern zu denken und die Reaktionen des Kindes zu protokollieren. Das weitere Vorgehen wird auf den Protokollbögen im Anhang beschrieben.

Negative Reaktionen des Kindes sind eine wichtige Information und kein „Fehler" des Therapeuten. Er kann die negativen Reaktionen dem Kind gegenüber entweder nicht thematisieren oder wie im folgenden Beispiel verbalisieren.

Beispiel
Ein stotterndes Mädchen reagiert auf das Pseudostottern des Untersuchers mit: *„Hör auf, das heißt nicht A-a-auto, sprich doch mal richtig!"* Untersucher: *„Dich ärgert das, wenn ich A-a-auto sage?"* Kind mit heftigem Nicken: *„Ja!"*

Wenn Kinder die Untersuchung verweigern, wird abgebrochen, da bereits die Verweigerung Auskunft gibt über emotionale Reaktionen. Manche Kinder reagieren in der Untersuchungssituation nicht, sprechen aber zu Hause mit ihren Eltern über das Stottern des Untersuchers.

Im Protokollbogen werden Äußerungen und Verhaltensbeobachtungen des Kindes sowie die Berichte der Eltern vermerkt.

Durchführungsdauer. 5 – 10 min.

Auswertungsdauer. 5 – 10 min.

Diskussion der Leistungsfähigkeit. Das RSU 1 ist eine wichtige Grundlage für ein einzelfallorientiertes therapeutisches Vorgehen. Auch wenn Eltern berichten, dass ihr Kind sein Stottern bisher nicht registriert habe, zeigen sich im RSU 1 häufig Hinweise, dass es sich schon damit beschäftigt hat. Das Verfahren setzt voraus, dass der Untersucher lockeres Pseudostottern beherrscht und in selbstverständlicher Weise einsetzen kann. Das RSU 1 ist standardisiert. Es kann im Therapieverlauf bzw. zu Therapieende wiederholt werden.

RSU 2

RSU 2 wurde in Orientierung an Larsson (1996) entwickelt. Einsatz etwa ab dem Grundschulalter.

Ziel. Ermittlung von Verhaltensbeobachtungen, die Auskunft geben über:
- Fähigkeit zur Fremd- und Selbstwahrnehmung von Stottern,
- Coping-Strategien,
- Unterschiede in der Wahrnehmung und Bewertung von Symptomen durch das Kind und die Eltern,
- Grad und Mechanismen der Tabuisierung.

Methodenbeschreibung. *Grundprinzip:* Das Kind vergleicht seine eigene Symptomatik mit den Pseudosymptomen des Untersuchers.

Durchführung: Das RSU 2 wird im Erstkontakt mit dem Kind und einem Elternteil im Rahmen der Anamnese zum Thema Sprechen durchgeführt.

Der Untersucher zeigt verschiedene Arten, wie Wörter „stecken bleiben" können, und befragt das Kind, ob diese Art auch bei ihm vorkommt. Man beginnt mit dezenten Teilwortwiederholungen oder sehr ungewöhnlichen, lustigen Symptomen, die das Kind nicht zeigt. Nach der Antwort des Kindes wird die Einschätzung des Elternteils erfragt. Falls das Kind nicht kooperativ ist oder falls sich der Elternteil beschämend verhält, wird die Untersuchung abgebrochen. In beiden Fällen hat man wichtige Informationen bekommen. Gegebenenfalls kann die Untersuchung zu einem späteren Zeitpunkt mit dem Kind allein durchgeführt werden.

Im Protokollbogen werden die Antworten von Kind und Elternteil sowie die Beobachtungen ihres Verhaltens vermerkt.

Durchführungsdauer. 10 – 20 min.

Auswertungsdauer. Unter 10 min.

Diskussion der Leistungsfähigkeit. Das RSU 2 ist ein standardisiertes Verfahren. Es setzt voraus, dass der Untersucher lockeres und gelassenes Pseudostottern trainiert und die Angst abgebaut hat, dem Kind mit seinem Stottern zu nahe zu treten. Das RSU 2 kann im Therapieverlauf oder bei Therapieende wiederholt werden.

■ Diagnostikverfahren zum Bereich Risikofaktoren

Die Grundlage für die Beurteilung von Risikofaktoren bzw. Ressourcen stellt das Modell von Anforderungen und Fähigkeiten dar. Solche Risikofaktoren können auslösend auf Stottern wirken, die Möglichkeiten des Kindes einschränken, sein Stottern gut zu bewältigen und nicht zuletzt auch eine Reaktion auf Stottern sein.

Zunächst werden die Eltern befragt und orientierende Verhaltensbeobachtungen während der Diagnostik durchgeführt. Beobachtungen aus dem Erstkontakt müssen durch Beobachtungen in den Folgesitzungen, durch Angaben aus der Anamnese und bei Bedarf durch die Ergebnisse einer Interaktionsanalyse abgesichert werden.

Eine genauere Untersuchung bei betreffenden Fachtherapeuten (Psychologe, Krankengymnast), kann bei Bedarf eingeleitet werden.

Pragmatische und kommunikative Fähigkeiten

Zur Untersuchung pragmatischer und kommunikativer Fähigkeiten gibt es verschiedene Verfahren zur Auswahl wie z. B. das „Communication Assessment" von Latham und Miles (1997) und die „Pragmatic Rating Scale" von Anderson-Wood und Smith (1997). Auch eine Interaktionsanalyse kann bei entsprechenden Auswertungskriterien Informationen zu den pragmatischen und kommunikativen Fähigkeiten eines Kindes geben (Jehle u. Randoll; 1990, Ritterfeld u. Franke 1994; Schneider u. Lüdemann, in: Böhme 2001).

Im Folgenden werden drei Verfahren zu unterschiedlichen Bereichen vorgestellt. Manche dieser Verfahren können auch Symptome provozieren, die das Kind bisher nur zu Hause zeigte. Sie bieten somit zusätzlich die Möglichkeit, das Sprech- und Stotterverhalten und dessen Situationsabhängigkeit angemessener zu beurteilen.

Freie Beobachtung der pragmatischen und kommunikativen Fähigkeiten

Ziele.
- Ermittlung von Risikofaktoren hinsichtlich der kommunikativen und pragmatischen Fähigkeiten;
- Ermittlung von Reaktionen auf Stottern, wie z. B. Rückzug oder Überkompensation (z. B. pausenloses Sprechen).

Methodenbeschreibung. *Durchführung:* Verhaltensbeobachtungen des Kindes während der Kontaktaufnahme (auch schon auf dem Flur), während einer gelenkten und freien Spielsituation (ggf. Videoanalyse), in einer Gesprächssituation und am Stundenende.

Auswertung. Einschätzung der pragmatischen und kommunikativen Fähigkeiten, d. h. der Qualität von verbalem und nonverbalem Ausdruck sowie der Strategien des Kindes hinsichtlich:
- Initiieren, Aufrechterhalten und Beenden von Handlungen oder Gesprächen,
- Reaktionen auf das Verhalten des Gesprächspartners,
- Einstellung auf Bedürfnisse des Gesprächspartners,
- Mitteilungsbedürfnis, Sprechfreude,
- Vermittlung von emotionaler Befindlichkeit.

Diskussion der Leistungsfähigkeit. Die freie Beobachtung gewinnt an Aussagekraft durch wiederholte Beobachtung und durch Daten aus anderen Untersuchungsverfahren (s. o.).

RKS – Reaktion auf kommunikative Stressoren

Verfahren zur Ermittlung der Auswirkungen von kommunikativen Stressoren. (Schneider 1997, 2001).

Der Protokollbogen befindet sich im Anhang.

Ziele.

- Ermittlung von kommunikativen Stressoren, die vermehrt Unflüssigkeiten provozieren,
- Ermittlung von Reaktionen und Strategien des Kindes im Umgang mit kommunikativen Stressoren,
- Provokation von symptomatischen Unflüssigkeiten, von denen die Eltern berichten, die der Untersucher bisher jedoch noch nicht beobachten konnte.

Methodenbeschreibung. Für die Untersuchung geeignete kommunikative Stressoren sind (siehe auch Meyers 1990):

- Zeitdruck,
- häufige offene Fragen, Rechtfertigungsfragen,
- Unterbrechungen,
- Aufforderungen zum Sprechen,
- geteilte Aufmerksamkeit beim Zuhören,
- sprachliche Anforderung wie das Erzählen einer Bildergeschichte.

Die Aufzeichnung der Untersuchung mit Video ist sinnvoll, da es den Untersucher überfordert, gleichzeitig kommunikative Stressoren einzusetzen und die Reaktionen zu beobachten.

Der Untersucher lässt in sein bisher schonendes Verhalten in freundlicher, nicht verletzender Weise kommunikative Stressoren einfließen. Das Kind erzählt z.B. von einem Erlebnis, der Untersucher unterbricht es und fragt interessiert nach einer Begründung. Die kommunikativen Stressoren sollen nicht im Rollen- oder Puppenspiel eingesetzt werden, da durch die Übernahme einer Rolle untypische Verhaltensweisen beim Kind auftreten können.

Zur Auswertung werden Veränderungen der Stottersymptomatik, des Interaktionsverhaltens und des Spielverhaltens in Abhängigkeit von den verschiedenen kommunikativen Stressoren im Protokollbogen vermerkt.

Durchführungsdauer. Die Untersuchung geschieht therapiebegleitend und stellt keinen zusätzlichen Zeitaufwand dar.

Auswertungsdauer. Abhängig von der Fragestellung 20 min und mehr.

Diskussion der Leistungsfähigkeit. Es handelt sich nicht um ein standardisiertes Verfahren. Dennoch ist das RKS bedeutsam zur Ermittlung von Risikofaktoren im Kommunikationsverhalten. Eine wesentliche Ergänzung sind die Beobachtungen der Eltern.

Sprachsystematische Fähigkeiten

Aus dem Modell von Anforderungen und Fähigkeiten geht die große Bedeutung der sprachsystematischen Fähigkeiten eines stotternden Kindes hervor. In der Praxis hat es sich bewährt, nach einer ersten orientierenden Einschätzung gezielt und hypothesengeleitet Untersuchungen der einzelnen sprachsystematischen Ebenen vorzunehmen. Hinsichtlich der Vorgehensweise und der Auswahl von Verfahren sei auf das Buch „Sprachentwicklungsstörungen" von Schrey-Dern (2006) hingewiesen.

Allgemeine psychische Situation des Kindes

Das Selbstbild eines Kindes, seine Einstellungen zu sich und zur Umgebung und seine mit den Einstellungen verbundenen Gefühle haben großen Einfluss darauf, wie ein Kind mit seinem Stottern umgeht. Zur Untersuchung sind verschiedene Verfahren möglich. Als Beispiele seien genannt:

- Informelle Beobachtung des Spielverhaltens, Befragung des Kindes und Elterninterview. Für die informelle Beobachtung des Spielverhaltens eignet sich besonders das Freispiel. Beispiele für mögliche Kriterien sind häufig wiederkehrende Spielverläufe oder Spielthemen und die Entstehung von Ritualen.
- Projektive Verfahren, z.B. „Familie in Tieren" (Brem-Gräser 1995), „Schwarzfuß-Test" (Corman 1995), „Scenotest" (Ermert 1997). Für die Durchführung von projektiven Verfahren wird auf die betreffende Literatur verwiesen. Sie erfordern einen sorgfältigen und verantwortlichen Umgang. Sie können ein Kind bzw. eine Familie bei falscher Indikation oder Durchfüh-

rung sehr belasten. Eine vorschnelle Interpretation kann zu unzulässigen Zuschreibungen führen. Für projektive Verfahren gilt daher, dass ihre Aussagen nicht überbewertet werden dürfen und dass sie nur in Kombination mit der Anamnese und den übrigen Untersuchungen von einem entsprechend qualifizierten Therapeuten zu interpretieren sind.

- Fragebögen, z.B. „Angstfragebogen für Schüler" (AFS, Wieczerkowski et al. 1979), Einsatz ab der 3. Klasse. Der AFS ist normiert und standardisiert. Er gibt Hinweise auf vier Bereiche:
  - Prüfungsangst und Ängste vor Leistungsversagen,
  - manifeste Angst im Sinne von allgemeinen Angstsymptomen, Furchtsamkeit und reduziertem Selbstvertrauen,
  - Schulunlust, d.h. innere Abwehr gegen Schule und Motivationsabfall,
  - soziale Erwünschtheit; diese kann interpretiert werden als Ängstlichkeit, von der erwünschten sozialen Norm abzuweichen.

In der Stotterdiagnostik dient der AFS dazu, allgemeine Risikofaktoren und Ängste in der Schule zu erkennen und sie von stotterbedingten Ängsten abzugrenzen.

Familiäre Interaktion

Die Bedeutung der familiären Interaktion geht aus der Beobachtung hervor, dass bestimmte Merkmale im Interaktionsstil der Bezugspersonen unflüssiges Sprechen verstärken oder reduzieren können. Ungünstige Verhaltensweisen sind dabei häufig eine Reaktion auf das Stottern. Auch wenn dieser Bereich große Bedeutung hat, kann er erst im Verlauf der Therapie untersucht werden. Dies begründet sich darin, dass ein vertieftes Vertrauensverhältnis zwischen Eltern und Therapeut bestehen muss. Es gibt verschiedene Verfahren zur Interaktionsanalyse (z.B. Innerhofer 1977; Jehle u. Randoll 1990; Ritterfeld u. Franke 1994; Schneider u. Lüdemann, in: Böhme 2001).

Auswertung

Die Auswertung der Untersuchungen führt zur Diagnose, ob Stottern vorliegt, und zur Entscheidung, ob Behandlungsbedarf besteht. Um diese Aussagen treffen zu können, werden die Untersuchungsergebnisse aus den Bereichen **Stottersymptomatik**, **psychische Reaktionen** und **Risikofaktoren** in Beziehung gesetzt.

Liegt Stottern vor?

Ob Stottern vorliegt, wird im Wesentlichen anhand der Häufigkeit und Qualität der symptomatischen Unflüssigkeiten ermittelt. Diagnostiziertes Stottern muss nicht in jedem Fall behandelt werden.

Als **Kriterium für Stottern** im Kindesalter gilt (Yairi u. Ambrose 1999):
- Mindestens 3 % der geäußerten Silben weisen Kernsymptome mit oder ohne Begleitsymptomatik auf.
- Weniger als 3 % Kernsymptome, jedoch mit deutlichen Begleitsymptomen.

▨ Auswertung des Bereichs Stottersymptomatik

Im deutschsprachigen Raum besteht kein Konsens über die Einteilung von kindlichen Redeunflüssigkeiten. Das hier vorgestellte System begründet sich auf dem aktuellen Wissenstand hinsichtlich der Ätiologie von Stottern, der daraus resultierenden Notwendigkeit zur Frühprävention und dem Gebot der Ökonomie im klinischen Alltag.

Liegt eine Therapieindikation vor?

Ausschlaggebend für die Behandlungsbedürftigkeit ist v. a. die Qualität der Symptomatik. Dies gilt unabhängig von der Dauer seit Beginn des Stotterns. Doch auch bei leichter Kernsymptomatik kann bei entsprechenden psychischen Reaktionen und Risikofaktoren eine Behandlung erforderlich sein.

Als symptombezogenes Kriterium für behandlungsbedürftiges Stottern im Kindesalter gilt das Vorliegen von Begleitsymptomatik.

Besonders lange, aber anstrengungsfreie Teilwortwiederholungen oder Dehnungen sind ebenso eine Behandlungsindikation. Es soll hier der Entwicklung von Begleitsymptomatik vorgebeugt werden, die bei so langem Kontrollverlust sehr wahrscheinlich ist.

Schweregrad der hörbaren und sichtbaren Stottersymptomatik

Angaben zum Schweregrad der Stottersymptomatik sind nur reliabel und sinnvoll, wenn sie mithilfe eines standardisierten Verfahrens wie dem SSI-3 erhoben wurden. Der Schweregrad der sicht- und hörbaren Symptomatik mit dem SSI-3 allein ist jedoch kein ausreichender Beleg für Behandlungsbedarf. Kinder, die erfolgreich Stottersymptome vermeiden, werden aufgrund einer niedrigen Zahl von Symptomen trotz hohen Leidensdrucks im SSI-3 als „leichte Stotternde" eingestuft. Andererseits gelten Kinder, die selbstbewusst sind, aber viele sehr leichte, nicht behandlungsbedürftige Kernsymptome produzieren, aufgrund ihrer Symptomhäufigkeit als „mittelschwere Stotternde" (theoretisch können Perzentilen von 5 – 40 im SSI-3 auch mit einer nicht behandlungsbedürftigen leichten Kernsymptomatik erreicht werden).

Zusätzlich zur Angabe des Schweregrades der Stottersymptomatik ist immer eine Aussage zur Begleitsymptomatik und zu psychischen Reaktionen zu treffen.

Abschätzung des Verlaufs

Unabhängig von der Störungsdauer können im Verlauf erhebliche Schwankungen von Qualität und Häufigkeit der Symptomatik auftreten. Bei Kindern mit einem plötzlichen Störungsbeginn lässt sich häufig ein Rückgang der Symptomatik nach etwa 2 – 6 Monaten beobachten (Zebrowski 1995). Remissionen sind theoretisch immer möglich, jedoch bei zunehmender Störungsdauer und ausgeprägten Risikofaktoren weniger wahrscheinlich. Nach der Pubertät geht die Wahrscheinlichkeit einer Remission gegen Null.

Häufigkeit und Ausprägung der Stottersymptome lassen keine Aussage auf die Wahrscheinlichkeit einer Remission zu!

▨ Auswertung des Bereichs psychische Reaktionen auf das Stottern

Relation zur Dauer des Stotterns. Je kürzer das Stottern besteht, desto weniger verfestigt sind in der Regel die psychischen Reaktionen, denn desto kürzer haben sich negative Erfahrungen mit Stottern einprägen können. Je länger das Stottern andauert, desto eher ist mit stabilen Mustern psychischer Reaktionen und daraus resultierenden Verhaltensweisen zu rechnen. In der Therapie des Langzeitstotterns ist dieser Bereich besonders schwer veränderbar. Die in Kap. 1 beschriebenen gelernten Verhaltensweisen, die zu negativen Reaktionen auf das Stottern führen, können sich im Einzelfall aber auch schon innerhalb von Tagen manifestieren. Wie schnell dies geschieht, scheint vom Kind und seiner Umgebung abhängig zu sein (Zebrowski u. Conture 1998).

Relation zum Schweregrad des Stotterns. Der Schweregrad psychischer Reaktionen korreliert häufig nicht mit dem Schweregrad der beobachteten Stottersymptomatik. Auch leichtes Stottern kann mit starken psychischen Reaktionen wie z. B. Selbstabwertung einhergehen. Aber es kann auch vorkommen, dass sehr stark Stotternde nur geringe psychische Reaktionen zeigen.

Tabelle 2.5 Beispiele für Hinweise auf belastende psychische Reaktionen auf Stottern

In der Anamnese	• Verlust der Sprechfreude, situatives Vermeiden von Sprechsituationen • Äußerungen von Wut oder Frustration in Verbindung mit Symptomen • Frage des Kindes „Warum kann ich nicht richtig sprechen?" • sprachliches Vermeiden • Hinweise auf belastende Situationen mit Stottern in Kindergarten oder Schule
In der Unter- suchungssituation	• auffällige Reaktionen (z. B. Albernheit, Ablenkung, Ausweichen, vegetative Reaktionen) darauf, dass der Untersucher Untersucherin Pseudostottern zeigt und Stottern thematisiert • Berichte des Kindes über die Belastung durch Stottern • negative Etikettierung des Stotterns durch das Kind oder die Umgebung

Interpretation von Verhaltensbeobachtungen. Die Art und das Ausmaß der psychischen Reaktionen auf das Stottern bei Kindern zu ermitteln, ist meist nicht einfach. Je kleiner die Kinder sind, desto mehr ist man auf die Interpretation von Verhaltensbeobachtungen angewiesen (Tab. 2.5). Bei Jugendlichen werden solche Reaktionen häufig hinter einer Maske von „Coolness" versteckt.

Risikofaktoren. Auch wenn keine psychischen Reaktionen auf Stottern beobachtbar sind, ist auf Risikofaktoren für deren Entwicklung zu achten. Dazu gehören:
• Tabuisierung von Stottern in der Familie,
• negative Reaktionen auf das Stottern aus der Umgebung,
• Funktionalisierung von Stottern in der Familie.

Auswertung des Bereichs Risikofaktoren

Wie im ersten Teil des Buches deutlich wurde, können genetische Disposition und Risikofaktoren aus dem physiologischen, psychosozialen und linguistischen Bereich für die Entstehung und Aufrechterhaltung von Stottern von Bedeutung sein. Eine Schwierigkeit bei der Bewertung von Risikofaktoren liegt in der Tatsache, dass bisher die Zusammenhänge zum Stottern in vielen Bereichen kaum erforscht sind. Daher ist Curlees Forderung nach mehr diesbezüglicher Forschung (1999) nur zu unterstützen. Bis jetzt können aber sehr wohl im Einzelfall Hypothesen über die Bedeutung von

Risikofaktoren aufgestellt werden. Eine Überprüfung durch eine hypothesengeleitete weiterführende Diagnostik ist notwendig. Das Modell von Anforderungen und Fähigkeiten (Starkweather u. Gottwald 1990) gibt Denkanstöße für die Analyse und Bewertung von Risikofaktoren.

Risikofaktoren durch ein Ungleichgewicht von Anforderungen und Fähigkeiten liegen z. B. vor, wenn zusätzlich zum Stottern:
• eine Sprachentwicklungsstörung vorliegt,
• ein Kind von sich erwartet, alles zu können und seine Problemlösestrategien eingeschränkt sind oder es nur über eine geringe Frustrationstoleranz verfügt,
• die Eltern und/oder das Kind sich aufgrund von Fehlinformationen unangemessene Sorgen machen,
• Stottern mit Schuldgefühlen oder Scham verbunden und tabuisiert wird,
• hohe sprachliche, kognitive und emotionale Anforderungen in Verbindung mit Zweisprachigkeit und dem Leben in zwei Kulturkreisen vorliegen.

Diese Liste enthält nur einige Beispiele von Faktoren, die im Einzelfall möglicherweise aufrechterhaltend wirken und die bei der Beratung und Therapie berücksichtigt werden sollten. Manche Risikofaktoren sind unbeeinflussbar, wie z. B. die genetische Disposition, Charakterzüge des Kindes oder seine familiäre Situation, und müssen bei der Formulierung von Therapiezielen und -inhalten berücksichtigt werden.

▓ Konsequenzen für die Therapie

Nach der Auswertung der Diagnostik kann die Entscheidung getroffen werden, ob eine Stottertherapie einzuleiten ist. Sie ist – unabhängig vom Alter des Kindes oder der Dauer der Störung – indiziert, sobald:

- ein Kind Begleitverhalten zeigt,
- ein Kind psychische Reaktionen zeigt, die zur Selbstabwertung und Tabuisierung des Stotterns führen, oder
- Risikofaktoren vorliegen, deren Vorhandensein als aufrechterhaltend eingeschätzt wird.

Aus ethischen Gründen ist es nicht vertretbar, bei Bestehen von o.g. Faktoren abzuwarten, ob sich das Stottern auch ohne Therapie wieder verliert. Im Sinne der von der WHO geforderten sekundären Prävention ist es notwendig, zu verhindern, dass sich aus dem Stottern Beeinträchtigungen der Entwicklung des Kindes ergeben (Schneider u. Sandrieser 2002, S.11).

In Kap. 3 dieses Buches werden therapeutische Maßnahmen vorgestellt, um der Entwicklung nachfolgender Beeinträchtigungen vorzubeugen.

▓ Befunderstellung

Der Befund kann formuliert werden, sobald eine Diagnose feststeht und durch Untersuchungsverfahren abgesichert ist. Je nach Zielsetzung einer logopädischen Diagnostik (Liegt Stottern vor?/ Liegt eine Therapieindikation vor?) können zu diesem Zeitpunkt noch einzelne Diagnostikverfahren ausstehen. Es folgt ein Befundbeispiel, das so konzipiert ist, dass die erste Seite ohne Anlagen als Kurzbefund dient. Mit den beigefügten Anlagen (unter Verwendung der Befundmaske der Lehranstalt für Logopädie, Aachen 2001) entspricht der Befund einem ausführlichen Bericht.

Beispiel

Der siebenjährige Ingo wird durch die Verordnung der Kinderärztin zur logopädischen Diagnostik vorgestellt. Sein Stottern besteht bereits seit mehreren Jahren, aber früher fand keine Therapie statt, da die Eltern nach ärztlichem Rat hofften, dass das Stottern „auswachsen" würde. Die Eltern sind zunehmend besorgt, da Ingo sich weigert zu telefonieren. Die Eltern vermuten einen Zusammenhang zum Stottern und möchten wissen, ob eine Therapie sinnvoll ist.

Logopädischer Befund

Name: Ingo W.
Geburtsdatum: 20.10.96
Anschrift / Telefon:
Verordnung vom 15.09.02

Krankenkasse:
überweisende Ärztin: Dr. K.
Untersucher/in: P.S.
Untersuchungsdatum: 20.09.03

Datum: 20.09.03

Sehr geehrte Frau Dr. K.,

anbei erhalten sie den logopädischen Befund Ihres Patienten Ingo W.

Mit freundlichen Grüßen

Gesamtbeurteilung

Es liegt schweres Stottern mit Begleitsymptomatik (Anstrengungsreaktionen) vor. Die Verständlichkeit wird dadurch deutlich beeinträchtigt. Die psychischen Reaktionen sind vergleichsweise gering.

Schweregrad	Die in der Untersuchungssituation beobachtete Stottersymptomatik wird nach dem SSI-3 als schwer bewertet (Perzentile 78–88, Normentabelle für Schulkinder).
Häufigkeit der Symptome	Bei 10 % der gesprochenen Silben traten Stottersymptome auf.
Art und Qualität der Kernymptome	Die Symptomatik besteht überwiegend aus Teilwortwiederholungen (51 %) und meist lautlosen Blockierungen (46 %). Vereinzelt liegen komplexe Symptome in Form einer Kombination von Dehnung und lautloser Blockierung (3 %) vor.
	Die durchschnittliche Dauer der drei längsten Symptome beträgt 2 s.
	Während der Symptome lässt sich folgendes Begleitverhalten beobachten: Anstrengungsreaktionen, in Teilwortwiederholungen Ansteigen von Tonhöhe und Lautstärke, in Blockierungen vereinzelt laryngeale Geräusche (Pressen) hörbar. Hochziehen von Mundwinkeln und Augenbrauen.
Psychische Reaktionen auf Stottern	*Vorbeugungs- und Vermeidestrategien:* Ingo zeigt phasenweise eine sehr verlangsamte, skandierende Sprechweise, mit der er Symptomen vorbeugen kann. Sprachliches Vermeideverhalten scheint nicht vorzuliegen, die Sprechfreude ist groß. Situatives Vermeiden besteht nur beim Telefonieren. *Tabuisierung:* Ingo spricht offen über seine Symptomatik und über negative Erlebnisse mit seinem Stottern. Er wirkt dabei aufgeregt (vegetative Begleiterscheinungen).
Risikofaktoren	Die genetische Disposition (Vater stottert) und die Vorgeschichte (Sprachentwicklungsverzögerung, multiple Dyslalie, mittlerweile Normbefund) sind als Risikofaktoren zu werten. Im sozialen Umfeld scheinen keine Risikofaktoren zu bestehen.
Therapieindikation	Die Indikation für eine direkte logopädische Therapie ist gegeben. Ziel ist der Abbau des Begleitverhaltens und des situativen Vermeidens.

Allgemeine Informationen:

Stottern tritt bei 5 % aller Kinder im Verlauf der Sprachentwicklung auf. Es ist nicht möglich, vorherzusagen, welches Kind eine Remission haben wird. Die Therapieindikation richtet sich daher nach den Untersuchungsergebnissen. Eine Therapie ist – unabhängig vom Alter und vom Zeitpunkt seit Beginn des Stotterns – dann notwendig, wenn die Kernsymptome des Stotterns (anstrengungsfreie kurze Wiederholungen von Lauten, Silben und Einsilbern; Dehnungen von Lauten; Blockierungen vor oder in einem Wort) mit Begleitsymptomen (z. B. Anstrengungs- oder Vermeideverhalten) angereichert sind oder das Kind negative psychische Reaktionen auf das Stottern zeigt.

Anlage 1: Anamnese	
Anwesend	beide Eltern
Anlass der Anmeldung	Besorgnis der Eltern
Familienanamnese	Vater stottert
Eigenanamnese • *Entwicklung* • *Sprachentwicklung* • *Entwicklung und Verlauf der Redeflussstörung* • *Aktueller Stand* • *Bisherige Therapien*	liegt vor liegt vor Sprachentwicklungsverzögerung: multiple Dyslalie, phonologische Störung (s. Befund vom ...). Beginn mit ca. drei Jahren mit starken Blockierungen, Schwankungen von Häufigkeit und Schweregrad der Symptomatik, z.T. abhängig von emotionalem Stress. Sprachentwicklungsstand sei mittlerweile „normal". Die Symptomatik sei v.a. bei Aufregung oder schwierigen Gesprächsthemen sehr angestrengt mit stummem „Steckenbleiben", dabei ziehe Ingo die Augenbrauen und die Mundwinkel hoch. Ingo vermeide keine Wörter oder Situationen, mit Ausnahme des Telefonierens. Seit ca. 1,5 Jahren sei er nur noch bereit, ans Telefon zu gehen, um mit seiner Oma zu sprechen. In ruhigen Gesprächssituationen lägen überwiegend Wiederholungen vor. Ingos Symptomatik zu Hause sei vergleichbar mit der Untersuchungssituation. Die Symptomatik in der Schule sei möglicherweise geringer. Dort spreche er wenig. Logopädische Therapie wegen Sprachentwicklungsverzögerung von 1999 bis 2001.
Reaktionen anderer	In der Familie sei Stottern nicht tabuisiert, die Eltern beschreiben ein akzeptierendes Verhalten. Bei längeren und stärkeren Symptomen reagiere der Vater vereinzelt ungeduldig, die Mutter fühle sich sehr hilflos. Die Lehrerin reagiere auf das Stottern mit Gelassenheit. In der 1. Klasse sei er einmal von einem Mitschüler nachgeäfft worden. Die Lehrerin habe mit dem Mitschüler gesprochen. Die Hänseleien seien danach unterblieben.
Sozioökonomische Situation	Ingo sei bei Freunden und in der Schule gut integriert und selbstbewusst.
(Fremd-/Eigen-)Wahrnehmung der Störung	Die Eltern vermuten, dass Ingo seine Stottersymptomatik nicht oder nur selten wahrnehme.
Erwartete Veränderungen	flüssigeres Sprechen

Anlage 2: Untersuchungsergebnisse im Einzelnen

Untersuchungs-bereich	Verfahren	Beurteilung	
		Parameter	**Ergebnisse**
Schweregrad des Stotterns	SSI-3 (Riley) Version für Nichtleser	Größe der Stichprobe	600 Silben
		Häufigkeit	insgesamt: 10 % (14)
		Dauer	Durchschnitt der 3 längsten Symptome: 2 s (8)
		Begleitverhalten	laryngeale Geräusche beim Pressen in Blockierungen (4) Hochziehen von Mundwinkeln und Augenbrauen (2)
		Insgesamt	Rohwert 28, Perzentile 78–88, schwer (Normentabelle für Schulkinder)
Qualität der Symptomatik	QBS	Stichprobe	600 Silben
		Häufigkeit	10 %, davon: • Teilwortwiederholungen: 51 % aller symptomatischen Unflüssigkeiten • Blockierungen: 46 % • Dehnungen: 0 % • Übergang von einer Dehnung in eine stumme Blockierung (3 %)
		Strategien zur Überwindung	Anstrengungsreaktionen: in Teilwortwiederholungen Ansteigen von Tonhöhe und Lautstärke, in Blockierungen vereinzelt laryngeale Geräusche (Pressen) hörbar; Hochziehen von Mundwinkeln und Augenbrauen
		Strategien zur Vorbeugung	phasenweise sehr verlangsamte, skandierende Sprechweise, die symptomreduzierend wirkt; sprachliches Vermeideverhalten nicht beobachtbar
Reaktionen auf Stottern der Untersucherin	RSU-2		sachliches Gespräch über Stottern des Untersuchers und das eigene Stottern möglich im Gespräch vegetative Reaktionen als Ausdruck von emotionaler Belastung durch das Thematisieren von Stottern (motorische Unruhe, Blickverhalten, Erröten)

3 Therapie

Verschiedene Therapieansätze. Kaum ein logopädisches Störungsbild hat so viele Therapieansätze aufzuweisen wie Stottern. Therapieansätze für stotternde Kinder sind häufig in Anlehnung an Verfahren für Erwachsene entstanden. Die Vielzahl beruht u. a. darauf, dass die Grundlagenforschung, die klinische Praxis und die persönliche Erfahrung von Therapeutinnen und Betroffenen eine Vielfalt unterschiedlicher Meinungen über die Entstehung und Aufrechterhaltung von Stottern hervorgebracht haben, woraus sehr unterschiedliche Therapieziele mit einer entsprechenden Vielfalt an Verfahren abgeleitet werden können. Aus dieser Vielfalt heraus gilt es, diejenigen Ansätze herauszufiltern, die therapeutisch relevant und theoretisch fundiert sind. Ein umfassender Überblick über verschiedene Therapieansätze bei stotternden Kindern findet sich in Guitar (1998) und Bloodstein und Bernstein Ratner (2008). Ausgehend von den Fakten und Überlegungen der ersten beiden Kapitel dieses Buches werden nun die Voraussetzungen und die möglichen Ziele für eine Therapie dargestellt.

Therapieansatz KIDS. Eine Einführung in die Therapie von stotternden Kindern steht zu Beginn des Kapitels. Ihr folgt eine Darstellung der Therapieplanung und der Erstberatung nach der Diagnostik. Schwerpunkt bildet der Ansatz KIDS, der sich aus den in Kap. 1 vorgestellten Modellen zur Entstehung und Aufrechterhalteng des Stotterns ableitet. Er wird zunächst in einer Übersicht dargestellt. Anschließend werden wichtige Methoden, Techniken und Verfahren sowie Rahmenbedingungen der Symptomtherapie und die Qualifikation der Therapeutinnen beschrieben, die in KIDS zur Anwendung kommen. Die Arbeit am Symptom selbst wird für Kinder ab zwei Jahren (Mini-KIDS) und für Schulkinder (Schul-KIDS) im Detail beschrieben. Ergänzt wird das Therapiekonzept durch das dazugehörige Konzept zur individuellen Elternberatung und die Arbeit mit Elterngruppen. Die vorgestellten Ansätze und Methoden beruhen auf dem derzeitigen Stand der Forschung und befinden sich, wie viele logopädische Konzepte, in ständiger Weiterentwicklung.

Ziele der Stottertherapie

> **!** Das übergeordnete Therapieziel bei Stottern im Kindesalter ist eine Remission oder, wenn diese nicht erfolgt, ein optimales Coping mit der Störung.

Vermittlung funktioneller Coping-Strategien. Es gibt keine Möglichkeit, durch ein Therapiekonzept allen behandelten Kindern Heilung zu versprechen. In der Therapie lassen sich aber Bedingungen schaffen, die die Wahrscheinlichkeit einer Remission erhöhen. Daher ist die Vermittlung funktioneller Coping-Strategien keine Notlösung, sondern ein pragmatisches Vorgehen: Da eine unangemessene Erwartungshaltung der Umgebung oder die Versuche des Kindes, gegen das Stottern anzukämpfen als Risikofaktor für die Aufrechterhaltung des Stotterns gelten, kann die Etablierung von günstigen Coping-Strategien die Remissionswahrscheinlichkeit erhöhen. Im Fall eines überdauernden Stotterns stellen die erlernten Strategien eine sinnvolle Unterstützung für den Umgang mit dem Stottern im Alltag dar.

Sprecherkompetenz entwickeln, Defizite abbauen. Schon die vorsichtige prognostische Haltung der Therapeutinnen, dass nicht in jedem Fall eine Remission möglich ist, kann auf die Eltern und das Kind indirekt positiv wirken, da dadurch der Druck etwas gelöst wird, dass das Stottern um jeden Preis beendet werden muss. Wenn ein bleibendes Stotterproblem nicht verhindert werden konnte, muss daran gearbeitet werden, dass sich die Sprecherkompetenz des stotternden Kindes normal entwickeln kann und schon entstandene Defizite abgebaut werden.

Therapieplanung. An den nachfolgenden Therapiezielen kann man sich orientieren, wenn nach der Befundstellung eine Therapieplanung erfolgt. Diese kann eine tatsächliche Planung zur Durchführung der Therapie sein oder ein Entwurf, den die befundstellende Einrichtung mit einer Weiterüberweisung als Vorschlag mitgibt. Um die Systematik zu erleichtern, empfiehlt es sich, die Einzelbefunde und anamnestischen Daten in der für die Diagnostik vorgeschlagenen Dreiteilung zu interpretieren:

- Stottersymptomatik,
- psychische Reaktionen,
- Risikofaktoren.

Therapieziele im Bereich Stottersymptomatik

Bestehende **Begleitsymptome** sollen reduziert und das Auftreten neuer oder weiterer Begleitsymptome soll verhindert werden. Stottern soll durch direkte oder indirekte Arbeit an den **Kernsymptomen** locker und weitgehend anstrengungsfrei werden.

Sprechflüssigkeit. Beinahe alle Ansätze in der logopädischen Stottertherapie verfolgen Ziele im Bereich Sprechflüssigkeit. Hierzu formulieren Peters und Guitar (1991) drei grundsätzlich verschiedene Zielbereiche:

- **Spontane Sprechflüssigkeit**, d.h. die Sprechflüssigkeit normal Sprechender, bei der Starkweathers Kriterien für flüssiges Sprechen (1987) erfüllt sind. Es bestehen angemessene Geschwindigkeit, Kontinuität, mentale und motorische Leichtigkeit.
- **Kontrollierte Sprechflüssigkeit**: Diese flüssige Sprechweise setzt voraus, dass der Stotternde sich selbst ständig beobachtet und beim Auftreten von Unflüssigkeiten oder während des gesamten Sprechens Techniken einsetzt, um die Sprechflüssigkeit beizubehalten. Ziel ist hier ein stotterfreies Sprechen, das auf

Kosten von mentaler Leichtigkeit und, je nach Technik, unter Verlust von Kontinuität oder angemessenem Sprechrhythmus erreicht wird. Zuhörern fällt häufig eine unnatürliche Sprechweise auf.

- **Akzeptables Stottern**: Angestrebt wird ein kurzes, anstrengungsfreies Stottern ohne negative Emotionen und Gedanken und ohne Vermeideverhalten. Die Auswirkungen auf die Kriterien Starkweathers können unterschiedlich sein. In jedem Fall sind jedoch Kontinuität und Geschwindigkeit betroffen. Die mentale Leichtigkeit ist während des Stotterereignisses betroffen, wenn der Stotternde seine Symptome bewusst beeinflussen muss, um die angestrebte motorische Leichtigkeit zu erzielen. Manche Stotternde erreichen spontan eine akzeptable motorische Leichtigkeit in Symptomen.

Für den hier vorgestellten Ansatz wird als Ziel die spontane Sprechflüssigkeit angesehen. Wenn diese nicht erreicht werden kann, ist das Ziel ein akzeptables Stottern.

Therapieziele im Bereich psychische Reaktionen

Die psychische Bewältigung von Stottern stellt für viele Kinder ein herausragendes Problem dar. Stotternde Erwachsene haben im Laufe ihrer Kindheit vielfach selbstbeschränkende und selbstabwertende Reaktionen in Verbindung mit ihrem Stottern entwickelt (z.B. Vermeideverhalten, Sprech- und Situationsangst oder Scham, Tabuisierung). Ziele im Bereich der psychischen Reaktionen sind daher:

- Vorbeugung bzw. Abbau von selbstbeschränkenden bzw. selbstabwertenden Reaktionen;
- angemessene Bewältigungsprozesse, die eine durch Stottern weitgehend unbeeinträchtigte Entwicklung von Selbstakzeptanz, sozialem Verhalten und Selbstbehauptung ermöglichen; Stottern kann wie andere Störungen auch zu Frustration, Trauer oder Ärger führen. Diese primären psychischen Reaktionen dürfen in der Therapie nicht bagatellisiert werden.

Um diese Ziele zu erreichen, muss die Arbeit in diesem Bereich das Kind, dessen Eltern und seine weitere Umgebung einbeziehen.

! Das Erreichen der Ziele im Bereich psychische Reaktionen wird sichtbar, wenn der Stotternde selbstsicher und flexibel mit seiner Störung umgehen kann und Stottern nicht tabuisiert.

Therapieziele im Bereich Risikofaktoren

Die Therapieziele im Bereich Risikofaktoren werden in Orientierung am Modell von Anforderungen und Fähigkeiten von Starkweather und Gottwald (1990) definiert.

! Entsprechend diesem Modell sind zu wenig entwickelte Fähigkeiten eines Kindes zu fördern, wenn sie im Verdacht stehen, das Stottern aufrechtzuerhalten. Dadurch soll eine Remission oder ein erfolgreiches Coping begünstigt werden, z. B. durch eine SES-Therapie.

Anforderungen. Auf der Seite der Anforderungen spielt die Elternarbeit eine bedeutende Rolle, um dort Bedingungen geschaffen werden, die eine Remission oder ein gutes Coping erleichtern. Dies kann im Einzelfall bedeuten, dass allgemeine umgebungsbedingte Belastungen und spezifische kommunikative Stressoren abzubauen sind. Gegebenenfalls soll das Kind seine Anforderungen an sich selbst verringern, z. B. den Anspruch, immer alles richtig zu machen.

Verlaufsdiagnostik und Therapieplanung. Dieses mehrdimensionale Vorgehen erfordert ggf. die Zusammenarbeit mit anderen Berufsgruppen. Dabei muss immer berücksichtigt werden, dass empirische Befunde über die Gewichtung der meisten Faktoren noch nicht erbracht wurden. Da Risikofaktoren und die Größe ihrer aufrechterhaltenden Wirkung einer ständigen Entwicklung unterworfen sind, sind für eine individuell geplante Therapie eine therapiebegleitende Verlaufsdiagnostik und eine dynamische Therapieplanung erforderlich. An dieser Stelle wird deutlich, wie wichtig ein hypothesengeleitetes Vorgehen und die kontinuierliche Evaluation im Rahmen der Therapie ist.

Hauptrichtungen der Stottertherapie

Es werden indirekte und direkte Ansätze in der Stottertherapie mit Kindern unterschieden (Tab. 3.**1**). Direkte Ansätze bearbeiten das Stottern selbst. Das Kind wird entweder angeleitet, das Stottern oder das Sprechen direkt zu analysieren und zu verändern oder es lernt am Modell. Direkte und indirekte Ansätze können miteinander kombiniert werden.

Indirekte Ansätze

Der Begriff „indirekte Ansätze" wird im Deutschen in den zwei Bedeutungen verwendet: entweder nur mit den Bezugspersonen zu arbeiten oder mit dem Kind, dann aber nicht direkt das Stottern zu bearbeiten. Stattdessen werden Risikofaktoren oder die aus dem Stottern resultierende Belastung therapiert. Das kann z. B. bedeuten, dass sprachsystematische Fähigkeiten verbessert werden (indirekte Stottertherapie mit dem Kind) oder dass wie im Ansatz von Rustin (1995) über eine Verbesserung des familiären Kommunikationsverhaltens Bedingungen geschaffen werden, die flüssiges Sprechen erleichtern (indirekte Arbeit mit den Bezugspersonen). Wenn die Diagnostik Hinweise darauf gibt, dass z. B. allein über die Veränderung des Kommunikationsverhaltens der Eltern das Stottern ausreichend beeinflusst werden kann, lässt sich die Entscheidung zu einer indirekten Therapie vertreten (Rustin 1995).

Die Entscheidung für indirekte Ansätze darf nicht mit der Furcht begründet werden, beim Kind dadurch das Stottern zu verstärken oder erst hervorzurufen (Johnson 1955; Scherer 1995, 1997). Indirekte Ansätze bergen die **Gefahr der Tabuisierung** und können dann eine aufrechterhaltende Wirkung entwickeln. Auch eine besondere Qualifikation der Therapeutinnen für ein indirektes Vorgehen oder unzureichendes Wissen über direkte Verfahren dürfen nicht als Begründung gelten. Johannsen und Schulze bemerken dazu: „Nicht die Therapeutin bestimmt aufgrund seiner besonderen Kenntnisse oder Fähigkeiten die Inhalte der Therapie, sondern diese ergeben sich aus der die Therapie steuernden Diagnostik" (Johannsen u. Schulze 1998, S. 103). Eine infor-

Tabelle 3.**1** Vergleich der Therapierichtungen

Ansatz	Direkt		Indirekt	
Bereich	**Sprechverhalten**	**Stotterverhalten**	**Psyche**	**Risikofaktoren**
Verfahren	Fluency Shaping	Stuttering Management	z. B.: • Spieltherapie • Elternberatung • Desensibilisierung • Selbstbehauptungstraining	z. B. • SES-Therapie • Elternberatung • Interaktionstherapie
Ziel-bereiche	spontane oder kontrollierte Sprechflüssigkeit	spontane Sprech-flüssigkeit oder akzeptables Stottern	spontane Sprechflüssigkeit oder akzeptables Stottern	spontane Sprech-flüssigkeit oder akzep-tables Stottern

mierte Therapeutin, die gelassen mit dem Thema umgehen kann und den individuellen Entwicklungsstand des Kindes berücksichtigt, kann dem Kind nicht schaden.

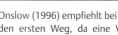

Auch bei einem indirekten Ansatz muss dem Kind gegenüber verbalisiert werden, warum es in Therapie ist.

Direkte Ansätze

Direkte Ansätze lassen sich unterscheiden in:
- Verfahren zur **Bearbeitung des Sprechens** mit dem Ziel, das Stottern zu eliminieren (Fluency Shaping – Sprechflüssigkeit formen),
- Verfahren zur **Bearbeitung des Stotterns** mit dem Ziel, das Stottern flüssiger zu machen (Stuttering Management, Stuttering Modification – Veränderung des Stotterns).

Fluency-Shaping-Ansätze haben spontane oder kontrollierte Sprechflüssigkeit zum Ziel, während die Stuttering-Management-Ansätze kontrollierte Sprechflüssigkeit und akzeptables Stottern als Ziel angeben. Spontane Sprechflüssigkeit ist in diesen Ansätzen ein willkommener und gerade bei Kindern häufig beobachteter Nebeneffekt.

Die den beiden Richtungen zugrunde liegenden Annahmen über Stottern unterscheiden sich:
- „Strenge" Fluency Shaper wie Ryan (1974) gehen davon aus, dass Stottern ein erlerntes Verhalten ist. Dementsprechend wird ein lerntheoretischer Therapieansatz gewählt, um das Verlernen des Stotterns zu ermöglichen.
- Stuttering Management geht davon aus, dass die Kernsymptomatik des Stotterns kein erlerntes Verhalten ist. Die eigentliche Belastung

entsteht erst durch die motorischen und psychischen Reaktionen auf die Kernsymptomatik und durch das Vermeideverhalten. Dementsprechend werden Verfahren zur sensomotorischen Steuerung in Stottersymptomen mit Methoden der psychologischen Beratung hinsichtlich der Reaktionen auf das Stottern kombiniert.

■ Fluency Shaping

Stotterfreies Sprechen kann mit Fluency Shaping erreicht werden, indem man:
- das vorhandene spontan flüssige Sprechen durch verhaltenstherapeutische Verfahren ausweitet oder
- die Sprechweise so verändert, dass Stottern nicht mehr auftritt.

Onslow (1996) empfiehlt bei Kindern nach Möglichkeit den ersten Weg, da eine Veränderung der Sprechweise (also kontrollierte Sprechflüssigkeit) schwieriger zu erlernen und zu stabilisieren sei.

Fluency Shaping beschäftigt sich nicht mit den psychischen Reaktionen auf Stottern und nicht mit der motorischen Ausprägung der Stottersymptomatik. Stottern wird vielmehr ersetzt durch flüssiges Sprechen, sei es spontan oder kontrolliert. Man geht davon aus, dass negative psychische Reaktionen verschwinden, sobald das flüssige Sprechen etabliert ist.

Lidcombe-Programm. Als Beispiel für ein Fluency-Shaping-Programm wird hier das Lidcombe-Programm vorgestellt, dass von Onslow und Mitarbeiter (Packman u. Onslow 1999; Lattermann 2003; Lattermann u. Hearne [in Vorbereitung]) entwickelt wurde und nach einem Stadtteil von Sydney benannt ist. Es handelt sich um eine direkte Therapie stotternder Vorschulkinder, deren Symptome seit mindestens sechs Monaten bestehen sollten. Die Kinder werden ambulant einzeln von speziell in diesem Programm ausgebildeten Therapeutinnen therapiert und eine Bezugsperson übernimmt die Rolle der Co-Therapeutin.

Ziel der Therapie. Die flüssigen Phasen des Sprechens sind so zu erweitern, dass Stottereignisse nicht mehr oder kaum noch stattfinden. Dies geschieht durch Prinzipien der Verhaltenstherapie, indem – zuerst im Therapieraum und dann im Alltag – einerseits flüssiges Sprechen durch positive Verstärkung (Lob) belohnt wird und andererseits das Kind aufgefordert wird, Stottereignisse zu korrigieren. Die Aufforderungen zur Korrektur dürfen von den Kindern nicht als unangenehm empfunden werden.

Therapieverlauf. Die Therapie setzt voraus, dass die Eltern bereit sind, die Übungshierarchie im Alltag umzusetzen. Sie werden kleinschrittig angeleitet, die positive Verstärkung und die Korrektur der Stottereignisse durchzuführen und den Schweregrad des Stotterns zu bestimmen. Während der ersten Phase der Therapie sind die Übungssituationen hierarchisch aufgebaut, d.h. die Therapie beginnt auf dem sprachlichen Niveau, auf dem flüssiges Sprechen für das Kind möglich ist (z.B. Einwortäußerungen im gelenkten Spiel). Im Verlauf der Therapie wird das sprachliche Niveau dann gesteigert, bis das Kind flüssiges Sprechen in der Spontansprache erreicht. Therapieinhalte werden zuerst in strukturierten Situationen und später zunehmend in unstrukturierten Situationen erarbeitet. Die zweite Phase beginnt, wenn das Kind weniger als 1 % gestotterter Silben während der Therapiestunde aufweist. Lob und Aufforderung zur Selbstkorrektur werden zunehmend seltener und in immer größeren Abständen gegeben und der Therapieprozess wird langsam beendet. Psychische Reaktionen werden nicht therapiert.

Stärken und Schwächen der Fluency-Shaping-Verfahren. Die **Stärke** liegt in ihrem hoch strukturierten Aufbau, den klaren Zielkriterien und der kontinuierlichen Messung des Erfolgs. Therapiestudien belegen Erfolgsraten, die über der zu erwarteten Spontanremissionsrate liegen. Positiv ist auch das umfangreiche Transfer- und Nachsorgeprogramm sowie die Einbeziehung der Eltern und Lehrer zu werten.

Der hoch strukturierte Aufbau ist gleichzeitig auch eine **Schwäche** des Verfahrens, denn er erlaubt nur minimale Anpassungen an individuelle Problemstellungen und geht davon aus, dass Vorschulkinder noch nicht ausgeprägt auf die Kernsymptome reagieren. Das Verfahren erfordert eine hohe Motivation und Ausdauer der Eltern und des Patienten. Vor allem diese werden verantwortlich gemacht, wenn eine Therapie nicht erfolgreich verläuft (Onslow 1996) oder neue Schübe auftreten. Problematisch ist außerdem, dass Stottern als Versagen interpretiert wird und dass negative psychische Reaktionen auf Stottern nicht thematisiert werden. Die Behandlung von Risikofaktoren ist nicht vorgesehen.

Stuttering Management

> Ziel des Stuttering Management ist es, unangestrengt und ohne negative Gefühle oder Vermeideverhalten zu stottern und dadurch flüssiges Sprechen zu erreichen.

Dies wird bei Kindern v.a. dadurch erreicht, dass sie über die Technik des Pseudostotterns eine lockere Variante des eigenen Stotterns kennen lernen. Im weiteren Verlauf der Therapie lernen sie dann, angestrengte Symptome so zu modifizieren, dass sie diesen Pseudostottereignissen ähneln. Auf diese Weise wird den Kindern vermittelt, dass sie selbst über die Art ihres Stotterns entscheiden können.

Therapieansatz von Carl Dell. Das Vorgehen bei älteren Vorschul- und Grundschulkindern wird im Folgenden am Therapieansatz von Carl Dell (1979, 2001) verdeutlicht. Dell war ein Schüler von Van Riper und brachte dessen Vorgehen für Erwachsene in eine kindgerechte Form. Er übernahm einen Großteil der Nomenklatur aus der Therapie nach Van Riper (1972, 1982, 2002). Sein Verdienst ist es, einen Therapieansatz entwickelt zu haben, der eine behutsame, aber direkte Enttabuisierung des Stotterns und dabei gleichzeitig die Arbeit am Symptom ermöglicht. Die Sorge, durch die direkte Arbeit mit jungen Kindern einen Leidensdruck zu erzeugen, der vorher aufgrund eines mangelnden Störungsbewusstseins gar nicht vorhanden war, hat sich nicht bewahrheitet. Wie in Kap.1 dargestellt, bemerken schon sehr junge Kinder, dass sie stottern, auch wenn sie es nicht immer verbalisieren.

Dell stellt seinen Ansatz in seinem sehr empfehlenswerten praxisorientierten und anschaulichen Buch dar. Es ist in der deutschen Übersetzung unter dem Titel „Therapie für das stotternde Schulkind" (Dell 2001) erhältlich. Sein Ansatz ist die Grundlage des in diesem Buch vorgestellten Therapieverfahrens „KIDS" (KInder Dürfen Stottern), das in zwei Versionen vorliegt:
- Mini-KIDS (für Kinder von 2 – 6 Jahren) und
- Schul-KIDS (für Schulkinder).

Dells Therapieansatz. Die Kinder werden ambulant einzeln und auch in Gruppen unter Einbeziehung der Bezugspersonen therapiert. Neben den in Tab. 3.2 dargestellten Therapiephasen sind folgende, nicht phasengebundene Elemente enthalten: Zu jeder Zeit finden **Gespräche mit dem Kind** über das Stottern und damit verbundene Erlebnisse, Gedanken und Gefühle statt. Parallel zur Kindertherapie erfolgt **grundsätzlich Elternberatung**. Hier geht es u.a. um Informationsvermittlung und die Bearbeitung von Schuldgefühlen. Außerdem werden die Eltern angeleitet, das Kind bei Bedarf an das lockere Stottern zu erinnern. Neben den Eltern werden die **Lehrer** einbezogen, um ihnen Informationen über Stottern und den Umgang mit einem stotternden Kind zu vermitteln.

Variation für jüngere Kinder. Für jüngere Kinder mit beginnendem Stottern variiert Dell das Vorgehen. Er konfrontiert das Kind sehr behutsam, aber direkt mit dem Thema Stottern, indem er selbst Pseudostottern zeigt. Sobald das Kind darauf eingeht, wird es angeleitet, selbst absichtlich verschiedene Arten des Stotterns zu zeigen. Es erfährt so, dass es Stottern kontrollieren kann. In spielerischer Form wird die Anspannung und die Dauer von Symptomen variiert und verringert. Gespräche über Erlebnisse mit Stottern und Elternarbeit begleiten die Therapie.

Nach Dells (2001) eigenen Angaben wurden die meisten der von ihm behandelten Kinder zu Normalsprechern. Ein Beleg durch kontrollierte Verlaufsstudien liegt jedoch nicht vor.

Stärken und Schwächen von Dells Ansatz. Die **Stärken** sind das flexible, motivierende und am Kind orientierte Vorgehen und die Einbeziehung der psychischen Ebene. Stottern, Sprechangst und neue Schübe werden als Lernchance aufgefasst und verlieren so ihren Schrecken. Die Aufmerksamkeit auf den Sprechvorgang ist nur während auftretender Stottersymptome nötig. Als **Schwäche** ist anzusehen, dass Kriterien für ein Fortschreiten in der Therapie nicht eindeutig definiert sind und keine quantitative und qualitative Erfolgsmessung stattfindet, der Einfluss von Risikofaktoren vernachlässigt wird.

Tabelle 3.2 Phasen des Therapieansatzes nach Carl Dell	
Etablieren von Systemlösetechniken	• Anhand von Pseudostottern werden drei Arten zu sprechen vermittelt: normal, locker gestottert, hart gestottert • Lokalisieren, wo in Pseudosymptomen Anspannung spürbar ist • Nachbessern: ein hart pseudogestottertes Wort zu Ende stottern und dann mit lockerem Stottern wiederholen • Pullout: ein hart pseudogestottertes Wort langsam in lockeres Stottern verwandeln
Stabilisierung und Transfer der Systemlösetechniken	• Vermehrt lockeres Pseudostottern in der Spontansprache zeigen als Übung des Zielverhaltens und als Desensibilisierung gegen Kernsymptomatik • Transfer des Pullout auf echte Symptome in der Spontansprache • Aufbau von Sprechflüssigkeit durch Desensibilisierung gegen Auslöser von Stottern
Nachsorge	• Aufbau der Unabhängigkeit vom Therapeuten • Auffrischung bei neuen Schüben

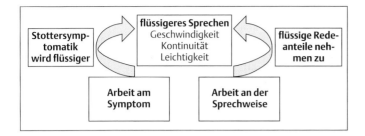

Abb. 3.**1** Zwei sich ergänzende Wege, um flüssigeres Sprechen zu erreichen.

Kombination von Fluency Shaping und Stuttering Management

Auch wenn Fluency Shaping und Stuttering Management häufig als unvereinbar angesehen werden, gibt es verschiedene Versuche, beides zu kombinieren und mit der Arbeit an den Risikofaktoren zu verbinden. Grundsätzlich können die beiden Vorgehensweisen kombiniert werden, um ein flüssigeres Sprechen als bisher zu erreichen (Abb. 3.**1**), z. B. indem in einer klassischen Fluency-Shaping-Therapie Phasen zur Desensibilisierung angeboten werden. Als Beispiele seien Prüß (2002), Born et al. (2002), Wall und Meyers (1995) und Peters und Guitar (1991) genannt.

Die Kombination setzt fundierte Kenntnisse beider Verfahren und klare Zielvereinbarungen mit dem Patienten voraus. Sonst besteht die Gefahr der Beliebigkeit der Methodenwahl ohne ausreichende Vertiefung. Wenn z. B. Blocklösetechniken nicht ausreichend beherrscht werden und die Enttabuisierung im Alltag nicht gelungen ist, kann eine erlernte Sprechtechnik zum Einstieg in eine neue Vermeidensstrategie werden.

Evaluation und Effektivitätsnachweis

Ziele der Evaluation

Die Messung von Veränderungen durch eine Therapie kann darauf abzielen, Effekte, Effektivität oder Effizienz zu messen:

- Ein **Effekt** ist eine Veränderung, die durch die Therapie erzielt wird, unabhängig davon, welche Veränderung beabsichtigt wurde. Ein Beispiel dafür ist die häufige Erfahrung aus der Praxis, dass Eltern berichten, das Stottern sei in dem Moment weniger geworden, in dem sie Kontakt zur Therapeutin aufgenommen haben, auch wenn noch gar kein Treffen stattgefunden hatte. Neben individuellen Schwankungen im Verlauf oder einem zufälligen zeitlichen Zusammentreffen mit einer Spontanremission bleibt die Erklärungsmöglichkeit, dass durch die Entscheidung, therapeutische Hilfe in Anspruch zu nehmen, ein unspezifischen Therapieeffekt auftrat, der durch die Entlastung entstanden ist, professionelle Hilfe hinzuzuziehen.

- Die **Effektivität** einer Therapie bezeichnet das Ausmaß einer geplanten Veränderung, die durch die Therapie erreicht wurde (Conture 1996). Zebrowski und Conture (1998) engen die Definition im Hinblick auf Stottertherapie dahingehend ein, dass sie nur Effekte berücksichtigen, die zu einer **dauerhaften** Veränderung führen.

- Die **Effizienz** macht eine Aussage darüber, welcher Aufwand an Zeit und an therapeutischer Intervention nötig ist, um einen gewünschten Erfolg zu erzielen (Zebrowski u. Conture 1998). Effizienz kann methodenübergreifend ermittelt werden, indem untersucht wird, ob eine bestimmte Methode effizienter, d. h. im Ausmaß wirksamer oder schneller wirksam ist als eine andere Methode (Conture 1996) oder keine Behandlung. Die Effizienz ist nicht nur abhängig von der gewählten Methode, sondern auch von einer Reihe von Außenfaktoren wie z. B. von der Mitarbeit des Patienten.

93

Tabelle 3.3 Die drei Ebenen der Qualitätssicherung

Ebene	Inhalte
Strukturqualität	• Aus- und Weiterbildung • Ausstattung des Arbeitsplatzes, insbesondere Therapiematerial • inter- und intradisziplinärer Austausch
Prozessqualität	• Verlauf der Therapie • Therapiemethoden
Ergebnisqualität	• Therapieeffekte

Ziele der Evaluation. Die Evaluation einer durchgeführten Stottertherapie dient nicht nur der Forschung, sondern auch der Erfassung von Veränderungen im therapeutischen Alltag (s. Giel 1999). Die drei Ebenen der Qualitätssicherung (Donabedian 1966) veranschaulichen die Wirkungsweise (Tab. 3.3): Jede Therapeutin hat ein Interesse daran, die Qualität der eigenen Arbeit zu dokumentieren und nachzuweisen, um die eigene Arbeit ggf. zu verbessern. Patienten und Kostenträger haben ein Interesse daran, Informationen über die Qualität zu erhalten.

Strukturqualität. Die Strukturqualität, also die Ausstattung der Arbeitsplätze, z. B. mit standardisiertem Testmaterial, und die Aus- und Weiterbildung der Therapeutinnen kann sich v. a. dann verbessern, wenn Daten über Therapieverläufe und -effekte vorliegen.

Prozessqualität. Die Kontrolle des Therapieverlaufs, die der Ebene der Prozessqualität entspricht, ermöglicht eine fundierte Therapieplanung und hilft bei der Entscheidung, ob die bisher geplante Vorgehensweise in der Therapie beibehalten, das Vorgehen verändert oder eine Therapie beendet werden kann.

Ergebnisqualität. Die Untersuchung von Effektivität und Effizienz, die sich auf der Ebene der Ergebnisqualität abbilden lässt, sollte dazu führen, dass sich wirksame Methoden durchsetzen und Patienten nicht mehr befürchten müssen, unwirksame oder sogar schädliche Therapien angeboten zu bekommen.

PEVOS. Das Demosthenes-Institut der Bundesvereinigung Stotterer-Selbsthilfe e.V. (BVSS) hat ein Programm zur Evaluation von Stottertherapie (PEVOS, Pape-Neumann et al. 2003) ins Leben gerufen. In diesem Projekt können Therapeutinnen ihre Therapieinhalte und die Veränderungen während der Therapie erfassen. Die Veränderungen werden auf der Ebene des Sprechens und der Symptomatik mittels Spontansprachanalysen und auf der Ebene der Einstellungen und Gefühle mit Fragebögen erfasst. Die Spontansprachproben und Fragebögen werden durch Mitarbeiter von PEVOS analysiert, um eine einheitliche und unabhängige Auswertung zu gewährleisten. PEVOS ist keine wissenschaftlich streng kontrollierte Studie, da es sich z. B. nicht um eine Zufallsstichprobe bei Therapeutinnen und Patienten handelt, aber jede Therapeutin kann die eigenen Daten nutzen, um den Therapieverlauf zu verfolgen und die Effekte der Therapie zu überprüfen. Die BVSS hofft, durch die Durchführung des Projekts eine erste Datengrundlage zu erhalten, um spätere Effektivitätsstudien sinnvoll planen zu können. Zudem sollen für Stotternde Informationen gesammelt werden, welche Therapiemethoden und -inhalte mit welchen Zielen überhaupt angeboten werden.

■ Messung von Therapieerfolgen

Um eine Therapie als effektiv bezeichnen zu können, muss sichergestellt sein, dass die erzielten Veränderungen größer sind als die Veränderungen, die es auch ohne Therapie durch Spontanremissionen gegeben hätte. Für kindliches Stottern bedeutet das z. B., dass von einem Therapieansatz, der auf einer frühen Intervention basiert, erwartet werden kann, dass mehr Kinder eine Remission haben als eine vergleichbare Gruppe von Kindern ohne Therapie. Hier wird ein methodisches Problem für den Nachweis sichtbar: aus ethischen Gründen ist es nicht vertretbar, der Kontrollgruppe von Kindern Therapie vorzuenthalten, um die Effektivität einer Methode zu überprüfen. Der Versuch, Remissionsraten durch die retrospektive Befragung von Erwachsenen zu erhalten, die keine Therapie hatten, ist – wie in Kap. 1 bereits beschrieben – schwierig.

Es gibt inzwischen Studien im angloamerikanischen Raum, die von anhaltenden Therapieerfolgen von Kindertherapien berichten, die in einem Bereich liegen, der weit über allen ermittelten Remissionsraten liegt (vgl. Zebrowski u. Conture 1998; Fosnot 1993; Reardon und Yaruss 2003).

Cordes und Ingham (1998) weisen darauf hin, dass Grundlagenforschung und Therapieforschung eng verknüpft sind: Wenn zugrunde liegende Prozesse oder wechselseitig sich bedingende Entwicklungen bekannt sind, können auftretende Effekte besser auf eine bestimmte Intervention während der Therapie zurückgeführt werden. Damit werden weitere Voraussetzungen für Effektivitätsnachweise deutlich.

! Eine Therapie muss ein theoretisches Fundament haben, sie muss eindeutig beschrieben werden können und die Ziele müssen definiert sein. Diese müssen den individuellen Bedürfnissen des Patienten angepasst werden können.

Johannsen und Schulze schreiben dazu (Johannsen u. Schulze 1998, S.98): „Die heute zur Verfügung stehenden Therapiemethoden und technischen Hilfsmittel wirken nicht automatisch, sozusagen aus sich selbst heraus, sondern nur, wenn sie therapiedidaktisch angemessen vermittelt werden, wenn sie die sozialen, emotional-affektiven und kognitiven Voraussetzungen des Patienten berücksichtigen und wenn sie dem Schweregrad der Störung angemessen sind."

■ Messkriterien

Die Evaluation von Effekten und Effizienz setzt voraus, dass vorab definiert wurde, was als Erfolg zu bewerten ist: z.B. könnte Uneinigkeit darüber bestehen, ob die Reduktion der Stottersymptome durch eine Sprechtechnik, die als unnatürlich bewertet wird und eine hohe soziale Auffälligkeit besitzt, als Erfolg gewertet wird oder ob die Nachteile, die durch die Nebenwirkungen einer medikamentösen Behandlung des Stotterns entstehen können, die erfolgreiche Symptomreduktion aufwiegen.

Conture und Wolk (1990) schlagen vor, die Variablen, die Therapieeffekte beeinflussen können, einer von zwei Kategorien zuzuordnen:
- den subjektiven (subject-dependent) und
- den objektiven (subject-independent) Variablen.

Objektive Variable. Sie zeichnen sich dadurch aus, dass sie beobachtbar sind und meist auch objektiv messbar. Dazu gehören: Anzahl und Art der Stotterereignisse, Qualität der Unflüssigkeiten und beobachtbare Begleitsymptomatik.

Subjektive Variable. Sie umfassen die Gefühle und Einstellungen des Stotternden. Sie sind, wenn überhaupt, nur indirekt zu beobachten und meist nicht durch objektive Messmethoden zu erfassen. Beispielsweise kann ein verdeckt Stotternder über Mechanismen verfügen, die den Gesprächspartner nicht merken lassen, wie anstrengend oder belastend die Situation für ihn gerade ist. Diese Variablen können über Fragebögen und Interviews erfasst werden (vgl. Renner 1995; Schulze 2008). Bei jungen Kindern ist man zur Erfassung der subjektiven Variablen auf die Mitarbeit der Eltern angewiesen.

WHO-Einteilung. Hilfreich bei der Auswahl der Parameter für eine Untersuchung ist die WHO-Einteilung in die Dimensionen:
- Körperstruktur/-funktion,
- Aktivität/Partizipation,
- personenbezogene Faktoren,
- Umweltfaktoren (ICF, DIMDI 2005).

In Tab. 3.4 sind Beispiele gegeben.

Verlaufskontrolle und Dokumentation. So lange nicht für alle Bereiche standardisierte Verfahren vorliegen, um Therapieeffekte zu erfassen, sind Therapeutinnen darauf angewiesen, durch Ver-

Tabelle 3.4 Beispiele für objektive und subjektive Variablen

	Beeinträchtigung der Körperstruktur/-funktion	Beeinträchtigung der Aktivität/Partizipation
Objektive Variablen	b 330 Flüssigkeit und Rhythmus gesprochener Sprache	d 350 Fähigkeit, ein Gespräch zu führen
Subjektive Variablen	b 760 Kontrolle über willkürliche Bewegungsfunktionen	d 750 Fähigkeit, Sozialkontakte einzugehen (ohne zu vermeiden)

laufskontrollen und die Dokumentation von Veränderungen Effekte nachzuvollziehen. Für jede einzelne Therapie ist dies unumgänglich, um angestrebte Therapieziele verfolgen zu können und eine fundierte Entscheidung treffen zu können, wann eine therapeutische Intervention verändert werden muss oder wann die Therapie beendet werden kann. Wie in Kap. 2 beschrieben, besteht die Verlaufs- und Abschlussdiagnostik aus verschiedenen Teilen:

- Analyse des Sprechens und der Stottersymptome,
- Erfassung der Risikofaktoren und, wenn möglich,
- Abschätzung der psychischen Belastung.

In Abhängigkeit von den formulierten Therapiezielen müssen entsprechende Prüfbögen und Verfahren gewählt werden.

Evaluation. Die Evaluation muss an die Besonderheit des Störungsbildes und die Fragestellung angepasst sein: Da Stottern durch das Auftreten der Kernsymptome definiert wird, ist eine Spontansprachanalyse notwendig (z. B. SSI-3). Gefordert wird ein Korpus von mindestens 200 Silben, wobei darauf zu achten ist, dass die Situation repräsentativ für das Stottern im Alltag ist. Beispielsweise muss in Verlaufskontrollen berücksichtigt werden, dass das Stottern im Therapieraum und in Gegenwart der vertrauten Therapeutin meist leichter ist als in anderen Situationen mit ähnlicher sprachlicher Anforderung oder dass keine Spielsituation gewählt wird, die stotterreduzierend wirkt (Rollenspiele). Unumgänglich ist die Erhebung der Begleitsymptomatik und wichtig für die Interpretation ist dabei, dass die Begleitsymptomatik die Kernsymptomatik verdecken kann (z. B. durch Vermeideverhalten). Der Bereich der psychischen Reaktionen kann durch Beobachtungsbögen wie RSU 1 und 2 und durch Fragebögen zur Einstellung des Stotterns erhoben werden. Vermutete Risikofaktoren können durch entsprechende standardisierte und informelle Tests evaluiert werden (z. B. Kaufman Assessment Battery for Children, K-ABC 2001; ASAS, Schrey-Dern 2006; ADD, Stiller u. Tockuss 2001).

▨ Messzeitpunkte

Um Veränderungen erfassen zu können, ist es wichtig, **vor Beginn der Therapie** den Ist-Zustand zu bestimmen. **Während der Therapie** müssen Verlaufskontrollen durchgeführt werden. Der Umfang und der Zeitpunkt richten sich nach dem Therapiekonzept (ambulant, stationär oder als Intervalltherapie) und den vereinbarten Zielen (in welchen Bereichen wird gearbeitet: Stottersymptome, Einstellung zum Sprechen, kommunikative Kompetenz, sprachsystematische Fähigkeiten etc.).

Die Vielzahl von unseriösen Therapieangeboten, die sich die schnelle situationsabhängige Veränderbarkeit des Stotterns zunutze machen zeigt die Notwendigkeit, Therapieeffekte und -effizienz langfristig nachzuweisen. Das bedeutet, die Stabilität der Veränderung **nach Therapieende** zu erheben. Im Rahmen von Therapiestudien und innerhalb klinischer Einrichtungen, die die Güte ihrer Arbeit durch sog. Follow-up-Untersuchungen belegen wollen, sind Nachuntersuchungen von mindestens zwei Jahren nach Therapieende notwendig. Eine Besonderheit der Stottertherapie im Vergleich zur Therapie anderer Störungsbilder ist die hohe „Rückfallquote". Der Begriff wird hier deshalb in Anführungszeichen gestellt, da Schübe ein Charakteristikum der Störung sind und natürlich auch nach dem Therapieende auftreten können. Wenn zu einem bestimmten Messzeitpunkt keine Symptome beobachtet werden können, bedeutet das also nicht in jedem Fall, dass eine Remission stattgefunden hat.

Nachuntersuchungen können durch eine Verlaufsdiagnostik, telefonisch oder durch Fragebögen (für den Patienten oder Personen seiner Umgebung) durchgeführt werden. Bei Interviews oder Fragebögen sollte durch die Methodik ausgeschlossen werden, dass Antworten gegeben werden, von denen der Befragte glaubt, dass es die erwünschten Antworten sind. Bei ohnehin zeit- und kostenaufwendigen Nachuntersuchungen muss zudem einkalkuliert werden, dass eine Verzerrung dadurch entstehen kann, dass v. a. Patienten, die mit der Behandlung nicht zufrieden waren, sich nicht bereit erklären, an einer Nachuntersuchung teilzunehmen.

Therapieplanung

Wenn ein Kind stottert, muss nach der Befundstellung entschieden werden, ob das Stottern behandlungsbedürftig ist und wenn ja, welche Therapie indiziert ist. Wie bereits in Kap. 2 beschrieben, gibt es drei Möglichkeiten:

- Das Stottern ist nicht behandlungsbedürftig. Eine einmalige Beratung der Eltern ist ausreichend, eine Stottertherapie nicht notwendig.
- Das stotternde Kind hat bereits Begleitsymptome und/oder sekundäre psychische Reaktionen entwickelt, die Kernsymptome sind nicht mehr kurz und anstrengungsfrei. Es liegt eine Indikation für eine Therapie des Stotterns vor. Zusätzlich können behandlungsbedürftige Risikofaktoren vorliegen.
- Das Stottern ist selbst nicht behandlungsbedürftig, aber es liegen Risikofaktoren vor, die in Verdacht stehen, die Aufrechterhaltung des Stotterns zu begünstigen. In diesem Fall ist eine Therapie indiziert, jedoch keine direkte Stottertherapie, sondern:
  - entweder eine logopädische Therapie der Risikofaktoren (z.B. eine phonologische Störung, eine myofunktionelle Störung, Defizite im kommunikativ-pragmatischen Bereich) oder
  - eine logopädische Therapie, die die Veränderung der Umgebungsfaktoren zum Ziel hat (z.B. die Veränderung von unangemessenen Erwartungen auf Seiten der Eltern) oder
  - eine Therapie oder Beratung durch eine andere Fachgruppe (z.B. bei Erziehungsproblemen oder Wahrnehmungsdefiziten).

Paralleles Auftreten anderer Störungen. Wenn Stottern und andere Störungen gleichzeitig auftreten, lassen sich diese im Einzelfall plausibel als aufrechterhaltende Risikofaktoren interpretieren. Dennoch bleibt der Zusammenhang immer hypothetisch. Schließlich können verschiedene Störungen genauso gut rein zufällig und ohne irgendeinen Zusammenhang beim selben Kind vorliegen. Daher wirken therapeutische Veränderungen von Risikofaktoren nur mit einer begrenzten Wahrscheinlichkeit und in begrenztem Maße auf das Stottern ein. Darüber müssen die Eltern in jedem Fall informiert werden.

> **!**
> Nur Störungen, die auch unabhängig von Stottern eine Behandlung erforderlich machen würden, dürfen auch behandelt werden.

Das gilt ebenso für Wahrnehmungsstörungen oder psychosoziale Auffälligkeiten wie für eine Sprachentwicklungsverzögerung. Stottern ist also kein Grund für z.B. eine verfrühte Sprachtherapie. Stottern darf aber auch kein Grund sein, einem Kind eine logopädische oder sonstige erforderliche Therapie vorzuenthalten.

Qualifikation der Therapeutin. Damit eine logopädische Therapie der Risikofaktoren im Falle einer sich verstärkenden Stottersymptomatik um eine Stottertherapie erweitert werden kann, soll die Therapie nur von einer Therapeutin durchgeführt werden, die auch Kompetenzen in der Diagnostik und Therapie von stotternden Kindern hat. Hinsichtlich nicht logopädiespezifischer Störungen ist im Einzelfall eine Kooperation mit der betreffenden Berufsgruppe erforderlich.

▪ Dynamische Therapieplanung

Jede Therapieplanung und -durchführung muss sorgfältig auf die individuellen Gegebenheiten und Bedürfnisse und deren Veränderungen abgestimmt sein. Ein zweijähriges Kind, das seit einigen Monaten stottert, deutliche Anzeichen von Frustration zeigt und durch seine familiäre Disposition ein erhöhtes Risiko hat, ein chronisches Stottern zu entwickeln, braucht nicht die gleiche Therapie wie ein fünfjähriges Kind, das intermittierend stottert, eine Sprachentwicklungsstörung zeigt und in seiner Familie wegen seines Stotterns sanktioniert wird.

Therapiebeginn. Zu Therapiebeginn können die Grobziele nur für den folgenden Therapieabschnitt (10 Sitzungen) festgelegt werden. Diese Planung wird mit den Eltern und ggf. auch mit dem Kind im Sinne der Vertragsarbeit (siehe: Vertragskonzept) besprochen.

Dynamische Therapieplanung. Die weitergehende Planung ist jedoch ein dynamischer Prozess und muss an die Reifung des Kindes, die Veränderung der Symptomatik oder der Umwelt angepasst werden. Auch Veränderungen durch die Therapie erfordern eine flexible Neuplanung. Durch die Enttabuisierung und Desensibilisierung kann sich z.B. das Vermeideverhalten reduzieren und die Symptomhäufigkeit erhöhen. Möglicherweise kann erst jetzt die Arbeit an der eigentlichen Symptomatik eingeplant werden. Außerdem muss die Planung der Elternarbeit berücksichtigen, dass die Eltern vermutlich über eine „Verschlechterung" im Rahmen der Therapie verunsichert sind.

Zu klärende Fragen. Folgende Fragestellungen sind bei einer dynamischen Therapieplanung zu klären:

- Was ist im Moment am dringendsten, was macht die meisten Probleme? (Muss z.B. zuerst sichergestellt werden, dass der Großvater, der regelmäßig das Kind betreut, nicht mehr mit Sanktionen und Beschämung auf das Stottern reagiert?)
- Welche Ziele sind schnell zu erreichen, welche nur langfristig? (Die Informationsvermittlung an die Eltern muss z.B. kontinuierlich, langfristig und an deren Bedürfnisse und Erlebnisse angepasst erfolgen.)
- In welchen Bereichen muss eine bestimmte Reihenfolge von Erarbeitungsschritten eingehalten werden? (So kann z.B. nicht direkt an den Symptomen gearbeitet werden, solange das Kind das Thema „Symptomatik" völlig tabuisiert.)
- Für welche Therapieziele müssen welche grundlegenden Fähigkeiten vorhanden sein? Müssen diese vorher erarbeitet werden? (Sind z.B. die auditiven Fähigkeiten bereits weit genug entwickelt, um an der auditiven Differenzierung von Stottersymptomen zu arbeiten?)
- Welche Inhalte sind relevant, weil sie im Lauf der weiteren Therapie noch gebraucht werden? (Es ist z.B. nicht nötig, im Pseudostottern Blockierungen einzuführen, wenn das Kind keine Blockierungen zeigt.)
- Gibt es Risikofaktoren, die Priorität haben? (Ein Kind ist z.B. durch seine phonologische Störung unabhängig vom Stottern weitgehend unverständlich. Durch die kommunikative Behinderung hat es immer wieder Misserfolgserlebnisse mit dem Sprechen und eine geringe Bereitschaft, am Sprechen zu arbeiten.)

- Gibt es Anliegen der Eltern oder des Kindes, was sich zuerst verändern soll? Lassen sich diese Wünsche berücksichtigen?

Grob- und Feinziele. Die Grobziele in den drei Bereichen der Stottertherapie Stotterverhalten, psychische Reaktionen und Risikofaktoren sind in Tab. 3.5 dargestellt.

Bei der Planung von Grob- und Feinzielen wird entschieden, welche Schwerpunkte parallel und welche nacheinander bearbeitet werden sollen. Die Erarbeitung der Feinziele innerhalb einer Therapiesitzung berücksichtigt weitere Faktoren wie:

- individuelle Fähigkeiten des Kindes (z.B. Aufmerksamkeitsspanne des Kindes; Zeit, die es braucht, um sich auf eine neue Spielidee einzulassen),
- Beziehung zwischen Therapeutin und Kind (z.B. ob vertrauenaufbauende Maßnahmen nötig sind, bevor die Enttabuisierung beginnen kann),
- Stimmung des Kindes (z.B. wenn das Kind schon so frustriert und genervt ist, dass es zu Therapiebeginn erst einmal ein „schnelles Erfolgserlebnis" braucht).

Voraussetzungen. Zur Planung der Therapie gehört auch, zu klären, ob folgende Voraussetzungen gegeben sind (s. Vertragskonzept):

- Sind die Eltern/das Kind über den Therapieplan informiert? Besteht ein gültiger Dreiecksvertrag? Bei Kindern unter vier Jahren reicht die Information, dass sie wegen des Stotterns kommen.
- Ist die Mitarbeit der Eltern gesichert?
- Besteht Konsens zwischen den Eltern und der Therapeutin hinsichtlich der Zielsetzung der Therapie (Erhöhen der Remissionschancen, aber keine Zusicherung von Heilung)?
- Ist der organisatorische Rahmen geklärt (Häufigkeit und Dauer von Sitzungen, Teilnehmer der Sitzungen, Elterntermine, Elterngruppe)?
- Ist die Kostenübernahme gesichert (z.B. Einzeltherapie und parallele Elterngruppe)?
- Ist gesichert, dass die Therapeutin die Verantwortung übernehmen kann (Qualifikation, Langzeittherapieplatz vorhanden)?

Tabelle 3.5 Grobziele in den drei Bereichen der Stottertherapie

Schwerpunkt	Grobziele
Therapiebereich Stotterverhalten	
Wahrnehmung	Fähigkeit zur Wahrnehmung: (taktil-kinästhetisch, propriozeptiv, auditiv, visuell) von: • Artikulationsart • Artikulationsort • Symptomart • Symptomqualität Fähigkeit, zwei Aufgaben gleichzeitig zu bewältigen (z. B. sprachliche Anforderung und Wahrnehmung der Symptomatik)
Motorik	Fähigkeit zur motorischen Steuerung der Artikulation und Phonation • Pseudosymptomen • echten Symptomen
Therapiebereich psychische Reaktionen	
Wissen über Stottern	Aneignung von Wissen über: • Stottern • Reaktionen von Gesprächspartnern • das Bild von Stottern in der Gesellschaft Fähigkeit, selbst Informationen zu geben
Emotionaler und kognitiver Umgang mit Stottern	Fähigkeit zum selbstakzeptierenden und selbstbehauptenden Umgang mit: • Kontrollverlust • Situationsabhängigkeit • Schüben • Reaktionen der Gesprächspartner
Therapiebereich Risikofaktoren (hier Auswahl)	
Sprachentwicklung	Aneignung eines altersgemäßen Sprachentwicklungsstandes
Spiel- und Sozialverhalten	Fähigkeit zu: • Problemlösen • Selbstbehauptung • pragmatischer Kompetenz • Fehlertoleranz etc.
Information der Umgebung über Stottern	Wissen über: • Stottern • Diagnostik und Therapie • angemessene Reaktionen auf Stottern • das Bild von Stottern in der Gesellschaft
Umgang mit Stottern	Fähigkeit zu akzeptierenden Reaktionen auf: • die Symptomatik des Kindes • auf die Verhaltensweisen des Kindes in Verbindung mit seiner Symptomatik • eigene Verhaltensweisen, Emotionen, Gedanken Fähigkeit, selbst Informationen zu geben Fähigkeit, das Kind im Umgang mit seinem Stottern zu unterstützen

Erstberatung

Basisinformationen. Unabhängig von der Therapiebedürftigkeit muss eine Beratung der Eltern stattfinden, in der sie über die Diagnose, Vorschläge zum weiteren Vorgehen und über Stottern allgemein informiert werden. Dabei werden folgende Basisinformationen vermittelt:

- Die **Diagnose** kann wie folgt formuliert werden: „Sie hatten recht mit Ihrer Vermutung, dass sich im Sprechen Ihres Kindes etwas anders verhält als bei anderen Kindern: Es stottert." Es hat sich bewährt, den Begriff „Stottern" an dieser Stelle explizit zu erwähnen und keine „beschönigenden" Begriffe zu verwenden. Viele Eltern fühlen sich erleichtert, dass die Veränderung, die ihnen zumeist Sorgen bereitet hat, nun einen Namen bekommen. Wenn Eltern sehr erschreckt auf die Diagnosestellung reagieren, kann die Logopädin das sofort nutzen, um nachzufragen, welche Sorgen die Eltern mit der Diagnose verbinden. In den meisten Fällen handelt es sich um Ängste, die aus Falschinformationen oder Vorurteilen entstanden sind. Auf diese kann die Therapeutin im Beratungsgespräch eingehen.
- Informationen zum **Auftreten** (Häufigkeit, Alter) von Stottern im Kindesalter, zum **multifaktoriellen Entstehungsmodell** (Disposition, Auslöser, Aufrechterhaltung) und zur **Prognose**. Zentrale Themen sind hier die hohe Rate an Spontanremissionen, die auch noch nach mehreren Jahren möglich sind, und die Unmöglichkeit, gegenwärtig vorhersagen zu können, welches Kind sein Stottern überwinden wird.
- Informationen über Kern- und Begleitsymptomatik (Videobeispiele oder Vormachen), um die Kriterien für eine Wiedervorstellung zu vermitteln.
- Informationen zu den häufig **irritierenden Besonderheiten des Stotterns** wie der situationsabhängigen Variabilität und den oft zu beobachtenden periodischen Schwankungen der Symptomatik. In diesem Zusammenhang kann mit den Eltern besprochen werden, dass nicht jede Veränderung zur sofortigen Wiedervorstellung führen muss, solange die Eltern und das Kind die nötige Gelassenheit zeigen. Angepasst an die individuelle Situation des Kindes und der Familie kann die Therapeutin hier auch konkrete Vorschläge zu Verhaltensweisen geben (z.B. dass die Eltern sich darum kümmern, dass auch andere Bezugs- oder Aufsichtspersonen adäquat mit dem stotternden Kind umgehen, oder die Ermunterung, nicht prinzipiell aufregende oder spannungsreiche Situationen im Leben des Kindes zu vermeiden (Kindergeburtstag, Konfliktsituationen), auch wenn dadurch kurzzeitig die Symptomatik zunimmt.
- Falls die Eltern bereits in der Anamnese von Schuldgefühlen, der Konfrontation mit Vorurteilen oder einer Belastung durch Kommentare und Ratschläge aus ihrer Umgebung berichtet haben, sollten konkrete Vorschläge zur Entlastung gemacht werden (z.B. Bezugsadressen für Informationsmaterial nennen, das die Eltern an Erzieher, Großeltern etc. weitergeben können).

Therapieangebote. Die Eltern sollen darüber informiert sein, in welchen Fällen eine Therapie sinnvoll ist. An dieser Stelle kann die Logopädin kurz über die verschiedenen Therapieangebote und -inhalte sprechen und einen Eindruck vermitteln, wie eine Therapie in diesem Alter durchgeführt wird. Die Eltern müssen wissen, dass es kein Verfahren gibt, das allen Kindern eine Heilung versprechen kann, und dass auch durch eine Therapie keine Stotterfreiheit garantiert werden kann.

Gerade Mütter stotternder Kinder stehen oft unter einem enormen gesellschaftlichen und familiären Druck, „irgendwas" zu tun, damit das Kind zu stottern aufhört. Wenn sie besonders stark mit Vorurteilen, unangebrachten Ratschlägen und Vorwürfen aus der Umgebung konfrontiert sind, kann eine längerfristige Beratung, entweder individuell oder im Rahmen einer Elterngruppe (s. dort), ggf. auch in Kombination erforderlich sein.

Beratung bei nicht behandlungsbedürftigem Stottern

Die Eltern werden über die Befunde aufgeklärt und erfahren, warum zum jetzigen Zeitpunkt keine logopädische Therapie nötig ist. Anschließend erhalten sie die wichtigsten Informationen zur Prognose und möglichen Verläufen.

Ziele. Dieses Informationsgespräch hat zwei Ziele:

- **Entlastung und Sicherheit der Eltern:** Da es Hinweise darauf gibt, dass schlecht oder falsch informierte Eltern ein vermehrtes Bedürfnis nach Therapie des Kindes haben (Sandrieser et al. 2002), ist es im Sinne aller Beteiligten, dieses Informationsdefizit zu beheben. Nach dem Austausch mit der Logopädin sollen die Eltern sich kompetent genug fühlen, den Alltag mit ihrem stotternden Kind zu bewältigen, ohne unangemessene Schuldgefühle oder Ängste zu haben. Mit ihrem Basiswissen sollten sie in der Lage sein, sich und ihr Kind vor vermeintlich guten Ratschlägen oder Vorurteilen der Umgebung zu schützen.
- **Kriterien für eine Wiedervorstellung:** Mit den Eltern ist zu klären, bei welchen Veränderungen des Stotterns eine Wiedervorstellung und ggf. eine Therapie notwendig ist. Das ist der Fall, wenn
  - Begleitsymptome auftreten,
  - und/oder negative psychische Reaktionen des Kindes auf sein Stottern bemerkbar werden,
  - die Eltern sich vermehrt Sorgen machen bzw. sich hilflos fühlen.

Weitere Schritte. Für diese Fälle müssen die Schritte der Eltern für eine Wiedervorstellung (Telefonat, Verordnung) geklärt sein und auch die Therapeutin muss klären, ob er ggf. in angemessener Zeit einen Termin bzw. einen Therapieplatz anbieten kann. Natürlich müssen die Informationen zu den individuellen Gegebenheiten der einzelnen Familie in Beziehung gesetzt werden und Raum für Nachfragen bleiben.

! Wie in allen Beratungsgesprächen ist es wichtig, nicht nur Vorschläge zu einem günstigen Umgang mit dem stotternden Kind zu geben, sondern auch zu verbalisieren, was zum jetzigen Zeitpunkt in der Familie bezüglich des Stotterns schon gut eingespielt ist und wo die Eltern bereits (intuitiv) das Richtige gemacht haben.

In der Praxis hat es sich bewährt, schriftliche Informationen mitzugeben (z.B. Material der BVSS oder die Broschüre der BAGH 2001).

In den meisten Fällen wird das Beratungs-gespräch direkt im Anschluss an die Befunderhebung erfolgen. Manchmal ist es auch notwendig, dafür einen längeren Termin zu vereinbaren, damit z.B. beide Elternteile daran teilnehmen können. Es hat sich bewährt, den Eltern anzubieten, sich noch einmal kurz telefonisch zu melden, falls nach dem Gespräch noch Fragen auftauchen. Die praktische Erfahrung zeigt, dass der zeitliche Aufwand gering ist und es selten zu Nachfragen kommt, das Angebot aber für viele Eltern eine enorme Entlastung darstellt.

Elterngruppen. Wenn in der Einrichtung Elterngruppen angeboten werden, kann man Eltern, bei deren Kind kein Therapiebedarf besteht, einladen, an dem Abend mit dem Thema „Stottern und Gesellschaft" (s. dort) teilzunehmen.

Beratung bei Notwendigkeit einer anderen Therapie als einer direkten Stottertherapie

Wenn das Stottern selbst nicht direkt behandlungsbedürftig ist, aber die Indikation für eine Therapie der Risikofaktoren, eine indirekte Therapie (Veränderung von Umgebungsfaktoren) oder eine Therapie oder Beratung durch eine andere Berufsgruppe indiziert ist, wird ein Beratungsgespräch – wie oben dargestellt – durchgeführt und dieses noch um Informationen zur Therapieindikation erweitert.

Basisinformationen. Es ist sinnvoll, das Gespräch in zwei Teile zu gliedern und zuerst die Basisinformationen hinsichtlich des Stotterns zu vermitteln, da das die ursprüngliche Fragestellung war. Die Eltern werden informiert, warum gegenwärtig keine direkte Stottertherapie notwendig ist, dass aber nicht auszuschließen ist, dass bei einer entsprechenden Veränderung der Stottersymptomatik eine direkte Therapie notwendig werden könnte. Falls eine logopädische Therapie der Risikofaktoren stattfindet, entfällt natürlich die Vereinbarung einer Wiedervorstellung.

Therapie von Risikofaktoren. Die Notwendigkeit der Therapie von Risikofaktoren kann den Eltern anhand des Modells von Anforderungen und Fähigkeiten vermittelt werden. Sie erfahren, dass die diagnostizierten Risikofaktoren in Verdacht stehen, aufrechterhaltend zu wirken. Dabei muss ersichtlich sein, dass der Zusammenhang zwischen

Risikofaktoren und Stottern hypothetisch ist und durch die Behandlung keine Heilung des Stotterns versprochen werden kann.

An dieser Stelle sollte man darauf eingehen, dass sich während einer Therapie der Risikofaktoren die Stottersymptomatik nicht nur verbessern sondern auch verstärken kann und aufzeigen, dass in diesem Fall zusätzlich eine Stottertherapie durchgeführt wird.

Nicht behandlungsbedürftiges Stottern. Bei nicht behandlungsbedürftigem Stottern, bei dem aber in der Umgebung des Kindes Risikofaktoren in Form von Reaktionen auf das Stottern (übergroße Sorgen, irrationale Ängste oder ausgeprägte Schuldgefühle bezüglich des Stotterns) oder unspezifisch zu hohe linguistische Anforderungen an das Kind oder sein Kommunikationsvermögen bestehen, ist die Haltung der Therapeutin in der Beratung wesentlich. Sie sorgt durch das Angebot einer Therapie für die Entlastung, die es dem Erwachsenen ermöglicht, seine günstigen Verhaltensweisen weiter zu entwickeln und seine eigenen Ängste oder Schuldgefühle dadurch abzubauen, dass er sich als kompetent im Umgang mit einem stotternden Kind erfährt. Dies kann etwa wie folgt eingeleitet werden: *„Sie sind sicher nicht schuld, dass Ihr Kind zu stottern angefangen hat. Mit dem, was Sie jetzt schon an günstigen Verhaltensweisen zeigen und einigen Dingen, die ich Ihnen noch zeigen kann, können Sie als Hauptbezugsperson aber sehr viel tun, um Ihrem Kind die momentane Situation mit dem Stottern zu erleichtern."*

Wenn man Eltern vermittelt, dass sie durch eine Veränderung ihres Verhaltens dazu beitragen können, aufrechterhaltende Risikofaktoren zu verringern, können sie intern sehr schnell zu der Schlussfolgerung kommen: *„Wenn ich mich genug anstrenge und alles richtig mache, wird mein Kind sein Stottern verlieren."* Hier muss die Therapeutin sofort eine realistische Zielsetzung entgegenhalten, z. B. indem sie sagt: *„Im Moment sind wir nicht in der Lage zu erkennen, wie ausschlaggebend der Risikofaktor für Ihr Kind ist. Mit der Veränderung Ihres Verhaltens erhöhen Sie eine Chance, und ich kann Ihnen nicht einmal sagen, um wie viel."*

! Zielvereinbarungen in solchen Therapien müssen realistisch und angemessen bleiben. Insgesamt ist eine vorsichtige Haltung der Logopädin angebracht, da die Einflussgröße eines vermuteten Risikofaktors für ein bestimmtes Kind gegenwärtig nicht genau bestimmt werden kann.

Da es auch Kinder gibt, die ohne therapeutische Unterstützung eine Spontanremission haben, obwohl sie in Familien mit sehr ungünstigen kommunikativen Strukturen aufwachsen, kann das Ziel nicht sein, die optimalen Gesprächspartner für das Kind zu „formen" und dabei vielleicht tief in das Beziehungsgeflecht der Familie einzugreifen.

Weiterempfehlung des Patienten. Wenn das Stottern nicht behandlungsbedürftig ist, aber eine Diagnostik, Beratung oder Therapie **einer anderen Störung** durch Therapeutinnen einer anderen Berufsgruppe (z. B. Ergotherapie, Psychotherapie) erforderlich ist, gilt es, in der Erstberatung Folgendes zu berücksichtigen: Sowohl bei Eltern als auch bei fachfremden Kollegen kann bei der Empfehlung einer Therapie durch eine andere Berufsgruppe schnell der Eindruck entstehen, dass das Stottern durch die andere Störung verursacht wurde und eine entsprechende Behandlung die Stotterproblematik heilen könnte. Neben den mündlichen Basisinformationen und der Aufklärung über die Rolle von Risikofaktoren erhält die Familie in diesem Fall einen ausführlichen logopädischen Bericht mit einer konkreten Fragestellung und Basisinformationen zum Stottern (einschließlich des Hinweises auf Bedingungen, unter denen eine Wiedervorstellung bei der Logopädin erforderlich ist), die die Familie zur Erstvorstellung zu dem fachfremden Kollegen mitnehmen kann. Es empfiehlt sich, den Eltern gegenüber die Kooperation mit dem Kollegen anzusprechen.

Beratung bei behandlungsbedürftigem Stottern

Wenn behandlungsbedürftiges Stottern vorliegt, wird ein Beratungsgespräch durchgeführt, in dem die Eltern die einzelnen Befundergebnisse erfahren und darüber informiert werden, warum die Diagnose „Stottern" gestellt werden kann und welche Befunde eine Therapie sinnvoll erscheinen lassen.

Informationen während des Beratungsgesprächs. Bevor sie über die Therapiemöglichkeiten informiert werden, vermittelt die Logopädin ihnen auch die Basisinformationen zu Auftreten, Verursachungshypothesen, Verläufen, Remissionschancen und die Charakteristika der Störung. Sie werden über die Unterscheidung von Kern- und Begleitsymptomatik informiert und bekommen diese anhand der Symptomatik ihres Kindes erklärt. Mit diesen Informationen sollen sie in die Lage versetzt werden, realistische Erwartungen an eine Therapie zu entwickeln. Verständlicherweise erwarten die Eltern, dass „der Schaden behoben" und das Kind geheilt werden kann. Es hat sich bewährt, diese Erwartungshaltung mit Verständnis anzusprechen und die Eltern dann darüber zu informieren, was eine logopädische Therapie leisten kann, welcher zeitliche Aufwand zu erwarten ist, wer die Kosten übernimmt und wie sie organisiert ist. Beispielsweise ist für viele Familien nicht selbstverständlich, dass in einer direkten Therapie die Mitarbeit der Eltern erforderlich ist.

Ideales Beratungsgespräch. Im günstigen Fall werden die Eltern über die unterschiedlichen Verfahren mit den verschiedenen Zielsetzungen kurz informiert (Fluency Shaping und Stuttering Management). Sie erhalten Informationsmaterial, das sie mitnehmen können, oder Kontaktadressen, um weitere Informationen einzuholen (z. B. Informationen der BVSS). Wenn die Therapeutin selbst ein Therapieangebot macht, sollte sie die Grundsätze des Vertragskonzepts berücksichtigen, wie sie im Kapitel „Vertragskonzept" beschrieben sind. Dazu gehört, unbedingt darzustellen, welche anderen Therapiemöglichkeiten es gibt, und den Eltern zu empfehlen, erst darüber nachzudenken oder sich noch weiter zu informieren, bevor sie sich für diese Therapie entscheiden. Auch mit dem Kind soll kurz besprochen werden, dass es stottert und dass es das Angebot gibt, das Stottern zu erleichtern, z. B.: *„Ich kann dir zeigen, wie du stottern kannst, ohne dich so sehr anzustrengen."*

Die Familie darf nicht zu einer Therapie gedrängt werden und muss die Informationen haben, welchen Nutzen sie momentan aus der Therapie ziehen könnte.

Der Ansatz KIDS

Van Ripers Therapieansatz. Therapieansätze, die es Stotternden ermöglichen, aktiv in ihre Symptome einzugreifen und sie leichter zu machen, haben ihren Ursprung in der Therapie von Erwachsenen. Der bedeutendste Vertreter dieser Richtung ist Van Riper. Selbst ein Stotternder entwickelte Van Riper (1973; 2002) nach Sichtung und Erprobung einer Vielzahl von Therapieansätzen seinen Ansatz der Stottermodifikation, in den Elemente aus Nichtvermeidensansätzen (Sheehan 1970) einfließen. Van Ripers Ansatz beruht auf einer Kombination der Servotherapie – hiermit ist die Förderung der Fähigkeit gemeint, den Ablauf des Sprechens in Symptomen wahrzunehmen und bewusst zu steuern – mit Methoden aus der Psychotherapie und Verhaltenstherapie (z. B. Emotiv-Rationale-Therapie nach Ellis, Ellis und Dryden 1997).

Früher Therapiebeginn. Van Riper betonte selbst die Notwendigkeit, stotternde Kinder möglichst früh zu behandeln, um vorzubeugen, dass sie als stotternde Erwachsene unter Begleitsymptomatik und negativen psychischen Reaktionen leiden.

Aus diesem Grunde schuf sein Schüler Dell – ebenfalls Stotternder – (1979; 2001) eine Herangehensweise für Schulkinder (s. Stuttering Management). Diese erfuhr mit Anregungen durch die therapeutische Arbeit von Larsson (1996) eine Anpassung und Erweiterung durch P. Sandrieser in Form von Mini-KIDS (2002; 2003) und durch P. Schneider (1999; 2001; 2002) in Form von Schul-KIDS.

KIDS. KIDS steht für „**KI**nder **D**ürfen **S**tottern". Der Titel betont, dass die direkte Symptomtherapie auch erfolgreich sein kann, wenn noch Stottern vorliegt. Kinder **dürfen** stottern, sofern sie das Stottern nicht überwinden. In diesem Fall sollen sie die Möglichkeit bekommen, selbstbewusst und in einer leichten Art zu stottern. Doch in erster Linie soll die Wahrscheinlichkeit einer Remission erhöht werden. Beides wird durch folgende Maßnahmen erreicht:

- Da die Einstellung des Kindes und seiner Umgebung zum Stottern eine wichtige Rolle bei der Aufrechterhaltung spielen kann, werden durch die Arbeit auf der emotionalen Ebene, durch Desensibilisierung und die Informationen über Stottern Hilflosigkeits-, Scham- und Schuldgefühle abgebaut und damit die Entstehung ungünstiger aufrechterhaltender Coping-Strategien vermieden. Fernziel ist die Remission.

- Dem Kind wird vermittelt, wie es die sprechmotorischen Abläufe im Symptom kontrollieren und so die Symptome leichter machen kann. Auch dadurch wird die emotionale Belastung durch Stottern verringert. Fernziel ist die Remission oder, wenn sie nicht erfolgt, die Etablierung eines unangestrengten, gesteuerten Stotterns, welches das Kind nicht in seiner Entwicklung behindert.
- Sofern dies erforderlich und möglich ist, werden aufrechterhaltende Risikofaktoren behandelt, z. B. fehlende Problemlösestrategien oder eine Sprachentwicklungsstörung.

! Es geht also nicht darum, dass Kinder ihr Stottern akzeptieren, ohne dass versucht wird, eine Remission zu begünstigen. Die Befürchtung, dass eine direkte Arbeit am Stottern das Störungsbewusstsein verstärke, ist bei sachgerechtem Vorgehen unbegründet (Dell 2001).

Funktionelle Coping-Strategien. Dieses Vorgehen wird der Tatsache gerecht, dass Stottern nicht immer heilbar ist, wohl aber leichter gemacht werden kann. Das bedeutet, dass Kinder wie sonst weitersprechen dürfen und nur im Symptom statt eines angestrengten Begleitverhaltens funktionelle Coping-Strategien anwenden. Entsprechend werden Sprechtempo, Rhythmus und Leichtigkeit (mental und motorisch) erhalten auf Kosten der Kontinuität, die durch leichte kurze Stottersymptome unterbrochen wird. Um diese funktionellen Coping-Strategien zu vermitteln, gibt es dem Entwicklungsstand und den entsprechenden Lernstrategien von Kindern unterschiedlichen Alters angemessene Vorgehensweisen. Das Konzept berücksichtigt zudem, dass ein Großteil der Probleme, die Stotternde in der Gesellschaft und ihrer Entwicklung haben können (s. Kap. 1, Stottern und Gesellschaft) nicht durch das eigentliche Stottern – die Kernsymptome – verursacht wird, sondern aus den Versuchen entstehen, mit ungünstigen Coping-Strategien dagegen anzukämpfen.

Individueller Therapiestil. Da es sich bei Mini-KIDS und Schul-KIDS nicht um ein Vorgehen handelt, bei dem jeder Schritt exakt festgelegt ist, kann die Therapeutin einen eigenen Stil entwickeln und auch auf die individuellen Bedürfnisse und Vorlieben des Kindes eingehen. Im Folgenden wird die Arbeit in den drei Bereichen des Stotterns mit KIDS im Allgemeinen, d. h. übergreifend für Mini-KIDS und Schul-KIDS beschrieben.

Therapieindikation. Unabhängig vom Alter und davon, wie lange ein Kind bereits stottert, besteht die Indikation für eine Therapie nach KIDS dann, wenn das Kind mit Begleitsymptomatik oder negativen psychischen Reaktionen auf sein Stottern reagiert.

Ein Sonderfall liegt vor, wenn das Kind nur kurze, unangestrengte Symptome zeigt, aber die Eltern unsicher in ihrem Umgang mit dem stotternden Kind sind und das Thema tabuisieren. In diesem Fall hat eine Therapie das Ziel, den Eltern einen gelassenen Umgang mit dem Stottern zu vermitteln. Neben der Weitergabe von Informationen an die Eltern (individuell oder/und durch die Elterngruppe) kann es dann sinnvoll sein, ähnlich wie in der Phase der Desensibilisierung Pseudostottern (s. dort) mit ihnen zu erarbeiten.

■ Bereich Stottersymptomatik

KIDS beruht auf der Annahme, dass die Häufigkeit der symptomatischen Unflüssigkeiten beim Stottern nur indirekt beeinflussbar ist (z. B. durch eine ungewohnte Sprechweise oder durch eine positivere Erwartungshaltung beim Sprechen). Ein Kind kann jedoch direkten Einfluss auf die Qualität seiner Symptome nehmen. Das Kind lernt in KIDS also, Stottern mit Ankämpfverhalten in kurzes, leichtes Stottern zu verwandeln.

Hat ein Kind diese Fähigkeit erworben, kann man zweierlei Auswirkungen annehmen:

- Das Kind weiß, dass es ein auftretendes Symptom steuern kann und erwirbt so eine größere Selbstsicherheit beim Sprechen. Dadurch nimmt die emotionale Erregung beim Sprechen ab, weil der im Stottereignis entstehende Kontrollverlust nicht so dramatisch ist. Als Nebeneffekt verringert sich dabei auch bei vielen Kindern die Symptomhäufigkeit.
- Das Kind erwirbt verbesserte sensomotorische Fähigkeiten für den Sprechablauf.

Anforderungen und Fähigkeiten. Entsprechend dem in Kap. 1 vorgestellten Modell von Anforderungen und Fähigkeiten (Starkweather u. Gottwald 1990) würden so die emotionalen Anforderungen verringert und die sensomotorischen Fähigkeiten für das Sprechen gestärkt. Durch diese Annäherung an ein Gleichgewicht zwischen Anforderungen und Fähigkeiten würden sich die Chancen für eine Remission erhöhen.

Vier Phasen. In allen Varianten der Symptomarbeit von KIDS treten die folgenden vier Phasen auf, die in Orientierung an Van Ripers Therapie für Erwachsene benannt worden sind:

- **Desensibilisierung gegen Stotterereignisse:** In der Desensibilisierung werden negative psychische Reaktionen auf Stottern abgebaut, indem das Kind und die Eltern gegen das Auftreten der Stotterereignisse unempfindlicher gemacht werden. Ihnen werden dabei in altersgemäßer Weise Informationen über das Stottern vermittelt.
- **Identifikation von Stotterereignissen:** Sofern der metasprachliche Entwicklungsstand das zulässt, wird in der Identifikation die Fähigkeit erarbeitet, Stotterereignisse im Sprechfluss zu bemerken und zu lokalisieren sowie bewusst motorische Abläufe im Symptom wahrzunehmen und zu steuern.
- **Modifikation des Stotterns:** Wenn nach der Desensibilisierung Symptome nur noch wenig negative psychische Reaktionen auslösen, werden funktionelle Coping-Strategien vermittelt, d.h. Symptomlösetechniken, wie ein Kind beim Auftreten von Stotterereignissen diese steuern und beenden kann, ohne mit Begleitsymptomatik darauf zu reagieren. Wenn eine Identifikation durchgeführt wurde, können Kinder auf die dort gelernten sensorischen und motorischen Fähigkeiten zurückgreifen.
- **Generalisierung:** Hier wird die Symptomlösetechnik stabilisiert und der Transfer in den Alltag unterstützt.

Häufig ist in der Phase der Desensibilisierung und Identifikation zu beobachten, dass zunächst **Häufigkeit und Schweregrad der Stottersymptomatik zunehmen.** Dies lässt sich damit erklären, dass das Kind unbekümmerter mit weniger Selbstkontrolle und Vermeideverhalten spricht und deshalb mehr stottert. In der weiteren Therapie kann dann direkt am Symptom gearbeitet werden.

■ Bereich psychischer Reaktionen

! Ein übergeordnetes Ziel in diesem Bereich ist die Selbstwertschätzung als stotternder Sprecher.

Sprechfreude und Selbstvertrauen. Erfolg in diesem Bereich äußert sich in Form von Sprechfreude und Selbstvertrauen, unabhängig von der Art des Stotterns. Selbstvertrauen geht damit einher, dass ein Kind darauf vertraut, etwas zu sagen zu haben. Sprechfreude bedeutet nicht, dass dann die Kinder ständig sprechen. Sie äußert sich vielmehr, wenn Kinder das gerne sagen, was ihnen wichtig ist. Nicht nur die Kinder, die jede Äußerung vermeiden, haben zu wenig Sprechfreude. Sie fehlt auch bei manchen Kindern, die pausenlos auf ihren Gesprächspartner einreden. Diese Kinder stehen möglicherweise unter dem Druck, ihr Sprechvermögen zeigen zu wollen oder um Gehör kämpfen zu müssen, jedoch mit den falschen Mitteln. Sprechfreude und Selbstvertrauen entstehen, wenn Kinder eine Beziehung erleben, in der man sie ernst nimmt und ihnen zuhört.

Korrigierende Erfahrungen. Wie in Kap. 1 gezeigt wurde (vgl. Tab. 1.2), ist der Bereich psychische Reaktionen besonders relevant für die Aufrechterhaltung von Stottern. In der Therapie soll das Kind neue Erfahrungen mit dem Stottern machen, um gelernte Verhaltensweisen bezüglich des Stotterns zu verändern (vgl. Stes 1998). Diese neuen Erfahrungen von eigenem wirksamem Handeln, von Entlastung und von erfolgreicher Kommunikation wirken als verstärkende Prozesse und können langfristig neue Überzeugungen schaffen, die neben den alten negativen Überzeugungen existieren oder diese ablösen (Tab. 3.6). Dann spricht man von korrigierenden Erfahrungen (Schlegel 1995, S. 303f).

! Das Kind hat dadurch eine Wahlmöglichkeit erworben und kann sich für das neue oder das alte Verhalten entscheiden. Dies ist gerade bei neuen Schüben nach Therapieende von Bedeutung, da hier die Wahrscheinlichkeit sehr hoch ist, mit alten Mustern zu reagieren. Eine entsprechende Vorbereitung auf einen neuen Schub ist daher in vielen Fällen notwendig.

Therapie psychischer Reaktionen. Sie kann direkt oder indirekt erfolgen:

- **Direkt** meint, dass mit dem Kind offen über Erfahrungen mit Stottern und die darauf folgenden psychischen Reaktionen gesprochen und ggf. mit Übungen und Rollenspielen gearbeitet wird. Die direkte Therapie psychischer Reaktionen ist Teil vieler Methoden und Techniken in KIDS. Ein wichtiger Ausschnitt daraus wird in den Kapiteln: „Desensibilisierung, Pseudostottern, Bearbeitung der emotionalen Reaktionen auf Stottern, Invivo-Therapie" be-

Tabelle 3.**6** Wirkungsweise der Therapie im Bereich psychische Reaktionen

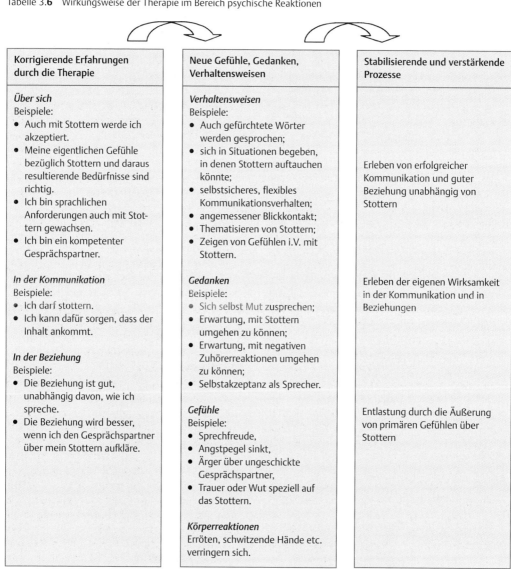

Korrigierende Erfahrungen durch die Therapie	Neue Gefühle, Gedanken, Verhaltensweisen	Stabilisierende und verstärkende Prozesse
Über sich Beispiele: • Auch mit Stottern werde ich akzeptiert. • Meine eigentlichen Gefühle bezüglich Stottern und daraus resultierende Bedürfnisse sind richtig. • Ich bin sprachlichen Anforderungen auch mit Stottern gewachsen. • Ich bin ein kompetenter Gesprächspartner.	*Verhaltensweisen* Beispiele: • Auch gefürchtete Wörter werden gesprochen; • sich in Situationen begeben, in denen Stottern auftauchen könnte; • selbstsicheres, flexibles Kommunikationsverhalten; • angemessener Blickkontakt; • Thematisieren von Stottern; • Zeigen von Gefühlen i.V. mit Stottern.	Erleben von erfolgreicher Kommunikation und guter Beziehung unabhängig von Stottern
In der Kommunikation Beispiele: • Ich darf stottern. • Ich kann dafür sorgen, dass der Inhalt ankommt.	*Gedanken* Beispiele: • Sich selbst Mut zusprechen; • Erwartung, mit Stottern umgehen zu können; • Erwartung, mit negativen Zuhörerreaktionen umgehen zu können; • Selbstakzeptanz als Sprecher.	Erleben der eigenen Wirksamkeit in der Kommunikation und in Beziehungen
In der Beziehung Beispiele: • Die Beziehung ist gut, unabhängig davon, wie ich spreche. • Die Beziehung wird besser, wenn ich den Gesprächspartner über mein Stottern aufkläre.	*Gefühle* Beispiele: • Sprechfreude, • Angstpegel sinkt, • Ärger über ungeschickte Gesprächspartner, • Trauer oder Wut speziell auf das Stottern. *Körperreaktionen* Erröten, schwitzende Hände etc. verringern sich.	Entlastung durch die Äußerung von primären Gefühlen über Stottern

Durch diesen Prozess entstehen alternative Überzeugungen über sich, die Kommunikation und über Beziehung sowie alternative Verhaltensweisen.

schrieben. Die Gruppentherapie ist besonders für die Erarbeitung korrigierender Erfahrungen geeignet, da sie eine kontrollierte Echtsituation mit Gleichaltrigen darstellt.

- **Indirekt** können psychische Reaktionen behandelt werden durch ein spezifisches Therapeutinnenverhalten (unabhängig davon, ob in Übungen oder im Freispiel) oder/und durch Veränderungen von Umgebungsfaktoren, z.B. Enttabuisierung des Stotterns in der Familie. Das spezifische Therapeutinnenverhalten wird u.a. unter „Antithetisches Verhalten und Erlaubnisarbeit" und „Qualifikation der Therapeutin" beschrieben. Die Beeinflussung der Umgebungsfaktoren wird im Kapitel „Elternbeteiligung in der Einzeltherapie bei Mini-KIDS" vorgestellt.

Enttabuisierung. Sie ist ein ganz zentrales Element von KIDS, das während aller Therapiephasen in irgendeiner Form eine Rolle spielt. Dabei kann das Ziel entweder sein, einer Tabuisierung vorzubeugen oder eine schon bestehende Tabuisierung abzubauen. Tabus sind Schamstimuli (vgl. Kap. 1, Emotionale Entwicklung und Stottern). Ihre Übertretung löst seelische (Selbst-)Verletzung in Form von Scham aus. Das Wahren von Tabus dient dazu, in Beziehungen vor dem Erleben von seelischen Verletzungen zu schützen. Die tatsächliche Schutzwirkung der Tabuisierung ist gering, jedoch ist der Glauben an eine schützende Wirkung groß. Daher ist die Tabuisierung als dysfunktionelle Coping-Strategie zu werten und trägt zur Stabilisierung und Erhöhung des Leidensdrucks bei. Reaktionen auf Tabus sind Vermeidung und Verleugnung von allem was mit Stottern zu tun hat, also Erfahrungen, Gedanken und Gefühle und auch das Stottern selbst. Sowohl der Stotternde als auch die Menschen in seiner Umgebung können tabuisieren.

Bedürfnis nach Schutz. Der Tabuisierung liegt ein berechtigtes Bedürfnis nach Schutz zugrunde. Kinder können in der Regel gut einschätzen, ob z.B. bei einer Enttabuisierung in ihrer Peer-Group der Schutz ausreicht und wehren sich zu Recht bei riskanten Vorschlägen von Therapeutinnen. Bei der Enttabuisierung muss daher Sorge getragen werden, dass sich der Tabuisierende auf andere Weise geschützt fühlt als durch die Wahrung eines Tabus. Schutz kann auf zwei Wegen vermittelt werden:

- Durch eine **schützende Umgebung**, in der sich das Kind sicher genug fühlt, um ein Tabu zu lockern. Entsprechende Methoden sind z.B. die Erlaubnisarbeit in einer verlässlichen therapeutischen Beziehung und Elternberatung zum akzeptierenden Umgang mit Stottern. Zum Schutz des Kindes gehört auch, dass die Therapeutin das Kind nicht mit ihrem Anliegen der Enttabuisierung bedrängt und verfolgt. Schutz bedeutet jedoch nicht, das Kind von allen schwierigen Themen fernzuhalten.
- Durch die Stärkung der **Fähigkeit des Kindes, sich selbst zu schützen**, z.B. in einem stotterspezifischen Selbstsicherheitstraining.

Selbstwertschätzung. Der nächste Schritt ist, das Kind bei der Entwicklung von Selbstwertschätzung zu unterstützen. Selbstwertschätzung erhöht die **Unabhängigkeit von Vorurteilen** anderer. Dafür sind verschiedene Maßnahmen erforderlich (die nachfolgend genannten Verfahren werden im Kapitel „Methoden und Techniken in KIDS" beschrieben):

- **Erlaubnisarbeit:** Wertschätzung durch die Therapeutin und in der Umgebung, unabhängig von Stottern oder vom Tabuisieren. Das beinhaltet auch die Zuversicht, dass das Kind es schaffen kann, mit seinem Stottern gut zurechtzukommen.
- **Antithetisches Verhalten** im Modell der Therapeutin, z.B. indem er gelassen über ein Tabuthema spricht.
- Abbau konditionierter Angstreaktionen durch **Desensibilisierung**.
- **Bearbeitung der emotionalen Reaktionen auf Stottern** mit dem Ziel, dass Ambivalenzen der ursprünglichen und der gelernten Gefühle in Bezug auf Stottern bewusst werden und bisher verdrängte, aber berechtigte Gefühle enttabuisiert und ausgedrückt werden können. Das beinhaltet auch die Bearbeitung von prägenden Negativerfahrungen, um den Einfluss von quälenden Erinnerungen zu verringern. So kann sich das Kind in gegenwärtigen Situationen angemessener verhalten.
- Sehr wirksam ist in diesem Bereich die Vermittlung von **Wissen über Stottern** und von Begriffen, die eine sachliche Auseinandersetzung begünstigen.
- Das bedeutet auch, dass Eltern und Kind lernen, **andere über Stottern zu informieren**. Hierfür kann man z.B. nichtstotternde Freun-

107

de des Kindes zu Therapiesitzungen einladen, eine Unterrichtseinheit zum Thema Stottern entwerfen oder ein Gespräch mit dem Lehrer planen und in Rollenspielen erproben.

- Um vorzubeugen, dass die Therapie selbst tabuisiert wird, ist es von Anfang an sinnvoll, im Rahmen der **In-vivo-Therapie** alle Elemente der Therapie auch außerhalb des Therapieraums durchzuführen, z. B. ein Gespräch zwischen Therapeut und Kind auf dem Flur oder in der Fußgängerzone über die verschiedenen Arten von Kernsymptomen. Außerdem sollen möglichst viele Personen und Institutionen im Umfeld des Kindes informiert oder einbezogen werden.

Angst vor Verletzung. Häufig haben Therapeutinnen Befürchtungen, das Kind mit dem Versuch der Enttabuisierung zu verletzen. Wenn diese in richtiger Weise durchgeführt wird, ist die Sorge unbegründet. Sie ist eher Ausdruck der Tabuisierungstendenz der Therapeutin und der Überbewertung der eigenen Macht. Häufig ist man erstaunt, wie selbstverständlich Kinder über Stottern zu sprechen beginnen. Wie in der Desensibilisierung ist es entscheidend, auf die Reaktionen des Kindes zu achten, um sein Vorgehen individuell anpassen zu können. Geht man zu schnell vor, indem man z. B. das Kind dazu drängt, über Erfahrungen mit seinem eigenen Stottern zu sprechen, kann man es in die Defensive treiben. Meist ist es dann nicht mehr bereit, weiter über Stottern zu sprechen.

Eine häufige Sorge von Therapeutinnen ist es, Kinder erst auf die Idee zu bringen, dass Stottern etwas Schlimmes ist. Dell (2001) stellt hier zu Recht fest, dass ein behutsames Thematisieren von Stottern im Therapieraum auf jeden Fall weniger verletzend ist als die Konfrontation mit den negativen Reaktionen Gleichaltriger. Zudem kann man sofort beginnen, die Verunsicherung des Kindes in der Therapie aufzugreifen.

Selbstreflexion der Therapeutin. In der Enttabuisierung muss sich die Therapeutin immer wieder fragen, ob sie selbst tabuisiert, und bereit sein, ihre Ängste und Phantasien zu überprüfen und abzubauen, z. B. indem sie selbst stottert und mit Unbekannten über ihr Stottern spricht.

! Nur eine Therapeutin, die nicht selbst tabuisiert, kann andere enttabuisieren.

▨ Bereich Risikofaktoren

Die dritte Komponente von KIDS ist die Behandlung der Risikofaktoren.

Ziel. Ziel ist es, Faktoren mit möglicherweise aufrechterhaltender Wirkung zu minimieren und eine größtmögliche Unabhängigkeit von der Therapeutin zu erreichen.

Individuelle Planung. Es gibt eine Vielzahl möglicher Risikofaktoren im linguistischen, mundmotorischen, sensorischen, emotionalen, kognitiven und sozialen Bereich. Ihre aufrechterhaltende Wirkung auf das Stottern ist vor dem Hintergrund der aktuellen Forschungsergebnisse noch hypothetisch. Die klinische Erfahrung zeigt jedoch, dass sich ihre Beeinflussung in vielen Fällen positiv auswirkt (vgl. Kap. 1, Faktoren, die Beginn und Verlauf beeinflussen). Die Arbeit an Risikofaktoren wird für den jeweiligen Einzelfall geplant.

Methoden. Folgende Methoden aus diesem Buch enthalten Hinweise zur Therapie der Risikofaktoren:
- „Antithetisches Verhalten und Erlaubnisarbeit",
- „Bearbeitung der emotionalen Reaktionen",
- „Förderung von pragmatischer Kompetenz, Selbstbehauptung, Problemlöseverhalten",
- „Erstberatung",
- „Wissen über Stottern".

Weitere Verfahren, etwa zur Behandlung einer Sprachentwicklungsverzögerung oder mundmotorischer Defizite etc. sind der einschlägigen Literatur zu entnehmen. Je nach Art des Risikofaktors ist eine spezifische Qualifikation der Therapeutin erforderlich.

▨ Einbeziehen von Bezugspersonen

Da Kinder wesentlich abhängiger von ihren Bezugspersonen sind als Erwachsene, sie also das, was sie in der Therapie lernen, nicht ohne Unterstützung aus ihrer Umgebung in den Alltag übertragen können, ist bei Mini-KIDS und Schul-KIDS die Teilnahme der Eltern fester Bestandteil der Therapie. Mit ihren Reaktionen auf das Stottern des Kindes können sie stark beeinflussen, wie das Kind auf seine Symptomatik reagieren wird.

Austausch zwischen Therapeutin und Eltern. Durch den Austausch mit den Eltern erhält die Therapeutin verlässliche Informationen über die Zeit zwischen den Therapieeinheiten und kann die Therapieplanung besser auf die Bedürfnisse des Kindes abstimmen.

Folgende Schwerpunkte werden mit den Eltern behandelt:

- **Fachkenntnisse vs. gesellschaftlich gängige Vorurteile:** Besorgte Eltern, die im Umgang mit ihrem stotternden Kind unsicher sind, gelten als Risikofaktor. Häufig wagen sie es aufgrund von Tabus und Vorurteilen nicht, ihre spontan angemessenen Reaktionen zu zeigen, etwa das Kind zu trösten oder mit ihm über sein Stottern zu sprechen. Daher ist die Vermittlung von Fachwissen über Stottern wichtig (Kern- und Begleitsymptomatik, Entwicklung von Begleitsymptomatik), Epidemiologie, Verursachung (Disposition, Auslöser, Aufrechterhaltung), Kontrollverlust im Symptom und emotionale Reaktionen, Modell von Fähigkeiten und Anforderungen, gesellschaftliche Vorurteile und ihre Folgen, Enttabuisierung in der Umgebung des Kindes.
- **Emotionale Stütze für das Kind:** Informierte Eltern können ihrem Kind leichter eine emotionale Stütze sein. Sie können das Kind angemessen über seine Störung aufklären und ihm Verständnis und Trost entgegenbringen. Zusätzlich ist es sinnvoll, Eltern gegen Stottersymptomatik zu desensibilisieren, damit sie gelassen damit umgehen können.
- **Kenntnisse über den Therapieansatz und mögliche Alternativen:** Damit die Eltern den direkten Therapieansatz unterstützen können, benötigen sie kontinuierlich Informationen sowohl über das Vorgehen als auch über die Zielsetzungen der Therapie. Außerdem ist es sinnvoll, auch über andere Verfahren zu informieren (zugrunde liegende Theorien, Vorgehen, Vor- und Nachteile), um einer Verunsicherung durch z.B. Fernsehsendungen vorzubeugen.
- **Mitarbeit als Co-Therapeut:** Die Mitarbeit von Eltern als Co-Therapeuten (Modell, Durchführung von Übungen, Unterstützung des Transfers) ist beispielhaft bei Mini-KIDS genau beschrieben. Dieses Vorgehen erleichtert den Transfer in den Alltag, erhöht die Übungshäufigkeit für das Kind und trägt zur Desensibilisierung der Eltern gegen das Stottern bei.
- **Multiplikator für Fachkenntnisse in der Umgebung des Kindes:** Häufig sind Eltern damit konfrontiert, dass ungünstige Reaktionen auf das Stottern des Kindes in der Verwandtschaft oder weiteren Umgebung des Kindes (Kindergarten, Schule) bestehen, die ihre Bemühungen unterlaufen. Hier benötigen die Eltern fachliche Unterstützung, um als Multiplikatoren auftreten zu können, in der Hoffnung, dass eine aufgeklärte Umgebung diese ungünstigen Reaktionen unterlässt (Schneider und Sandrieser 2002, S.14).

Abbau von Schuldgefühlen. Durch diese Maßnahmen werden Schuldgefühle bei den Eltern abgebaut. Sie lernen, souveräner mit dem Stottern ihres Kindes umgehen zu können und fungieren so als Ansprechpartner für das Kind, wenn es wegen seines Stotterns getröstet werden will oder frustriert ist. Wenn die Eltern über die Inhalte der Therapie gut informiert sind und sie ihrem Kind Hilfen geben können, verstärkt sich ihr Kompetenzgefühl. Das ist hilfreich bei einem Störungsbild, das in der Gesellschaft noch so vorurteilsbeladen ist.

Die Vorgehensweisen werden näher beschrieben in den Kapiteln „Methoden und Techniken in KIDS", „Elternbeteiligung in der Einzeltherapie bei Mini-KIDS" und „Elterngruppen bei KIDS".

Methoden und Techniken von KIDS

Die logopädische Stottertherapie bedient sich der Erkenntnisse von Sprach- und Sprechwissenschaften, Medizin, Psychologie und Pädagogik. Die hier vorgestellten Verfahren beruhen auf stotterspezifischen Methoden, aber auch auf der artikulatorischen Phonetik, der klientenzentrierten Gesprächsführung (Rogers 1991), der Transaktionsanalyse (Berne 2000; Schlegel 1995) und der Verhaltenstherapie (Bandura 1986). Die Anwendung der vorgestellten Methoden beschränkt sich jeweils nicht nur auf einen der drei Bereiche der Stottertherapie. Im Folgenden werden einige besonders wichtige Methoden, Verfahren und Techniken der direkten Stottertherapie vorgestellt.

■ Vertragskonzept

Klare Vereinbarungen über Therapieziel, Vorgehensweise und geschäftliche Rahmenbedingungen sind eine Selbstverständlichkeit in jeder Therapie. Das „Vertragskonzept" der Transaktionsanalyse (Berne 2000) ist ein nützliches Instrument zur Entwicklung solcher Vereinbarungen mit dem stotternden Kind und seinen Eltern. Daher werden im Folgenden Vereinbarungen als „Verträge" bezeichnet.

Ziel. In der Stottertherapie sind klare Verträge wegen verschiedener therapeutischer Auswirkungen von besonderer Bedeutung. Sie sichern ab, dass keine endlose Stottertherapie oder eine „ungewollte Psychotherapie" entsteht. Von Anfang an bestehen Enttabuisierung und Transparenz in der Therapie, da bei der Erarbeitung eines Vertrags offen über das Stottern gesprochen werden muss. So kann auch die Therapeutin das Thematisieren von Stottern nicht aufschieben.

Kontrolle. Da sich die Stottertherapie auch mit unangenehmen Seiten (Sprechangst, Sorgen, Scham, Tabuisierung) beschäftigen kann, haben das Kind und seine Eltern ein Bedürfnis nach Kontrolle über das Therapiegeschehen. Verbindliche Verträge mit einer glaubwürdigen Therapeutin vermitteln dieses Gefühl der Kontrolle. Erst dann entsteht Bereitschaft zur Kooperation, Motivation und Eigenverantwortung. Ein erfolgreicher Transfer wird so wahrscheinlicher.

Verantwortung. Die Therapeutin ist gleichberechtigter Vertragspartner. Ihr Teil der Verantwortung als Anbieterin ist genau festgelegt. Dadurch wird auch der Anteil des Patienten an der Verantwortung für den Therapieerfolg klargestellt.

Was ist ein Vertrag?

Ein **Vertrag** ist eine Übereinkunft zwischen Patient und Therapeutin und umfasst Ziele, Vorgehensweisen und Bedingungen der Therapie (vgl. Stewart 1993). Der Begriff „Vertrag" wirkt sehr formal und verdeutlicht so die Ernsthaftigkeit beim Abschluss eines Vertrags. Dennoch können Verträge sehr unterschiedlich aussehen. Mit ei-

nem Neunjährigen wurde ein Therapievertrag schriftlich formuliert:

> **Beispiel**
> „Nach der Therapie stottere ich leichter. In den Stunden sollen wir spielen und am Stottern arbeiten. Jede Stunde machen wir aus, wie viel wir am Stottern arbeiten."

In einem Elterngespräch wurde der Beratungsvertrag weniger formal geschlossen:

> **Beispiel**
> Therapeutin: „Ich kann Ihnen anbieten, dass wir gemeinsam untersuchen, wo ein Ungleichgewicht zwischen Anforderungen und Fähigkeiten bei S. besteht."
> Mutter: „Ja, daran liegt mir viel. Wissen Sie, ich bin so verunsichert, dass ich gar nicht mehr weiß, wie ich S. helfen kann."

Ein Vertrag für eine Übung kann auch das in der gemeinsamen Handlung gefundene Einverständnis von Kind und Therapeutin sein, wie im folgenden Beispiel zur Desensibilisierung gegen Kernsymptomatik:

> **Beispiel**
> Kind zur Therapeutin: „Au ja, ich halte den Stift fest und solange ich festhalte, musst Du weiter stottern!" (Therapeutin stottert, solange das Kind den Stift festhält.)

Übergeordnete Verträge. Sie werden zu Beginn der Therapie, manchmal erst nach Ablauf einer Probephase, geschlossen (Schneider u. Lüdemann, in: Böhme 1998, S. 42). Sie regeln die Rahmenbedingungen und Ziele, Inhalte, Vorgehensweisen und Grenzen der beabsichtigten Therapie. Vertragsrevisionen erlauben die Anpassung des Therapievertrags an den aktuellen Stand. Ein Beispiel für eine **Vertragsrevision** in der Therapie mit einem Kind:

> **Beispiel**
> Der bisherige Therapievertrag mit dem Kind lautete: „Wir spielen miteinander und ich zeige dir, wie die Wörter leichter herauskommen", da das Kind bisher jeden Versuch ablehnte, das Stottern zu thematisieren. Die Therapeutin zeigte nur in ihrer Spontansprache Pseudostottern. Es wurde nicht über Stottern gesprochen und an der Symptomatik wurde nicht direkt gearbeitet. In der Therapie entwickelt sich folgender Dialog:

Kind zur Therapeutin als Reaktion auf deren Pseudostottern: *„Du stotterst ja!"*
Therapeutin: *„Ja, ich stottere manchmal."*
Kind: *„Warum machst du das?"*
Therapeutin: *„So kann ich dir zeigen, wie die Wörter leichter rauskommen. So z.B.: W-ort (Blockierung) kommt gar nicht leicht raus. Wowowort kommt leichter raus, wie ein Hüpfball."*
Kind: *„Bei mir war das früher auch mal."*
Therapeutin: *„Pass auf, das nächste Mal zeig ich dir ein Spiel, wie man die Wörter leichter rarauskommen lassen kann. Schau, da hab ich schon wieder ein Wort hüpfen lassen. Hast du es gehört?"*
Kind: *„Ja, aber jetzt spielen wir weiter!"*
In der nächsten Stunde ist das Kind bereit, in einem Spiel direkt die Pseudosymptome der Therapeutin zu analysieren. Die positive Reaktion des Kindes zeigt der Therapeutin, dass die Vertragsrevision angenommen wurde.

Im Verlauf einer Therapie werden viele untergeordnete Verträge bezüglich der einzelnen Übungen und der Hausaufgaben geschlossen.

Dreiecksvertrag. Eine besondere Form der Vertragsarbeit stellen die Dreiecksverträge (Schlegel 1995) dar. Kinder kommen meist nicht aus eigener Initiative zur Stottertherapie. In der Regel werden sie von den Eltern geschickt. Die Therapeutin befindet sich daher in der Situation, mit den Eltern einen Behandlungsvertrag für das Kind schließen zu müssen. Außerdem muss ein Weg gefunden werden, wie ein Vertrag mit dem Kind zustande kommen kann. Da bei dieser Vertragskonstruktion drei Parteien beteiligt sind, spricht man von einem „Dreiecksvertrag". Dabei bestehen zwischen allen Beteiligten Verträge. Von Vorteil ist es, wenn alle drei Parteien in einem gemeinsamen Gespräch zu einem Vertrag kommen. Das bringt Transparenz für alle Beteiligten mit sich. Es wird aber auch ein deutliches Signal gesetzt, dass auf allen Seiten offen über Stottern gesprochen wird.

Absprachen. Günstig sind Absprachen von folgender Art:
- Eltern → Kind: Wir unterstützen dich in der Therapie (z.B. durch regelmäßiges Bringen, Teilnahme an Elternterminen, Umsetzung der Hausaufgaben),
- Kind → Eltern: Ich bin einverstanden, dass ihr mich zur Therapie schickt,
- Therapeutin → Kind: Ich zeige dir in spielerischer Weise, wie die Wörter leichter rauskommen,
- Kind → Therapeutin: Ich mache bei den Stunden mit und lerne, wie die Wörter leichter rauskommen,
- Eltern → Therapeutin: Wir sind bereit, ihre Angebote zu prüfen und uns darauf einzulassen,
- Therapeutin → Eltern: Ich biete ihnen an, meine gesamte Kompetenz einzusetzen, damit ihr Kind flüssiger sprechen kann. Das heißt nicht, dass das Stottern auf jeden Fall weggehen wird.

Akzeptanz und Unterstützung der Therapie durch das Umfeld (z.B. Großeltern) sind die Voraussetzung dafür, dass sich die direkt Beteiligten frei auf ihren Teil der Verantwortung an der Therapie einlassen können. Gut abgesicherte Verträge berücksichtigen dies.

Geheime Anliegen

Es ist möglich, dass das offen besprochene Vertragsanliegen von einem häufig sogar unbewussten geheimen Anliegen begleitet wird, das dem Vertrag zuwiderläuft. Solange diese geheimen Anliegen im Verborgenen bleiben, sind sie ausschlaggebend für den weiteren Verlauf der Therapie. Dazu ein Beispiel:

Beispiel
Ein neunjähriger, stotternder Junge beginnt motiviert die Therapie. Als Zielsetzung wurde mit ihm abgesprochen, dass das Stottern weniger und leichter werden soll. Doch schon zu Beginn der Arbeit an der Symptomatik wird sein geheimes Anliegen deutlich. Er verweigert die Mitarbeit durch Albernheit und Ablenkungsmanöver. In diesem Fall wird vermutet, dass sein geheimes Anliegen lautet: Ich möchte das Stottern „loswerden" und nicht mit dem Tabu Stottern konfrontiert werden. Ich habe Angst vor Beschämung und deshalb soll niemand über Stottern sprechen.

Aufdeckung. Wenn geheime Ziele vorliegen, müssen diese aufgedeckt werden, um effektiv weiter arbeiten zu können. Im vorangegangenen Beispiel könnte das so aussehen, dass die Therapeutin dem Jungen seine Ambivalenz gegenüber der Stottertherapie (sich nicht mit Stottern beschäftigen wollen – Stottern loswerden wollen) verdeutlicht und ihn unterstützt, einen eigenen verantwortlichen Standpunkt zu finden und zu vertreten. Diese Unterstützung braucht er auch, wenn er sich dazu entscheiden sollte, keine Therapie zu machen.

Verantwortung des Kindes. Wenn der Vertrag zwischen Therapeutin und Eltern nicht in optimaler Form geschlossen werden kann (z.B. Elternberatung ist nicht möglich, sie können das Kind nicht regelmäßig bringen), kann dennoch ein guter Vertrag zwischen Therapeutin und Kind zustande kommen. Das geschieht dann, wenn das Kind selbst die Verantwortung übernehmen will *(„Ich nehm' den Bus!")*. Häufig brauchen dann Kinder die Unterstützung anderer Erwachsener (z.B. der Lehrer, der das Kind an den Logopädietermin nach der Schule erinnert). Wenn das Kind in der Lage ist, die Verantwortung zu tragen, ist eine Therapie sinnvoll. Ist allerdings das Stottern in einer Familie funktionalisiert, ist das Kind in den meisten Fällen überfordert.

Formale Kriterien für Verträge

Beim Abschluss von Therapieverträgen haben sich bestimmte formale Kriterien bewährt:

- Formulierung der Zielvorstellung einfach, positiv und konkret, z.B.: *„Am Ende kommen meine Wörter leichter raus."*
- Definition des Angebots der Therapeutin und der Eigenaktivitäten des Patienten, z.B.: *„Ich zeige dir Spiele, wie die Wörter leichter rauskommen." „Ich spiele bei diesen Spielen mit."*
- Überprüfung, ob die Vertragsinhalte realistisch sind und nicht nur von der Vernunft her, sondern auch gefühlsmäßig gutgeheißen werden. Das heißt, dass geheime Anliegen nach Möglichkeit schon zu Beginn der Behandlung berücksichtigt und ggf. aufgedeckt werden sollten.

◼ Enttabuisierung: Antithetisches Verhalten und Erlaubnisarbeit

❗ Ziel dieser Vorgehensweisen ist es, dem Kind Erfahrungen einer ununterbrochen akzeptierenden Beziehung auch während des Symptoms oder beim Äußern von Gefühlen und Erfahrungen in Verbindung mit Stottern zu vermitteln. Eine gute Beziehung zwischen Therapeutin und Kind ist dabei die Voraussetzung.

Antithetisches Verhalten. Hierbei handelt es sich um eine Methode aus dem Bereich der Transaktionsanalyse (Schlegel 1995, S.152f). Die Therapeutin verhält sich dabei bewusst anders, als es den bisherigen Überzeugungen (Thesen) des Kindes über das „richtige Verhalten" entspricht. Beispielsweise kann sie sich bei einem Kind, das schnell handelt, besonders viel Zeit nehmen mit allem, was es tut. Stellt das Kind an sich selbst den Anspruch, perfekt zu sein, kann die Therapeutin bewusst Fehler machen. Tabuisiert das Kind, macht die Therapeutin gelassen eine kurze Bemerkung über Stottern. Auch das Pseudostottern ist ein antithetisches Verhalten. Antithetisches Verhalten verunsichert das Kind. In einer guten Beziehung ist diese Verunsicherung nicht bedrohlich und bewirkt, dass sich das Kind damit auseinandersetzt. Entscheidet es sich dafür, das Verhalten zu akzeptieren, kann es vom Modell der Therapeutin lernen.

Erlaubnisarbeit. Auch dieser Begriff (Berne 1991; Schlegel 1995, S.337f) stammt aus der Transaktionsanalyse. Mit Erlaubnisarbeit ist gemeint, dass die Therapeutin die Anliegen und Verhaltensweisen des Kindes ernst nimmt und weiterhin eine positive Beziehung anbietet. Erlaubnisarbeit findet v.a. durch akzeptierende Reaktionen der Therapeutin auf Verhaltensweisen des Kindes statt, die die Frage zum Ausdruck bringen *„Akzeptierst du mich auch noch, wenn ich das bisher nicht Erlaubte mache?"* Statt der vom Kind erwarteten Ablehnung oder Beschämung wird es akzeptiert. Dies gilt natürlich auch für das Stottern und die damit verbundenen Gefühle. Primäre emotionale Reaktionen wie Wut, Ärger oder Trauer über das Stottern dürfen also nicht bagatellisiert werden. (*„Schau, andere lernen später Radfahren oder können nicht so gut schwimmen."*) Das bisher nicht Erlaubte ernst zu nehmen und das Kind zu akzeptieren, bedeutet jedoch nicht, dass die Therapeutin alles zulassen muss.

❗ Aufgabe der Therapeutin ist es vielmehr, das Kind in der Erlaubnisarbeit zu schützen, sodass es weder sich selbst noch andere gefährdet oder Spielmaterialien zerstört. Nur wenn das Kind die Sicherheit hat, dass die Therapeutin auf Schutz achtet, kann es auch das Erlauben und die Therapeutin wirklich ernst nehmen. Grenzen setzen bekommt auf diese Weise eine konstruktive Bedeutung in der Therapie.

Kongruenz der Therapeutin. Die Erlaubnisarbeit ist für das Kind nur glaubwürdig, wenn die Therapeutin mit sich selbst kongruent ist. Sie muss also die Zuversicht haben, dass sich das Kind für die Dinge entscheiden wird, die für es selbst richtig sind. Sie ist selbst dafür verantwortlich, mit dem Verhalten des Kindes zurechtzukommen. Damit das Kind Raum bekommt, eigene Bedürfnisse zu erkennen und auszudrücken, hält sich die Therapeutin in ihrer Initiative zurück und folgt entsprechend dem Vorgehen in der klientenzentrierten Spieltherapie so weit wie möglich den Ideen des Kindes. Diese therapeutische Technik muss in einer spezifischen Weiterbildung gelernt werden. Sie wird unter anderem von Goetze und Jaede (1988) oder von Dorfman (in Rogers 1992) beschrieben und ist in einer spieltherapeutischen Weiterbildung erlernbar.

Supervision. Nicht immer ist sich die Therapeutin sicher, ob eine wirksame Beziehung in der Therapie gelingt. Hier ermöglicht es eine Supervision, Beziehungshemmnisse bei sich oder beim Kind zu erkennen und zu bearbeiten. Antithetisches Verhalten und Erlaubnisarbeit stellen eine Haltung dar, die auch in der Übungstherapie möglich ist.

Hilfsmittel zur Enttabuisierung. Zur Enttabuisierung müssen von der Therapeutin oft Brücken gebaut werden. So bieten Berichte von anderen stotternden Kindern, Bilderbücher wie „Was ist ein U-U-Uhu?" (Schneider u. Schartmann 2007) oder Erfahrungsberichte von Schülern in der Website: jugend-infoseite-stottern.de gute Gewissensanlässe.

Schwierigkeiten auf der Beziehungsebene. Die Arbeit am Symptom, im Bereich Desensibilisierung und Enttabuisierung kann zu Schwierigkeiten auf der Beziehungsebene führen, die sich z.B. als Albernheit, passives Verhalten oder Verweigerung von Übungen äußern. Dies ist ein Signal dafür, dass das Kind diese Arbeit als bedrohlich empfindet. Mögliche Ursachen können u.a. hohes Schamempfinden und Tabuisierung sein. Hier ist das Kind mit den Erinnerungen an Zurückweisung und Abwertung konfrontiert. Es fühlt sich den damit verbundenen negativen Gefühlen nicht gewachsen und sieht keinen Sinn darin, sich damit zu beschäftigen. Häufig geschieht das, wenn die Therapeutin der Meinung ist, dass das Kind sein eigenes Stottern gestehen müsste. Ist man in der Arbeit am Symptom mit solch einem Rückzug konfrontiert, ist es nicht sinnvoll, mit dem Kind wie bisher fortzufahren. Man vermittelt dann möglicherweise zusätzlich negative Erfahrungen. Korrigierende Erfahrungen macht das Kind dann, wenn man es ernst nimmt in seiner Angst vor der Symptomarbeit. Die wichtige korrigierende Erfahrung lautet: *„Ich werde akzeptiert, wenn ich Angst davor habe, mich mit Stottern zu beschäftigen, und ich darf mich mit dem Stottern in einer Weise beschäftigen, die für mich ausreichend angenehm ist."*

Gespräch mit Eltern und ggf. Kind. Einerseits sollte man versuchen, mögliche Ursachen herauszufinden. Dies geschieht in Gesprächen mit den Eltern und ggf. dem Kind. Thema ist die Bewertung von Stottern in der Familie und in einzelnen Fällen die Suche nach einer eventuellen Funktionalisierung des Stotterns. In der Therapie überlässt man es dem Kind, das eigene Stottern zu thematisieren. Zudem versucht man, eine Vorgehensweise in der Arbeit am Symptom zu finden, die keine Bedrohung darstellt, also entspannend oder lustig wirkt (vgl. Desensibilisierung). Ältere Kinder kann man im Sinne der Vertragsarbeit daran beteiligen, die Symptomarbeit so zu gestalten, dass sie nicht als bedrohlich erlebt wird. Häufig ist eine Supervision hilfreich, wenn die Beziehung zum Kind schwierig wird.

▪ Desensibilisierung

Die Technik der Desensibilisierung durchzieht die gesamte symptomorientierte Therapie mit jeweils unterschiedlichen Zielen. Sie wird hier so vorgestellt, dass sie in den folgenden Kapiteln immer wieder aufzufinden ist.

Angstreaktionen. In der Verhaltenstherapie wurde die systematische Desensibilisierung gegen gelernte Ängste entwickelt, bei der in exakt festgelegten, hierarchischen Schritten die Stärke der angstauslösenden Reize gesteigert wird. Dies geschieht unter entspannten Bedingungen, sodass Angstreaktionen ausbleiben (Fiedler u. Standop 1994, S.188).

! Die Desensibilisierung wird in den Bereichen psychische Reaktionen und Risikofaktoren wirksam. In der Therapie des Stotterns hat sie zum Ziel, konditionierte Angstreaktionen im Zusammenhang mit Stottern abzubauen.

Diese Angstreaktionen werden ausgelöst durch die Kernsymptomatik und den damit verbundenen Kontrollverlust über das Sprechen, durch negative Zuhörerreaktionen, das Thematisieren von Stottern und durch kommunikative Stressoren wie Zeitdruck oder sprachliche Leistungsanforderungen.

Desensibilisierende Wirkung. Die desensibilisierende Wirkung wird erreicht, indem man so angenehme Bedingungen schafft, dass die Angstreaktion trotz der auslösenden Faktoren ausbleibt. Deswegen

- hält man die Stärke des angstauslösenden Reizes ausreichend gering,
- gestaltet die Bedingungen so angenehm und entspannend wie möglich,
- wiederholt häufig die Konfrontation mit dem angstauslösenden Stimulus, da die Desensibilisierung erst nach vielen positiven Erfahrungen eintritt (Bodenmann u. Schaer 2006).

Erfolgreiche Desensibilisierung. Die Desensibilisierung ist erfolgreich, wenn Kinder ihre Haltung gegenüber dem Stottern verändert haben. Dann sind sie interessiert am Sprechvorgang und am Ablauf des Stotterns. Ihre geringere Angst während eines Stottersymptoms erleichtert es ihnen, Symptome zu stoppen und zu verändern. Gut desensibilisierte Kinder können Stottern thematisieren und vermeiden es kaum noch. Faktoren wie Zeitdruck oder sprachliche Leistungsanforderungen werden gelassener bewältigt und das Kind fühlt sich negativen Zuhörerreaktionen nicht mehr hilflos ausgeliefert. Letztlich empfindet es auch keine negativen Gefühle beim Einsatz der neuen Symptomlösetechniken.

Positive Gefühle statt Angst. Angenehme Bedingungen liegen vor, wenn an die Stelle der alten Angst attraktive, positive Gefühle und Erfahrungen treten. Dies kann wie folgt vermittelt werden:

- Eine entspannte forscherische Atmosphäre beim Analysieren von Sprechen und Stottern nach dem Motto „Jugend forscht".
- Vermittlung von Spaß an der eigenen Stärke, Kreativität oder Überlegenheit, z.B. wenn das Kind im Rollenspiel der Therapeutin, die eine hänselnde Gesprächspartnerin spielt, mit Häme eine Antwort gibt, wie z.B. *„Ich hab dich wohl jetzt angesteckt. Papapass auf, dass es nicht bleibt!"* Die Therapeutin findet keine passende Antwort und „ärgert" sich darüber.

- Spaß an lustigen entspannenden Aktivitäten, wie z.B. Ausprobieren der lustigsten Arten zu stottern oder ein Ratespiel, bei dem die erste Silbe des zu erratenden Wortes so lange gestottert wird, bis der andere es erraten hat (Van Riper 2002).
- Das Gefühl von Sicherheit in der In-vivo-Therapie durch die Anwesenheit der ermutigenden Therapeutin und dadurch, dass sie die Dinge ausreichend lang vormacht.
- Das Gefühl von Sicherheit außerhalb des Therapieraums durch die Erinnerung an eine ermutigende Geschichte, die wie eine positive Selbstinstruktion wirkt, z.B.: *„Ich kann mich genauso gut aus Blockierungen befreien wie Pu Bär, der sich aus dem Loch befreit hat!"*
- Körperliche Entspannung, z.B. durch eine Phantasiereise.
- Einbettung von Desensibilisierungsaktivitäten in motivierende Spiele, z.B. Desensibilisierung gegen Angst vor dem Lesen durch Vorlesen von Quizkärtchen.
- Sachimmanente Erfolge, z.B. dass das bei der In-vivo-Arbeit erfragte Bastelmaterial für ein eigenes Theaterstück gebraucht wird.
- Gestaltung einer Mutprobe, wobei der Stolz, etwas Besonderes bewältigt zu haben, verstärkend wirkt und positiven Einfluss auf das Selbstwertgefühl hat.

Desensibilisierung in der Elternarbeit. Sie hat das Ziel, die Eltern gegen das Stottern ihres Kindes unempfindlicher zu machen, sodass sie angemessener darauf reagieren können. Dazu gehört auch, mit ihnen ein Handlungsrepertoire zu erarbeiten, wie sie als Eltern auf andere Personen mit negativem Zuhörerverhalten ihrem Kind gegenüber reagieren können. Auf diese Weise reduziert man angstauslösende Umgebungsbedingungen und unterstützt so die Desensibilisierung. Wenn ein Lehrer nach einem Gespräch mit den Eltern ungünstige Vorleseübungen verändert, wirkt dies schneller und nachhaltiger als viele Stunden Desensibilisierung gegen das Vorlesen.

Desensibilisierung in der Kindertherapie. Sie findet kontinuierlich statt und hat einen Schwerpunkt während der Identifikationsphase und nach der Modifikation (s. In-vivo-Therapie, Mini-KIDS und Schul-KIDS), um den Einsatz von Symptomlösetechniken zu erleichtern.

Tabelle 3.7 Desensibilisierung – die Beschreibung der Vorgehensweise erfolgt im Kapitel „Schul-KIDS"

Bereich	Desensibilisierung gegen	Verfahren
Psychische Reaktionen	Kernsymptomatik	• Ermittlung der Ablehnung von Kernsymptomen (RSU) Pseudostottern des Therapeuten und der Eltern • Identifikation • Modifikation • Pseudostottern des Kindes
	Thematisieren von Stottern	• Enttabuisierung
	Phantasien über negative Zuhörerreaktionen	• Ermittlung, welche Phantasien über Zuhörer bestehen • Modell und antithetisches Verhalten des Therapeuten • Problemlösestrategien • Rollenspiele • In-Vivo-Therapie • Gruppentherapie
Risikofaktoren	Auslöser von Stottern	• Ermittlung, welche Faktoren als Auslöser wirken (RKS) • Modell und antithetisches Verhalten des Therapeuten • Problemlösestrategien • Rollenspiele • In-Vivo-Therapie
Generalisierung	Symptomlösetechniken	• Modell des Therapeuten • Rollenspiele • In-Vivo-Therapie • Gruppentherapie

Tabelle 3.7 verdeutlicht, dass viele der folgenden Verfahren mit der Methode der Desensibilisierung arbeiten. Ihnen ist gemeinsam, dass man die angstbesetzte Schwierigkeit für das Kind in kleinen Schritten steigert. Eine geringe Verunsicherung ist zulässig. Das Kind darf aber nicht überfordert werden. Daher sind **Planungshilfen für die Steigerung der Schwierigkeit in der Desensibilisierung** nötig. Bei Kindern ist man darauf angewiesen, ihr Verhalten in der Desensibilisierung genau zu beobachten, um Hinweise für eine Überforderung zu bekommen (z.B. Albernheit, Verweigerung, Ablenken). Bei älteren Kindern kann man den angemessenen Schwierigkeitsgrad im Gespräch ermitteln und ggf. verhandeln.

Steigerung in der Desensibilisierung. Sie erfolgt in verschiedenen Stufen. Diese können mit dem Kind zusammen festgelegt werden:
- **Festlegen der Situation.** Dies geschieht bei Kindern, die schon darüber reflektieren können, im Gespräch.
- **Analyse der Situation.** Es sind zwei Rollenverteilungen möglich:

– Wenn es dem Kind unangenehm ist, selbst das kritische Verhalten zu zeigen, z.B. beim Pseudostottern, demonstriert es die Therapeutin zuerst.
– Wenn es für das Kind leichter ist, das Verhalten selbst zu zeigen und zu kontrollieren, als damit konfrontiert zu werden, z.B. beim Hänseln wegen Stotterns, demonstriert es das Kind zuerst.
- **Festlegen des Verhaltens.** Gemeinsam wird die Ausprägung des Verhaltens gesucht, der sich das Kind gewachsen fühlt. Dabei imitiert der andere das demonstrierte Verhalten, um zu zeigen, ob er es richtig begriffen hat. In der unter 2. gefundenen Rollenverteilung verbleibt man, damit das Kind ein gutes Modell für den anschließenden Rollenwechsel bekommt.
- **Rollentausch.** Da hierbei der Schwierigkeitsgrad für das Kind zunimmt, muss man es gut beobachten und ggf. die Anforderung senken.
- **Reflexion** von Verhalten, Gedanken und Gefühlen. Dies kann nach dem Rollenspiel bei älteren Kindern erfolgen.

115

- **Wiederholung** dieser Abfolge zur Erarbeitung des nächst höheren Schwierigkeitsgrades.

Ein derart bewusstes Vorgehen ist für einen kontinuierlichen Einsatz zu aufwendig. Manche Kinder kommen bei Aufgabenstellungen, die ihnen bisher unbekannt waren, auf die Idee, dass man Angst haben könnte. Daher ist es vielfach sinnvoll, wenn die Therapeutin den Schwierigkeitsgrad allein festgelegt, z. B. wenn es darum geht, außerhalb des Therapieraums zu üben.

In dieser Weise wird der Schwierigkeitsgrad bis zu Echtsituationen (In-vivo-Therapie) gesteigert. Das Kind muss dabei ausreichend Spaß haben, damit eine Angstreduktion gelingen kann. Kindern mit genügend Reflexionsfähigkeit sollte man ihre Lernfortschritte verdeutlichen. Bei jüngeren Kindern kann ein Großteil der Arbeit durch die Desensibilisierung der Eltern und ein entsprechendes Modellverhalten des Therapeuten erreicht werden.

◼ Pseudostottern

Pseudostottern ist die ideale Vorgehensweise, um die Fähigkeiten für die Enttabuisierung und die Modifikation zu erarbeiten. Es wurde von Dell (2001) und Starkweather und Gottwald (1990) in die Therapie kindlichen Stotterns eingeführt.

Pseudostottern ist eine Technik für die Bereiche Stottersymptomatik und psychische Reaktionen auf Stottern, die sowohl von der Therapeutin als auch vom Kind eingesetzt werden kann. Pseudostottern bedeutet, dass **mit Absicht gestottert** wird.

Zunächst erscheint es als Provokation, wenn absichtlich gestottert werden soll. Schließlich wollen sowohl Eltern als auch Kind ein möglichst stotterfreies Sprechen erreichen. Richtig durchgeführt hat Pseudostottern jedoch viele **positive Effekte**:

- Gelegenheit, um motorische Abläufe beim Stottern zu kontrollieren (und damit Vorbereitung auf die Phase der Modifikation),
- Angstabbau bezüglich Kernsymptomatik,
- Abbau von Perfektionsanspruch an das eigene Sprechen (Erlaubnis zu stottern),
- Unempfindlichermachen gegen Zeitverlust durch Stottern,
- Enttabuisierung von Stottern,
- Verbesserung des Selbstbewusstseins als stotternder Sprecher,
- Kennenlernen von Variationen des Stotterns,
- Reduktion der Stotterhäufigkeit.

Reduktion der Stotterhäufigkeit. Die Stotterhäufigkeit verändert sich durch den Abbau von negativen Reaktionen auf die Kernsymptomatik. Häufig nimmt die Stotterhäufigkeit anfangs zu, vermutlich, weil das Kind selbstbewusster wird und das Risiko eingeht, zu stottern. In der Regel folgt darauf eine Reduktion der Stotterhäufigkeit. Vermutlich werden durch die geringere Angstkomponente und die damit verbundene niedrigere vegetative Anspannung weniger Stottersymptome ausgelöst. Weniger oder leichtere Symptome treten v. a. dann auf, wenn Kinder spontan beginnen, Pseudostottern zu zeigen. (Kind zu seiner Mutter: „*Ich stottere jetzt wie die Therapeutin.*")

Eltern müssen auf diese Phänomene vorbereitet werden, damit sie nicht irritiert sind und das Kind durch unangemessene Reaktionen verunsichern.

Einsatzmöglichkeiten. Es gibt verschiedene Einsatzmöglichkeiten von Pseudostottern (Tab. 3.8):

Tabelle 3.**8** Einsatzmöglichkeiten von Pseudostottern

Bereich	Therapeutin	Kind
Spontansprache bei KIDS	Modell von lockerem Stottern und gelassenem Umgang damit; ggf. Modell, wie angestrengte Symptome aufgelöst werden können	ggf. spontane Imitation; Thematisieren zu Hause oder in der Therapie
Übungen zur Symptomatik bei KIDS	Modell für Selbstwahrnehmung, Imitation und Veränderung von Symptomen; Rückmeldung durch Imitation von Symptomen	Selbstwahrnehmung, Imitation und Veränderung von Symptomen

Bei Mini-KIDS mit Kleinkindern zeigt es die Therapeutin in ihrer Spontansprache, damit das Kind an ihrem Modell lockeres Stottern und den gelasseneren Umgang damit lernen kann. Älteren Vorschulkindern erleichtert man so, das Stottern von sich aus anzusprechen. In der Therapie nach KIDS stottert die Therapeutin nicht nur in der Spontansprache. Zusätzlich wird Pseudostottern als wichtigstes Handwerkszeug für die Arbeit an der Symptomatik verwendet.

Ziele. Das Pseudostottern ist eine grundlegende Technik aller Varianten von KIDS und hat verschiedene Ziele:

- Desensibilisierung gegen negative Gefühle beim Auftreten von Stottersymptomen (bei sich und anderen),
- Erarbeitung von kindgerechten Begriffen für Stottersymptome,
- Verbesserung der artikulatorischen Steuerung und der auditiven Differenzierung,
- Vorbereitung und Übungshilfe für die Modifikation des Stotterns.

!
Das Pseudostottern wird zu Therapiebeginn angekündigt und als absichtliches Stottern benannt. Damit ist gewährleistet, dass die Therapeutin authentisch und glaubwürdig bleibt.

Umgang mit Stottern. Wenn die Therapeutin in ihrer Spontansprache stottert, dient das dazu, dem Kind ein Modell im Umgang mit Stottern zu sein und ihm in der Phase der Desensibilisierung das Thematisieren von Stottern zu erleichtern. Bei Vorschulkindern überlässt man es zunächst dem Kind, das Stottern anzusprechen. K: *„Du stotterst ja!"* Th: *„Ja, mein Wort ist gerade richtig gehüpft. Schau, so: hahahast du!"*

Reaktion des Kindes. Das Ziel ist erreicht, wenn das Kind offene Reaktionen auf Stottern zeigt, wie das Thematisieren von Stottern (auch in negativer Weise!), oder wenn es gelassen auf das Stottern der Therapeutin reagiert. Im günstigsten Fall hat das Modell der gelassen „stotternden" Therapeutin zur Folge, dass das Kind selbst beginnt, lockerer zu stottern. Vor allem bei Vor- und Grundschulkindern ist das Pseudostottern der Therapeutin in dieser Phase eine wirksame Methode.

Voraussetzungen. Das Vorgehen setzt die Information und **Zustimmung** der Eltern voraus, da sie sonst kaum den Sinn des Pseudostotterns erkennen können. Mit dem Kind wird je nach Alter ein **Vertrag** (s. „Vertragskonzept") vereinbart im Sinne: *„Ich zeige dir, wie die Wörter leichter herauskommen können"*, und bei älteren Kindern ggf.: *„Du weißt ja, dass ich nicht wirklich stottere. Trotzdem werde ich immer wieder mit Absicht stottern. Dann zeige ich Dir, wie ich die Wörter leichter herausbekomme und auch mit Stottern alles sagen kann."*

!
Auf diese Weise täuscht eine nichtstotternde Therapeutin einem Kind nicht vor, dass sie selbst eine Stotternde sei und kann offen Stellung beziehen, wenn das Kind wissen will, ob die Therapeutin in Wirklichkeit stottert.

Vergessenes Pseudostottern. Wenn das Pseudostottern von der Therapeutin in der Therapiesituation vergessen wird, kann das daran liegen, dass das Pseudostottern zu wenig geübt ist und sie sich deshalb nicht auf den Inhalt des Gesprochenen und das Pseudostottern gleichzeitig konzentrieren kann. Es kann aber auch darauf hinweisen, dass die Therapeutin das Pseudostottern bei diesem Kind unangenehm findet und vermeidet. Hier ist es die Aufgabe der Therapeutin, diese Gefühle genau zu analysieren und eigene Phantasien von Reaktionen des Kindes zu unterscheiden.

Qualität des Pseudostotterns der Therapeutin. Es ist davon abhängig, ob das Ziel im Bereich Veränderung der Symptomatik durch Modelllernen oder im Bereich Desensibilisierung liegt. Geht es darum, dem Kind ein Modell für ein leichteres Stottern zu geben, imitiert man die Art der Symptomatik in etwas leichterer Weise (weniger Anspannung, mehr Zeit für den Sprechablauf, Blickkontakt, keine Mitbewegungen, Gelassenheit). Man kann auch Symptome in der Art der angestrengten Unflüssigkeiten des Kindes zeigen und sich dabei selbst korrigieren. Man kann dies unkommentiert tun, z.B. *„bebeball – ba ball"* oder seine Selbstkorrektur kommentieren: *„Bebeball – das Wort kam aber schwer raus, ich versuche mal, das leichter rauszukriegen: ba ball, ja das ging leichter."*

117

Aufzeigen leichterer Kernsymptome. Entsprechend der Vorstellung, dass Wiederholungen leichter zu steuern sind als Dehnungen und diese wiederum leichter als Blockierungen, zeigt die Therapeutin im Pseudostottern keine „schwierigeren" Kernsymptome, als sie im Sprechen des Kindes vorkommen. Wenn das Kind keine Blockierungen vorgibt, müssen sie auch im Pseudostottern nicht realisiert werden. Didaktisch ist es aber günstig, „leichtere" Kernsymptome zu zeigen, auch wenn sie im Sprechen des Kindes nicht vorkommen. Dehnungen und Wiederholungen können also von der Therapeutin im Pseudostottern realisiert werden, auch wenn das Kind nur Blockierungen hat.

Häufigkeit des Einsatzes von Pseudostottern. Sie muss für den Einzelfall herausgefunden werden. Oft erweist es sich als günstig, wenn die Therapeutin etwa in jeder zweiten bis dritten Äußerung ein Symptom zeigt. Dabei müssen die Äußerungen kurz und einfach sein und die Redeanteile der Therapeutin insgesamt sehr gering, da sonst das Kind keine Chance hat, das Modell des Stotterns herauszufiltern. Eine weitere Möglichkeit besteht darin, das gestotterte Wort wie beim korrektiven Feedback locker gestottert zu wiederholen, z.B. K: *„Da k- -kommt (Blockierung) das Auto!"* Th: *„Ja ich seh es, da kokommt es um die Ecke."*

Dauer der Pseudostotterereignisse. Sie richtet sich nach den auditiven Fähigkeiten des Kindes. Je jünger ein Kind ist, desto schwerer fällt es ihm, diese kurzen Veränderungen im flüssigen Sprechen der Therapeutin herauszuhören und darauf zu reagieren. Die Therapeutin muss längere Pseudostotterereignisse (Wiederholungen mit mehr als zwei Iterationen, Dehnungen und Blockierungen von mehr als 0,5 s) gut geübt haben, um nicht unwillkürliche und unfreiwillige „Begleitsymptome" wie Geschwindigkeitszunahme bei Wiederholungen, Anspannung und Stimmerhöhung bei Dehnungen und Mitbewegungen bei Blockierungen zu zeigen. Zum Selbsttraining empfiehlt es sich, Therapiesituationen regelmäßig auf Video aufzuzeichnen und die eigenen Pseudosymptome zu überprüfen. Wenn die Therapeutin in der Therapie bemerkt, dass sie unfreiwillig Begleitsymptomatik gezeigt hat, sollte sie sich kommentierend selbst verbessern, z.B. mit den Worten: *„Oh, jetzt habe ich mich aber angestrengt, als das Wort nicht rausgekommen ist. Ich habe ganz viel Luft rausgepustet, obwohl das gar nicht hilft, dass das Wort besser rauskommt. Das probiere ich gleich noch mal, ohne Luft zu pusten."*

Reaktionen der Kinder auf das Pseudostottern. Diese sind sehr unterschiedlich. Sie geben der Therapeutin Hinweise darauf, wie das Kind Stottern erlebt (s. Diagnostik: RSU). Sie sieht, wie sie auf die Reaktionen des Kindes eingehen kann und wie sie sein Pseudostottern anpassen muss:

- Wenn ein Kind **keine erkennbaren Reaktionen** zeigt, gibt es die Möglichkeit, dass es das Stottern tatsächlich nicht bemerkt. Das kann daran liegen, dass seine metasprachlichen Fähigkeiten dafür nicht weit genug entwickelt sind oder die Therapeutin zu selten zu schnelles und kurzes Pseudostottern zeigt.
- Das Kind kann das Stottern bemerken, findet es aber unwesentlich und bleibt daher auf der Inhaltsebene. Das ist häufig bei jüngeren Kindern der Fall, wenn sie das Spiel sehr faszinierend finden und den Spielablauf nicht unterbrechen wollen.
- Schließlich können Peinlichkeitsreaktionen vorliegen und das Kind ignoriert das Stottern ganz bewusst, z.B., um die Therapeutin nicht bloßzustellen. Manchmal erzählen dann die Kinder zu Hause, dass die Therapeutin stottert. Dann ist die kontinuierliche Fortführung des Pseudostotterns geeignet, um das Ausmaß an Peinlichkeit durch Gewöhnung zu reduzieren. Dabei sollte die Therapeutin Häufigkeit und Qualität ihres Pseudostotterns überprüfen. Vielleicht stottert sie nicht gelassen und zeigt noch Anstrengungsreaktionen.
- Viele Kinder sprechen das **Stottern der Therapeutin an.** Dies kann in vielerlei Form geschehen, z.B. überrascht (*„Du stotterst ja!"*), verärgert in Form einer Korrektur (*„Das heißt Auto. Du sollst nicht AAAuto sagen!"*), sehr offen (*„Ich hab auch mal gestottert. Wenn man stottert, ist man krank."*) oder amüsiert (lachend: *„Du sprichst aber komisch, du hast wawawas gesagt!"*).

Reaktionen der Therapeutin. Sie erfolgen in akzeptierender Weise, unabhängig von der Art, wie sich das Kind verhält (s. Qualifikation der Therapeutin). Eine kleine Auswahl von Möglichkeiten:

- Sie kann das Kind auf den Eingangsvertrag hinweisen, z.B. „Anfangs sagte ich mal, ich zeige dir, wie Wörter leichter rauskommen. Ich habe das Wort Tetetisch gestottert. Schau, so geht es leichter: Titisch."

- Sie kann auch mit dem Kind einen neuen Vertrag über eine direktere Arbeit am Stottern formulieren. Bei verärgerten oder ablehnenden Reaktionen kann die Therapeutin darauf eingehen, dass das Kind Stottern offensichtlich als so unangenehm empfindet, dass es das bei anderen nicht hören will. Hier kann man dem Kind die Notwendigkeit der Desensibilisierung gegen Stottern erklären. Damit das Kind durch die Steigerung in der Desensibilisierung nicht überfordert ist, darf es bestimmen, in welcher Art und wie oft die Therapeutin Stottern zeigen darf. Das kann mit Kindern ab dem Vorschulalter richtiggehend verhandelt werden. *„Bist du einverstanden, dass ich 12 Mal stottern darf in der Stunde? Ich habe hier 12 Muggelsteine und immer wenn ich gestottert habe, bekommst du einen. Wenn ich keinen mehr habe, werde ich in der Stunde nicht mehr stottern."*
- Unangemessen ist es, wenn Therapeutinnen das Stottern bagatellisieren, z.B. mit der Bemerkung *„Das ist doch nicht schlimm"*, oder *„Das passiert doch jedem mal"*. Dies vermittelt dem Kind, dass seine negativen Gefühle und Gedanken nicht ernst genommen werden und dass es auch hier in der Therapie nicht darüber sprechen soll. Vielmehr soll dem Kind die korrigierende Erfahrung ermöglicht werden, dass es auch mit seinen negativen Gefühlen und mit dem unkontrollierbaren Stottern akzeptiert wird, z.B. Th: *„Stottern ist manchmal ziemlich blöd. Und das Schlimme ist, dass man nicht darüber bestimmen kann, wann es kommt. Manche Kinder werden da sehr wütend oder traurig. Und das ist ganz richtig so. Wie soll man denn da nicht sauer werden? […] Am liebsten soll es ganz weg sein. Hier können wir machen, dass es weniger und leichter wird. Und dass es dir weniger ausmacht."*
- Für manche Kinder ist es eine Hilfe, wenn man von anderen stotternden Kindern erzählt, weil sie nicht befürchten müssen, dass nun gleich ihr Stottern thematisiert wird. Sie können es sozusagen aus der Distanz betrachten *„Heute war die Julia bei mir, die stottert auch und die ärgert sich manchmal ganz arg darüber, dass die Wörter nicht so rauskommen."*
- Auf keinen Fall darf das Kind durch Äußerungen wie *„Ich hab ja nur gemacht, was du auch*

machst, wenn du stotterst" überrumpelt oder zu einem „Geständnis" gezwungen werden.
- Die Reaktionen der Therapeutin bei jungen Kindern sind weniger analytisch, wie folgendes Beispiel zeigt, in dem das Kind lachend das Pseudostottern der Therapeutin kommentiert:

Beispiel

K: *„Wawawawas, du sagst immer wawawawas!"* Th: *„Ja, das ist lustig, wawawawawas."* K, lachend: *„Wawawawa-wawawawas."* Es entwickelt sich sog. „Quatschstottern", das sehr gut geeignet ist, negative Emotionen in Verbindung mit Stottern abzubauen.

Pseudostottern der Eltern: Die Eltern nehmen an der Therapie des Kindes teil. Wenn sie verstanden haben, wie das Modellieren von lockerem Pseudostottern wirkt, fragen sie oft, ob sie das nicht auch zu Hause tun sollten. Wenn es den Eltern gut gelingt, ist das die optimale Vorgehensweise. Die Voraussetzung für das Gelingen ist,
- dass die Eltern gut trainiert im lockeren Pseudostottern sind,
- dass sie ohne negative Emotionen Modell sein können,
- dass sie sich und das Kind nicht unter Erfolgsdruck setzen, und v.a.,
- dass sie mit ihrem Kind offen über Stottern sprechen können.

Dies bedeutet für die Therapeutin eine intensive Betreuung der Eltern. Um herauszufinden, ob sich die Eltern für diese Vorgehensweise eignen, kann man sie anleiten, erste Erfahrungen mit der absichtlichen Wiederholung von ganzen Wörtern zu machen. Wenn sie sich weiter mit dem Pseudostottern engagieren wollen, übt man mit ihnen zuerst die richtige Art des Pseudostotterns in der Therapie. Danach übt man im Rollenspiel und in Sitzungen mit Kind und Eltern gemeinsam, bevor zu Hause Pseudostottern durchgeführt wird. Mit reflektierenden Gesprächen und Audioaufnahmen kann die Therapeutin die Verantwortung dafür übernehmen, dass das Pseudostottern zu Hause für niemanden zur Belastung wird.

Pseudostottern in Übungen. Pseudostottern ist das Mittel der Wahl für jede Analyse oder Veränderung der sprechmotorischen Abläufe in Symptomen. Es eignet sich so gut, weil es das Erlernen von Selbstwahrnehmung und bewusster Kontrolle in Symptomen erleichtert. Gleichzeitig baut es die Angst vor dem Symptom ab, weil das Pseudostottern in einer angenehmen Arbeitsatmosphäre durchgeführt wird. Es wirkt sich auf die Stotterhäufigkeit anfangs oft verstärkend, später jedoch reduzierend aus. Grundsätzlich sind die Arbeitsschritte **hierarchisch** nach Peinlichkeit und Kontrollverlust gegliedert:

- Modell der Therapeutin,
- Kind bestimmt über das Modell der Therapeutin,
- Modell der Therapeutin – Kind imitiert,
- Modell des Kindes – Therapeutin imitiert,
- Therapeutin bestimmt über das Stottern des Kindes.

In Übungen richtet sich die Qualität des Pseudostotterns nach der jeweiligen Fragestellung (s. Mini-KIDS und Schul-KIDS, S. 136ff).

Qualifikation der Therapeutin. Diese umfasst die Fähigkeit, das **eigene Pseudostottern kontrollieren** zu können. Dafür trainiert man am besten mit Videofeedback, um bevorzugte Fehler (z. B. unerkannte Mitbewegungen, Abbruch des Blickkontakts, leichte Anstrengung im Symptom) bearbeiten zu können. Um **Gelassenheit in Symptomen** zu entwickeln, empfiehlt sich ein In-vivo- Training mit lockerem Pseudostottern in verschiedenen Sprechsituationen (z. B. Weg erfragen, Telefonieren, Einkaufen). Günstig ist hier ein Kollege, der Rückmeldung zur Qualität des Pseudostotterns gibt. Das In-vivo-Training hat auch den Vorteil, dass man selbst die Wirkung von Zuhörerreaktionen erfährt und Gedanken und Gefühle eines stotternden Kindes besser nachvollziehen kann.

Für den Einsatz von Pseudostottern ist es außerdem wichtig, dass die Therapeutin **keine Vorurteile über Reaktionen des Kindes** hat. Häufig besteht große Besorgnis, dass sich das Kind durch Pseudostottern verhöhnt fühlen könnte. Berechtigterweise möchte man dem Kind nicht eine weitere negative Erfahrung mit Stottern zufügen. Hier hilft es, wenn man das Pseudostottern von vornherein offenlegt und begründet und sich in den Stunden mit dem Kind immer wieder die Selbstinstruktion gibt, dennoch Pseudostottern zu zeigen und vorurteilsfrei das Kind zu beobachten. Außerdem ist es günstig, sich darauf vorzubereiten, wie man ggf. auf Ablehnung, Trauer oder Ärger reagieren kann.

▣ In-vivo-Therapie

Die In-vivo-Therapie hat zum Ziel, unter kontrollierten Bedingungen Inhalte aus der Therapie in den Alltag umzusetzen. Dafür werden Übungen außerhalb des Therapieraums durchgeführt. Aufgrund seiner kognitiven Entwicklung ist es für ein Kind eine sehr schwere Aufgabe, sich gleichzeitig auf mehrere Dinge zu konzentrieren. Durch die In-vivo-Therapie wird die Fähigkeit trainiert, sich auch unter ablenkenden Alltagsbedingungen auf Therapieinhalte zu konzentrieren. Außerdem vermittelt die In-vivo-Therapie von Anfang an, dass die Therapie für den Alltag und nicht für den Schonraum in Anwesenheit des Therapeuten Gültigkeit hat.

In-vivo-Therapie bei Erwachsenen. Dieses Vorgehen ist in der Therapie erwachsener Stotternder lange bekannt und gut etabliert, da es die situationsabhängigen Schwankungen der Symptomatik berücksichtigt. Der Erfolg einer Therapie sowohl mit Erwachsenen als auch mit Kindern ist daran zu messen, wie gut das Gelernte in den Alltag übertragen werden kann.

In-vivo-Therapie bei Kindern. Die In-vivo-Therapie mit Kindern profitiert davon, dass sie dieser Arbeitsweise häufig weniger ängstlich als Erwachsene gegenüberstehen, zumal wenn sie ihnen in kindgerechter Form, z. B. als „Mutprobe", vorgestellt wird. In der Praxis hat es sich bewährt, In-vivo-Arbeit nicht nur als eine Phase der Therapie zu betrachten, sondern von Anfang an kontinuierlich Teile der Therapie außerhalb der geschützten „Scheinwelt" des Therapieraums durchzuführen.

Möglichkeiten. Mögliche In-vivo-Aktivitäten sind:
- Das **Modell** der Therapeutin oder der Eltern, z. B. indem die Therapeutin in der Therapie einen Anruf entgegen nimmt und dabei stottert.
- Die Durchführung von **Übungen der Therapeutin mit Kind und Eltern**, z. B. dass sie mit Mutter und Kind vereinbart, sie nach der Stunde bis zur Straße zu begleiten und jeder bei der Verabschiedung ein Pseudostottereigenis/ eine Symptomlösetechnik einsetzt; auf der Straße vor einem Schaufenster „Ich sehe was, was du nicht siehst" spielen und dabei eine Technik einsetzen.
- Die Durchführung von Übungen **zwischen den Therapiesitzungen** – z. B. ruft das Kind

die Therapeutin an und bewältigt dabei eine vorher besprochene Aufgabe.

- Die Durchführung von **Übungen mit bekannten Personen**, z. B. Freundinnen, Freunde, Babysitter oder Geschwister in Therapiestunden einladen und ihnen zeigen, was das Kind gelernt hat.
- Die Durchführung von **Übungen mit fremden Personen**, z. B. beim Bäcker nach Weckmännchen fragen oder im Zoogeschäft anrufen und nach bestimmten Tieren fragen.

Geeignete In-vivo-Situationen. Je jünger das Kind ist, desto mehr Phantasie erfordert es, geeignete Situationen zu finden, in denen eine In-vivo-Arbeit möglich ist. Die **Grenzen** sind durch das gesetzt, was ein Kind in diesem Alter leisten kann und in welchen Gesprächssituationen sich fremde Gesprächspartner Kindern gegenüber voraussichtlich nicht mehr angemessen verhalten. Wenn Kinder fremde Erwachsene ansprechen, erlebt man häufig überraschende Verhaltensweisen, die erwachsenen Patienten gegenüber nicht gezeigt werden. Manche Erwachsene reagieren gar nicht, andere lassen das Kind nicht aussprechen oder beziehen sich nicht auf seine Frage, z. B. den Weg zur Cafeteria zu erklären, sondern schicken sofort besorgt das Kind zu seinen Eltern zurück. Daher muss die Therapeutin dem Kind in manchen Situationen verdeutlichen, dass das unangemessene Zuhörerverhalten nicht auf das Stottern zurückzuführen ist, sondern daher kommt, dass sich manche Erwachsene Kindern gegenüber nicht benehmen können.

! Nicht nur aus versicherungsrechtlichen, sondern auch aus ethisch-inhaltlichen Gründen ist es immer notwendig, ein Kind auf seinen In-vivo-Exkursionen zu begleiten.

Einbeziehung der Eltern in die In-vivo-Arbeit. Je jünger das Kind ist, desto sinnvoller ist es, den Elternteil, der an der Therapie teilnimmt, einzubeziehen. In dessen Gegenwart sind den Kindern manche Aktivitäten vertraut, die für In-vivo-Übungen, z. B. zur Umsetzung des Pseudostotterns oder der Symptomlösetechnik, genutzt werden können (z. B. ein Telefonat mit den Großeltern oder eine Bestellung beim Bäcker). Bei den Aufgaben gilt wieder das Prinzip, dass das Kind vor seinen eigenen Versuchen über das entspre-

chende Verhalten der Therapeutin bestimmen darf, d. h. es darf so lange zusehen, wie die Therapeutin die entsprechende Situation meistert, bis es sich selbst traut. Wenn ein Elternteil einbezogen wird, hat es einen unglaublich positiven Effekt, wenn auch dieses die Aufgabe bewältigen muss, bevor man es dem Kind zumutet. Das Kind weiß das Engagement üblicherweise zu schätzen und beim Elternteil führt es nicht nur zur eigenen Desensibilisierung, sondern auch zu einer realistischen Einschätzung, welch große Leistung vom Kind erwartet wird. Dann fällt es Eltern auch leichter, in enger Absprache mit der Therapeutin kleinschrittig den Transfer in den Alltag zu unterstützen, z. B. indem sie das Kind ermutigen, beim nächsten Telefonat mit der Tante die Symptomlösetechnik einzusetzen.

■ Symptombearbeitung

Die in KIDS verwendete Strategie, um sich aus angestrengten Stotterereignissen zu befreien, stammt aus der Therapie stotternder Erwachsener. Diese Symptomlösetechnik (SLT) wurde von Van Riper (2002) **Pullout** genannt (vgl. Ham 2000), s. auch „Intensiv-Modifikation Stottern" (IMS, Zückner 2004) und „Intensiv-Modifikation Stottern bei Kindern" (Kuckenberg u. Zückner 2006).

Klassischer Pullout. Dieser erfolgt in zwei Schritten:

1. den Sprechversuch im Symptom aufgeben (stoppen) – dabei reduziert sich die Anspannung,
2. die Artikulationsbewegung verlangsamt weitersteuern, bis der automatisierte Redefluss wieder einsetzt.

! Bei Kindern ist der zweite Schritt sowohl über die sog. Zeitlupe als auch über ein „Sich-locker-Herausstottern" mit Dehnungen oder Teilwortwiederholungen möglich.

Zeitlupe. Mit „Zeitlupe" (Prolongation, Anlaut-Dehnung; Breitenfeld und Lorenz 2002) ist hier der verlangsamte **bewusst** taktil-kinästhetisch **gesteuerte** Übergang von einem Laut zum nächsten gemeint. Diese Technik kann auch eingesetzt werden, um Blockierungen vorzubeugen (Schneidcr u. Sandrieser 2002, S. 41). Vorschulkinder, die nach ausreichendem Üben nicht in der Lage sind, Symptome in der Spontansprache zu identifizieren, können Prolongationen vorbeugend einsetzen, bis sie auditiv und kognitiv in der Lage sind, einzelne Symptome zu bearbeiten.

Locker Herausstottern. Es handelt sich um eine vereinfachte SLT, bei der das Kind wie im Pullout in drei Schritten lernt, sein Symtom zu bearbeiten, wobei die Artikulation nicht verlangsamt weiter gesteuert wird, sodass nach Schritt 1 (Symptom erkennen) und Schritt 2 (den Sprechversuch aufgeben und Anspannung verringern) ein Pseudosymptom folgt.

Blockierungen können in dieser Technik entweder durch eine absichtliche, kurze Dehnung oder eine Wiederholung gelöst werden. Dehnungen werden durch eine Wiederholung aufgelöst und angestrengte, lange Wiederholungen werden ebenfalls durch kurze Wiederholungen gelöst. Ein Sonderfall sind unangestrengte Wiederholungen mit vielen Iterationen, die gestoppt und durch eine kurze Wiederholung beendet werden.

Ob das lockere Herausstottern von Blockierungen über eine Dehnung oder eine Wiederholung erfolgt und ob ein Kind als SLT den Pullout oder das lockere Herausstottern lernt, ist von folgenden Punkten abhängig:

- Was kann das Kind besser produzieren?
- Was empfindet es als angenehmer?
- Worin besteht die geringere Gefahr, in echte Symptome zu geraten?

Persönlicher Pullout. Abhängig vom Alter des Kindes wird der Pullout oder das „Locker-Herausstottern" indirekt durch das Modell der Therapeutin oder direkt – zunächst am Pseudosymptom, dann am echten Symptom – vermittelt. Dabei sollen Schulkinder nach Möglichkeit ihren persönlichen Pullout selbst entwickeln. Dahinter steht der Gedanke, dass dadurch die Überzeugung wächst, selbst Lösungen für das Stotterproblem finden zu können.

Die kindgerechte Vermittlung des Pullout bzw. des lockeren Herausstotterns wird in der Beschreibung von Mini-KIDS und Schul-KIDS erklärt.

Bearbeitung der emotionalen Reaktionen auf Stottern

> Der Abbau negativer psychischer Reaktionen auf das Stottern und die Enttabuisierung sind wesentliche Ziele in der Therapie nach KIDS.

Dies geschieht ganz wesentlich durch die Vermittlung von Wissen über Stottern (s. dort). An dieser Stelle wird dargestellt, wie Gefühle und Bedürfnisse in Reaktion auf das Stottern direkt bearbeitet werden können. Dazu zählen Angst, Wut, Trauer und das Bedürfnis, verstanden zu werden. Wichtig ist eine **vorsichtige Interpretation**: Wenn unterdrückte oder verdrängte belastende Gefühle vermutet werden, muss das nicht in jedem Fall eine Folge des Stotterns sein. Die Förderung der Fähigkeit, Emotionen zu erkennen, benennen und auszudrücken ist dann sinnvoll, wenn Angst, Wut, Trauer und das Bedürfnis, verstanden zu werden, nicht geäußert werden können und eine aufrechterhaltende Wirkung vermutet werden kann.

Ein **achtsames Vorgehen** ist erforderlich, bei dem die Therapeutin sich vorher Informationen über den Umgang mit Gefühlen in der Familie verschafft und bei dem er das Verhalten des Kindes genau beobachtet. Auf diese Weise und durch die Information der Eltern über ihr Vorgehen in diesem Bereich kann die Therapeutin die Arbeit so gestalten, dass das Kind durch etwaige Veränderungen in der Therapie keine Nachteile in der Familie erfährt.

Viele Kinder müssen erst **lernen, Gefühle zu unterscheiden, zu benennen und auszudrücken**. Dazu eignen sich Ratespiele wie Quibble (Hasbro 2002) oder Pantomimik (Vonke, ohne Jahr), die es dem Kind ermöglichen, sich aus einer gewissen Distanz heraus damit zu beschäftigen. Das so erarbeitete Vokabular steht nun für die Arbeit im Bereich „psychische Reaktionen" zur Verfügung. Um die Auseinandersetzung mit Gefühlen zum Thema Stottern anzuregen, gibt es verschiedene Möglichkeiten, z. B.:

- Visualisierung mit kreativen Medien wie Malen oder Plastizieren (z. B.: *„Was für ein Wesen ist dein Stottern? Male, was es tut! Suche eine Überschrift für das Bild!")*. Anregungen bietet das Buch „Meine Worte hüpfen wie ein Vogel. Kinder malen das Stottern" (Heap 2005).
- Darstellung in Geschichten und Puppen-/Phantasie-Rollenspielen (z. B. die Geschichte

eines kleinen Tieres erzählen, das plötzlich aufwacht und nicht mehr stottert – das Kind entwickelt die Geschichte weiter im Puppenspiel oder im Gespräch).

- Kinderliteratur, die das Anderssein thematisiert, z.B. „Was ist ein U-U-Uhu" (Schneider u. Schartmann 2007), „Irma hat so große Füße" (Schubert 1986), „Irgendwie Anders" (Cave 1994) oder der Comic „Benni" (Natke et al. 1998; 2001) als Ausgangspunkt für die Beschäftigung mit Gefühlen.
- Vorgegebene oder erlebte Situationen, die entweder visualisiert (Comic) oder dargestellt (Rollenspiel) werden können (s. Förderung von pragmatischer Kompetenz – Problemlöseraster).

Die Ergebnisse solcher kreativen Darstellungen sind eine gute Grundlage, um Gefühle zu benennen und um Wunschbildern und Phantasien freien Lauf zu lassen.

Beispiel
K: „Am liebsten würde ich das Stottermonster einsperren und verhungern lassen, aber ganz langsam, damit es so richtig leiden muss!" Th: „So unglaublich wütend bist du, dass du das Stottermonster so richtig quälen willst!"
Oder:
Th: „Male mal ein Bild, wie es ausschauen würde, wenn Dein Stottern weg wäre. Was wäre anders? Was würde gleich bleiben?"

Wenn ein Kind im Verlauf der Therapie angemessene Gefühle zeigt, werden diese verbalisiert, z.B. *„Wie du das erzählst, merke ich richtig deine Wut auf diesen Quälgeist"*, oder *„Wenn ich so stecken bleiben würde, würde ich richtig wütend, dass das Wort nicht rauskommt!"*
Manche Kinder zeigen jedoch keine oder unangemessene Emotionen wie z.B. Lachen, wenn sie von belastenden Situationen berichten. Dann kann man die alternative emotionale Reaktion daneben stellen, ohne das Verhalten des Kindes abzuwerten: *„Ich höre dich lachen. Der Jonas hat das auch mal erlebt. Der fand das gar nicht lustig."*

Ambivalente Gefühle und Bedürfnisse. Häufig werden in der Stottertherapie ambivalente Gefühle und Bedürfnisse deutlich, z.B. Stottertherapie machen, ohne sich mit Stottern zu beschäftigen, sich hilflos fühlen vs. ein Superman sein wollen, Tabuisierung vs. entlastendes Offenlegen, Vermeidung vs. sich selbst behaupten. Die beiden Pole einer Ambivalenz scheinen einander auszuschließen. Der Wunsch nach Veränderung verunsichert, denn das alte Verhalten gewährt zumindest das Gefühl von Sicherheit durch vertraute kontrollierbare Abläufe, Gefühle und Gedanken. Das Wunschverhalten wird hingegen idealisiert (Superman) und bleibt so unerreichbar. Versuche, sich dem Wunschverhalten anzunähern (z.B. sein Buch zurückfordern) sind daher einerseits sehr angstbesetzt und werden andererseits als unzulänglich empfunden, da sie weit vom Ideal entfernt bleiben. Auf diese Weise ist das Kind in seiner Entwicklung durch die Ambivalenz blockiert. Eine für Gruppen geeignete Vorgehensweise findet sich in Katz-Bernstein und Subellok (2002). Für ältere Kinder eignet sich JES (Jugendliche, Emotionen, Stottern) von Ameln et al. (2003).

Schlüsselerlebnisse. Ambivalenzen können durch prägende Schlüsselerlebnisse entstehen, auf die ein Kind mit selbstbeschränkenden Entscheidungen reagiert hat (z.B. „quälende Bloßstellung beim Sprechen vor der Klasse" führt dazu, sich nicht mehr am Unterricht zu beteiligen). Diese Entscheidungen und dazugehörigen Verhaltensweisen waren den damaligen Möglichkeiten des Kindes angemessen, sind aber für die Gegenwart nicht mehr geeignet (vgl. Kap.1: Emotionale Entwicklung und Stottern). Die Nachwirkung eines solchen Schlüsselerlebnisses kann bei der Desensibilisierung und Enttabuisierung immer wieder behindern. Dann müssen Kinder solche Situationen bearbeiten, um zu erkennen, dass es weniger selbstbeschränkende Alternativen gibt. Kommt solch ein Thema zur Sprache, sollte die Therapeutin verständnisvoll und ohne Bewertungen zuhören und zeigen, dass sie auch die Gefühle des Kindes nachvollziehen kann. Allein die Tatsache, dass ein Kind von solch einem Erlebnis berichtet und sich verstanden fühlt, trägt zur Verarbeitung bei. Wenn nötig kann die Situation symbolisch dargestellt (Oaklander 1987, Glofke-Schulz 2002) und mit den oben beschriebenen Methoden im Umgang mit Gefühlen vertieft werden. Gegebenenfalls ist hierfür Supervision oder eine entsprechende Ausbildung nötig, um verantwortungsvoll den weiteren Prozess begleiten zu können.

■ Wissen über Stottern

Stotternde Kinder und ihre Eltern brauchen Informationen über Stottern, um unabhängiger von Vorurteilen zu werden und um andere über Stottern informieren zu können. Ein stotterndes Kind ab dem Schulalter, aber auch seine Eltern, sollten mindestens über folgende Informationen verfügen:

- Stotternde sind normal und kompetente Gesprächspartner.
- Auch andere Menschen stottern (ggf. Familienmitglieder, berühmte Personen, auf der ganzen Welt jeder Hundertste).
- Stottern ist eine Störung ausschließlich des Sprechens.
- Kennzeichen von Kern- und Begleitsymptomatik.
- Prognose, schubweiser Verlauf und Situationsabhängigkeit.
- Kränkung/Hänseln wegen Unwissen und Vorurteilen anderer.
- Rechte in Schule, Ausbildung und Beruf.
- Therapieziele und -schritte.

Informationsvermittlung. Sie geschieht in der Identifikationsphase der Arbeit am Symptom, aber auch anhand von selbst erstellten Arbeitsblättern (Quiz: Wahr oder gelogen? mit Fragen, wie: „Stotternde können nicht Schauspieler werden – ja oder nein", „In Deutschland gibt es ungefähr so viele Stotternde wie Einwohner von Köln – ja oder nein") oder Informationsmaterialien (z.B. de Geus 2000: „Manchmal stotter ich eben"; www.jugend-infoseite-stottern.de; Natke et al. 1998; 2001: „Benni"; Videoausschnitte aus Dutzmann und Kofort et al: „Mein Kind stottert" [1994] bzw. „Mein Schüler stottert" [1994], Ausschnitte aus Fernsehsendungen, Internetseiten). Die Informationen können auch vermittelt werden, während Kinder eine Informationsveranstaltung für die Schule vorbereiten.

Das bedeutet, dass Eltern und Kind die Informationen nutzen können, um **selbst andere zu informieren**. Je mehr Menschen in der Umgebung eines stotternden Kindes informiert sind, desto weniger ist ein Kind der Auswirkung von vorurteilsbeladenem Handeln ausgeliefert. Dementsprechend wird in der Elternarbeit Wert darauf gelegt, dass Eltern weitere Verwandte und andere wichtige Bezugspersonen angemessen informieren (s. Elternberatung). Freunde und Mitschüler werden informiert, indem sie an einzelnen Therapiesitzungen teilneh-

men. In der Schule kann mit speziellen Unterrichtsveranstaltungen oder einem Unterrichtsbesuch die Therapeutin enttabuisiert werden. Besonders unterstützt wird das durch die Aktion „Stottern und Schule" der BVSS, bei der ein roter Bus verschiedene Schulen besucht, Informationsmaterial verteilt und zum Thema Stottern informiert.

Grundsätzlich gilt: Auch hier müssen die Regeln der Desensibilisierung beachtet werden und das Einverständnis des Kindes muss vorliegen.

Schulveranstaltung. Eine 45-minütige Schulveranstaltung, zu der die Therapeutin das Kind begleiten sollte, kann z.B. wie folgt aussehen:

Vorbereitende Schritte:
- Vereinbarung des Projekts mit Eltern, Kind und Lehrerin. Da die Therapeutin für die Schüler unbekannt ist, ist die Klasse meist sehr offen und gesprächsbereit.
- Planung der Unterrichtseinheit zusammen mit dem Kind (ggf. im Rahmen einer Gruppentherapie – alle teilnehmenden Kinder werden eine Unterrichtsveranstaltung durchführen). Absprachen, wer welche Teile übernimmt. Je jünger das Kind ist, desto eher muss die Logopädin damit rechnen, dass es in der Schule nicht wagt, seinen „Part" zu übernehmen. Es ist sinnvoll, schon vorher mit dem Kind Hilfestellungen abzusprechen und unter welchen Umständen die Logopädin alleine erklärt. Bei sehr sicheren Kindern kann der Schulbesuch mit einer In-vivo-Aufgabe verbunden werden (z.B. das Spiel erklären und dabei eine Symptomlösetechnik anwenden).
- Erstellung von Materialien zusammen mit dem Kind (z.B. Videodemonstration von Kernsymptomen, Vortrag über Kernsymptome oder über Symptomlösetechnik, Quizfragen wie z.B. „Wie viele Stotternde gibt es in Deutschland? Welcher der beiden Schauspieler stottert: Bruce Willis, Kevin Costner etc.? Im Grundschulbereich: Besprechung eines Spiels aus der Therapie, das im Klassenzimmer mit allen durchgeführt werden kann, z.B. Pseudostottern).
- Wenn möglich sollte man vorher eine „Generalprobe" im Therapieraum durchführen, zu der ein Freund/eine Freundin oder die Familie eingeladen wird. Das verringert die Erwartungsangst des Kindes.

- Absprache mit dem Lehrer, wie er die Veranstaltung ankündigen und vorbereiten kann, Vereinbarung von Zeitrahmen und Inhalten.

Schulbesuch:
- Die Schüler erhalten vor jeder Erklärung die Gelegenheit, ihre Vorkenntnisse mitzuteilen.
- Vorstellung des Therapeuten, Klärung des Berufes „Logopädin", Austausch darüber, wer in der Klasse zur Logopädin geht/gegangen ist, warum das betreffende stotternde Kind bei der Logopädin ist und ob die Kinder noch jemanden kennen, der stottert.
- Angabe des Stundenziels.
- Informationsvermittlung (altersgemäße Auswahl und Präsentation) zu den Inhalten:
  - Was ist Stottern? – Kernsymptome, Kontrollverlust (Vormachen durch Logopädin und Kind). Zur Vermittlung des Kontrollverlusts beim Stottern eignet sich das „Anstoßexperiment". Bei dieser Partnerübung soll A möglichst ordentlich zehnmal seinen Namen schreiben, während B unangekündigt gegen den Arm des Schreibenden stößt. Auch der Lehrer wird beim Schreiben gestoßen. Reflexion: Wie sieht Deine Schrift aus? Wie hast Du Dich gefühlt? Was hast Du dagegen unternommen? Wie findest Du es, dafür ausgelacht oder benotet zu werden?
  - Was tut man am besten, wenn man sich mit jemandem unterhält, der stottert? Erarbeitung im Unterrichtsgespräch, dass es „doof" ist, unterbrochen oder gehänselt zu werden; dass man einfach nur ein bisschen warten muss, weil derjenige schon weiß, was er sagen will.
  - Exemplarische Darstellung, was in der logopädischen Therapie passiert (Vortrag von Kind oder/und Logopädin).
  - Übung für die ganze Klasse: Das stotternde Kind sollte den Vorteil haben, es schon zu können und ggf. den anderen zu helfen.
  - Übungsbeispiel 1. und 2. Klasse: Pseudostottern vormachen, anschließend dürfen die Kinder der Reihe nach ihren Namen pseudostottern und dabei einen Frosch in eine wassergefüllte Glasvase hüpfen lassen.
  - Übungsbeispiel ab 3. Klasse: Sprechen erforschen: Welche Körperteile brauchst du, um das Wort „Ball" zu sprechen? Was passiert genau? Was geschieht, wenn das Wort gestottert wird? (Beobachtungen der Schüler an der Tafel festhalten).
  - Unterrichtsgespräch, wie sich Anderssein und ein fairer Umgang damit noch äußern kann (Brille, Hörgerät, unsportlich, besonders sportlich, andere Muttersprache etc.). Solche Gespräche müssen vom Lehrer vorbereitet werden.
  - Ab 4. Klasse ggf. Quiz mit Antworten zur Auswahl, das Vorurteile über Stottern ausräumt.
  - Schriftliches Informationsmaterial für zu Hause (z.B. BVSS-Broschüre).

▓ Förderung von pragmatischer Kompetenz, Selbstbehauptung, Problemlöseverhalten

Eine geringe Fähigkeit zur Selbstbehauptung und zum Problemlösen sowie eine geringe pragmatische Kompetenz kann ein Risikofaktor für und eine Folge von Stottern sein (vgl. Kap. 1 „Emotionale Entwicklung und Stottern"). Im ausgeprägten Fall ist dem Kind die Freude am Sprechen und der Kommunikation verloren gegangen. Außerdem zählen diese Merkmale zum Risikoprofil für Mobbing (engl. auch: bullying). Entsprechend erwartet man bei der Verbesserung dieser Fähigkeiten, dass:

- das Kind weniger stark auf soziale Auslöser für Stottern reagiert,
- es ihm leichter fällt, besser mit der Kernsymptomatik umzugehen bzw. Symptomlösetechniken einzusetzen,
- es ihm besser gelingt, sich gegenüber Gleichaltrigen zu behaupten, was einer Ausgrenzung wegen Stotterns vorbeugen kann.

Die bereits beschriebenen Methoden tragen alle indirekt dazu bei, die pragmatische Kompetenz, die Selbstbehauptung und das Problemlöseverhalten zu verbessern. Von den Möglichkeiten der direkten Arbeit in diesem Bereich werden hier eine strukturierte Problemlösediskussion, die Rollenspielarbeit und die Gruppentherapie vorgestellt. Viele weitere Anregungen finden sich u.a. in: „Spiele zum Problemlösen" von Badegruber (1994; 1996), in „JES" (von Ameln et al. 2003) und in „Working with pragmatics" von Anderson-Wood und Smith (1997).

125

Einzeltherapie. In der Einzeltherapie mit stotternden Kindern hat man zwar den Vorteil einer optimal individualisierten Vorgehensweise, man erlebt das Kind jedoch nicht im Umgang mit anderen Kindern und kann daher seine pragmatische Kompetenz, seine Fähigkeit zur Selbstbehauptung und zum Problemlösen nur schwer einschätzen und nur sehr indirekt und umständlich bearbeiten. Man bekommt keinen Eindruck davon, inwieweit Defizite in diesen Bereichen den Transfer von Techniken zum Umgang mit Symptomen erschweren. Daher ist es günstig, in die Einzeltherapie Freunde und Mitschüler des stotternden Kindes einzuladen. So wird gleichzeitig der Transfer, z. B. von Symptomlösetechniken, in den Alltag erleichtert. Zusätzlich ist es sinnvoll, zur Einzeltherapie eine Gruppe anzubieten (s. „Gruppentherapie").

Strukturierte Problemlösediskussionen. Zwei Methoden werden vorgestellt, die sowohl in der Einzel- als auch in der Gruppentherapie durchgeführt werden können. Diese Diskussionen können gut als Vorbereitung von Rollenspielen eingesetzt werden. Das **Problemlöseraster** aus dem Stotterzentrum Zeeland (Bezemer 2006, S.140) greift eine Situation auf, die das Kind erlebt hat oder die von der Therapeutin vorgegeben wurde. Dazu eignen sich auch Kinderbücher, z. B. „Lotte ist lieb (– aber Hamfrie …!)" (Fuchshuber 2002); „Juli, der Finder" (Bauer u. Boie 1993); „Die Kinder von Bullerbü" (Lindgren 1988); „Lotte hat Geburtstag" (Völker 2002); „Die Königin der Farben" (Bauer 2001). Die Therapeutin kann auch von anderen Kindern berichten, die z. B. mit folgenden Problemen konfrontiert sind: „*Julian hat zu mir ‚Stotteraffe' gesagt"*, oder „*Ich traue mich nicht, mich zu melden."*

Diese Ausgangssituation wird im obersten Feld aufgezeichnet. Dann werden mögliche Gedanken und Gefühle der Beteiligten diskutiert und die betreffenden Handlungsmöglichkeiten in die unteren Felder eingetragen. Dabei sollten möglichst viele verschiedene Varianten gefunden werden, um dem Kind zu vermitteln, dass es nicht nur eine einzige ideale Lösung gibt. Daher werden die Lösungsideen des Kindes zunächst nicht bewertet. Erst wenn das Kind alle seine Lösungsideen, auch die verbotenen oder unrealistischen, formuliert hat, bittet man es, sie in Gedanken oder im Rollenspiel auszuprobieren und ihre Brauchbarkeit zu überprüfen. Das geschieht in einer abschließenden Einschätzung, welche Lösung kurz- und langfristig den erwünschten Erfolg bringen könnte und ob neue Schwierigkeiten durch diese Lösungsidee zu erwarten sind.

Rollenspieltechniken. Sie sind gut geeignet, um die pragmatische Kompetenz eines Kindes zu verbessern und seine Fähigkeit zur Selbstbehauptung zu fördern. Ziele sind z. B. Turn-Taking, Blickkontakt, Strategien zur Eröffnung von Gesprächen. Wertvolle Hinweise zum Vorgehen in der Rollenspielarbeit liefert u. a. Kochan (1977). Neben der Aufarbeitung von belastenden Erlebnissen und Vorbereitung auf gefürchtete Alltagssituationen eignet sich die Rollenspielarbeit auch gut zur Desensibilisierung gegen eigene Stottersymptome oder gegen Hänseleien, zur Vorbereitung von In-vivo-Situationen und zur Generalisierung von Symptomlösetechniken. Dabei kann man folgendermaßen vorgehen:

- Die Situation wird geklärt, z. B. durch eine Erzählung oder eine Zeichnung des Kindes. Dabei werden die Situation, die beteiligten Personen und ihre Handlungsweisen beschrieben (und die nötigen Requisiten und Kulissen bereitgestellt). Hier: Denis ärgert Tanja beim lauten Lesen in der Klasse.
- Die Situation wird durchgespielt, Tanja ärgert zuerst, damit sich die Therapeutin ein besseres Bild von der Situation machen kann.
- Es können in der Reflexion mögliche Verhaltensweisen zur Selbstverteidigung geplant und in einem Rollenspiel erprobt werden.
- Dann ärgert die Therapeutin. Hierfür legt sie mit dem Kind fest, wie „gemein" sie sein darf: „*Soll ich genauso gemein sein wie du gerade eben oder weniger gemein?"* Außerdem wird vereinbart, wie sich das Kind selbst verteidigt, z. B. indem es den Lehrer zu Hilfe ruft. In der Durchführung kann die Therapeutin im Flüsterton unterstützende oder verstärkende Regieanweisungen für das Kind geben („*Du wolltest doch dem Denis sagen, dass er nichts von deinem Geburtstagskuchen abkriegt, wenn er nicht aufhört!"*)
- In der Reflexion wird beurteilt, wie der Einsatz von selbstbehauptenden Verhaltensweisen gelungen ist (Schneider u. Sandrieser 2002, S.49).

Stachelbild. Das „Stachelbild" (Schneider 1998) kann zur Diagnostik der Schulsituation eines Kindes dienen. Hierbei kann sich im Einzelfall abzeichnen, dass ein Kind einer erheblichen Belastung bis hin zum Mobbing ausgesetzt ist. Das Kind zeichnet sein Klassenzimmer mit der Sitzordnung (kann auch als Hausaufgabe gegeben werden). Während man in die Sitzordnung die Namen einträgt, erfolgt ein Gespräch über Mitschüler, deren Rollen und Funktionen und über deren Beziehung zum Kind bzw. zum Lehrer. Das Kind malt dann verschiedenen Mitschülern eine bestimmte Menge an Stacheln, um zu verdeutlichen, wie „bedrohlich" es den oder die Betreffende erlebt. Anhand dieses Bildes kann man nun mit dem Kind überlegen, ob es zufrieden ist mit seiner Situation, mit welchem Kind es mehr Kontakt haben möchte und gegen welches Kind es sich besser zur Wehr setzen möchte. In der Weiterarbeit können Problemlöseraster und Rollenspieltechniken eingesetzt werden. Die Problematik des Kindes muss auch mit den Eltern besprochen werden, denn letztlich müssen diese in der Zusammenarbeit mit der Schule die erforderlichen Schritte unternehmen. Mit dem „Stachelbild" kann man gut Veränderungen der schulischen Situation im Laufe der Therapie verfolgen.

Mobbing. Hinweisen auf Mobbing oder einem diesbezüglichen Risiko ist in jedem Fall nachzugehen. Wenn das Kind sich im Rahmen der Stottertherapie zum ersten Mal zum Mobbing äußert, ist das ein hoher Vertrauensbeweis, denn auch Mobbing wird tabuisiert. Man gibt keine Ratschläge, sondern hört zunächst gut zu und gibt dem Kind Raum, seine Erfahrungen und Gefühle zu äußern. Dann versucht man, mit dem Kind einen Vertrag zu schließen, in welcher Weise weiter vorgegangen wird, z.B. in welcher Form die Eltern informiert werden. Es übersteigt jedoch die Kompetenz und den Auftrag einer Logopädin, Eltern und Kind bei der Bearbeitung von Mobbing zu betreuen. Sehr wohl kann sie jedoch die nächsten Schritte aufzeigen und auf entsprechende Beratungsstellen und Literatur verweisen (Alexander 1999; www.schueler-mobbing.de).

◾ Elternbeteiligung

Wie in fast allen Therapiekonzepten für stotternde Kinder ist auch in KIDS die Beteiligung der Eltern ein unverzichtbarer Bestandteil der Therapie. Die Effektivität von Elternberatung bei Stottern im Kindesalter ist u.a. belegt durch Studien von

Motsch (1998) und Mallard (2000). Hier wird in Anlehnung an Ritterfeld (1999) der Begriff „Elternbeteiligung" verwendet, da so das gesamte Spektrum zwischen kurzem Informationsgespräch, Beratung, Verhaltenstraining und Co-Therapie abgedeckt wird.

Ebenso wie die Therapie des Kindes beinhaltet die Elternbeteiligung Zielsetzungen in den drei Bereichen Stottersymptomatik, psychische Reaktionen auf Stottern und Risikofaktoren. Außerdem ist das erste Ziel der Elternbeteiligung, dass die Eltern die Therapie mit dem Kind gutheißen und nach Möglichkeit unterstützen.

Zielsetzungen der Elternbeteiligung

Die Zielsetzung im Bereich Stottersymptomatik besteht darin, Eltern zu „Fachleuten" in der Beurteilung von unflüssigem Sprechen und im Umgang mit Stottern zu machen, sodass sie zunehmend unabhängig vom Therapeuten werden.

Über die allgemeinen Ziele der Elternbeteiligung (Schneider u. Lüdemann, in: Böhme 2001) hinaus sollen die Eltern:

- über Informationen zu Kern- und Begleitsymptomatik verfügen,
- die Symptome beobachten und beschreiben können,
- die Therapeutin über Veränderungen im flüssigen und unflüssigen Sprechen des Kindes informieren können,
- leichtes Pseudostottern modellieren können,
- Übungen mit dem Kind durchführen können,
- den Transfer in den Alltag unterstützen können,
- nach Therapieende die Signale für eine Wiedervorstellung erkennen können.

Ziele im Bereich psychische Reaktionen auf Stottern. Sie betreffen die Reaktionen sowohl der Eltern als auch des Kindes. Hinsichtlich der psychischen Reaktionen des Kindes sollen die Eltern:

- einen gelassenen und akzeptierenden Umgang mit der Symptomatik entwickeln,
- diesen Umgang durch gelassenes Pseudostottern modellieren,
- über psychische Reaktionen auf das Stottern informiert sein,
- die Reaktionen ihres Kindes beobachten, interpretieren und verstehen,

- kindgerecht das Stottern in der Familie thematisieren,
- akzeptierend mit dem Stottern ihres Kindes umgehen,
- verständnisvoll und angemessen auf die emotionalen Reaktionen ihres Kindes reagieren.

Elternseitige Voraussetzungen. Dies setzt auf der Ebene der psychischen Reaktionen der Eltern voraus, dass sie:
- ihre Kompetenz als Eltern erkennen,
- Schuldgefühle abbauen,
- keine Scham oder unangemessene Hilflosigkeit angesichts des Stotterns ihres Kindes empfinden,
- selbst einen gelassenen Umgang mit dem Stottern zeigen.

Risikofaktoren. Um das Kind zu unterstützen, sollen die Eltern:
- andere Personen (Lehrer, Erzieher) informieren und zu einem angemessenen Umgang mit dem Stottern anleiten können,
- Modelle zur Entstehung und Aufrechterhaltung von Stottern kennen, z.B. das Anforderungen-Fähigkeiten-Modell, das Modell von disponierenden, auslösenden und aufrechterhaltenden Faktoren und das Modell von Kern- und Begleitsymptomatik,
- anhand dieser Modelle die Risikofaktoren im Umfeld des Kindes erkennen, bewerten und ggf. verändern, z.B. Tagesablauf des Kindes, Gesprächssituationen mit den Geschwistern, das eigene Sprachmodell.

Organisationsformen der Elternbeteiligung

Die Form der Elternbeteiligung hängt ab von:
- den Zielsetzungen (z.B. Informationsvermittlung),
- dem gewählten Therapieansatz (Notwendigkeit der Mitarbeit von Eltern als Co-Therapeuten in Mini-KIDS),
- den Gegebenheiten im Einzelfall (z.B. Indikation für eine Interaktionstherapie, Motivation und Möglichkeiten der Eltern),
- den institutionellen Gegebenheiten (z.B. Raum für eine Elterngruppe).

Elternbeteiligung bedeutet, dass gearbeitet wird mit einem Elternteil alleine, mit beiden Eltern, in einer Gruppe oder unter Einbeziehung der ganzen Familie.

Häufigkeit und Intensität der Elternkontakte. Diese kann von Einzelterminen in großen Abständen (z.B. bei Beratungsgesprächen von Eltern mit Kindern, die aufgrund einer sehr uneindeutigen Symptomatik nicht behandelt, sondern beobachtet werden) bis zur täglich stattfindenden Intensivtherapie (s. Rustin 1987) reichen. Generell gilt, dass Elterntermine in großen Abständen (> 8 Wochen), v.a. in der Generalisierungsphase, vereinbart werden. Kürzere Abstände (< 4 Wochen) sind sinnvoll, wenn z.B. die Therapie gerade beginnt, die Eltern als Co-Therapeuten eingearbeitet werden sollen oder eine Interaktionstherapie durchgeführt wird.

Parallele Beratung von Eltern und Kind. Inhalt und Zeitpunkt bestimmen auch, ob Elternbeteiligung alleine oder parallel zur Therapie des Kindes durchgeführt wird, oder ob sie der Kindertherapie vorgeschaltet wird:
- Eine Beratung der Eltern ohne eine Behandlung des Kindes ist sinnvoll, wenn keine Symptomatik oder Risikofaktoren vorliegen, die eine direkte Behandlung erforderlich machen, wenn aber Eltern aufgrund ihrer Sorgen, Schuldgefühle oder ihres Verhaltens als aufrechterhaltende Faktoren wirken könnten. Auch bei Jugendlichen, die selbst nicht zu einer Therapie zu motivieren sind, kann eine Beratung der Eltern zur Entlastung sinnvoll sein.
- Eltern und Kind nehmen gleichzeitig an den Sitzungen teil, wenn die Eltern als Co-Therapeuten eingearbeitet werden oder wenn in einer Interaktionstherapie stützende Verhaltensweisen verbessert und Risikofaktoren abgebaut werden sollen.
- Eltern und Kind kommen zu jeweils eigenen Terminen, wenn beide Seiten so effektiver ihre Therapieinhalte bearbeiten können. Häufig ist dieses Setting auch organisatorisch begründet. Wenn die Therapeutin des Kindes gleichzeitig die Elternberatung durchführt, muss er sich um Unparteilichkeit bemühen (Schneider u. Lüdemann, in: Böhme 1998).

Methoden der Elternbeteiligung

Die Methode der Elternbeteiligung richtet sich nach der Zielsetzung, dem Vorwissen der Eltern und der gewählten Organisationsform. Auch wenn eine Methode nur auf einen Einzelaspekt fokussiert, kann sie sich auch in anderen Bereichen auswirken, wie Bernstein-Ratner (1997) zeigt. In ihrer Studie wurden Erwachsene dazu angeleitet, mit dem Kind langsamer zu sprechen. Sie verlangsamten nicht nur ihre Sprechweise, sondern sprachen vielfach in kürzeren Sätzen, mit vereinfachter Syntax und gaben weniger direkte Anweisungen.

Methoden:

- Vermittlung von Sachinformationen anhand von Informationsschriften, z.B. der Bundesvereinigung Stotterer-Selbsthilfe e.V.; Filmen, z.B. Film zur Früherkennung kindlichen Stotterns (Sandrieser 1997); Videoaufnahmen des eigenen oder anderer Kinder (Datenschutz und Schweigepflicht muss dabei berücksichtigt werden); Schaubildern, z.B. zum Modell von Anforderungen und Fähigkeiten.
- Übungen, die den Eltern eigene Erfahrungen mit dem Stottern ermöglichen, um das Gefühl des Kontrollverlusts zu vermitteln, z.B. das „Anstoßexperiment" (s. „Wissen über Stottern"), das Hochgeschwindigkeitssprechen (Wendlandt 2000); der Versuch, mit einem Gerät zur verzögerten auditiven Rückkopplung (Delayed Auditory Feedback – DAF, Fiedler u. Standop 1994, S. 145ff; Bezugsquelle im Anhang) zu sprechen.
- Übungen, um den Eltern zu vermitteln, welche Gefühle ein Kind hat und welchen Mut es aufbringt, wenn es vor anderen stottert, z.B. Phantasievorstellungen zu den Gefühlen in Alltagssituationen, wenn die Eltern selbst stottern würden; In-vivo-Arbeit, wobei die Eltern zunächst die Therapeutin beobachten, bevor sie selbst Erfahrungen mit dem Stottern sammeln.
- Übungen, um den Eltern zu vermitteln, welche hohen Anforderungen das Sprechen beinhaltet, z.B. kurze Übungen zur artikulatorischen Phonetik.
- Übungen, um den Eltern zu vermitteln, wie verschiedene Zuhörerreaktionen auf den Sprecher wirken, z.B. Rollenspiele mit angemessenen und abwertenden bzw. abweisenden Verhaltensweisen (Belohnungs- und Bestrafungsspiel, Helferspiel; Innerhofer 1977).
- Anleitung der Eltern zu ihrer Rolle als Co-Therapeuten: Erarbeitung des Pseudostotterns und Erprobung im Rollenspiel, in Spielsituationen mit dem Kind im Therapieraum und zu Hause.
- Modell der Therapeutin im Elterngespräch (z.B. zum Thematisieren von Stottern) und in Sitzungen mit dem Kind (Videoaufnahmen), die Eltern beobachten anhand von vorher erarbeiteten Kriterien z.B. das Pseudostottern oder das Sprachmodell.
- Rollenspieltechniken (vgl. Kochan 1977).
- Kognitive Ansätze, z.B. Problemlösetechniken, die erarbeitet und umgesetzt werden.
- Verhaltenstherapeutische Methoden zur Änderung von Verhaltensweisen (s. Meersmann u. Stinders 2000).
- Treffen von erwachsenen Stotternden mit Eltern von älteren Kindern und Jugendlichen, um die Auseinandersetzung mit einem möglicherweise bleibenden Stottern zu fördern.
- Arbeit mit Interaktionsanalysen (Schmidt 1985, Schneider u. Lüdemann, in: Böhme 2001); Interaktionstherapie (Rustin 1995): Durchführung, Auswertung und Interpretation der Interaktionsaufnahmen; Erarbeitung von Verhaltensalternativen, Erprobung im Rollenspiel, in Spielsituationen mit dem Kind im Therapieraum und zu Hause; Videokamera unbedingt erforderlich!

Das Vorgehen in der Elternbeteiligung wird im Kapitel „Elternbeteiligung in der Einzeltherapie bei Mini-KIDS" und „Elterngruppen bei KIDS" beschrieben.

Allgemeine Therapieprinzipien

Eine kind- und störungsbildgerechte Art der Vermittlung von Lerninhalten umfasst:

- Das **Modelllernen**: alles, was das Kind einmal machen soll, macht ihm die Therapeutin immer wieder vor (z.B. Stottern ohne Anstrengung, gelassenes Thematisieren von Stottern etc.)
- Die Erlaubnis an das Kind, so oft wie sinnvoll und möglich **über das Verhalten der Therapeutin zu bestimmen** (z.B. Stärke der Anstrengung beim Pseudostottern, In-vivo-Übungen etc.). Durch die Möglichkeit, zuerst über das Verhalten der Therapeutin zu bestimmen, soll gewährleistet werden, dass das Kind nicht überfordert wird, und sichergestellt sein, dass es ausreichend desensibilisiert ist, die Übung selbst durchzuführen.
- Grundsätzlich die **Arbeit am Pseudosymptom vor der Arbeit am echten Symptom**.
- **Anschauliche und konkrete Vermittlung**, z.B. durch Einkleidung in Geschichten, Einbeziehen der Erfahrungswelt des Kindes, Bewegungsunterstützung, konkrete Begriffe wie „Froschwörter" statt „Teilwortwiederholungen".
- **Berücksichtigung des individuellen Lerntempos**, das sich bei ein und demselben Kind im emotionalen, kognitiven und sensorisch-motorischen Bereich unterscheiden kann. Entsprechend kleinschrittig müssen die Lernschritte aufeinander aufbauen und entsprechend viel muss im Einzelfall geübt werden (z.B. motorische Abläufe). Nicht zu unterschätzen ist der zeitliche Aufwand, neue motorische Abläufe zu üben und ggf. auch zwischen den Therapieeinheiten durch Hausaufgaben zu festigen oder stabil zu halten.
- **Konzentration nur auf eine Schwierigkeit zu einem Zeitpunkt,** denn häufig sind Kinder nicht überfordert durch den eigentlich geplanten Lernschritt, sondern durch das Zusammentreffen von mehreren Schwierigkeiten, z.B. wenn das Kind eigene Stottersymptome identifizieren soll und als Spielvorschlag ein Gespräch initiiert wird, das die gesamte (linguistische) Aufmerksamkeit des Kindes fordert. Hierzu gehört auch, dass schwierige Aufgaben erstmals häufig besser gelingen, wenn keine Bezugsperson anwesend ist.
- Die Auswahl von **motivierenden Sprechanlässen und Spielmaterialien**, die nach Möglichkeit eine kommunikative Notwendigkeit beinhalten, wie z.B. Pseudostottern auf Einwortebene in dem Ratespiel „Welches Tier ist das: Ra-ra-ra-ratte" motivierender ist als beim Benennen von Bildkärtchen. Dabei darf die Spielidee jedoch nicht so sehr motivieren, dass das Kind vom geplanten Lerninhalt abgelenkt wird.
- Einen **individuell geplanten Stundenaufbau,** der die Konzentrationsfähigkeit, die Frustrationstoleranz, die persönlichen Vorlieben (z.B. das Bewegungsbedürfnis) des Kindes berücksichtigt und neben Phasen ernsthafter Arbeit auch Spiel und viel Spaß beinhaltet – die Kinder sollen gerne zur Therapie kommen. Dazu gehört auch, dass nur Dinge geübt werden, die auch für das betreffende Kind relevant sind (z.B. muss im Pseudostottern das Prinzip der Blockierungen nicht eingeführt werden, wenn das Kind in seiner Symptomatik keine Blockierungen zeigt) und dass die zu lernenden oder übenden Inhalte hierarchisch strukturiert werden.
- **Üben im geschützten Raum:** Ein wichtiges Prinzip ist, dass immer erst im „So-tun-als-ob" geübt wird, bevor es auf die Symptome des Kindes angewandt wird. Die Kinder werden ermuntert zu zeigen, wenn ihnen eine Aufgabe zu schwer wird. In der Therapie besteht das Spannungsfeld, neue schwierige Sachen zu üben und sich trotzdem sicher genug zu fühlen. Dazu gehört auch, Fehler machen zu dürfen. Für die Therapiephasen, in denen neue motorische Abläufe eingeübt werden, kann es daher auch von Vorteil sein, alleine mit dem Kind zu üben und die Eltern erst anschließend wieder dazu zu bitten.
- **Die Erlaubnis, Fehler zu machen:** Dazu gehört, dass für das Gelingen mancher Aufgaben wiederholte Versuche nötig sein dürfen und dass ernst genommen wird, wenn sich ein Kind durch eine Aufgabe überfordert fühlt. Dann bespricht man am besten mit dem Kind, in welcher Form die Anforderung bewältigt werden kann, statt die Aufgabe abzubrechen.
- **Geeignete Hilfen:** Dazu ist eine Analyse nötig, wodurch das Kind überfordert ist (z.B. ist der Schweregrad der Übung angemessen gewählt? Braucht das Kind Unterstützung – z.B. auditiv, visuell, fein- oder grobmotorisch, durch lautunterstützende Bewegungen? Bringt das Kind

durch seine bisherige Entwicklung die Voraussetzung mit, die Beispiele auditiv zu identifizieren/die Übung kognitiv zu erfassen?).

- Berücksichtigung der **situationsabhängigen Variabilität des Stotterns** (z. B. Auswahl von geeigneten Spielen, in denen Symptome auftreten, um echte Symptome bearbeiten zu können).
- Die Therapeutin vermittelt mit seinem Verhalten **Transparenz und Ehrlichkeit** in Bezug auf die Therapieziele. Das bedeutet, keine falschen Versprechungen oder Prognosen in einer Phase, in der die Symptome weniger werden. Auch die Rückmeldungen an das Kind sind aufrichtig. Dazu ein Beispiel:

Beispiel

„Jetzt habe ich gemerkt, dass du ganz fest probiert hast, das Wort leichter zu machen. Das ist klasse, wie du mitmachst! Aber es ist noch ganz schön schwer, oder? Ich habe gehört, wie da noch das ‚ähm' war, das dich so stört, wenn du feststeckst."

Die Therapeutin zeigt die Bereitschaft, das **Kind und seine Eltern** in ihren Wünschen und Bedürfnissen **ernst zu nehmen und zu respektieren**, indem sie z. B. die Ängste des Kindes nicht bagatellisiert oder indem sie stotternde Eltern nicht zu einer eigenen Stottertherapie drängt, wenn sie sich nach entsprechender Information dagegen entschieden haben. Sie macht ihnen auch nicht den Vorwurf, sie seien kein „gutes" Vorbild.

Die Therapeutin sieht in jeder Therapie eine **Chance, Multiplikatoren zu finden** (Betroffene, Familienangehörige, Erzieher, Ärzte, Lehrer), die die Belange der Stotternden unterstützen und Vorurteile abbauen.

Die Therapeutin ergreift Maßnahmen, um das **Kind und die Eltern von der Therapeutin unabhängig** zu machen. Dazu gehört, dass sie ihnen das Phänomen erklärt, dass die situations- und personenabhängigen Schwankungen von Stottern (Erwartungshaltung, Konditionierung etc.) bewirken, dass in Gegenwart der Therapeutin auch die schwierigsten Situationen zu meistern sind, aber keine Generalisierung stattfindet. Sie darf sich in dieser Situation nicht dazu verführen lassen, die Erfolge nur der eigenen Person zuzuschreiben.

Rahmenbedingungen für KIDS

Um die Ziele einer Stottertherapie erreichen zu können, müssen angemessene Rahmenbedingungen hergestellt werden. Dazu gehören Entscheidungen bezüglich stationärer oder ambulanter Therapie, Häufigkeit der Sitzungen, voraussichtlicher Dauer der Therapie, Elternarbeit, Einzel- oder Gruppentherapie und Nachsorge.

■ Ambulante und stationäre Therapie

In Deutschland werden stotternde Kinder überwiegend ambulant behandelt. Es gibt jedoch auch die Möglichkeit einer stationären Behandlung in Sprachheilzentren oder im Rahmen eines Aufenthalts an einer Sprachheilschule.

Stationäre Behandlung. Eine stationäre Behandlung kann angezeigt sein, wenn in vertretbarer Nähe zum Wohnort des Kindes keine Stottertherapie angeboten wird, wenn die Intensität einer ambulanten Therapie nicht ausreicht oder wenn die familiären oder sozialen Umstände eine ambulante Therapie unmöglich machen. Ein Vorteil einer stationären Therapie ist die große Behandlungsintensität durch die Häufigkeit der Sitzungen. Dazu kommen hervorragende Bedingungen, den Transfer auch im Alltag des stationären Aufenthalts zu kontrollieren. Elternarbeit ist jedoch nur dann in ausreichendem Maße möglich, wenn die Familie in der Nähe der stationären Einrichtung wohnt. Daher ist die Wiedereingliederung in das frühere Umfeld häufig eine große Schwierigkeit. In der alten Umgebung herrschen dieselben aufrechterhaltenden Bedingungen wie zuvor und dazu häufig ein großer Erwartungsdruck, dass das Kind jetzt flüssig sprechen kann. Dadurch wird der Transfer in den Alltag und der Umgang mit neuen Schüben wesentlich erschwert. Daher ist es günstig, wenn stationäre Einrichtungen eng mit ambulanten Therapeutinnen vor Ort zusammenarbeiten.

131

Ambulante Behandlung. Der Vorteil ambulanter Einrichtungen ist, dass das Kind in seiner sozialen Umgebung bleiben kann und eine kontinuierliche Elternberatung möglich ist, was v. a. bei kleineren Kindern wichtig ist. Dabei muss gewährleistet sein, dass in Phasen mit hoher Übungsintensität ausreichend Behandlungstermine angeboten werden können. Die Vorteile beider Behandlungsformen können genutzt werden, wenn ein Therapiekonzept wie z. B. „Stokokö" (Born et al. 2002) stationäre und ambulante Behandlungsphasen vorsieht oder ergänzend zur ambulanten Therapie inhaltlich passende Sommercamps durchgeführt werden.

Die in diesem Buch beschriebenen Verfahren wurden in ambulanter Therapie erprobt.

Häufigkeit der Behandlungstermine

Grundsätzlich ist eine Therapie nur erfolgversprechend, wenn ausreichend häufig Behandlungen stattfinden. Was als ausreichend gilt, hängt von der Art und der Phase eines Ansatzes ab. Es sollte jedoch mindestens ein Termin pro Woche (45 min) stattfinden. Wenn sich die Therapie bei sehr leichter Symptomatik auf Elternarbeit beschränkt, können größere Zeiträume sinnvoll sein. Eine höhere Termindichte (mehrere Termine pro Woche) ist günstig in Phasen mit motorischem Lernen (genug Übungsmöglichkeiten, Verhindern von Verlernen) oder in der Desensibilisierung, um zu verhindern, dass ein Kind seine Ängste in langen Pausen wieder aufbaut. In der Stabilisierung können die Termine in zunehmend größeren Abständen geplant werden.

Dauer der Therapie

Grundsätzlich unterscheidet man Therapieprogramme mit festgelegter Stundenzahl (sie werden unabhängig vom Ergebnis beendet) und individuell geplante Therapieansätze. Die Dauer individualisierter Vorgehensweisen hängt davon ab, wann das Kind die vereinbarten Zielkriterien erreicht hat.

Eine kurze Therapie ist wahrscheinlicher, wenn:
- das Stottern früh nach dem ersten Auftreten (d. h. innerhalb der ersten Monate) behandelt wird,
- keine weiteren Risikofaktoren (z. B. genetische Disposition, SES, negative psychische Reaktionen) vorliegen,

- das Kind motiviert ist,
- Eltern und weitere Personen aus dem Umfeld engagiert mitarbeiten,
- Behandlungen häufig genug möglich sind,
- die Therapeutin über ausreichendes Fachwissen und Methodenkenntnisse verfügt.

Dementsprechend ist eine längere Therapiedauer zu erwarten, wenn:
- das Stottern schon länger besteht und viele Begleitsymptome abzubauen sind,
- eine oder mehrere vorherige Therapien stattgefunden haben,
- weitere Risikofaktoren vorliegen,
- keine ausreichende Motivation des Kindes besteht,
- Schwierigkeiten in der Elternberatung und der Zusammenarbeit mit Lehrern/Erziehern bestehen,
- die Behandlung zu selten oder unregelmäßig stattfindet,
- die Therapie nicht an die Bedürfnisse des Kindes angepasst wird, weil die Therapeutin für jedes Kind die gleiche Therapie plant.

Nachsorge

Die Notwendigkeit der Nachsorge in der Stottertherapie begründet sich darin, dass die Stabilität der durch die Therapie erreichten Veränderungen nicht einzuschätzen ist.

Auftreten in Schüben. Dies liegt neben den üblichen Transferproblemen an der für Stottern typischen Eigenart, dass nach einer symptomfreien bzw. -armen Phase wieder verstärkt Symptomatik, also ein neuer Schub, auftreten kann. Außerdem können die funktionellen Coping-Strategien, die ein Kind durch die Therapie erworben hat, durch interne und externe Risikofaktoren und durch Veränderungen beim Kind oder in seiner Umgebung in der Zeit nach der Therapie beeinträchtigt werden.

Ziel der Nachsorge. Angestrebt wird, die Kinder nach Therapieende bei wieder auftretendem Stottern oder versagenden funktionellen Coping-Strategien rechtzeitig zu erfassen und ihnen ggf. ein Therapieangebot zu machen.

◼ Gruppentherapie

Gruppentherapie ist eine wesentliche Ergänzung zur Einzeltherapie. Sie schafft ein kontrollierbares soziales „Übungsfeld" und ermöglicht Kontakte zu Gleichaltrigen und zu anderen Betroffenen. Das Kind erlebt, dass andere Kinder gleichartige Probleme haben. Es kann Erfahrungen austauschen und erfährt so Entlastung. Es erlebt, dass Stottern auch bei den anderen Gruppenmitgliedern nur eine begrenzte Bedeutung hat und dass die anderen Stotternden auch „ganz normal" sind. Im günstigsten Fall entsteht eine Solidarisierung der Gruppenteilnehmer untereinander. Dieser in Selbsthilfegruppen häufige Effekt bewirkt ein selbstbewussteres Auftreten und größere Selbstakzeptanz.

Auch Lernprozesse am Modell werden begünstigt. Wenn ein Kind nicht selbst den Mut für die Arbeit an einem unangenehmen Thema aufbringt, profitiert es davon, wenn andere Kinder sich damit beschäftigen. Manchmal beginnt es dann, darüber in der Einzeltherapie zu sprechen.

Relativierung. In einer Gruppe gibt es viele motivierende und aktuelle Sprechanlässe. Die Gelegenheit zur Enttabuisierung und Relativierung von Stottern ergibt sich leichter als in der Einzeltherapie. Relativierung bedeutet, dass die Kinder ihre eigene Kern- und Begleitsymptomatik mit der der anderen vergleichen, z. B.: *„Der Kai ist viel stärker und stottert weniger als ich, aber er hat viel mehr Angst vor dem Sprechen."* Wenn ein Kind eine viel stärkere Symptomatik als die anderen hat und sehr darunter leidet, wird ihm das natürlich auch in der Gruppe bewusst. Dies ist jedoch kein Argument, ein Kind nicht an einer Gruppe teilnehmen

zu lassen, da es hier erfahren kann, unabhängig von seiner Symptomatik wertgeschätzt zu werden.

Die Stabilisierung einer flüssigeren Sprechweise kann motivierend und effektiv gestaltet werden, die Kinder können sich dabei gegenseitig unterstützen und Generalisierungshemmnisse können direkt in der Kommunikation der Gruppe bearbeitet werden. Ohne großen Aufwand erfolgt eine Desensibilisierung gegen Auslöser für Stottern, etwa viele Zuhörer.

Auswahl der Kinder. Hier ist es günstig, drei bis sechs Kinder im Vorschul- oder Schulalter, möglichst Jungen und Mädchen zusammen, in die Gruppe aufzunehmen. Es sollten keine zu großen Entwicklungsdifferenzen bestehen. Kinder, die ständig die Aufmerksamkeit der Therapeutin für sich allein beanspruchen und Geschwister sind in Gruppen oft sehr problematisch (Konkurrenz). Günstig ist es, wenn alle Kinder den Therapeuten vorher schon kennen.

Zielsetzung und Führungsstil. Die Gruppe kann in der Stottertherapie für unterschiedliche Zielbereiche eingesetzt werden. Sie kann zur Bearbeitung der Stottersymptomatik, zur Veränderung der psychischen Reaktionen und zur Verbesserung der psychosozialen Kompetenz genutzt werden (Abb. 3.2). Je nach Zielsetzung eignet sich ein direktiver oder eher offener Führungsstil. Die Therapeutin kann in einer Stunde mit einem einzelnen Kind arbeiten, die anderen schauen zu oder werden mit einbezogen und sie kann in der gleichen Stunde auch mit der ganzen Gruppe, in Kleingruppen oder in Paaren arbeiten. Bei Aktivitäten der Kinder untereinander bekommt die Therapeutin die Funktion einer Moderatorin. Dies gilt

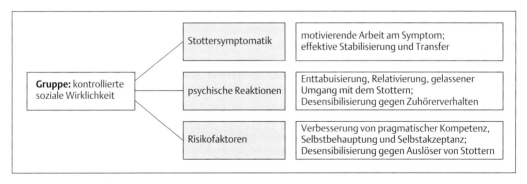

Abb. 3.**2** Arbeitsbereiche in der Gruppentherapie von Stottern.

v.a. bei Rollenspielen. Hier sollte die Leitung nicht mitspielen, damit sie schützen, unterstützen und eingreifen kann. Problemdiskussionen und Rollenspiele sind günstige Arbeitsformen in der Gruppentherapie.

Aufgabe der Gruppenleitung. Die Sitzung wird von der Gruppenleitung vorstrukturiert und entschieden, ob im Therapiegeschehen die Planung oder die Gruppendynamik Vorrang hat. Sie nimmt wahr, ob sich Kinder verletzt fühlen und sorgt für Schutz und Sicherheit durch Grenzen und Regeln, die in der Gruppe selbst erarbeitet werden. In der Kommunikation ist darauf zu achten, dass Kinder nicht der Therapeutin über ein anderes Kind aus der Gruppe erzählen, sondern dass sie sich direkt an das betreffende Kind wenden. Die direkte Äußerung von Meinungen und Gefühlen kann unterstützt werden, indem die Therapeutin für das Kind verbalisiert, z.B. wenn ein Kind zum anderen sagt: *„Warum hast du mich gestoßen!"* Th: *„Jetzt bist du so richtig sauer auf den Michael."* Sie kann auch nachfragen, z.B. *„Und wie fühlst du dich, wenn der dich anrempelt?"* Sie achtet außerdem darauf, dass die Kinder einander zuhören und die Sprecherwechsel einhalten.

Inhalte. Je nach Zielsetzung gibt es eine Vielzahl von möglichen Inhalten. Dazu gehören z.B.:
- Rituale für eine Aufwärmphase, z.B. lustiges, sprachfreies Gruppenspiel (Katz-Bernstein 1986) und für das Stundenende, z.B. Aufräumen, Gespräch im Sitzkreis, Stundenreflexion,
- Diskussion über den geplanten Stundenverlauf und Verhandlung der diesbezüglichen Wünsche der Kinder,
- Erarbeitung von Gesprächsregeln,
- Diskussion und Rollenspiele zu Problemsituationen, z.B. ausgelacht werden, und zu günstigen pragmatischen Strategien, z.B. wann kann ich erwarten, dass mir ein anderer zuhört und wie erlange ich seine Aufmerksamkeit,

- Reflexion über die eigene Situation als Stotternder, z.B. Erstellung eines Spielfilms zum Thema Schule (vgl. Michel u. Zeug 1998) oder Verdeutlichung, wie viele Stotternde es in der Familie, der Schule, der Stadt und auf der Welt gibt,
- Diskussion mit Erwachsenen aus einer Stotterer-Selbsthilfegruppe,
- gemeinsame Spielaktivitäten zum Kennenlernen oder für einen unbelasteten Kontakt und Sprechfreude,
- In-vivo-Projekte, z.B. Zeitschrift oder Film über eine Passantenbefragung, Theateraufführung für Eltern, Freunde und Geschwister oder in Form von Übungen, die sonst auch in der Einzeltherapie durchgeführt werden,
- Erarbeitung eines selbstbewussten Umgangs mit Stottern, z.B. einen Informationsfilm oder ein Merkblatt über Stottern und Stottertherapie für den Schulunterricht erstellen, Vorbereitung einer Unterrichtseinheit in Zusammenarbeit mit dem Lehrer, Kontaktaufnahme mit der Aktion „Stottern und Schule" der BVSS,
- Erarbeitung und Übung der Inhalte aus den verschiedenen Therapiebereichen (z.B. Pseudostottern zur Desensibilisierung gegen eigene Symptome; Identifizierung und Differenzierung verschiedener Symptome; Symptomlösetechnik etc.).

Allgemeine Hinweise. Anregungen zu Vorgehensweisen und Inhalten bieten auch Katz-Bernstein und Subellok (2002) und Badegruber (1994, 1996). Zum Umgang mit schwierigen Gruppenprozessen empfiehlt sich Supervision, z.B. wenn ein Kind in der Gruppe kein Wort herausbringt, ständige Aufmerksamkeit fordert oder ausgegrenzt wird, wenn die Kinder „total aufdrehen" oder sich nicht aufeinander beziehen.

Wenn parallel Gruppen- und Einzeltherapien stattfinden, muss mit allen Kindern geklärt sein, dass in den Einzelstunden nicht über das Geschehen in der Gruppe und die anderen Kinder gesprochen wird.

Qualifikation der Therapeutin

Die Qualifikation einer Therapeutin für eine Stottertherapie äußert sich in seinem Vermögen, eine therapeutische Beziehung zum Kind aufzubauen, in seinen Einstellungen und seinem fachlichen Wissen sowie in seinem Verhalten gegenüber Kind und Eltern.

▣ Fachspezifische Qualifikation der Therapeutin

Von einer professionellen Therapie kann erwartet werden, dass sie auf dem Stand der aktuellen Forschung beruht. Für die Therapeutin bedeutet dies:

- eine angemessene Grundausbildung oder umfassende Weiterbildung in Theorie, Diagnostik und Therapie des Stotterns und im Bereich SES,
- eine Grundqualifikation, um die Therapie planen sowie die eigenen Kenntnisse und Grenzen reflektieren zu können,
- nach Möglichkeit eine beraterische Basisqualifikation (z.B. klientenzentrierte Gesprächsführung) im Hinblick auf die Elternarbeit,
- kontinuierliche Weiterbildung durch Teilnahme an Seminaren und Fortbildungen sowie anhand von Fachliteratur,
- zumindest phasenweise Supervision.

!

Anregungen und Kontakte, um sich angemessen zu qualifizieren, bieten Berufsverbände, und Organisationen von Stottertherapeuten (IVS, IFA) oder die Bundesvereinigung Stotterer-Selbsthilfe e.V. (Adressen s. Anhang).

▣ Einstellung der Therapeutin

In der Stottertherapie geht es neben der Vermittlung eines günstigen Sprech- bzw. Stotterverhaltens wesentlich um Veränderung von Einstellungen und Gefühlen zum Stottern. Daher kommt den Einstellungen der Therapeutin große Bedeutung zu.

Realistische Zielsetzung. Jede Therapeutin muss sich bewusst sein, dass nicht in allen Fällen eine Remission möglich ist. Im Laufe der Therapie muss sie sich immer wieder fragen, ob dies für Kind und Eltern deutlich wird oder ob sie sich selbst unter den unrealistisch hohen Erfolgsdruck einer Remission setzt und diesen an die Eltern oder das Kind weitergibt. Eine vorsichtige Prognose, wiederholte Aufklärung und realistische Therapieziele verhindern diesen unangemessenen Erfolgsdruck und Probleme, die dadurch entstehen könnten. Das bedeutet nicht, dass die Therapeutin eine Remission ausschließt, sondern dass sie die Zuversicht vermitteln kann, dem Kind und seinen Eltern den Umgang mit dem Stottern so zu erleichtern, dass es in seiner persönlichen Entwicklung keine Nachteile erfährt, falls das Stottern bestehen bleibt und er dennoch seine gesamte professionelle Kompetenz einsetzt, um dem Kind die Remission zu erleichtern.

Bereitschaft, als Modell zu fungieren. Lernen bei Kindern und im psychosozialen Bereich, aber auch bei den Eltern geschieht vielfach anhand eines Modells. Daher ist es die Aufgabe einer Therapeutin, sich folgende modellhafte Verhaltensweisen und Einstellungen zu erarbeiten:

Gelassener Umgang mit Stottern und dem damit verbundenen Tabu. Um dies modellieren zu können, bedarf es eigener Enttabuisierung und Desensibilisierung. Eine Selbsterfahrung mit dem Thematisieren von Stottern und die Bearbeitung der eigenen Schamgefühle beim Pseudostottern außerhalb des Therapieraums sind dafür Voraussetzung. Verständlicherweise fällt es Therapeutinnen schwer, den Begriff „Stottern" vorurteilsfrei zu verwenden, wenn sie selbst früher einmal gelernt hatten, dass man diesen Begriff erst bei älteren Kindern verwenden darf, wenn keine Remission mehr zu erwarten ist und die vorzeitige Zuschreibung ein Störungsbewusstsein beim Kind vermittelt (vgl. Wirth 1990).

Bereitschaft zu einer therapeutischen Beziehung. Für die Arbeit im Bereich „psychische Reaktionen" ist eine engagierte, achtsame und respektvolle Beziehung zwischen Kind und Therapeutin eine wesentliche Voraussetzung. Diese Beziehung ist gleichsam der schützende Raum, in dem die Konfrontation mit dem Stottern, die Enttabuisierung und die Desensibilisierung möglich werden.

Bereitschaft zur Konfrontation. In einer Stottertherapie darf die Therapeutin nicht vermeiden, unangenehme Themen anzusprechen. Sie achtet jedoch darauf, die Konfrontation zu einem Zeitpunkt und in einer Art vorzubringen, dass das Kind und/oder die Eltern sie annehmen können.

Bereitschaft, sein Vorgehen infrage zu stellen. Stottertherapie ist eine Einzelfalltherapie, die von der Situation des Kindes und seinen Eltern, dem bisherigen Therapieprozess, dem Wissensstand und der Befindlichkeit der Therapeutin gesteuert wird. Daher gilt es, immer wieder das eigene therapeutische Vorgehen zu hinterfragen und sich anhand von Fachliteratur, dem Austausch mit Kollegen, Weiterbildung und/oder Supervision weiter zu qualifizieren und ggf. über eine angemessenere Behandlung (z. B. Familientherapie) zu informieren, wenn die Grenzen der eigenen Möglichkeiten erreicht sind.

Bereitschaft zur Zusammenarbeit. Die Zusammenarbeit mit Eltern und anderen Bezugspersonen, Kollegen, der Bundesvereinigung Stotterer-Selbsthilfe e.V. und mit Therapeutinnen aus anderen Berufsgruppen erweitert das Spektrum der therapeutischen Möglichkeiten und ermöglicht der Therapeutin, seine Aufgabe verantwortungsvoll durchzuführen.

Kommunikationsverhalten der Therapeutin

Das Kommunikationsverhalten der Therapeutin zeigt **alle Aspekte ungeteilter Aufmerksamkeit für die Äußerungen des Kindes**, d.h. aktives Zuhören, Corrective Feedback, Parallel Talking, keine Unterbrechungen (vgl. Dannenbauer 1991; Wendlandt 2000). So vermittelt er dem Kind, dass es ausreichend Zeit hat, seine Gedanken zu formulieren, und v.a., dass seine Äußerungen wichtig sind und gehört werden. Bei längeren Äußerungen des Kindes, die wegen der thematischen Komplexität oder wegen emotionaler Beteiligung etwas „konfus" klingen, kann man dem Kind unabhängig vom Stottern zurückmelden, was man schon verstanden hat.

> **Beispiel**
> „Ich hab schon verstanden, dass du mit in den Führerstand der Lok durftest. Ich weiß jetzt nur noch nicht, ob du da drin auch Kohlen geschaufelt hast."

Günstiges Kommunikationsverhalten. Kriterien sind:
- aktives Zuhören,
- Parallel Talking,
- Corrective Feedback,
- deutlich geringere Redeanteile als das Kind,
- kurze kindgerechte Äußerungen,
- ruhige Sprechweise,
- Pausen beim Sprecherwechsel,
- Blickkontakt, dem Kind zugewandt.

Langsames Sprechmodell. Hiermit wird dem Kind vermittelt, dass es ausreichend Zeit hat, seine Gedanken zu formulieren. Die Therapeutin kann sich modellhaft selbst Anweisungen zu einem günstigen Sprechverhalten geben, z. B.: *„Moment mal, ich bring hier alles durcheinander und rede viel zu schnell, jetzt muss ich erst mal alles der Reihe nach erzählen."* Informationen zum **Modellieren eines leichten Stotterns** finden sich unter „Pseudostottern".

Mini-KIDS – Ein Konzept zur frühen direkten Therapie mit stotternden Kindern

Mini-KIDS umfasst die Therapie mit Kindern von 2 – 6 Jahren. Ein Elternteil ist dabei in den meisten Therapiesituationen anwesend. Wenn möglich, wird die Therapie des Kindes parallel durch die Teilnahme der Eltern an einer Elterngruppe ergänzt. Wenn hier von jüngeren Kindern die Rede ist, sind Kleinkinder (2- bis 3-Jährige) gemeint, sonst Kindergartenkinder (4- bis 6-Jährige). Die Therapieziele sind bei den jüngeren Kindern die gleichen wie bei den älteren Kindern. Allerdings unterscheiden sich die Methoden der Umsetzung in diesen beiden Altersgruppen.

Therapieziel. Therapieziel ist die Remission. Gleichzeitig wird beim nachgeordneten Therapieziel daran gearbeitet, dem Kind und seinen Eltern einen gelassenen Umgang mit dem Stottern zu vermitteln und ein kontrollierbares Stottern zu etablieren, falls keine Remission erfolgt. In beiden Fällen ist die Entlastung der Familie die Grundvoraussetzung.

Evaluation. Die Evaluation des Konzepts steht noch aus, doch es gibt Therapiestudien, die dafür sprechen, dass eine frühe direkte Therapie des Stotterns effektiv und effizient ist. Die Effektivität bezieht sich darauf, dass mit Therapie mehr Kinder remittieren als ohne Therapie. Die Effizienz begründet sich in einer im Vergleich zur Therapie mit älteren Patienten kurzen Therapiedauer und besseren Erfolgen, wenn auch die Eltern an der Therapie beteiligt sind (siehe: Evaluation und Effizienznachweis).

Grundannahmen und Ziele. Das Konzept Mini-KIDS basiert auf den Grundannahmen und Zielen von KIDS (s.„Der Ansatz KIDS") und auf der Annahme, dass Kinder zwischen zwei und sechs Jahren am besten am Modell lernen. In der Therapie arbeitet man daran, Begleitsymptome abzubauen, weil sie nicht das „eigentliche Stottern" sind, sondern der Versuch, das Stottern zu überwinden oder zu unterdrücken.

Modellfunktion der Therapeutin. Die Therapeutin stottert in der Therapie so, wie es das Kind auch soll: ohne Anstrengung und selbstsicher. Bei den jüngeren Kindern hat sie damit eine Modellfunktion, da sie eine Art zu Stottern vormacht, die das Kind sich „abgucken" soll. Damit Kinder das Modell nutzen können, müssen sie die entsprechenden motorischen und auditiven Fertigkeiten haben. Um es dem Kind leichter zu machen, das Modell zu übernehmen und ihm genügend Gelegenheit zu geben, das Modell zu erleben, lernen die Eltern Pseudostottern und versuchen, die Umgebung des stotternden Kindes angemessen zu instruieren und zu gestalten (Schneider u. Sandrieser 2002). Die Übernahme des erwünschten Modells wird bei den jüngeren Kindern also dadurch erreicht, dass man sie in vorbildlichen Pseudostotterereignissen „badet". Die älteren Kinder dagegen lernen Pseudostottern in der Therapie durch strukturierte Übungen. Sie lernen auch, echte Symptome zu benennen, zu erkennen und schließlich zu verändern.

Aufgabe der Eltern. Sie besteht darin, ihr Kind auf diesem Weg zu unterstützen und einen gelassenen Umgang mit dem Stottern zu entwickeln, der es ihnen ermöglicht, die Umwelt des Kindes auf seine Bedürfnisse aufmerksam zu machen und ggf. verstärkende Faktoren zu verändern.

▨ Phasen der Therapie

In der Darstellung des Konzepts Mini-KIDS werden folgende Therapiephasen beschrieben:

- Information und Vertrag,
- Desensibilisierung,
- in einigen Fällen Identifikation,
- Modifikation,
- Generalisierung,
- Ende der Therapie/Nachsorge bei Bedarf.

Zu Beginn des Unterkapitels wird immer das Vorgehen mit den jüngeren Kindern beschrieben und dann das Vorgehen mit den älteren Kindern, wobei die Gemeinsamkeiten und Unterschiede zu den jüngeren Kindern berücksichtigt werden. Da vielen Lesern die Therapie nach Van Riper vertraut sein wird, ist das Konzept für die älteren Kinder, die Kindergartenkinder, eindeutiger gegliedert – die Therapiephasen bauen chronologisch aufeinander auf. In der Arbeit mit den jüngeren Kindern, den Kleinkindern, werden durch die gleichzeitige Beteiligung von Mutter und Kind und die Methoden, die durch das Alter des Kindes vorgegeben sind, einige Phasen parallel und übergreifend bearbeitet. Die Phase der Identifikation fehlt hier ganz.

Die Ziele der einzelnen Phasen sind in den Tab. 3.**9** und 3.**10** für jüngere und ältere Kinder getrennt dargestellt.

Die folgende Darstellung greift wiederholt auf das Video und das dazu gehörende Begleitbuch „Direkte Therapie bei stotternden Kindern" (Schneider u. Sandrieser 2002) und einen Artikel im „Forum Logopädie" (Sandrieser 2003) zurück. Dort werden viele der nachfolgend beschriebenen Vorgehensweisen beschrieben und gezeigt.

Tabelle 3.9 Phasen von Mini-KIDS für Kleinkinder (2–4 Jahre)

Phase	Sitzungen mit Eltern und Kind	Sitzungen mit Eltern allein	Rahmen-therapie
Vertrag	Information des Kindes	• Information über Zielsetzung, Therapieansatz und Mitarbeit • Vertrag	

Desensibilisierung	Einführung von Pseudostottern (PS)
	Kind: Wahrnehmung für PS fördern
	Eltern:
	• PS einführen
	• PS trainieren
	• Steigerung der Schwierigkeit nach:
	  – sprachlicher Komplexität
	  – Situation
		Informationen über Stottern	je nach Bedarf mit Kind/Eltern separat oder gemeinsam

Modifikation	• Analyse, welches Modell am leichtesten vom Kind übernommen wird • kontinuierliches Modell durch Therapeutin/Eltern im Therapieraum • wenn PS unwirksam ist, Symptomlöse-technik (SLT) einführen, trainieren, modellieren		
Generalisierung	Anleitung der Eltern, das Modell in immer mehr Situationen zu zeigen		
Therapieende		Informationen über Kriterien zur Wiedervorstellung und Anleitung zur Selbsthilfe	

Information und Vertrag

Offene Kommunikation. Je jünger das Kind ist, desto wichtiger ist es, den Eltern umfassende Informationen über Therapie allgemein und über das angebotene Therapiekonzept zu geben. Damit ist nicht nur gewährleistet, dass die Eltern realistisch einschätzen, welcher Aufwand an Beteiligung von Ihnen erwartet wird, sondern die Therapeutin schützt sich vor Widerständen in der Therapie, die leicht entstehen können, wenn Eltern sich im Verlauf überfordert oder überrumpelt fühlen. Eltern können zudem am besten einschätzen, ob sie diese Form der Therapie mittragen können, die eine offene Kommunikation zwischen Therapeut und Elternteil, aber auch gegenüber dem Kind und seinem Problem voraussetzt.

Elternkompetenz. Ein positiver Nebeneffekt einer bewussten Entscheidung ist es, den häufig verunsicherten Eltern ein Gefühl von Kompetenz zu vermitteln. Sie hören, dass sie einerseits in der Zu-sammenarbeit mit der Therapeutin die Verantwortung für die Therapieplanung abgeben können, sie andererseits aber diejenigen sind, die das Kind am wirkungsvollsten unterstützen können. Wenn eine Elterngruppe geplant ist, muss vor Therapiebeginn geklärt sein, ob beide Eltern teilnehmen können. Für die Einzeltherapie gilt, dass die Eltern sich bewusst sein müssen, welche Mitarbeit von ihnen erwartet wird. Außerdem muss Einigkeit darüber bestehen, welche Therapieziele verfolgt werden und dass keine Heilung versprochen werden kann.

Schriftlicher Vertrag. Der Vertrag (s. Vertragskonzept) muss nicht schriftlich fixiert sein, aber eindeutig formuliert und bestätigt werden. Um nicht unverständlich oder zu abstrakt zu bleiben, zeigt man die Technik des Pseudostotterns oder Videobeispiele der Therapie (z.B. Schneider u. Sandrieser 2002). Es hat sich bewährt, die Hintergründe für das Vorgehen explizit zu nennen und deutlich zu signalisieren, wo die Grenzen liegen.

Tabelle 3.**10**   Phasen von Mini-KIDS für Kindergartenkinder (4–6 Jahre)

Phase	Sitzungen mit Eltern und Kind	Sitzungen mit Eltern allein	Rahmen-therapie
Vertrag	• Information des Kindes über Ziel- • setzung, Therapieansatz und Mitarbeit • Dreiecksvertrag	Information über Zielsetzung, Therapieansatz und Mitarbeit	

Desensibilisierung	Einführung von Pseudostottern (PS)
	Kind:
	• Wahrnehmung für PS fördern
	• Begriffe einführen: Wort, Frosch-,
	  Schlangen-, Puwort
	• PS auditiv wahrnehmen
	• PS produzieren
	Eltern:
	• PS einführen
	• PS trainieren
	• Steigerung der Schwierigkeit nach:
	  – sprachlicher Komplexität
	  – Situation
		Informationen über Stottern	

Identifikation	Therapeutin kommentiert echte
	Symptome
	Kind:
	• Registrieren von Pseudosymptomen
	  und echten Symptomen
	• Analyse der echten Symptomart
	• Steigerung der Schwierigkeit nach:
	  – Identifikation des Wortes, bei dem
	    gestottert wurde
	  – Identifikation, wo im Wort gestottert
	    wurde
	  – sprachlicher Komplexität
	  – Situation
	• Begriffe für qualitative Merkmale
	• Variation von Dauer und Anstrengung
	Eltern: üben mit dem Kind zu Hause
		kontinuierliche Auskünfte
		über Symptomatik und
		Veränderungen zu Hause
			je nach Bedarf mit Kind/Eltern separat oder gemeinsam

Modifikation	• Auswahl der geeigneten Symptomlöse- technik (SLT) • Einführung mit Geschichte • Training rezeptiv/expressiv • Steigerung der Schwierigkeit nach: • sprachlicher Komplexität • Situation • Transfer auf echte Symptome • *Eltern:* üben mit dem Kind zu Hause		
Generalisierung	Anleitung von Eltern und Kind, die SLT am echten Symptom in immer mehr Situationen zu zeigen		
Therapieende		Informationen über Kriterien zur Wiedervorstellung und Anleitung zur Selbsthilfe	

Beispiel

„Es ist wichtig, dass Sie die Technik lernen und auch zu Hause umsetzen, weil Sie die wichtigste Person für Ihr Kind sind und es ganz selbstverständlich von Ihnen lernt. Ich werde sie zu Beginn einer Stunde immer befragen, wie das Stottern in der Zwischenzeit war, und dann können wir gemeinsam überlegen, welche Dinge das Stottern verstärken oder mildern. Das hat nicht die Funktion, dass ich sie kontrollieren möchte oder Ihnen Vorschriften machen will, wie Sie Ihr Familienleben planen. Stottern kann aber bei jedem Kind von so unterschiedlichen Faktoren beeinflusst werden, dass ich, die ich ja nur einen winzigen Ausschnitt sehe, auf Ihre Beobachtungen nicht verzichten kann."

Vertrag mit dem Kind

Jüngere Kinder. Wenn die Eltern sich für die Therapie entschieden haben, wird mit jüngeren Kindern kein expliziter Vertrag gemacht, aber sie erfahren, dass offen über ihr Stottern gesprochen wird und bekommen so die Möglichkeit, ihre Gefühle zu diesem Thema zu zeigen. Außerdem drückt die Therapeutin durch sein Verhalten und seine Äußerungen aus, dass er seinen Teil der Zusammenarbeit darin sieht, die Bedürfnisse des Kindes im Auge zu behalten und ernst zu nehmen (s. „Antithetisches Verhalten und Erlaubnisarbeit", „Qualifikation der Therapeutin"). Das kann z.B. dadurch geschehen, dass er sich auch einem Zweijährigen noch einmal direkt zuwendet und ihm kurz sagt, dass er sich darauf freut, ihn wieder zu sehen und dass er versuchen wird, ihm zu helfen, dass das Stottern nicht mehr so anstrengend ist.

!
• Das Verhalten des Kindes in den folgenden Stunden zeigt, ob ein Vertrag mit ihm zustande gekommen ist.

Ab dem Kindergartenalter werden die Kinder in einer kindgerechten und nicht zu abstrakten Art darüber informiert, dass sie stottern und was sie in der geplanten Therapie erwartet.

Beispiel

„Als wir vorhin so klasse mit dem Bauernhof gespielt haben, habe ich gehört, dass bei dir manchmal die Wörter stecken bleiben und nicht gleich rauskommen. Wenn du wieder mit deiner Mama kommst, können wir Sachen spielen und ich kann euch dabei zeigen, wie die Wörter leichter rauskommen. Zu mir kommen noch andere Kinder, bei denen das so ist, weil sich Kinder manchmal ärgern oder traurig sind, wenn sie nicht alles so leicht sagen können.

Ich zeige dir mal meine Frösche – mit denen geht es nämlich manchmal leichter und dann kannst du gleich sehen, was wir das nächste Mal spielen könnten."

Ältere Kinder. Die Therapeutin verdeutlicht, dass die Mitarbeit wichtig ist, z.B. anhand eines Detektivausweises (Schneider u. Sandrieser 2002). Damit kann man das Angebot machen, dem Kind neue und auch spannende Dinge beizubringen, dass es sich manchmal aber auch ganz schön anstrengen muss und schwere Sachen manchmal erst klappen, wenn man sie eine Weile geübt hat. Für jeden neu gelernten Schritt wird dem Kind dann ein Stempel im Detektivausweis in Aussicht gestellt, damit es seine Fortschritte sehen kann. Den fertig ausgefüllten Ausweis darf es dann, z.B. zusammen mit einer kleinen Lupe, mit nach Hause nehmen. Wenn Kinder beim Gespräch über weitere Termine sehr abwehrend reagieren, muss die Therapeutin ggf. einen Vertrag aushandeln.

Beispiel

„Ich kann verstehen, dass du das nicht gleich toll findest. Schließlich weißt du ja noch nicht genau, was ich vorhabe. Du kannst erst mal fünfmal kommen und ich muss mir immer was einfallen lassen, was dir auch Spaß macht, wenn wir üben, und nach den fünften Mal besprechen wir dann, wie es weitergeht."

!
• Wenn eindeutig die Abwehr nicht durch die Tabuisierung und Vermeidung des Themas Stottern begründet ist, kann man pragmatisch zu verhandeln beginnen und das Kind auch fragen, welche Zugeständnisse es haben möchte.

Natürlich kann die Therapeutin sich nicht auf alles einlassen, aber viele Kinder zeigen schon dadurch eine erhöhte Bereitschaft, dass man ihnen signalisiert, dass man ihre Abwehr ernst nimmt.

Beispiel

„Du möchtest immer geschenkt haben, womit wir gespielt haben? Das geht nicht, stell dir vor, dann hätte ich bald gar nichts mehr zu spielen hier und was würden dann der Konrad und die Marlene sagen, wenn sie wieder zu mir kommen? Die würden dann alle wegbleiben. Aber was hältst du davon, dass du jedes Mal was von zu Hause mitbringen darfst und wenn wir fertig geübt haben, dann spielen wir immer noch fünf Minuten damit?"

Desensibilisierung bei jüngeren Kindern

Ziele. Wie bereits dargestellt, kann die Desensibilisierung unterschiedliche Ziele verfolgen:

- Zu Beginn der Therapie steht die Desensibilisierung gegen Kernsymptome im Vordergrund. Häufig müssen v. a. die Eltern desensibilisiert werden, die Symptome des Kindes zu „ertragen", ohne ungünstig darauf zu reagieren.
- Das Stottern soll dadurch enttabuisiert und Eltern und Kind gleichermaßen desensibilisiert werden, um einen gelassenen Umgang mit dem Stottern zu entwickeln.
- Die Methode der Wahl, um die Eltern zu desensibilisieren, ist der Einsatz von Pseudostottern – die Mutter lernt es in der Therapie des Kindes und setzt es dort in gemeinsamen Spielen ein.

Modifikation. Bei den jüngeren Kindern geht diese Phase direkt in die Phase der Modifikation über. Das liegt daran, dass jüngere Kinder noch nicht über die auditiven und sprechmotorischen Fähigkeiten verfügen, Pseudostottern bewusst lernen und gezielt einsetzen zu können. Das Pseudostottern hat neben der desensibilisierenden Funktion zugleich Modellcharakter: Die Therapeutin, die Pseudostottern einsetzt, und später auch die Mutter, sind das **Modell** für kurze, unangestrengte Stotterereignisse. Wenn das Kind, gemäß der altersentsprechenden Lernstrategie, diese Unflüssigkeiten hört und ausprobiert, hat es ein Modell, das mit größerer Aussicht auf Erfolg bewirken kann, dass es die eigenen angestrengten Stotterereignisse verändert, als das übliche Modell, das es bisher in seiner Umwelt gehört hat, nämlich schnelles flüssiges Sprechen.

! Das flüssige Sprechen ist als Ziel zu sehr von dem entfernt, was ein stotterndes Kind leisten kann, während Pseudostottern eine Annäherung und Übernahme leichter macht.

Vorbereitung

Um der Mutter das Pseudostottern beizubringen, werden Spiele ausgewählt, die der Spielentwicklung des Kindes entsprechen, nicht zu aufregend und ablenkend sind und die wiederkehrend verlangen, dass reihum Pseudostottern realisiert

wird. Je jünger die Kinder sind, desto wichtiger ist es, ein Spiel zu wählen, das nicht die ganze Aufmerksamkeit absorbiert und ruhig genug ist, um die Aufmerksamkeit des Kindes immer wieder auf das Pseudostottern zu lenken (indem z. B. ein Schlüsselwort mit Pseudostottern realisiert wird). Als Vorbereitung eignen sich vertraute Spiele, in denen Wörter oder Lautmalereien (hopp-hopp-hopp, tap-tap-tap) wiederholt werden, um zu sehen, ob das Kind schon sprachliche Einheiten segmentieren kann.

Spielideen

- Frösche in ein Wasserglas springen lassen und die Sprünge bis zum Glas mit *„hüpf-hüpf-hüpf"* kommentieren. In einem 2. Schritt *„hü-hü-hüpf"* sagen, wobei die Anzahl der „hü"-Sprünge durch ausgelegte Seerosen vorgegeben ist und der Frosch bei „hüpf" ins Wasser springt.
- Kleine Gegenstände durch eine Teppichröhre kullern lassen: *Jetzt kommt die Ka-ka-katze."*
- Tiere, die vor einer Schranke warten müssen, die erst aufgeht, wenn der Befehl erfolgt: *„Schranke auf für den Hu-hu-hund".*
- Kleine Aufziehtiere, die dann über den Tisch gelaufen kommen, wenn man sie mit *„Ko-ko-komm"* gerufen hat.

Pseudostottern der Mutter

! Prinzipiell werden als Pseudostottersymptome immer zuerst Wiederholungen gelernt. Sie sind am leichtesten einzuüben und für das Kind auditiv am besten zu identifizieren.

Falls das Kind in seiner Symptomatik keine Wiederholungen zeigt und sich seine Symptome durch das Pseudostottern nicht ändern, werden in einem zweiten Schritt kurze, unangestrengte Dehnungen eingeführt und dann – falls notwendig – der klassische Pullout.

Erlernen des Pseudostotterns. Die Mutter lernt Pseudostottern, indem sie zuerst beobachtet, wie die Therapeutin in einem strukturierten Spiel selbst Pseudostottern einsetzt. Dann wird sie in das Spiel einbezogen. Wie in der Vermittlung von Pseudostottern an ältere Kinder wird dafür ein Spiel gewählt, in dem festgelegt ist, bei welchem Wort das Pseudostottern auftreten soll (z. B. ein

Bild beim Memory benennen oder die Mitspieler um einen Gegenstand bitten). Die Mutter wird durch die Strukturierung entlastet, weil sie sich auf das Pseudostottern konzentrieren kann, dem Kind wird erleichtert, das Pseudostottern auditiv wahrzunehmen, und die Therapeutin kann vorab Wörter auswählen, bei denen das Pseudostottern leichter fällt (Mehrsilber, deren erste Silbe nicht nur aus einem Vokal besteht).

Fehler. Häufige Fehler sind, dass während des Pseudostotterns zu schnell oder unrhythmisch gesprochen wird oder dass unbeabsichtigte Zeichen von Anstrengung zu hören oder zu sehen sind. Die Therapeutin kann über Corrective Feedback oder direkte verbale Hilfestellungen eine Annäherung an das gewünschte Pseudostottern erreichen. Wenn die Realisierung der Mutter immer noch schwer fällt, kann er im Folgenden Spiele anbieten, in denen das Pseudostottern über Vormachen (Therapeutin) und Nachmachen (Mutter) realisiert wird, z.B. Echo-Spiele oder Frage-Antwort-Spiele: *„Ist das eine Kuh oder ein Ka-ka-kamel?"*, *„Das ist ein Ka-ka-kamel."*

Weiterentwicklung. Der Einsatz des Pseudostotterns wird, entsprechend der allgemeinen Therapieprinzipien immer mehr gesteigert, wobei eine Hierarchie von linguistisch einfachen zu immer komplexeren Aufgabenstellungen geht und eine andere Hierarchie dahin geht, das Pseudostottern zunehmend auch in Situationen einzusetzen, die im Alltag des Kindes liegen.

Transfer

Wenn die Mutter das Pseudostottern in der Übungssituation sicher beherrscht, wird es so früh wie möglich in In-vivo-Situationen eingesetzt, um die Hemmschwelle für die Anwendung außerhalb des Therapiezimmers zu senken. Das kann damit beginnen, dass die Therapeutin am Ende der Stunde Mutter und Kind aus dem Therapieraum begleitet, sich im Wartezimmer pseudostotternd verabschiedet und mit der Mutter vereinbart, dass er beim nächsten Mal selbst auch ein Pseudostottern einsetzt. Zu diesem Zeitpunkt wird es noch nicht zu Hause umgesetzt. Von den jüngeren Kindern wird nicht erwartet, dass sie absichtliche Pseudostotterereignisse (PSE) an vorher bestimmten Stellen realisieren – es kann sein, dass die auditiven Fähigkeiten dafür noch nicht

ausreichen. Die Therapeutin bietet die Spiele entsprechend an, gibt auch Hilfen, belässt es gegenüber dem Kind aber bei einem Corrective Feedback und führt das Spiel mit den richtigen PSE mit der Mutter fort.

Pseudostottern und echte Symptome

Bei jüngeren Kindern beschränkt sich die Therapeutin darauf, echte Stotterereignisse des Kindes, die mit Begleitsymptomatik angereichert sind, vorsichtig zu kommentieren, um dem Kind zu signalisieren, dass er sie wahrgenommen hat, jedoch ohne zu insistieren.

Desensibilisierung des Kindes. Sie erfolgt weiterhin durch das kontinuierliche Pseudostottern der Therapeutin, auch außerhalb der oben beschriebenen Spielsituationen. Es hat sich bewährt, das Pseudostottern in den ersten Stunden kurz anzukündigen. (*„Manchmal lasse ich die Wörter absichtlich hüpfen."*) Die Erfahrung zeigt, dass sehr junge Kinder an solchen Kommentaren wenig Interesse zeigen, aber die Therapeutin hat für sich und die anwesende Mutter die Situation geklärt.

PSE in Abhängigkeit vom Alter des Kindes. Je jünger das Kind ist, desto deutlicher muss das Pseudostottern realisiert werden, d.h. in langsamen Wiederholungen mit vielen Iterationen in einem kurzen Satz in einem bedeutungstragenden Wort. Damit wird dem Kind die Chance gegeben, das PSE zu erfassen.

Desensibilisierung der Mutter. Parallel dazu wird die Mutter in jeder Stunde durch Sachinformationen zum Thema Stottern desensibilisiert. Optimal ist die parallele Durchführung der Einzeltherapie und der Elterngruppe.

Desensibilisierung bei älteren Kindern

Die Desensibilisierung gegen Kernsymptome dient der Vorbereitung der nachfolgenden Phasen. In der Therapie mit den älteren Kindern erfolgt sie auf verschiedene Weise:
- durch das kontinuierliche Pseudostottern der Therapeutin und der sich daraus ergebenden Gespräche,
- durch Vermittlung von Informationen zum Stottern,

- durch das Erlernen des Pseudostotterns in der Therapie,
- durch Vermittlung von Sachinformationen an die Eltern und das Erlernen des Pseudostotterns durch die Eltern.

Die Therapeutin setzt in seinem Gespräch mit dem Kind vorher angekündigtes Pseudostottern ein und beobachtet die Reaktionen. Parallel dazu bietet sie Spiele an, in denen das Kind Pseudostottern lernt. Wenn das Spiel ansprechend genug ist, haben selbst Kinder, die im freien Spiel auf Pseudostottern mit Abwehr reagieren, keine Vorbehalte.

Vorbereitung und Durchführung

Kleinschrittige Hilfen. Bei der auditiven Wahrnehmung der PSE und der Realisierung von Pseudostottern durch das Kind muss die Therapeutin im Einzelfall mit einem erheblichen Übungsaufwand rechnen und entsprechend kleinschrittige Hilfen (s. Allgemeine Therapieprinzipien, S. 129ff) einplanen.

Hierarchisches Vorgehen. Das hierarchische Vorgehen gibt vor, dass das Kind immer zuerst in der Lage sein muss, ein PSE auditiv zu identifizieren, bevor es unterschiedliche PSE differenzieren kann. Die auditive Wahrnehmung wiederum ist die Voraussetzung für die eigene Realisation. Ähnlich wie in der phonetischen Therapie werden PSE auf Wort- und Satzebene geübt, bevor gelenkte Spontansprache und freie Spontansprache folgen.

Klärung der Begrifflichkeiten. Als Vorbereitung ist es wichtig, die Begrifflichkeiten zu klären (Was ist ein Wort?) und kindgerechte Begriffe für die Symptomarten einzuführen, z.B. nach der Geschichte, in der Pu der Bär in einem Hasenloch stecken bleibt (Milne 1997):
- „Froschwörter" für Wiederholungen,
- „Schlangenwörter" für Dehnungen und
- „Pu-Wörter" für Blockierungen.

Weitere Ideen zur Übung von suprasegmentalen Unterschieden finden sich z.B. im Metaphon-Konzept zur Behandlung von Kindern mit phonologischen Störungen (Jahn 2000). Die begriffliche Etablierung der Pseudosymptome ist hier die Vorbereitung für die Identifizierung. Die Begrifflichkeit der Tierwörter hat nicht den Sinn, das Wort „Stottern" zu vermeiden, sondern dient der Veranschaulichung.

Pseudostottern und echte Symptome

Die Therapeutin kommentiert vereinzelt echte Symptome des Kindes. Sie kann dabei sowohl Begriffe wie „Froschwörter" als auch den Begriff „Stottern" verwenden.

> **Beispiel**
> *„Ich glaube, das Froschwort bei „Ma-ma-maus" eben war gar nicht absichtlich, sondern gestottert. Das hört sich ganz ähnlich an wie die absichtlichen Froschwörter."*

Auch in der Vermittlung von Sachinformationen gegenüber dem Kind verwendet sie neben den kindgerechten Begriffen das Wort „Stottern", um den Eindruck zu vermeiden, das Thema zu tabuisieren.

> **Beispiel**
> *„Heute Morgen war der Julian bei mir und wenn er stottert, dann bleiben die Wörter immer so stecken. Das hört sich an wie unsere Pu-Wörter, aber der Julian macht das gar nicht absichtlich. Das kommt von alleine, wenn er stottert."*

> **!** Die Information der Mutter, die im Beisein des Kindes geschieht, hat hier gleichzeitig auch eine desensibilisierende Funktion gegenüber dem Kind, das mitbekommt, dass die Therapeutin von Stottern und Pseudostottern berichtet.

Spielideen

- Erkennen, ob ein Wort von der Therapeutin normal oder als Froschwort gesprochen wird. Die Begriffe auf Bildkarten werden zum Frosch gelegt, wenn es „gehüpft" war. Variation: Das Kind nimmt eine Bildkarte und wählt den Frosch oder die Puppe und entsprechend sagt die Therapeutin das Wort mit oder ohne Wiederholung.
- Unterscheidung von Frosch- und Schlangenwörtern, je nachdem, ob der Gegenstand aus dem Froschteich (blaues Tuch) oder der Schlangenhöhle (Karton) genommen wird.
- Im Zimmer sind kleine Frösche (Schlangen, Bären) versteckt, die das Kind suchen muss. Es darf sie in den Teich werfen, wenn der Gegen-

stand, auf dem der Frosch saß, als Froschwort realisiert wurde.

- Memory mit PSE *„Ich habe eine Blu-blu-blu-me."*
- „Ich sehe was, was du nicht siehst" oder „Ich packe in meinen Koffer…" mit PSE.
- Gemeinsam Puzzeln und abwechselnd darf man bestimmen, welches Teil der andere legen darf: *„Das Teil mit dem Hi-hi-himmel und dem Baum."*
- Bildergeschichte erzählen und für jedes entdeckte PSE der Therapeutin bekommt das Kind einen Muggelstein bzw. für jedes selbst realisierte PSE bekommt das Kind einen Muggelstein.
- Zauberwald: Mit einem Zauberstab und einem Zauberspruch mit PSE können die verzauberten Tiere befreit werden.

Hilfestellungen

Die Therapeutin muss bei der Auswahl der Begriffe darauf achten, dass die Laut- und Silbenstruktur der Wörter, mit denen geübt wird, sich zum Pseudostottern eignet.

Material und Idee. Sie sollen sinnvoll für den Einsatz von visuellen, auditiven oder grobmotorischen Hilfen sein. Beispielsweise eignen sich Froschwörter gut, um in der Verdeutlichung des „Hüpfens" selbst durch den Raum zu hüpfen oder einen Spielzeugfrosch auf ausgelegten Seerosenblättern in einen „Teich" springen zu lassen. Schlangenwörter können in ihrer Länge dadurch dargestellt werden, dass man während der Prolongation einen Finger auf einer Spielzeugschlange vom Kopf bis zur Schwanzspitze entlang führt. Und ein Pu-Wort kann z. B. dargestellt werden, indem es „nicht rauskommt", d. h. der Spielzeugbär während der Blockierung festgehalten wird.

Korrektur. Die Art der Korrektur (Corrective Feedback, verbale Anweisung, Vormachen-Nachmachen, zwei Alternativen anbieten und fragen, welche richtig ist, usw.) richtet sich nach den Bedürfnissen des Kindes. Wie in der phonetischen Therapie kann es zu Übergeneralisierungen kommen: Wenn „Fro-fro-frosch-Wörter" geübt wurden, kommt es manchmal zu „Fro-fro-hasen". Hier reicht meistens eine direkte Korrektur mit einer Fokussierung auf das Gehörte.

Wiederholungen. Wenn Kinder zweisilbige Wörter ganz wiederholen („Hase-Hase-Hase"), wird es bei Kindern, die bisher noch gar nicht wiederholt haben, als Erfolg gewertet. Bei Kindern, die auf Silbenebene segmentieren können, kann die Therapeutin das mit der Information versehen, dass es unterschiedliche Möglichkeiten gibt, ein Wort zu hüpfen und im weiteren Verlauf des Spiels die Regel einführen, dass ein Wort dann zu Ende gehüpft ist, wenn man es ganz hört – der erste „Hase" wäre dann also das Ende und verständlicherweise noch kein Froschwort.

Wenn ein Kind mit eigenen Wörtern experimentiert und dabei Wiederholungen macht, die für das Pseudostottern wenig geeignet scheinen („Aut-Aut-Auto"), sollte das Ausprobieren honoriert werden und die angemessene Form im Corrective Feedback angeboten werden.

Nachsprechen. Falls ein Kind keine Wiederholungen und Dehnungen absichtlich realisieren kann, weil es immer unabsichtlich in Blockierungen abgleitet, kann man zunächst das Spiel so gestalten, dass die Wörter nachgesprochen werden. Nachsprechen (ggf. mit grobmotorischen Bewegungen oder Atemschriftzeichen unterstützt) gelingt in der Regel symptomfrei.

Die Logopädin muss sich aber bewusst sein, dass es sich um einen „Taschenspielertrick" handelt, der nur zur Überwindung der Anfangshürde dient und keinen Generalisierungseffekt hat.

Kommentieren. Wenn nur gelegentlich echte Symptome auftreten, kann die Therapeutin sie in großen Abständen sachlich kommentieren, ohne zu insistieren und die Reaktion des Kindes zu beobachten (*„Das eben waren zwei Froschwörter: Blu-blu-blume, weil dein Frosch auf die Blume gehüpft ist, und dann noch eins bei i-i-ich, das hat sich angehört, als ob es gar nicht absichtlich war."*).

Einführung eines neuen Schwierigkeitsgrades. Wenn ein neuer Schwierigkeitsgrad im Pseudostottern eingeführt wird, ist die Mutter nicht im Raum, um dem Kind eine ungestörte Auseinandersetzung mit dem Thema zu ermöglichen. Wenn das Kind eine neue Stufe des Pseudostotterns gelernt hat, wird diese Fähigkeit mit entsprechendem Lob der Mutter vorgeführt, Sie darf dann während der Festigungsphase zusehen und später das Spiel auch lernen. Wenn sie es sicher beherrscht, kann die Therapeutin die gleichen Spiele als Hausaufgabe geben.

Identifikation

Diese Phase kann nur mit den Kindern erarbeitet werden, deren kognitive und auditive Fähigkeiten es bereits zulassen. Sie wird deshalb nur mit älteren Kindern durchgeführt.

Bei jüngeren Kindern beschränkt sich die Identifikation darauf, dass die Mutter lernt, Stottereignisse ihres Kindes sicher zu identifizieren und zu benennen. Das erhöht die Zuverlässigkeit, mit der die Mutter über das Stottern zwischen den Therapien berichten kann. Wenn die Mutter eine größere Sicherheit in der Einschätzung der Symptomatik erlangt hat, kann die Therapeutin sie von der „Symptomfaszination" befreien, indem er ihre Aufmerksamkeit darauf lenkt, in wie vielen Situationen das Kind nicht oder wenig stottert.

Identifikation mit älteren Kindern

Zur Vorbereitung dient das in der Desensibilisierung eingeführte Pseudostottern. Das Kind kann PSE des Therapeuten erkennen und selbst realisieren. Als Übergang zur Identifizierung echter Symptome werden nun Spiele eingeführt, in denen man bei sich selbst PSE mitzählen muss. Viele Kinder entwickeln einen unglaublichen Spaß an PSE, wenn sie merken, dass sie selbst die Anzahl bestimmen können. Dadurch desensibilisieren sie sich als Nebeneffekt selbst.

Beispiel
Auf dem Tisch stehen Gegenstände, die durch Benennen mit PSE „abgeräumt" werden dürfen. Das geschieht nun nicht abwechselnd, sondern ein Spieler darf so lange weitermachen, wie er PSE einsetzt.

Steigerung des Schwierigkeitsgrades

Wenn das Spiel die Wortebene verlässt, kommt eine neue Aufgabe hinzu: Das Kind lernt nach dem Satz zu sagen, welches das Frosch-/Schlangen-/Pu-Wort war.

Schließlich lernen die Kinder, die Position des PSE im Wort zu bestimmen. An dieser Stelle beginnt automatisch die Reflexion darüber, wie unterschiedlich ein Wort realisiert werden kann. Das ist eine gute Vorbereitung für die spätere Modifikation.

Vorschulkinder, die bereits einzelne Buchstaben lesen und schreiben können, dürfen hier schon ausprobieren, welche Laute sich für welche Varianten besonders eignen, z. B. indem sie die entsprechenden Buchstaben unter aufgeklebte Frösche, Schlangen und Bären schreiben. Dabei nutzt man spielerisch die Prinzipien der artikulatorischen Phonetik (s. „Schul-KIDS – Identifikation") und lässt die Kinder auch sehen und fühlen, wie oder wo ein Laut gebildet wird. Ganz nebenbei kann die Therapeutin bei diesen Experimenten Informationen zum Sprechen und Stottern geben.

Beispiel
„Jetzt haben wir herausbekommen, dass beim Sprechen immer Luft zu spüren ist, die entweder aus dem Mund oder aus der Nase kommt. Wir können ja mal probieren, ob wir die Luft auch spüren, wenn wir ein Wort stecken lassen, wie bei einer Blockierung, wenn wir jetzt mal ein absichtliches Pu-Wort machen."

Identifikation echter Symptome

! Die schwersten Übungen zur Identifikation bestehen darin, PSE nicht nur bei der Therapeutin in vorher angekündigten Spielen zu hören, sondern auch bei sich.

Das übt die Therapeutin zuerst am PSE (das Kind spricht und gibt ein vereinbartes Zeichen, wenn es ein PSE realisiert hat; dadurch wird das Prinzip der geteilten Aufmerksamkeit geübt). Dann soll das Kind echte Symptome erkennen. Dies geschieht zunächst in gelenkten Spielsituationen. Die schwerste Stufe ist die Identifikation echter Symptome in der Spontansprache und unter ablenkenden Bedingungen.

Motivation über Wettspiele. Viele Kinder im Vorschulalter lassen sich durch Wettspiele motivieren, in denen jeder einen Knackfrosch bekommt und schnell „knacken" darf, wenn er ein PSE (zuerst nur beim Therapeuten, dann nur beim Kind und dann bei beiden) gehört hat. Wenn die Therapeutin mit zunehmendem Schwierigkeitsgrad Spiele wählt, die weniger ruhig und strukturiert sind, um die geteilte Aufmerksamkeit zu trainieren, treten erwartungsgemäß beim Kind auch mehr echte Stottereignisse auf. Diese können für das Wettspiel genutzt werden. Wenn das Kind – zuerst vielleicht mit kleinen Hilfen des Therapcutcn – in der Lage ist, sie zu bemerken, sollte diese Fähigkeit weiter trainiert werden. Voraussetzung ist die ausreichende Desensibilisierung des Kindes. Das Vorgehen bei weiterer oder erneut notwendiger Desensibilisierung ist im Abschnitt „Schul-KIDS – Analyse von echten Symptomen" beschrieben.

Vorübung. Für viele Vorschulkinder ist es noch ein Problem, eigene Symptome wahrzunehmen, während sie frei erzählen. In diesem Fall muss diese Fähigkeit weiter geübt werden, z.B. indem als Vorübung das Gesprochene auf Kassette angehört und Stottereereignisse identifiziert werden; durch visuelle Unterstützung, indem die Therapeutin immer dann einen Frosch auftauchen lässt, wenn das Kind eine Wiederholung hat oder durch eine klarere Strukturierung der Aufgabe (sprachliche Anforderung in der Übungssituation senken, Zeitbegrenzung vorgeben etc.).

Erreichen des Ziels. Das Ziel ist erreicht, wenn ein Kind in vielen verschiedenen Situationen in der Lage ist, eigene Symptome zu erkennen. Wenn es zusätzlich noch die Angabe machen kann, in welchem Wort es gestottert hat und ob es „absichtlich" oder „unfreiwillig" war, kann die Therapeutin sicher sein, dass das Kind auch ausreichend desensibilisiert ist. Im günstigsten Fall bekommt das Kind das Gefühl, der „Experte" für sein Stottern zu sein und z.B. stolz darauf zu sein, dass es die Symptome schneller bemerkt als seine Mutter.

Sonderfälle. Sonderfälle sind Vorschulkinder, die die Identifikation prinzipiell beherrschen, aber entweder nicht in der Lage sind, eigene Symptome in der Spontansprache zu bemerken, oder die ihre Symptome zwar registrieren, sie aber nicht lokalisieren können. Die Therapeutin muss ausschließen, dass es sich um eine Vermeidungsstrategie aufgrund fehlender Desensibilisierung handelt. Für manche Kinder ist es hilfreich, die Übungszeit zu begrenzen und langsam auszuweiten.

! Wenn alle Hilfestellungen (visuell, taktil) und beharrliches Üben nicht helfen, ist es angemessen, zur Phase der Modifikation weiterzugehen. Im Verlauf kann die Identifikation weiter geübt werden.

In-vivo-Übungen

Das Üben in unterschiedlichen Kontexten spielt in allen Phasen der Therapie eine zentrale Rolle (s. „In-vivo-Therapie"). Wenn der Spielablauf klar ist und erste Lernerfolge erzielt wurden, wird daher die Mutter in die Spiele einbezogen. Wenn möglich kann man auch Freunde und Geschwister einladen und die Spiele in In-vivo-Situationen mit erhöhter Ablenkung spielen (z.B. „Ich sehe was, was du nicht siehst" vor dem Schaufenster eines Spielwarengeschäftes oder an einer Baustelle vor der Tür). Alles Gelernte kann als Übung zu Hause mit der Mutter geübt werden, wobei durch kleine Verträge gesichert sein muss, was in welchem Umfang geübt wird.

Einbeziehung des Vaters. Nach Möglichkeit sollte der Vater an dieser Stelle in die individuelle Therapie einbezogen werden. Er lernt in der Therapie Pseudostottern. Dadurch kann die Therapeutin prüfen, inwieweit er desensibilisiert ist. Das Kind erfährt durch die Anstrengung, die der Vater unternimmt – und häufig auch die Schwierigkeiten beim Erlernen – dass es selbst in der Therapie etwas Neues gelernt hat, was auch Nichtstotternde nicht selbstverständlich können. Häufig werden die Mütter entlastet, weil der Vater die Möglichkeit hat, seine Fragen direkt an den Therapeuten zu richten. Viele Kinder sind enorm motiviert die „Hausaufgaben" mit dem Vater zu machen, der in vielen Familien viel seltener an solchen Aufgaben beteiligt wird und eine große Vorbildfunktion für viele Jungen hat.

Modifikation

Das Vorgehen unterscheidet sich, wie in den anderen Phasen, je nach Alter des Kindes.

Modifikation bei jüngeren Kindern

Bei den jüngeren Kindern erfolgt die Modifikation nicht über die Etablierung einer bewussten Steuerung der Symptome, sondern durch die Übernahme des Modells. Dafür beobachtet die Therapeutin schon in der Phase der Desensibilisierung, welchen Effekt der Einsatz seines Pseudostotterns auf das Kind hat. Bei vielen Kindern ist eine Veränderung der Symptomatik, hin zu lockereren, kürzeren Symptomen zu bemerken. Ob es sich um unspezifische Therapieeffekte (Entlastungssituation), Effekte durch die Reduzierung der Sprechgeschwindigkeit oder echtes Modelllernen handelt, bleibt unklar.

Transfer bei jüngeren Kindern

Sobald dieser positive Effekt in den Therapiestunden zu beobachten ist und die Mutter das Pseudostottern sicher beherrscht, können PSE zu Hause eingesetzt werden.

!
Ein behutsames Vorgehen ist wichtig, um die Mutter nicht zu überfordern.

Erster Übungsschritt. Ein erster Schritt kann sein, dass in der Therapie eine Spielsituation gewählt wird, die der Mutter angenehm ist, dem Kind vertraut und die auch die Prinzipien des Pseudostotterns (s. „Pseudostottern") ermöglicht, z. B. eine Bilderbuchbetrachtung. Der Therapeut zieht sich in der Therapie dann aus diesem Spiel zurück und gibt der Mutter anschließend ein Feedback über ihren Einsatz des Pseudostotterns. Wenn diese sich sicher genug fühlt, kann sie zu Hause die gleiche Situation für einen vorher besprochenen Zeitraum (mindestens 15 min) einsetzen und dann berichten.

Mögliche Komplikationen. Dabei ist mit allen Schwierigkeiten zu rechnen, die bei Stotternden in der Phase der Modifikation auftreten können. Die Mutter muss ausreichend desensibilisiert sein, muss sich in der Realisierung der PSE sicher fühlen und die Gelegenheit haben, die Aufgabenstellung so mitzugestalten, dass sie sich auch in der Durchführung sicher fühlt. Sie braucht ein ehrliches Feedback und muss in den Situationen, die sie in Abwesenheit der Therapeutin durchführt, in der Lage sein, das eigene Verhalten zu prüfen und Veränderungen beim Kind wahrzunehmen. Falls ein Kind das Pseudostottern der Mutter nur im Beisein des Therapeuten toleriert, ist es wichtig zu klären, ob die Mutter oder das Kind noch eine weitere Desensibilisierung brauchen. Manchmal reicht es aus, ein vertrautes Spiel aus der Therapie für die häusliche Situation mitzugeben.

!
Wenn das Kind auch in der häuslichen Umgebung positiv auf das Modell reagiert, kann die Therapeutin die Phase der Generalisierung planen.

Hilfen bei Problemen

Wenn das Kind nur in der Therapiesituation eine Modifikation erkennen lässt, kann die Therapeutin mit der Mutter gemeinsam überlegen, welche Umgebungs- oder Risikofaktoren im Alltag des Kindes das Stottern verstärken könnten (s. „Mini-KIDS – Rahmentherapie") und ob es Möglichkeiten zur Veränderung gibt. Wenn diese Möglichkeiten ausgeschöpft sind oder das Kind auch in der Therapie nicht positiv auf das Modell reagiert, modelliert die Therapeutin zusätzlich Symptomlösetechniken (SLT) und beobachtet, ob dieses Modell Auswirkung auf das Stottern des Kindes hat. Wenn sich ein klarer Effekt im Stottern des Kindes zeigt, lernt die Mutter die SLT. Die Anbahnung und Festigung mit der Mutter entspricht dabei der Vermittlung der SLT bei Schul-KIDS, wobei natürlich Pseudoereignisse generiert werden müssen. Die Umsetzung mit dem Kind erfolgt analog zur Modifikation durch Pseudostottern.

Pseudostottern oder Symptomlösetechnik?

Für ein stotterndes Kind sind SLT als Modell noch geeigneter als PSE (v. a. wenn es über eine ausgeprägte Sekundärsymptomatik verfügt und lockeres Pseudostottern weit von den eigenen Symptomen entfernt ist). Dass zuerst mit den PSE gearbeitet wird, hat ökonomische Gründe: Da die Praxis gezeigt hat, dass viele junge Kinder sehr schnell und positiv auf PSE ansprechen, scheint es sinnvoll, zuerst diese zu vermitteln. Außerdem werden die Eltern dadurch automatisch gegen die Kernsymptome ihres Kindes desensibilisiert. Das Erlernen einer SLT ist für die meisten Eltern ungleich schwieriger und verlangt längere Übungs- und Vorbereitungszeiten.

Modifikation bei älteren Kindern

Die Phase der Modifikation mit den älteren Kindern erfolgt wie die Identifikation sehr strukturiert.

Vorüberlegung. Die Therapeutin überlegt sich aufgrund der aktuellen Symptomatik des Kindes, welche SLT hilfreich sein können (ein Überblick über die verschiedenen Techniken in: „Methoden und Techniken von KIDS – Symptombearbeitung").

Voraussetzung. Voraussetzung ist, dass das Kind ausreichend desensibilisiert ist und dass es motorisch und auditiv in der Lage ist, sein Symptom zu erkennen und die nötigen sprechmotorischen Abläufe zu steuern. Gegebenenfalls müssen diese Fähigkeiten vorher noch in der Therapie verbessert werden.

Beginn. Es bietet sich an, mit einem Symptom zu beginnen, das häufig genug auftritt, damit es auch bearbeitet werden kann. Wenn es unterschiedliche Symptome mit Begleitverhalten gibt, sollte die Therapeutin mit dem beginnen, das gut zu identifizieren ist, aber nicht das Höchstmaß an Anstrengungsverhalten provoziert.

Vorbereitung

Als Vorübung werden auf der Ebene des Pseudostotterns die Begriffe eingeführt, die für die SLT gebraucht werden. Diese **qualitativen** Merkmale können sein:

- Anzahl der Wiederholungen,
- Dauer der Dehnungen,
- Dauer der Blockierungen,
- Symptom mit oder ohne muskuläre Anstrengung.

Wie in der Phase der Desensibilisierung und Identifizierung übt die Therapeutin nun mit dem Kind, die unterschiedlichen Qualitäten der Pseudoereignisse wahrzunehmen und selbst zu produzieren.

Spielideen

- Der Frosch darf das Wort so oft hüpfen (wiederholen), wie er gewürfelt hat.
- Bildkarten werden, je nach Dauer der Dehnung einer kurzen, mittleren oder langen Schlange zugeordnet.
- Bei Blockierungen mit Anstrengung wird gleichzeitig der Bär/ein Softball zusammengedrückt, bei Blockierungen ohne Anstrengung bleibt er liegen.

Prüfung des Desensiblisierungsgrades. Der Therapeut kann den Grad der Desensibilisierung prüfen, indem er ein echtes Symptom entsprechend kommentiert und die Reaktion des Kindes beobachtet: *„Eben als du gestottert hast, war das ein langes Schlangenwort, findest du auch?"* Im Spiel beschränkt sich aber alles, was geübt wird, auf Pseudosymptome.

Pseudosymptome auf Aufforderung produzieren und modifizieren

Einführende Spiele. Wenn die Begrifflichkeit klar ist und das Kind die gewünschten Qualitäten absichtlich produzieren kann, können Spiele zum abwechselnden Bestimmen als Übergang zur Einführung der SLT dienen. Dafür eignen sich alle Spielangebote, bei denen ein Spieler willkürlich die Pseudosymptome des anderen steuern darf (s. „Schul-KIDS – Identifikation"). Er darf z. B.:

- festlegen, wie oft eine Silbe wiederholt werden muss,
- kann mit einem Zauberstab den Bann einer Dehnung brechen,
- mit einem Knackfrosch Beginn und Ende einer Blockierung markieren oder
- während der Erzählung des anderen willkürlich durch Zusammendrücken eines Balls signalisieren, dass vor dem nächsten Wort eine angestrengte Blockierung kommen muss, die erst gelöst werden darf, wenn es den Ball loslässt.

Umgang mit Gefühlen. Selbst ängstliche Kinder haben oft viel Spaß daran, den Therapeuten mit langen PSE zu „ärgern" und die Faszination darüber, kontrollieren zu dürfen, erleichtert den Rollenwechsel, die Anweisungen von außen zu befolgen.

Es empfiehlt sich, kleine Verträge mit den Kindern zu machen und abzusprechen, wie viel man ihnen zumuten kann.

Durch die Rückmeldungen zu den eigenen PSE kann die Therapeutin gleichzeitig Elemente aus dem Bereich „Umgang mit Gefühlen" einfließen lassen:

Beispiel
„Puh, war das anstrengend, ich habe gedacht, du befreist mich gar nicht mehr. Wenn mir das öfter so gehen würde, dass ich was einfach nicht sagen kann, würde ich mich manchmal ganz schön ärgern."

Beteiligung der Mutter

Wie schon in den vorigen Phasen wird die Mutter nur aus dem Therapiezimmer geschickt, wenn eine neue Übung eingeführt wird. Sobald das Kind die Umsetzung ansatzweise verstanden hat, kommt sie als Beobachterin oder als Beteiligte dazu. Sie kann auf diese Weise ein größeres Verständnis entwickeln, wie schwer die neu zu erlernenden Dinge sind. Wenn sie die Techniken selbst lernt, können Umfang und Hilfestellungen für eventuelle Hausaufgaben klar abgesprochen werden.

Einführung der Symptomlösetechnik

Im nächsten Schritt führt die Therapeutin die geeignete SLT anhand einer Geschichte ein, macht sie mehrmals vor, beteiligt das Kind an der Phase der Lösung des Symptoms und kommentiert ggf., was er gemacht oder worauf er geachtet hat.

Geschichte. Hier eignet sich die Geschichte von Pu-Bär, der seinen Freund Rabbit besuchen möchte. Er bleibt im Hasenloch stecken, weil er zu viel Honig gegessen hat, und Rabbit versucht, ihn herauszuziehen. Das vorsichtige Ziehen hat keinen Effekt – Pu steckt zu sehr; das kräftige Ziehen tut Pu weh. Also muss er kurz überlegen und in dem Moment, in dem er Pu richtig gepackt hat (nicht zu vorsichtig und nicht zu fest), kann er ihn herausziehen. Die Therapeutin macht das mit Tieren vor, indem sie den kleinen Bären kopfüber in ihrer Faust festhält. Dann darf das Kind den Part von Rabbit übernehmen und ziehen.

Üben des Ablaufs. Was für ältere Kinder selbstverständlich ist, muss hier oft lange geübt und vorbereitet werden, z.B. die Reihenfolge der einzelnen Schritte oder die Bedeutung der richtigen Kraftdosierung. Dafür kann es nötig sein, den Ablauf zuerst schematisch zu üben und den Ablauf in den Vordergrund zu stellen – nicht das Symptom oder die SLT.

Kleinschrittig üben

Kraftdosierung. Es ist sehr wichtig, die einzelnen Schritte genau besprochen und geübt zu haben. So kann es nötig sein, die richtige Kraftdosierung noch einmal zu verdeutlichen, indem die Therapeutin einen Zauberstab in seiner Faust hält und das Kind nun versuchen soll, ihn herauszuziehen. Wenn er bei heftiger Kraftaufwendung zu plötzlich loslässt, kann er dem Kind zeigen, welche Gefahr das birgt (das Kind fällt mit dem befreiten Zauberstab fast vom Trip-Trap-Stuhl). Außerdem

können hier schon Hilfestellungen ausprobiert und etabliert werden, z.B.:

- Ist es für das Kind hilfreich, während der Aktion verbale Anweisungen zu bekommen? *„Wart' erst mal, bis du gut merkst, dass du den Stab ganz in der Hand spüren kannst. Und jetzt ziehen. Mit der ganzen Hand, aber nicht zu fest!"*
- Helfen dem Kind visuelle Hilfen, Elemente aus der lautunterstützenden Bewegung etc.?
- Für Kinder, deren Symptome mit starken Begleitsymptomen behaftet sind, können in dieser Therapiephase Elemente aus Entspannungstechniken einfließen. Diese haben nicht das Ziel, das Kind insgesamt zu entspannen, sondern ihm den Unterschied zwischen „Entspannung" und „Anspannung" zu verdeutlichen. Um eine SLT einsetzen zu können, muss das Kind spüren können, wann die Anspannung im Symptom nachlässt.

Übung der SLT

Erst wenn der Ablauf sicher beherrscht wird, werden PSE dazu genommen, wobei die Therapeutin sie so lange vormacht, bis das Kind den Ablauf verstanden hat. Das kann er dadurch prüfen, dass er das Kind um Rückmeldung bittet, ob es er richtig gemacht hat, und indem er das Kind an einzelnen Stellen um Hilfe bittet. Wenn das Kind in der Lage ist, Hilfestellung zu geben, ist es nur noch ein kleiner Schritt, die Rollen zu tauschen. Geübt wird die SLT nun in der bekannten Hierarchie von der Wortebene bis zur Spontansprache, wobei in jeder Ebene „in vivo" geübt werden muss. In diesen Phasen des (sprech-)motorischen Lernens empfiehlt es sich, die Therapiefrequenz zu erhöhen, um einen ausreichenden Übungseffekt zu erreichen und dem Vergessen vorzubeugen. Hilfen zur Umsetzung der SLT im Alltag finden sich in Schul-KIDS.

Einbindung der Mutter

Zu Hause wird nur geübt, was gemeinsam mit der Mutter schon in der Therapie geübt wurde. Umfang und Hilfestellungen werden detailliert besprochen. Hier ist es wichtig, schon vorbeugend zu unterbinden, dass das Kind außerhalb der vereinbarten Übungssituation oder von Dritten zum Einsatz der SLT ▮▮▮▮▮▮ wird. Vor allem bei Kindern, die di▮ ▮▮▮ Übungen gut einsetzen, ist die Verführung ▮▮▮, in einer Alltagssituation zu sagen: *„Probier doch mal, was du bei der Logopädin*

149

gelernt hast." Dann ist es nur noch ein kleiner Schritt, bis plötzlich auch der Bruder und der Opa gut gemeinte Aufforderungen machen und der Therapeut sich in der kommenden Stunde wundert, warum das Kind die Zusammenarbeit völlig verweigert.

Hilfestellungen

Wenn ein Kind mit der angebotenen SLT nicht zurechtkommt und alle Hilfestellungen ausgereizt sind, muss die Therapeutin abwägen, ob die Technik so modifiziert werden kann, dass sie für das Kind umsetzbar ist. Dabei sollte erkannt werden:

- ob das Kind mit der Aufgabe motorisch überfordert ist,
- ob es ein kognitives Problem ist (Welcher Schritt kommt nach welchem?),
- ob das Kind aufgrund fehlender Desensibilisierung verweigert oder
- ob es ein übergeordnetes Problem ist (das Kind ist beispielsweise nicht in der Lage, zwei Aufgabenstellungen gleichzeitig zu bewältigen und beherrscht die SLT nur in Situationen, in denen keine linguistische Anforderung besteht).

Erleichternde Maßnahmen. Der nächste Schritt ist dann, abzuschätzen oder auszuprobieren, ob ein systematisches Üben einer fehlenden Fähigkeit hilft oder ob ein Defizit vorliegt, das durch eine logopädische Therapie oder Förderung nicht auszugleichen ist. Wenn ein Kind z.B. in der Übungssituation nur für kurze Zeit in der Lage ist, die SLT einzusetzen, und sehr schnell eine Ermüdung eintritt, kann die Therapeutin versuchen, die Aufgabenstellung zu erleichtern. (Sie muss natürlich sicherstellen, dass das Kind nicht verweigert, weil es das Spiel zu langweilig findet.) Weitere Maßnahmen, um die Umsetzung der SLT zu erleichtern sind:

- intensives Üben der SLT,
- visuelle Hilfen, wenn eine SLT realisiert werden soll,
- lautunterstützende Bewegungen,
- mehrmaliges kurzes Üben zu Hause.

Lösungsstrategien. Zur Erkenntnis, dass eine Technik noch zu anspr███ für das Kind ist, gelangt die Therapeutin ███████lussverfahren. Falls das der Fall sein sollte███ es sinnvoll, die Therapie zu unterbrechen, bis das Kind die ent-

sprechende Entwicklungsstufe erreicht hat oder eine einfachere SLT zu wählen.

Wenn das Kind nicht in der Lage ist, echte Symptome in der Spontansprache zu identifizieren, kann die vorbeugende Prolongation eine vorübergehende Technik sein.

Nach der Etablierung einer SLT. Nun beobachtet die Therapeutin, ob es Auswirkungen auf die evtl. vorhandenen anderen Symptomarten gibt, und entscheidet dann, ob sie noch eine weitere SLT für ein anderes Symptom einführt. Voraussetzung ist, dass die erste SLT sich zumindest in einer sicheren Phase der Generalisierung befindet und das Kind genug Motivation hat, den aufwendigen Prozess noch einmal mitzumachen.

Bearbeitung von Begleitsymptomen

Begleitsymptome (Atemauffälligkeiten, Mitbewegungen etc.) werden nicht gesondert bearbeitet. Die Erwartung ist, dass sie aufgegeben werden, wenn dem Kind eine funktionellere Strategie im Symptom zur Verfügung steht. Falls ein Kind die Begleitsymptomatik beibehält, obwohl es die SLT beherrscht, kann die Therapeutin zweigleisig daran arbeiten: indirekt, indem sie – wenn nötig – noch einmal an der Enttabuisierung arbeitet, und direkt, indem er in der Umsetzung der SLT die beiden Varianten – mit und ohne Begleitsymptomatik – vormacht. Auch das Kind macht absichtlich beide Varianten. Dabei kann man die Varianten mit Begleitsymptomatik so korrigieren, dass schließlich die gewünschte SLT als Ziel steht.

> **!** Das Hauptaugenmerk liegt immer auf dem Verhalten, das umgesetzt und gefestigt werden soll, und nicht auf dem, das unerwünscht ist.

> **Beispiel**
> Ein Kind setzt eine Blocklösetechnik ein und zeigt dabei eine deutliche muskuläre Anstrengung im Gesichtsbereich (das Kind nennt es „Pu-Wort mit rotem Kopf", als es die Therapeutin vormacht). In der Therapie ist das Ziel nun, möglichst viele SLT „ohne roten Kopf" zu machen, und nicht, lange zu identifizieren, wann das Kind sich anstrengt und warum es das tut.

Neue Variante der Begleitsymptomatik. Durch die Dynamik des Stotterns ist es möglich, dass auch ein erfolgreich therapiertes Kind eine neue

Variante von Begleitsymptomatik entwickelt. In diesen Fällen muss die Therapeutin eine neue Bestandsaufnahme machen und Hypothesen generieren, welche verstärkenden Faktoren noch vorliegen oder neu dazu gekommen sind (z.B.: das Kind wird neuerdings wegen seiner Symptomatik gehänselt). Entsprechend der individuellen Situation muss dann entweder über eine Veränderung der Umgebungsbedingungen *und* eine Auffrischung der SLT oder ggf. über die erstmalige Erarbeitung der SLT versucht werden, die neu entstandene Begleitsymptomatik abzubauen.

Üben der SLT. Sehr wichtig ist das sorgfältige Üben der SLT. Die Pause, die nach dem Abbruch des Sprechversuchs entsteht, muss genutzt werden, um über den gesteuerten Abbau der Anspannung die Kontrolle über das Sprechen zu übernehmen. Sonst besteht die Gefahr, dass das Kind im vertrauten Therapieraum und in Anwesenheit der Therapeutin die Anspannung schnell, aber unbewusst löst. In In-vivo-Aufgaben versagt die SLT dann, weil die gesteuerte Lösung der Anspannung nicht umgesetzt werden kann. Bei Kindern, die sich unauffälliges Sprechen wünschen, ist es oft noch einmal notwendig, gegen den Zeitverlust zu desensibilisieren.

Generalisierung

Die Generalisierung dient der Umsetzung der gelernten Therapieinhalte in den Alltag mit dem Ziel, eine immer größer werdende Unabhängigkeit von der Therapeutin zu erreichen. Bei Kindern kann diese Phase manchmal fast „wie von alleine" geschehen, als ob sie aus sich heraus das einsetzen, was sie gelernt haben und was ihnen guttut. Wenn das nicht der Fall ist, wird die Generalisierung im Rahmen der Therapie strukturiert durchgeführt.

Jüngere Kinder. Bei jüngeren Kindern, die positiv auf das Modell in der Umgebung reagieren, wird das Modell im Alltag zunehmend ausgeweitet. Das betrifft den zeitlichen Rahmen, aber auch unterschiedliche Situationen und ggf. Personen. Dazu plant die Therapeutin mit den Eltern (s. „Rahmentherapie"), welche Situationen möglich und sinnvoll sind. Wenn weitere Personen, die das Kind betreuen, angeleitet werden müssen, arbeitet sie nach der gleichen Hierarchie wie mit der Mutter. Sonst steht sie für Termine zur Reflexion

und Rückmeldung zur Verfügung und bereitet (wenn keine weiteren Risikofaktoren vorliegen) die Zeit nach der Therapie vor.

Ältere Kinder. Auch bei älteren Kindern geschieht die Generalisierung unter starker Beteiligung der Mutter. Die Situationen, die durch die gemeinsamen In-vivo-Übungen bereits vertraut sind, werden – nach Absprache mit dem Kind – ausgeweitet. Es bietet sich an, hierarchisch vorzugehen, um dem Kind mit leichter zu bewältigenden Aufgaben Erfolgserlebnisse zu verschaffen. Wenn in ganz bestimmten Situationen starke Tabuisierung deutlich wird, kann die Logopädin noch einmal in diesem Bereich systematisch desensibilisieren (z.B. durch einen gemeinsamen Kindergartenbesuch oder Einladung von Freunden und Freundinnen in die Therapie die Hemmschwelle senken, die SLT auch im Kindergarten einzusetzen). Mit Plänen zur Verstärkung, wie sie aus der Verhaltenstherapie bekannt sind, kann das Kind motiviert und ihm gleichzeitig gut vermittelt werden, welche Fortschritte es schon gemacht hat. Gruppentherapien haben in dieser Phase einen guten Effekt.

Grenzen der SLT im Alltag

In dieser Phase ist es wichtig, mit der Familie klar zu besprechen, dass nicht erwartet werden kann, dass ein Kind immer an die SLT denkt, und dass es auch ein Recht darauf hat, „drauflos zu stottern", ohne ermahnt zu werden. Es muss ggf. vor übertriebenem Ehrgeiz von Seiten der Eltern geschützt werden und braucht deutliche Signale, dass seine bisherigen Erfolge wertgeschätzt werden, dass sich zwar alle freuen, wenn das Stottern weniger wird, dass das jedoch nicht unbedingt in allen Situationen erwartet werden kann. Grenzen und Geschwindigkeit der Generalisierung sind individuell sehr unterschiedlich. Vielen Erwachsenen ist nicht bewusst, welche Anforderung es für ein Kind ist, auf Inhalte **und** Technik gleichzeitig zu achten.

Rahmentherapie

Die oben beschriebenen Phasen der Therapie fokussieren auf die direkte Arbeit am Symptom. Diese ist nur dann erfolgversprechend, wenn auch die anderen Faktoren, die Beginn und Verlauf beeinflussen (s. S. 137 ff) berücksichtigt und ggf. bearbeitet werden.

Eltern als Co-Therapeuten. Eltern in dieser Rolle zu gewinnen birgt nicht nur für die Therapeutin den Vorteil, Therapieinhalte in den Alltag übertragen zu lassen, sondern hat auch die Funktion, die Eltern zu entlasten und gemeinsam mit Ihnen Risikofaktoren zu bearbeiten.

Ziele für die Eltern. Die Rahmentherapie umfasst in der Zusammenarbeit mit der Mutter/durch die Elterngruppe folgende Ziele für die Eltern (s. „Elternbeteiligung in der Einzeltherapie mit Mini-KIDS"):

- Elternkompetenz stärken und sie entlasten (z.B. über Sachinformationen Schuldgefühle abbauen),
- Eltern als Multiplikatoren gewinnen und damit ungünstige Umgebungsfaktoren verändern.

In Bezug auf das Kind geben die Phasen der Symptomtherapie lediglich den „roten Faden". Zusätzlich müssen die Risikofaktoren bearbeitet werden, wobei die individuelle Planung von den unter „Therapieplanung" genannten Kriterien abhängig ist. Beispielsweise kann mit einem Kind parallel eine SES-Therapie und eine Stottertherapie durchgeführt werden, während bei einem anderen Kind **ein** Schwerpunkt gesetzt und die andere Problematik nicht gleichzeitig bearbeitet wird.

Ziele in der Arbeit mit dem Kind. Diese sind, im Rahmen der direkten Therapie die psychischen Reaktionen auf das Stottern und evtl. vorhandene Risikofaktoren zu bearbeiten.

Durchführung. In der Durchführung lässt sich die Therapeutin zu Beginn einer Stunde berichten, was seit der letzten Therapie geschehen ist (Stottern stabil, fluktuierend? Neue Symptome? Veränderung der Symptomatik? Hinweise auf neue psychische Reaktionen? Reaktionen aus der Umwelt? Veränderungen in der Umgebung des Kindes, die relevant für das Stottern sein könnten? Wie ging es der Mutter/den Eltern mit dem Stottern? Neue Probleme/Sorgen/Ereignisse bezüglich des Stotterns?). Das setzt voraus, dass der Stundenablauf mit allen Beteiligten abgesprochen ist. Je jünger das Kind ist, desto unproblematischer ist diese Informationsphase zu Beginn. Mit älteren Kindern, die ungeduldig werden und selbst „dran"

kommen wollen, muss die Logopädin einen kleinen Vertrag über den zeitlichen Rahmen des Gesprächs mit der Mutter machen und ihnen eine attraktive Möglichkeit geben, sich selbst zu beschäftigen. Sie sollen nicht die Sorge haben müssen, „zu kurz" zu kommen. Bei manchen Kindern hat es sich bewährt, einen Wecker zu stellen.

Vorteile der ausführlichen Befragung. Trotz des zeitlichen und inhaltlichen Aufwands lohnt es sich, diese ausführliche Information zu Beginn der Stunde einzuholen (im Lauf der Therapie wissen die Mütter schon, was die Therapeutin wissen möchte, und es geht flüssiger): Die schnelle Dynamik der Störung kann eine erhebliche Veränderung zwischen zwei Terminen bewirken und die Therapeutin sollte darauf vorbereitet sein, bevor sie mit dem Kind zu arbeiten beginnt. Das gibt ihr die Möglichkeit, die Stundenplanung ggf. noch zu verändern und zu berücksichtigen, wenn aufgrund aktueller Ereignisse eine veränderte Bedürfnislage beim Kinder oder der Mutter entstanden ist. Wenn sie die Informationen erst am Ende der Stunde einholt, hat sie weder Zeit noch Gelegenheit, darauf zu reagieren oder sich im Stundenverlauf ein eigenes Bild zu machen. Wenn z.B. die Mutter berichtet, dass sie innerhalb der Familie immer mehr unter Druck gerät, das Stottern „abzustellen", kann die Therapeutin einen Besprechungstermin ohne Kind in naher Zukunft in Aussicht stellen. Oder wenn das Kind in den vergangenen Tagen massiv gehänselt wurde, kann es sinnvoll sein, dies zum Thema der Stunde zu machen.

Hypothesen zu beeinflussenden Faktoren. Die Informationen kann die Therapeutin nutzen, um Hypothesen zu generieren, welche Faktoren das Stottern beeinflussen. Ziel ist es, dass die Eltern selbst diese Hypothesen bilden, ggf. prüfen (z.B. nimmt das Stottern zu, wenn er keinen Mittagschlaf gehalten hat?) und erkennen, welche Faktoren beeinflusst werden können oder sollen. So muss den Eltern vermittelt werden, dass es manchmal nicht wünschenswert oder möglich ist, Faktoren zu verändern, auch wenn sie das Stottern ungünstig beeinflussen (Geschwister etc.). Die Logopädin gibt konkrete Verhaltensvorschläge, erarbeitet aber auch mit den Eltern, wie sie selbst abwägen können, ob bestimmte Maßnahmen sinnvoll sind. (Natürlich muss ein stotterndes Kind lernen, sich an Vereinbarungen zu halten, auch wenn

Konflikte bei Nichteinhaltung das Stottern verstärken. Oder wenn positive Aufregung, z.B. ein Kindergeburtstag, das Stottern verstärkt, würde das Verbot teilzunehmen bedeuten, das Kind zu bestrafen.) Auf diese Weise werden Eltern immer unabhängiger von Ratschlägen der Therapeutin, erkennen auch die Grenzen der eigenen Einflussnahme und werden gelassener beim Auftreten von vorhersehbaren Schwankungen: *„Nächste Woche kommt sein Cousin zu Besuch, da geht es wieder rund und wir wissen ja schon, dass er dann den Rest des Tages mehr stottert. Aber am nächsten Tag ist das erfahrungsgemäß auch wieder vorbei."*

Ende der Therapie/Nachsorge

Am Ende der Therapie muss gewährleistet sein, dass die Familie weiß, unter welchen Umständen sie sich wieder an die Therapeutin wenden sollte. Dafür müssen die Eltern über mögliche Verläufe Bescheid wissen. Wenn am Therapieende kein Stottern mehr vorliegt, müssen alle informiert sein, dass es sich um eine Remission oder eine stotterfreie Episode handeln kann. Für letzteren Fall wird abgesprochen, was die Familie eigenständig unternimmt, wenn Stottersymptome wieder auftreten oder zunehmen. Die Therapeutin muss ihrerseits mitteilen, ob sie bei erneutem Bedarf eine weitere Betreuung gewährleisten kann, und versorgt die Eltern mit wichtigen Adressen (BVSS, Selbsthilfe etc. s. Anhang).

Fragen von Seiten der Eltern. Zu Therapieende werden häufig von Seiten der Eltern die vertraglich vereinbarten Ziele in Frage gestellt. Vor allem, wenn ein Kind gute Fortschritte gemacht hat und das Stottern reduziert wurde, wünschen sie häufig eine weitere Behandlung, um das Stottern ganz zu „heilen". In diesen Fällen ist es notwendig, die Grenzen der logopädischen Therapie aufzuzeigen und gleichzeitig den Wunsch der Eltern ernst nehmen und mit ihnen besprechen. Die psychischen Reaktionen der Eltern auf das Stottern des Kindes können eine erhebliche Rolle in der Entwicklung des Stotterns spielen. Dabei sind diese Reaktionen – wie beim Kind auch – Veränderungen unterworfen. Im logopädischen Alltag ist häufig durch den Therapiebeginn eine Erleichterung bei den Eltern zu bemerken, die durch die Veränderungen in der Therapie und die Sachinformationen zum Stottern oft mit dem Abbau von Schuld- und Schamgefühlen einhergeht. Trotzdem ist es nicht selten, dass

Eltern am Ende der Therapie noch einmal eine anstrengende Phase durchleben, in der sie sich damit beschäftigen, dass ihr Kind vielleicht immer stotternd bleiben und auch bei guten Therapieerfolgen immer eine Störung bestehen bleiben wird.

Fragen der Therapeutin an sich selbst. Auch die Therapeutin muss prüfen, wann sie ihren Teil des Vertrags eingelöst hat. Bei Kindern, die mit einer SLT gute Erfolge haben und ein lockeres, unangestrengtes Stottern zeigen, ist auch die Gefahr gegeben, dass die Therapeutin – entgegen der ursprünglichen Abmachung – versucht, ob nicht doch noch mehr Symptomfreiheit zu erreichen ist.

■ Elternbeteiligung in der Einzeltherapie mit Mini-KIDS

Wenn im folgenden Kapitel von „Eltern" die Rede ist, sind die Hauptbezugspersonen des Kindes gemeint. Bei Familien mit allein erziehendem Elternteil oder überwiegender Betreuung durch andere Personen (Heimaufenthalt, Großeltern, neuer Lebenspartner eines Elternteils mit oder ohne regelmäßigen Kontakt zum zweiten Elternteil etc.) muss die Logopädin abwägen, wessen Teilnahme inhaltlich sinnvoll ist. Der besseren Lesbarkeit wegen ist hier im Folgenden von „Eltern" die Rede.

Da die Teilnahme beider Eltern in der logopädischen Praxis nicht üblich ist, hat es sich in der Praxis bewährt, diese Arbeitsweise frühzeitig zu erläutern.

Informationen. Die Eltern erhalten während jeder Therapiestunde Informationen über das Stottern ihres Kindes und über Stottern im Allgemeinen. Dadurch sollen sie entlastet werden, z.B. dadurch, dass Schuldgefühle abgebaut werden. Außerdem erhalten sie die Möglichkeit, ihre eigenen Gefühle und Sorgen anzusprechen und Unterstützung von der Therapeutin zu erhalten. Sie sollen das Gefühl vermittelt bekommen, souverän mit dem Stottern ihres Kindes umgehen zu können und dadurch auch erste Ansprechpartner für das Kind zu sein, wenn es wegen seines Stotterns getröstet werden will oder frustriert ist.

Desensibilisierung. Durch die Teilnahme an der Therapie werden die Eltern gegen das Stottern desensibilisiert. Dadurch können sie ihrem Kind Modell sein – auf der sprechmotorischen Ebene, aber auch im Umgang mit dem Stottern. Das Kind wird außerdem desensibiliert, indem es merkt, dass über sein Stottern gesprochen wird.

Schwierige Kommunikationssituation. Für viele Kinder bedeutet die Teilnahme eines Elternteils an den Übungsspielen zudem die Bearbeitung einer hierarchisch schwierigeren kommunikativen Situation. Die Anwesenheit eines Elternteils kann also genutzt werden, um eine Situation zu schaffen, die eher dem Alltag des Kindes entspricht als die entspannte Situation alleine mit einem immer geduldigen, emphatischen Therapeuten.

! Erst die Einbeziehung der Eltern ermöglicht die Umsetzung der Therapieinhalte in den Alltag.

Elternbeteiligung. Je jünger Kinder sind, desto selbstverständlicher ist es, dass sie einen Großteil ihrer Zeit mit einem Elternteil oder einer anderen Bezugsperson verbringen. In den In-vivo-Aufgaben sind daher oft Übungen nicht möglich, die eine größere Selbstständigkeit des Kindes voraussetzen würden, z. B. fremde Menschen ansprechen oder alleine einkaufen gehen. In Begleitung eines Elternteils stellen solche Aufgaben dann oft einen vertrauten Teil des Alltags des Kindes dar.

Wenn die Eltern über die Inhalte der Therapie gut informiert sind und sie ihrem Kind Hilfen geben können, erweitert sich ihr **Kompetenzgefühl**. Das ist hilfreich bei einem Störungsbild, das in der Gesellschaft noch mit Vorurteilen beladen ist.

Die Therapeutin erhält durch den Austausch mit den Eltern verlässliche Informationen über die Zeit zwischen den Therapieeinheiten und kann die Therapieplanung besser auf die Bedürfnisse des Kindes abstimmen. Ausmaß und Inhalt der Elternbeteiligung unterscheiden sich je nach Zeitpunkt der Therapie, wie aus Tab. 3.11 hervorgeht.

Informations- und Vertragsphase

Vor der Therapie werden die Eltern über das Therapieangebot (Ziele, Inhalte, mögliche Verläufe, Organisatorisches wie Umfang und Häufigkeit) informiert. Es hat sich bewährt, dieses Gespräch gesondert, nach der Diagnostik und Erstberatung, durchzuführen und beide Eltern dazu einzuladen. Für viele Eltern ist es hilfreich, wenn die Therapeutin offen anspricht, dass die Familie vermutlich die Erwartungshaltung hat, das Stottern heilen zu können. Dann gibt sie der verständlichen Enttäuschung Raum, dass dies nicht versprochen werden kann. Den Eltern sollte das parallele Vorgehen (Erleichterung einer Remission und Vorbereitung auf ein überdauerndes Stottern) deutlich werden. Sie müssen den zeitlichen Aufwand der eigenen Beteiligung und die Bedeutung ihrer Mitarbeit einschätzen können und schon zu diesem Zeitpunkt gefragt werden, ob sie **beide** bereit sind, an einer Elterngruppe teilzunehmen.

Entlastung der Eltern. Ein wichtiger Aspekt ist die Entlastung, die die Therapiesituation für die Eltern schaffen soll (Möglichkeit zum Austausch, Raum für ihre Sorgen und Gefühle) und die Stärkung der elterlichen Kompetenz. Im Gespräch muss deutlich werden, dass die Elternbeteiligung nicht deshalb so eine große Rolle spielt, weil sie bisher etwas falsch gemacht haben, sondern weil sie die wichtigsten Personen und die natürlichen Sprachförderer (Ritterfeld 1999) ihres Kindes sind.

Zustimmung beider Elternteile. Beide Eltern müssen über die Therapieziele und -inhalte infor-

Tabelle 3.11 Inhalte der Elternbeteiligung in der Einzeltherapie nach Mini-KIDS

Phase	Elternbeteiligung
Informations- und Vertragsphase	• Anamnese und Diagnostik • Beratung über Therapie • Therapievertrag in Einzelgesprächen
Therapiephase	• Eltern werden als Co-Therapeuten oder „Trainer" in den verschiedenen Therapiephasen in Rahmen der Therapie angeleitet • bei Bedarf finden zusätzliche Einzelgespräche mit den Eltern statt • als Ergänzung zur Einzeltherapie wenn möglich Elterngruppe
Nachsorge	• Beratung in Einzelgesprächen möglich

miert sein und ihnen zustimmen. Falls nur ein Elternteil die Therapie wünscht, muss die Logopädin abwägen, welche Einschränkungen das für ihre Arbeit bedeutet und inwieweit die Ziele der Therapie im Fall einer Durchführung geändert werden müssen. Beispielsweise wäre die Rolle eines Vaters, der sich desinteressiert zeigt und eine Beteiligung ablehnt, weniger schwer zu gewichten, wenn in allen erzieherischen Bereichen die Mutter verantwortlich ist und selbstbewusst handelt und der Vater alle Maßnahmen akzeptiert, auch wenn er sie nicht unterstützt. Schwerwiegender wäre z. B. die Passivität eines Vaters, der trotz fehlender Eigenleistung die erzieherische Arbeit der Mutter abwertet und kritisiert.

Beteiligung jeden Elternteils. Sie wird individuell geregelt. In der Praxis nehmen häufig die Mütter an den regelmäßigen Therapiesitzungen teil und die Väter kommen bei Bedarf und zu den Elterngruppen. Die Minimalforderung der gemeinsamen Teilnahme bei prinzipiellem Einverständnis beider Eltern ist, dass beide im Rahmen der Therapie Pseudostottern lernen und beide an der Elterngruppe teilnehmen. Wenn das nicht realisierbar ist, muss die Logopädin sich darüber im Klaren sein, welche Abstriche sie hinsichtlich der Therapieplanung und -ziele machen muss, wenn sie die Therapie trotzdem durchführt.

Therapiephase

Die Teilnahme eines Elternteils (im Folgenden „Mutter" genannt) an der Einzeltherapie wird im Kapitel „Mini-KIDS" erläutert. Prinzipiell begleitet sie ihr Kind zu den Terminen und übernimmt Aufgaben in der Therapie. Lediglich in neuen Lernphasen und wenn zur Vertrauensbildung Spielphasen ohne Mutter sinnvoll sind, arbeitet die Therapeutin mit dem Kind alleine. Die Therapeutin berücksichtigt in der individuellen Therapieplanung, ob die Elternbeteiligung überwiegend im Rahmen der Einzeltherapie stattfindet und wie oft sie zusätzliche Gespräche ohne Kind anbietet.

Ziele der Elternbeteiligung. Die individuelle Elternbeteiligung hat folgende Ziele:
- Austausch über die Symptomatik zwischen den Therapiestunden,
- Informationsvermittlung,
- Desensibilisierung,
- Entlastung,

- Enttabuisierung,
- Erlernen des Pseudostotterns/Hilfestellungen,
- Besprechung/Übung von Hausaufgaben.

Die Inhalte und Vorgehensweisen der individuellen Elternberatung werden im Kap. „Elterngruppen" beschrieben.

Ziele der Elterngruppe. Die Elterngruppe verfolgt, bis auf die Übung individueller Hausaufgaben des Kindes, die gleichen Ziele. Außerdem wird den Eltern in der Gruppe die Möglichkeit des Austauschs mit anderen betroffenen Eltern ermöglicht. Sie erfahren dadurch Entlastung, weil sie andere Familien mit einem stotternden Kind kennen lernen. Sie können davon profitieren, verschiedene Problemlösestrategien hinsichtlich des Stotterns zu erleben. Dadurch soll ihre elterliche Kompetenz gestärkt und die Unabhängigkeit von der Therapeutin gefördert werden.

Die Beschäftigung beider Elternteile mit dem Thema Stottern und den Inhalten der Therapie unterstützt die individuelle Therapie, da durch den Austausch neue Beobachtungen hinzukommen. Wenn ein Elternteil Vorbehalte oder Widerstände gegen die Therapie zeigt, können diese erkannt und in der individuellen Therapie aufgegriffen werden. Für die Mütter stellt die Elterngruppe eine Entlastung dar, weil die Mitarbeit in und die Verantwortung für die Therapie in diesen Wochen geteilt wird. Wenn die Elterngruppe nicht den Nimbus von „Nachsitzen" hat und zu Hause darüber gesprochen wird, welche Themen dort angesprochen werden, finden es viele Kinder ab dem Vorschulalter positiv, dass sich auch der Vater dafür interessiert, was in der logopädischen Therapie geschieht und er zum Teil sogar genau die Dinge lernt, die es selbst dort lernt.

Individuelle Elternbeteiligung (ggf. in Kombination mit einer Elterngruppe). Sie kann positive Veränderungen in der Familie und der Einzeltherapie bewirken. Dadurch, dass beide Eltern die Verantwortung übernehmen, indem sie an Elterngesprächen teilnehmen kommt es zur:
- Entlastung des Elternteils, der an den Terminen des Kindes teilnimmt,
- Reflexion über unterschiedliche Beobachtungen und Einschätzungen,
- gegenseitigen Unterstützung.

Außerdem kann durch die Rückmeldung beider Elternteile die Therapie besser geplant werden.

155

Nachsorge

Nach der Therapie steht die Therapeutin den Eltern zur Wiedervorstellung bei Bedarf zur Verfügung. Dabei kann es sich um ein einmaliges Informationsgespräch handeln, (z.B. bei Fragen zur Einschulung) oder um ein Gespräch mit der Fragestellung, ob eine erneute Therapie notwendig und sinnvoll ist.

Schul-KIDS

In diesem Kapitel wird das Vorgehen mit schulfähigen Kindern beschrieben. Die Beteiligung der Eltern entspricht bei Grundschulkindern Mini-KIDS. Aus entwicklungspsychologischen Gründen (Ablösung von den Eltern) werden bei älteren Schulkindern die Eltern über Stottern und das therapeutische Vorgehen informiert, nehmen aber nicht an der Therapie des Kindes teil. Dieses bearbeitet sein Stottern vielmehr eigenverantwortlich.

Die folgende Darstellung der Phasen von Schul-KIDS greift wiederholt auf das Video und das dazu gehörende Begleitbuch „Direkte Therapie bei stotternden Kindern" (Schneider u. Sandrieser 2002) zurück. Dort werden viele der nachfolgend beschriebenen Vorgehensweisen gezeigt. Zur besseren Lesbarkeit werden nur größere Zitate als solche markiert.

Schul-KIDS wendet sich an Kinder im Schulalter (Tab. 3.12). Bei Grundschulkindern lässt man bei Bedarf Elemente aus Mini-KIDS einfließen, bei Jugendlichen Elemente aus der Stottermodifikation für Erwachsene. In Struktur und Inhalten stimmen Mini-KIDS und Schul-KIDS überein – es gibt:

- die Informations- und Vertragsphase,
- die Desensibilisierung und Identifikation,
- die Modifikation und Generalisierung.

Der Grund für das unterschiedliche Vorgehen sind die Unterschiede zwischen Vorschul- und Schulkindern bezogen auf die Lebenssituation, den Entwicklungsstand, das Stotterverhalten und die psychischen Reaktionen auf Stottern.

Lebenssituation. Schulkinder sind unabhängiger von ihren Eltern. Sie haben ein größeres Umfeld, in dem sie selbst ohne unterstützende Eltern handeln müssen und wollen (Schule, Freundeskreis, Verein etc.). Mit der Pubertät beginnt häufig eine krisenhafte Auseinandersetzung mit sich und den Eltern. Daher muss eine Therapie für Schulkinder stärker auf Eigenverantwortung abzielen und prüfen, in welchem Ausmaß und in welcher Form eine Elternbeteiligung möglich ist und welche Alternativen bestehen. Entsprechend ist es sinnvoll, Freunde und die Schule einzubeziehen und In-vivo-Situationen zu bearbeiten.

Tabelle 3.12 Kindgerechte Information über den Aufbau von Schul-KIDS

Sprechen erforschen und Fachmann dafür werden	Stottern verändern	Das Gelernte üben und dort anwenden, wo es gebraucht wird
wie ein Mechaniker, der wissen muss, wie ein funktionierender und ein kaputter Motor aussieht, damit er ihn reparieren kann.	wenn wir wissen, wie Sprechen und Stottern funktioniert, können wir herausfinden, wie wir Dein Stottern viel leichter machen.	wie ein Tennisspieler, der z.B. den Aufschlag so trainiert, dass er beim Turnier gelingt.

Sich ein dickes Fell zulegen. Damit beschäftigen wir uns die ganze Zeit über. Dafür werde ich, die Therapeutin, auch stottern, wenn wir nicht am Sprechen arbeiten.

Entwicklungsstand. Schulkinder sind kognitiv, sensorisch und feinmotorisch weiter entwickelt. In der Therapie kann daher verstärkt auf der Metaebene reflektiert werden und die Informationsvermittlung über Stottern ausführlicher stattfinden. Eine anspruchsvolle Technik wie Prolongation oder Pullout ist möglich.

Stotterverhalten. Mit sprachlichem Vermeidungs- und Aufschubverhalten und mit Startern kann ein Stotternder die Kernsymptomatik erfolgreich verhindern. Bestehen diese Strategien erst kurz, ist damit zu rechnen, dass sie mit zunehmender Desensibilisierung von selbst verschwinden. Bei Schulkindern besteht aufgrund der längeren Störungsdauer häufig eine Automatisierung dieses Begleitverhaltens – es fällt ihnen z.B. sehr schwer, einen inzwischen unbewusst geäußerten Starter wie „äh" überhaupt zu registrieren geschweige denn zu unterlassen.

!

Bei Schul-KIDS wird das Begleitverhalten bewusst gemacht und abgebaut. Entsprechend müssen Symptomlösestrategien automatisiert werden, damit sie unaufwendig eingesetzt werden können.

Psychische Reaktionen. Mit der längeren Störungsdauer sind auch mehr negative Erfahrungen, daraus resultierende Erwartungsangst und enttäuschte Hoffnungen verbunden. Die Tabuisierung oder Bagatellisierung ist ausgeprägter, denn die Kinder wollen sich vor unangenehmen Gefühlen und Situationen schützen. Verstärkend wirkt hier das unter Pubertierenden geltende Gebot der „Coolness" (vgl. Wolff 2002). Schul-KIDS beinhaltet daher die Enttabuisierung und Desensibilisierung und ermöglicht, Kindern Mut zu machen.

Zielsetzungen von Schul-KIDS. Die Therapie mit Schulkindern beinhaltet drei Zielsetzungen, die – wie bei Mini-KIDS – der Tatsache Rechnung tragen, dass eine Remission zwar möglich, aber nicht in jedem Fall vorhersagbar ist (und mit zunehmender Störungsdauer auch unwahrscheinlicher):

- Eigenverantwortung für die Therapie. Es soll ein „Vertrag" zustande kommen, in dem dem Kind gezeigt wird, welche Unterstützung es von der Therapeutin erfährt (sie hat die Landkarte und zeigt den Weg), es gleichzeitig aber auch seine Eigenverantwortung in der Therapie anerkennt und übernimmt, ohne die es

keine Veränderung erreichen wird (das stotternde Kind muss aber den Weg selbst laufen und kann nicht getragen werden). Dies ist meist ein Prozess, der bis in die Generalisierungsphase andauert.
- Mehr Selbstsicherheit und Selbstwertschätzung als stotternder Sprecher zu entwickeln.
- Die Fähigkeit, durch den Einsatz von Sprechtechniken den Schweregrad und die Häufigkeit von Stottersymptomen zu reduzieren.

■ Phasen der Therapie

Schul-KIDS umfasst dieselben Phasen wie Mini-KIDS. Auch hier bauen die Therapiephasen chronologisch aufeinander auf, wie aus Tab. 3.**13** hervorgeht. Die Desensibilisierung ist ein Prozess, der die gesamte Behandlung durchzieht mit einem Schwerpunkt während der Identifikationsphase. Umfang und Art der Elternbeteiligung ist sehr von den Gegebenheiten im Einzelfall abhängig zu machen. In der Rahmentherapie werden zusätzlich zu den in der Tabelle aufgeführten Inhalten je nach Bedarf individuelle Risikofaktoren mit dem Kind, den Eltern oder in Bezug auf deren Interaktion bearbeitet (siehe unter „Rahmentherapie" bei Mini-KIDS).

Informations- und Vertragsphase

Ziel. Ziel ist ein Dreiecksvertrag zwischen Eltern, Kind und Therapeutin, die das Kind zu möglichst großer Eigeninitiative ermuntert, die Eltern entlastet und die Therapeutin vor unrealistisch hohen Anforderungen schützt.

Für diese Absprache wird ein Termin mit dem Kind vereinbart, an dessen Ende die Eltern dazukommen und informiert werden. Darauf folgt ein Termin mit den Eltern, um ihnen das Vorgehen und ihre eigene Rolle dabei zu vermitteln.

Erwartungen des Kindes. Das Kind wird zu seinen Erwartungen an die Therapie befragt. Meist äußert es den Wunsch, frei von Stottern zu werden. Born et al. (2002, S.119, 121) schlagen vor, auf dem Boden eine 10-Stufenskala aus Papierbögen auszulegen, wobei der 10. Bogen an die Wand gehängt wird und das Sprechen von Nichtstotternden darstellt. Der 1. Bogen steht für „nichts über Stottern wissen und nichts dagegen tun können", der 9. Bogen für: „Stottergefühle haben, innerlich

Tabelle 3.13 Phasen von Schul-KIDS

Phase	Sitzungen mit dem Kind	Sitzungen mit den Eltern	Sitzungen mit Eltern und Kind	Rahmentherapie
Information und Vertrag	Information über Zielsetzung, Therapieansatz und Mitarbeit	Information über Zielsetzung, Therapieansatz und Mitarbeit	Dreiecksvertrag	
Desensibilisierung und Identifikation	Identifikation: • artikulatorische Phonetik • Analyse und Variation des Stotterns am Pseudosymptom: – Kernsymptomatik – Begleitsymptomatik • Analyse der echten Symptomatik: – Kernsymptomatik – Begleitsymptomatik • Stottern zulassen • Symptome registrieren / Desensibilisierung: • Informationen über Stottern • hierarchische Desensibilisierung am Telefon und „in vivo" gegen: – offenes Stottern – Zuhörer – Zeitverlust – Ankündigen	• Austausch von Informationen • ggf. Vorbereitung auf mögliche Zunahme der Symptomatik	• Information über Stottern durch das Kind • Vertrag über Hausaufgaben • Eltern begleiten In-Vivo-Sitzung	• wenn möglich Desensibilisierung in der Gruppe • Freunde einbeziehen • Schulveranstaltung
Modifikation	Symptomlösetechniken: • vorbereitend: Zeitlupensprechen • Frolongation • Fullout am Pseudosymptom • Training mit Steigerung der Schwierigkeit nach: – sprachlicher Komplexität – Situation • Transfer auf echte Symptome / Desensibilisierung: • hierarchische Desensibilisierung am Telefon und „in vivo" gegen Sprechtechniken	kontinuierlicher Austausch von Informationen	Vertrag über Hausaufgaben	Vereinbarung mit Lehrern bzgl. Einsatz von Sprechtechniken
Generalisierung	Anleitung zum Selbsttraining, die Techniken in immer mehr Situationen zu zeigen / Desensibilisierung: nach Bedarf		Vertrag über mögliche Unterstützung	ggf. Vereinbarung mit Lehrern bzgl. Unterstützung
Therapieende	• Anleitung zur Selbsthilfe • Kriterien zur Wiedervorstellung	• Anleitung zur Selbsthilfe • Kriterien zur Wiedervorstellung	Vertrag über Vorgehensweise bei einem Rückfall	

wissen, dass man Stotterer ist, aber nach außen fast immer flüssig auftreten können." Das Kind soll sich auf den Bogen stellen, der seinem augenblicklichen Zustand entspricht und dann auf den Bogen, den es sich zum Ziel gewählt hat. Fast alle Kinder wollen auf den 10. Bogen. Dieser wurde jedoch bewusst an die Wand gehängt, da es sich nicht voraussagen lässt, ob das Ziel „Normalsprecher" erreicht werden wird. Entsprechend muss die Therapeutin vermitteln, wie alternative Ziele aussehen könnten (Fallberichte und ggf. Videobeispiele von Kindern am Ende einer Therapie), damit das Kind eine realistische Zielsetzung entwickeln kann. Das Kind soll dann positiv und konkret beschreiben, woran es merken wird, dass es sein Ziel erreicht hat, z.B.: *„Wenn ich in der Schule aufzeige, kann ich gut weitersprechen, auch wenn ich stottern muss, und ich traue mich jederzeit, aufzuzeigen, wenn ich etwas sagen will."* Dieser Satz wird schriftlich festgehalten. Durch die Zahl der Bögen zwischen Ziel und Ausgangspunkt wird dem Kind auch deutlich, dass das Ziel nur schrittweise erreicht werden kann.

Phasen der Therapie. Hier werden nun die einzelnen Phasen der Therapie erklärt (Tab. 3.**13**). Zur Veranschaulichung können auch Ausschnitte aus dem Video „Direkte Therapie bei stotternden Kindern" (Schneider u. Sandrieser 2002) verwendet werden. Dabei erfährt das Kind, dass es an einem gesonderten Termin selbst die Eltern über Stottern informieren wird. Es wird geklärt, dass „Heimtraining" zur Therapie gehört und welche Form von elterlicher Mitarbeit vorerst möglich ist.

Artikulatorische Phonetik. Danach kann man mit dem Kind mit der artikulatorischen Phonetik beginnen (s. Desensibilisierung/Identifikation), sodass es den Eltern schon zeigen kann, was es gelernt hat, wenn diese am Ende der Stunde hinzugebeten werden.

Präsentation vor den Eltern. Kind und Therapeutin stellen den Eltern gemeinsam den Zielsatz vor, den sich das Kind gegeben hat, und die Schritte, die auf dem Weg dorthin zu bearbeiten sind. Auch die vorerst geplante Art der Elternbeteiligung wird besprochen und angekündigt, dass das Kind die Eltern über Stottern informieren wird. Die Notwendigkeit von Elterngesprächen wird damit begründet, dass auch die Eltern ein Recht haben, sich in einem geschützten Raum zu entlasten

und etwas über Stottern zu lernen. Das Kind kann vereinbaren, bei einzelnen Terminen dabei zu sein.

Ambivalenzen. Auch wenn ein Vertrag möglicherweise stimmig scheint, ist damit zu rechnen, dass er in dieser Form nicht die ganze Therapie über gültig bleibt, sondern von Zeit zu Zeit aktualisiert werden muss. Dabei ist zu berücksichtigen, dass es häufig Ambivalenzen gibt. Ein Kind kann einerseits darauf vertrauen, dass es die Kontrolle über seine Symptome bekommen wird. In diesen Zeiten findet es die Vorstellung eines leichten, selbstbewussten Reststotterns akzeptabel und unterstützt den Vertrag mit ganzem Herzen. Ein anderes Mal tritt die alte, vertraute Entmutigung und Selbstabwertung in den Vordergrund und der nachvollziehbare Wunsch nach völliger Stotterfreiheit stellt den Vertrag infrage. In der Pubertät lässt sich häufig beobachten, dass Kinder ein großes Bedürfnis haben, ihre Unabhängigkeit von den Eltern zu betonen. Dies führt dazu, dass es ihnen schwer fällt, sich auf einen Vertrag mit ihren Eltern einzulassen bzw. solche Verträge einzuhalten. Hier ist es sinnvoll, mit dem Pubertierenden zu überlegen, wie die Therapie so unabhängig wie möglich von den Eltern gestaltet werden kann, bevor mit den Eltern über ihre Rolle im Rahmen der Therapie im Beisein des Jugendlichen verhandelt wird.

Desensibilisierungs- und Identifikationsphase

Ziele für das Kind. Schul-KIDS verfolgt in der Desensibilisierungs- und Identifikationsphase folgende Ziele, die für das Kind individuell ausgewählt und gewichtet werden müssen:

- Verfeinerung bewusster taktil-kinästhetischer/propriozeptiver Wahrnehmung beim Sprechen und beim Stottern,
- Vokabular, um Sprechabläufe sowie Kern- und Begleitsymptomatik zu beschreiben,
- geringere Angst, Scham und Peinlichkeitsreaktionen in Verbindung mit Sprechen und Stottern,
- Fachwissen über Stottern und die Fähigkeit, dieses anderen zu vermitteln,
- Bereitschaft und Fähigkeit:
  - über Stottern und damit verbundene Gedanken, Gefühle und Verhaltensweisen zu sprechen (Enttabuisierung),

– absichtlich Stottersymptome zu produzieren,
– mit weniger Vermeidungsverhalten zu sprechen (d. h. sowohl sprachliches Vermeiden reduzieren als auch in Situationen sprechen, in denen früher nicht gesprochen wurde; das schließt auch Telefonieren sowie Vorlesen und Vorträge ein, die man z. B. vor Personen hält, die man aus dem Wartezimmer hinzu bittet),
– eigenes Stottern zu registrieren,
– eigenes Stottern zu analysieren,
– in einer Gesprächssituation anzusprechen, dass man stottert („Ankündigen", Breitenfeld u. Lorenz 2002).

Ziele für Bezugspersonen. Für die Bezugspersonen bestehen folgende Ziele:
- Fachwissen über Stottern und die Fähigkeit, sie anderen zu vermitteln,
- Entlastung,
- Akzeptanz gegenüber dem Therapieansatz,
- Ausdifferenzierung der Wahrnehmung von Stottern und Begleitverhalten und Vokabular, die Beobachtungen zu formulieren,
- ggf. Mitarbeit als „Sparringpartner",
- größere Gelassenheit beim Erleben von Stottern, unabhängig von Schweregrad und Situation,
- akzeptierender und unterstützender Umgang mit dem Stottern des Kindes.

Die Arbeit mit den Bezugspersonen erfolgt wie im Kap. „Elterngruppen bei Mini-KIDS und Schul-KIDS" beschrieben. Hinzu kommen Einzelgespräche zu aktuellen Fragestellungen und eine Familiensitzung, die im Abschnitt „Wissen über Stottern" – „Schulbesuch" dargestellt ist.

■ Methoden

Die im Folgenden genannten Methoden werden zwar aus Gründen der Anschaulichkeit nacheinander dargestellt. Aus dem Beispiel eines Stundenaufbaus wird deutlich, dass verschiedene Therapiebereiche parallel erarbeitet werden:
- ein Ritual, wie z. B. sich gegenseitig vom schönsten und unangenehmsten Ereignis seit dem letzten Termin zu erzählen,
- Arbeit am Symptom (ca. 10 – 15 min),

- Desensibilisierung, Wissensvermittlung (zum Vorgehen: s. dort), Problemlösen (zum Vorgehen: s. dort) etc. (20 min oder mehr),
- gemeinsames Protokoll (hierbei lässt sich feststellen, ob das Kind seine Lernfortschritte anerkennt),
- ggf. Hausaufgabe/Telefontermin (wenn der Vertrag festhält, dass die Eltern die Hausaufgabe nicht unterstützen, können wöchentlich zwei bis drei fünfminütige Telefonate mit der Therapeutin ein Ersatz sein. Auf diese Weise ist eine kontinuierlichere Beschäftigung des Kindes mit dem Thema gewährleistet.

■ Artikulatorische Phonetik

Unter dem Motto „Jugend forscht" werden zunächst die Organe, die zum Sprechen benötigt werden, herausgefunden und ihnen Laute zugeordnet.

Artikulationsorte und Merkmalpaare. Des Weiteren erarbeitet man exemplarisch Artikulationsorte (Lippen, Zungenspitze, Zähne, Zahndamm, Hinterzunge, Kehlkopf) und die Merkmalpaare kontinuant (alle dehnbaren Laute) – plosiv, stimmhaft – stimmlos, vokalisch – konsonantisch.

Selbstwahrnehmung. Dabei geht es nicht um die detaillierte Erarbeitung aller Laute, sondern um die Schärfung der Selbstwahrnehmung von Artikulationsabläufen an exemplarischen Lauten. Diese äußert sich, wenn während der bewussten Produktion eines Lautes der Blick des Kindes gleichermaßen „nach innen" gerichtet ist. Falls bestimmte Laute oder Lautgruppen besonders häufig oder angestrengt gestottert werden, empfiehlt es sich, gerade diese Laute genauer zu untersuchen.

Fragestellungen. Das Erforschen kann mit Fragestellungen eingeleitet werden, wie z. B.:
- Was brauchst du für den Laut „m"?
- Was ist der Unterschied zwischen einem „f" und einem „w", einem „p" und einem „f"?
- Kann man ein „k" lang ziehen?
- Wie machst du ein „o"?

Ob man dabei vom Kind gewählte Bezeichnungen oder die Fachausdrücke verwendet, kann man je nach kognitiven Fähigkeiten, Interessenlage des Kindes und Vorliebe der Therapeutin entscheiden.

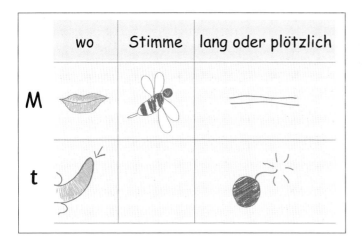

wo	Stimme	lang oder plötzlich
M		
t		

Abb.3.3 Skizze zur artikulatorischen Phonetik – Analyse der Laute /m/ und /t/.

Hilfsmittel. Folgende Hilfsmittel sind für die Erarbeitung empfehlenswert:

- Spiegel,
- Videokamera (desensibilisiert gleichzeitig auf einer sehr niedrigen Schwierigkeitsstufe gegen die Konfrontation mit Stimme und Aussehen),
- Abbildungen der Artikulationsorgane,
- Kehlkopfmodell.

Die „Forschungsergebnisse" werden vom Kind in einer Skizze oder Tabelle festgehalten (Abb.3.3).

Wechselseitiges Lösen von Aufgaben. Therapeutin und Kind stellen sich dann abwechselnd Aufgaben wie „wie machst du ein ,f'"? Am Schluss der Stunde kann das Kind die Eltern in den Raum bitten und diese Aufgabe lösen lassen. Dies vermittelt den Eltern, dass ernsthaft am Sprechen gearbeitet wird und dem Kind die Zufriedenheit, dass es einen Wissensvorsprung gegenüber seinen Eltern hat. Abschließend geben sich Therapeutin und Kind gegenseitig bestimmte Laute zur Analyse als Hausaufgabe und vereinbaren einen Telefontermin (wenn dies nicht eine sehr niedrige Hierarchiestufe in der Telefondesensibilisierung ist, muss dies kleinschrittig vorbereitet werden), bei dem man sich dann die Auflösung mitteilt und neue Aufgaben bis zum nächsten Treffen stellt.

■ Analyse des Stotterns

Anstoßexperiment. Zur Einführung in die Analyse des Stotterns eignet sich das „Anstoßexperi-ment" (s. „Wissen über Stottern") zur Vermittlung des Konzepts „Kontrollverlust". Hierzu bittet man das Kind, zehnmal in schönster Schrift seinen Namen aufzuschreiben und stößt dabei in unvorhergesehenen Momenten den Arm, der den Stift führt, an. Danach befragt man das Kind, was es erlebt hat (Was hättest Du am liebsten getan? Wie hast du dich gefühlt? Wie hast du versucht, damit zurechtzukommen? Ab wann hast du auf den nächsten Stupser gewartet? Wie findest du das Schriftbild? Was würdest du tun, wenn deine Schrift benotet werden würde?) und steuert Rückmeldungen von Verhaltensbeobachtungen bei.

Auf diese Weise begreift das Kind: Wie im Anstoßexperiment weiß ich beim Stottern genau, was ich sagen will. Doch ohne zu wissen, wann oder warum, macht mein Mund immer wieder Dinge, die ich nicht will, und das führt dazu, dass sich mein Sprechen nicht mehr fehlerfrei anhört. Zur weiteren Vertiefung tragen Fragen bei wie: Wer ist schuld, dass du diese „Sprechfehler" machst? Ist es gerecht, wenn man deshalb schlechtere mündliche Noten bekommt? Wie sollten sich deiner Meinung nach andere verhalten, wenn ein Stottern auftritt? Manche dieser Fragen werden für etwas ältere Schüler sehr schön auf der Website www.jugend-infoseite-stottern.de beantwortet und mit Erfahrungsberichten Stotternder ergänzt.

Zwiebelschalenmodell. Um ein Modell zur Einordnung der Beobachtungen bei der Analyse des Stotterns zu geben, wird das Zwiebelschalenmodell eingeführt. Es eignet sich, um die Wechselwirkung von Kern- und Begleitsymptomatik anschaulich zu vermitteln Deutlich wird, dass sich um einen klei-

161

Abb.3.4 Zwiebelschalenmodell.

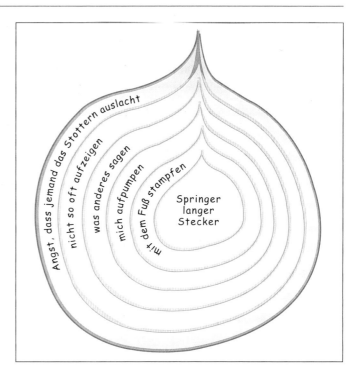

nen Keim in der Mitte – die Kernsymptomatik – immer mehr Zwiebelschalen bilden können (Begleitsymptomatik), die die ganze Zwiebel immer größer werden lassen, ebenso wie die Begleitsymptomatik das Problem „Stottern" vergrößern kann.

Anhand des Anstoßexperiments lässt sich der grundsätzliche Aufbau der Zwiebel erklären (Abb. 3.**4**):

- Kern (Wiederholungen, Dehnungen, Blocks),
- Zwiebelschalen, um sich aus einem Stotterereignis zu befreien,
- Zwiebelschalen, um den Kern zu verstecken,
- Zwiebelschalengefühle (z. B. Angst).

Bei der Erarbeitung der Zwiebel ist die Reihenfolge der Schalen vom Gesprächsverlauf beeinflusst und daher völlig zufällig. Entsprechend macht es keinen Sinn, die Schalen in der Therapie der Reihe nach von außen nach innen abtragen zu wollen. Vielmehr wird die Reihenfolge nach Gesichtspunkten des hierarchischen Aufbaus der Desensibilisierung und der Motivation des Kindes von der Therapeutin vorgegeben.

Stotterquiz. In dieser Sitzung wird vereinbart, dass Familie und Freunde noch vor Ende der Identifikationsphase zu einem Termin eingeladen werden, um mit ihnen das Anstoßexperiment zu machen, ihnen Fachwissen über Stottern zu vermitteln und mit ihnen das Stotterquiz durchzuführen. Es wird dabei wie beim Schulbesuch vorgegangen (s. „Wissen über Stottern"). Der Schulbesuch wird erst angekündigt, wenn das Familientreffen erfolgreich durchgeführt wurde.

Ausschnitt aus dem Stotterquiz (richtige Lösungen sind unterstrichen):

- Wie viele Stotternde gibt es in Deutschland?
  - 1 Million
  - <u>800 000</u>
  - 2000
- Welchen Beruf darf man als Stotternder nicht ergreifen?
  - Radiosprecher
  - Schauspieler
  - Lehrer
- Welcher dieser Schauspieler stottert?
  - <u>Mr. Bean</u>
  - Arnold Schwarzenegger
  - <u>Bruce Willis</u>

■ Analyse der Kernsymptomatik

Die „Erforschung" der Kernsymptomatik erfolgt anhand von Pseudosymptomen der Therapeutin oder von Videoaufnahmen anderer Kinder (Datenschutz! ggf. Ausschnitte aus dem Video „Mein Schüler stottert" von Kofort u. Dutzmann 1994).

! • Die Übungen in dieser Phase desensibilisieren und trainieren gleichzeitig den willkürlichen Einsatz einer Technik und den dafür erforderlichen Wechsel der Aufmerksamkeit zwischen Inhalt und Sprechsteuerung.

Anstrengungsfreie Kernsymptome. Dabei werden zunächst die anstrengungsfreien Kernsymptome Teilwortwiederholung, Dehnung und Blockierung erarbeitet – die Therapeutin macht sie vor, Begriffe für diese Symptomarten werden gesucht und das Kind darf bestimmen, welches Symptom die Therapeutin wie oft in einer Sprechaufgabe zeigen soll. Teilwortwiederholungen sind bei Schul-KIDS Silbenwiederholungen wie „Mo-mo-mo-Mond" oder „I-i-i-Igel". Durch Spielformen, die Spielzüge von sich abwechselnden Spielern erforderlich machen (Ratespiel „Ich sehe was, was du nicht siehst", Tiere oder Städteraten mit einer Teilwortwiederholung, die so lange andauert, bis der Begriff erraten wurde [welche Stadt ist das? Mü-mü-mü...], Memory) ist es meist kein Problem, dass das Kind selbst pseudostottert.

In-vivo-Aufgaben. All diese Übungen sollen auch außerhalb des Therapieraums durchgeführt werden, ohne dass das Kind fremde Personen ansprechen soll. In-vivo-Aufgaben werden also schon in dieser frühen Therapiephase durchgeführt, um die Angsthierarchie des Kindes kennen zu lernen und festzustellen, wie weit die Fähigkeit entwickelt ist, sich neben dem linguistischen Inhalt auch noch auf eine Sprechübung zu konzentrieren. Zudem wirken sich die gemeinsamen Erlebnisse im Rahmen der In-vivo-Aufgaben positiv auf die Beziehung aus.

Auswahl der Kernsymptome

Vertiefung der echten Kernsymptomatik. Anfangs werden alle drei Kernsymptome erarbeitet, damit man mit dem Kind über Symptome reflektieren kann, die es im Therapieraum oder zurzeit nicht zeigt. Dann werden nur die individuell vorhandenen Kernsymptome vertieft. Wenn sich die echte Kernsymptomatik aufgrund von effektivem Vermeidungsverhalten nicht erkennen lässt, fokussiert man auf alle drei Symptomarten in der Hoffnung, dass sich durch die damit verbundene Desensibilisierung das Vermeidungsverhalten reduziert. Überwiegen in der Spontansprache Blockierungen, sollten die Übungen schwerpunktmäßig lockere Teilwortwiederholungen und/oder Dehnungen beinhalten. So erhöht man die Chance, dass aus den Blockierungen spontan leichtere Symptome werden.

Variation der Symptomdauer. Zur weiteren Desensibilisierung variiert man die Dauer der Symptome. Das Kind gibt der Therapeutin vor, wie viele Iterationen seine nächste Teilwortwiederholung beinhalten soll (ggf. ein oder mehrere Würfel) oder wie viele Sekunden die nächste Dehnung bzw. der nächste Block andauern soll (Stoppuhr). Dann variiert das Kind und erhält Rückmeldung über das, was es gezeigt hat, bevor die Therapeutin ihm die Dauer vorgeben darf. Anreiz zur Variation der Dauer bieten Wettspiele: „Wer lässt sein Wort öfter hüpfen" – Bei Teilwortwiederholungen gilt die letzte Silbe als nicht gestottert. „Baba-Ball" sind also zwei Wiederholungen, gefolgt von dem Wort.

Komplexere Aufgabenstellung. Nun gibt man sich gegenseitig die Aufgabe, die drei absichtlich gezeigten Symptomarten beim Spielpartner in sprachlich immer komplexeren Aufgabenstellungen auditiv zu registrieren und zu diskriminieren (Ereigniszähler). Diesen Spieltyp nennt Dell „Erwischen" (Dell 1999). Mögliche Sprechanlässe gehen von der Wortebene (z.B. Memory) bis zur Text- und Spontansprachebene (z.B. „Wissensquiz für Kinder" – Noris Spiele, „Tabu" – MB Spiele/Hasbro, Hersch 1990, „Junior-Activity" – Piatnik, Lesetext, Nacherzählen einer Geschichte). In dieser Übung wird es nötig, darüber zu diskutieren, ob das gezählte Symptom echt oder absichtlich war. Sie stellt somit eine schwierigere Stufe hinsichtlich der Enttabuisierung und der Konfrontation mit der echten Symptomatik dar.

Erwischenspiel. Übungsbeispiel zum Registrieren:
- A streut in seine übliche Sprechweise vorher mit B vereinbarte Verhaltensweisen (z.B. absichtliche Teilwortwiederholungen) ein.
- B hat die Aufgabe, so schnell wie möglich darauf zu reagieren, indem er entweder einen

Strich zu einer Strichliste hinzufügt, auf einen Hand-Ereigniszähler, einen Knackfrosch oder eine Quietschente drückt.

- Zur Kontrolle kann eine Videoaufnahme dienen oder A selbst unauffällig eine Strichliste führen.

Umgang mit Pseudostottern, das zu echtem Stottern wird

Verliert das Kind dabei die Kontrolle im Pseudostottern, ist das eine Gelegenheit, unter Ausnutzung des Adaptionseffektes dasselbe Wort noch einmal absichtlich locker zu stottern und so zu vermitteln, dass Stottern kontrollierbar ist.

Lautunterstützende Bewegungen. Gelingt dies nicht, helfen lautunterstützende, ggf. ganzkörperliche Bewegungen (s. Mini-KIDS) oder „Tricks", wie Chorsprechen zusammen mit der Therapeutin. Häufig gelingt das Pseudostottern, wenn eine physiologische Körperhaltung eingenommen wird. Geschieht dieser Kontrollverlust sehr häufig ohne dass die Hilfen greifen, beendet die Therapeutin die Übung, da sie noch zu schwer ist.

Emotionen. Wenn beim Kontrollverlust im Pseudosymptom die emotionale Ebene im Vordergrund steht, kann man z.B. auf eine niedrigere Desensibilisierungsstufe zurückgehen oder das Erleben von Stottern thematisieren, indem das Kind sein Stottern mit künstlerischen Mitteln (Malen, Plastizieren, Schreiben, Pantomime) darstellt und mit der Therapeutin reflektiert. Anregungen hierzu finden sich in „Meine Worte hüpfen wie ein Vogel. Kinder malen ihr Stottern", Heap 2005).

Analyse der echten Kernsymptomatik

Audio- und Videoaufnahmen. Zur Einführung in die Analyse echter Symptome eignen sich Audio- oder Videoaufnahmen von Stotternden unterschiedlichen Alters mit einer Symptomatik, die sich im Schweregrad langsam dem Schweregrad des analysierenden Kindes annähert. Mit den bisher am Pseudostottern erarbeiteten Kriterien werden diese echten Symptome untersucht. Das Stottermuster wird im Zwiebelmodell veranschaulicht. Zusätzlich erhält das Kind auf diese Weise anschaulich die Information, dass Stottern sehr unterschiedlich ist und dass es mit seiner Störung nicht allein dasteht.

Lockere Kernsymptomatik. Gemeinsam wird in der Folgezeit – beginnend mit der Kernsymptomatik – die individuelle „Zwiebel" ermittelt. Hierfür eignet sich besonders das Video- oder Audiofeedback von Spontansprache. Es werden Videoausschnitte des Kindes vorbereitet, in denen lockere Kernsymptomatik (sofern vorhanden), zu beobachten ist. Es wird eine Vereinbarung getroffen, dass die Therapeutin im Verlauf der folgenden Stunden auf echte lockere Kernsymptome hinweisen darf. Falls der Schonraumeffekt dazu geführt hat, dass in Übungsgesprächen keine Symptome mehr auftreten, werden Telefongespräche oder In-vivo-Situationen zugrunde gelegt.

! Sobald die Therapeutin in Gesprächen das Kind direkt nach einem Stotterereignis unterbrechen will, um es mit ihm zu besprechen, muss sie mit ihm eine Vereinbarung darüber treffen. Sonst kann es geschehen, dass sich das Kind zurückgewiesen fühlt, denn die Therapeutin tut genau das, was ihm im Alltag Probleme bereitet: Der Gesprächspartner beschäftigt sich mit der Form und nicht dem Inhalt des Gesagten.

Abstreiten von echten Symptomen

Wenn die Therapeutin ein Kind auf ein echtes Symptom anspricht und das Kind dies abstreitet, hat das Kind entweder das Symptom tatsächlich nicht registriert oder es ist ihm zu peinlich und es möchte sich vor Bloßstellung schützen. Im ersten Fall könnte man zurückmelden *„Ich glaub' schon, dass da ein echtes Stottern war, aber es ist ganz normal, dass du es nicht bemerkt hast. Echtes Stottern erwischen ist sehr schwer, und um das zu lernen bist du ja hier."* Leugnet das Kind aus Peinlichkeit, darf man es nicht in die Enge treiben, indem man ihm zu beweisen versucht, dass es gestottert hat.

Bearbeitung von Ambivalenzen. Hier reicht entweder die bisherige Desensibilisierung am Pseudosymptom nicht aus oder es steht an, die Ambivalenz von „Am Stottern arbeiten wollen" und „Stottern nicht wahrhaben wollen" zu thematisieren: *„Viele Schulkinder bei mir hätten es am liebsten, wenn keiner ihr Stottern bemerken würde. Das Schlimmste für sie ist es, wenn andere sie darauf ansprechen, dass da gerade ein Stottern war. Vermutlich haben andere das schon mal in einer sehr verletzenden Art gemacht, und ich kann gut verste-*

hen, dass sie das nicht noch einmal erleben wollen. Wenn Kinder nicht über echtes Stottern sprechen wollen, bekomme ich ein Problem. Die Kinder wollen, dass ich ihnen helfe, das echte Stottern leichter zu machen. Und wenn ich nicht das echte Stottern ansprechen darf, kann ich ihnen nicht zeigen, was sie tun können. Mein Vorschlag ist dann, dass wir gemeinsam überlegen, wie wir das Ansprechen von echtem Stottern so gestalten können, dass es nicht zu unangenehm wird. Hast Du eine Idee, wie das gehen könnte?"

Beispielhafte Fragestellungen. Zur Erarbeitung von Kompromissen kann gefragt werden:
- Sollen wir noch mehr Videoaufnahmen anderer Stotternder untersuchen?
- Wie oft darf Stottern angesprochen werden?
- Wer darf es ansprechen?
- In welcher Form darf es angesprochen werden (Videofeedback, Audiofeedback, verbal oder mit einem nonverbalen Signal?
- Welche Form der Anerkennung gibt es (kurzfristig oder langfristig)?

■ Analyse der Begleitsymptomatik – Fluchtverhalten

> Fluchtverhalten sind alle Coping-Strategien, mit denen ein Stotternder versucht, aus einem bereits begonnenen Symptom zu „fliehen", es also zu beenden.

Kann ein Kind echte lockere Kernsymptome bei sich analysieren oder sind aufgrund von Anstrengungsverhalten oder Atemauffälligkeiten keine lockeren Kernsymptome auffindbar, führt man am Pseudosymptom das Begleitverhalten, um sich aus dem Symptom zu befreien, ein. Je nach Stottermuster kann dies Anstrengungsverhalten oder eine Atemauffälligkeit sein. Wie immer macht die Therapeutin das Verhalten vor, das Kind beschreibt und benennt es, und dann darf das Kind darüber bestimmen, wie lang oder ausgeprägt die Therapeutin das Verhalten zeigen soll. Geht es um Anspannung, kann zur Vermittlung des Konzepts die Übung „Gashebel" genutzt werden.

Gashebel. Übungsbeispiel zur Variation der Anspannung:
- A hält einen Stock an seinem unteren Ende in der Hand.

- Es wird vereinbart, welche Stellung des Stockes Vollgas entspricht und welche Stillstand.
- B ergreift das obere Ende des Stockes und regelt die Anspannung und die Dauer des Pseudosymptoms.
- Zuerst bestimmt das Kind, was ihm meistens viel Spaß macht. Dann bestimmt die Therapeutin.
- Dies ist eine deutliche Konfrontation mit der Symptomatik und dem Kontrollverlust. Daher wird vorher vereinbart, wie stark die Anspannung sein darf, die die Therapeutin vom Kind fordert. Bei der Durchführung bleibt man am besten noch etwas unter der vereinbarten Anspannung.
- So lange diese Übung Spaß macht, kann man davon ausgehen, dass das Kind nicht emotional überfordert ist. Zur besseren Desensibilisierung werden diese Übungen wiederholt durchgeführt.

Trinkhalm. Übungsbeispiel zur Variation der Sprechatmung:
- Bei inspiratorischem Stottern wird zunächst die Richtung des Luftstroms beim Sprechen normalerweise bzw. beim Stottern untersucht (Handrücken, kalter Spiegel oder Kerzenflamme vor dem Mund).
- Das Einsaugen der Luft zu Beginn des Trinkens mit einem Trinkhalm symbolisiert dabei das inspiratorische Sprechen.
- A berührt B mit dem Trinkhalm während eines Pseudosymptoms (Teilwortwiederholung oder Dehnung), B muss so lange inspiratorisch weiterstottern, bis der Trinkhalm weggenommen wird. Auch hier bestimmt zuerst das Kind.

Begleitverhalten. Sobald das Kind über die benötigten Begriffe verfügt, wird in Erwischenspielen wechselseitig das Begleitverhalten in verschiedener Ausprägung absichtlich gezeigt. Der Spielpartner hat die Aufgabe, den Ausprägungsgrad einzuschätzen. Hierbei ist es manchmal schwierig, zwischen echten und absichtlichen Symptomen zu unterscheiden. Dies bringt die willkommene Gelegenheit mit sich, ungeplant auch echte Symptome zu analysieren und damit weiter gegen den Kontrollverlust in eigenen Symptomen zu desensibilisieren.

165

! Wenn in dieser Phase ausschließlich Anstrengungsverhalten in den Übungen eingesetzt wird, kommt es häufig auch im spontanen Stottern im Alltag zu einer Verstärkung der Anstrengungsreaktionen. Daher ist es sinnvoll, parallel immer wieder Übungen mit lockerem Pseudostottern einzuflechten.

Analyse von echtem Fluchtverhalten

Anhand von Videoaufnahmen oder mit dem Spiegel kann ein Stotternder am besten sein echtes Fluchtverhalten erkennen. Dabei geht es v. a. darum, Grundtypen dieses Verhaltens und nicht die extremsten Formen zu erfassen. Die Beobachtungen werden als „Zwiebelschalen" dem „Zwiebelmodell" hinzugefügt.

Wenn Kinder betroffen auf ihre Beobachtungen reagieren, ist das sehr verständlich. Schließlich kennen nur wenige Kinder ihr Begleitverhalten. Die Therapeutin sollte diese Betroffenheit offen und verständnisvoll ansprechen. Das Kind ist genau deshalb gekommen, um dieses Verhalten loszuwerden. Zur Ermutigung sollte sie dem Kind an Beispielen aufzeigen, dass sie weiß, wie diese „Zwiebelschalen" abgeschält werden können und dass dieses Ziel gut erreichbar ist. Viele Kinder setzen sich in der Folge wesentlich konsequenter für die Veränderung ihres Stotterns ein und formulieren ganz genau, welche Verhaltensweisen sie abbauen – oder wie ein Kind sagte: „Zwiebelschale abzwiebeln" wollen. Dies ist eine gute Motivationslage für die anschließende Modifikation.

▨ Analyse der Begleitsymptomatik – Vermeidungsverhalten

Manche Kinder nutzen Starter, Aufschub- und Vermeidungsstrategien in einem Ausmaß, dass weder Kernsymptomatik noch Fluchtverhalten analysierbar sind. Solche Äußerungen können z. B. wie folgt lauten: „ähm, ähm, ähm ich ähm bin nach ähm bin nach ähm bin nach ähm ge ähm ge ähm ge ähm ähm gekommen". Im Video sieht das Kind deutlich, wie die „Zwiebelschale" das Sprechen schwerer beeinträchtigt als die Kernsymptomatik.

Offenes Stottern

Damit später überhaupt Kernsymptome mit Symptomlösetechniken bearbeitet werden können, müssen sie erst einmal zugelassen werden. Im Folgenden wird erarbeitet, wie das Kind sein Stottern nicht unterdrückt, sondern „offenes Stottern" herauslässt, wobei zusammen mit den Kernsymptomen Anstrengungs- und Fluchtverhalten zum ersten Mal sichtbar werden kann. Wenn das Vermeidungsverhalten (einschließlich Aufschub und Startern) automatisiert ist, muss es zunächst in Registrierungsübungen bewusst gemacht werden, damit es anschließend bewusst gestoppt werden kann und das eigentliche Stottern zugelassen wird.

Registrierungsübung. Übungsbeispiel:
- A und B haben einen Signalgeber (z. B. Hupe, Klingel, Knackfrosch).
- Sprechaufgabe kann z. B. die Nacherzählung eines kurzen Witzes oder einer kleinen Geschichte sein.
- A soll dabei versuchen, das eigene Vermeidungsverhalten zu registrieren und ein Signal zu geben, bevor B es bemerken und ein Signal geben konnte.
- Die Zahl der von A schneller registrierten Vermeidungsverhaltensweisen wird festgehalten.
- Hier muss die Therapeutin noch einmal betonen, dass sie in der Rolle von A mit Absicht Vermeidungsverhalten zeigt.

Stoppen von Vermeidungsverhalten. Übungsbeispiel:
- Es wird vereinbart, bei welchem Verhalten gestoppt werden soll, z. B. bei jedem „ähm".
- Nach dem Stoppen soll das erste Wort mit Absicht ohne Anstrengung gestottert werden.
- A hält einen Zauberstab, während B spricht.
- Sobald A bei B ein „ähm" bemerkt, berührt er B und B unterbricht seinen Sprechversuch so lange, bis A den Zauberstab wieder wegnimmt. Danach spricht B weiter.
- Wenn beim Kind echte Kernsymptome auftreten, wird es dafür verstärkt. Wenn das Kind mit Hilfe gut stoppen kann, soll es sich selbst stoppen und danach Stottern zulassen.

Das offene Stottern soll in zunehmend schwierigeren Situationen erarbeitet werden (s. „Desensibilisierung"). Je nachdem, wie schwer es einem Kind fällt, das Vermeidungsverhalten zu kontrollieren, ist es aus Gründen der Motivation sinnvoll, parallel zum Training des offenen Stotterns bereits mit der Modifikation zu beginnen.

Verdecktes Stottern

Manche Kinder vermeiden sehr unauffällig. Sie leiden meist sehr unter der Angst vor dem nächsten Kontrollverlust. Daher ist hier eine intensive Desensibilisierung gegen Kernsymptome in möglichst vielen unterschiedlichen Situationen erforderlich, bevor sie es wagen, offenes Stottern zu zeigen.

! Treten die ersten Kernsymptome auf, zeigt dies, dass das Kind weniger vermeidet. Sie sind Anlass zur freudigen Verstärkung.

Mögliches Zunehmen des Stotterns. Dann muss dem Kind anhand der Stotterzwiebel erklärt werden, dass dies ein ganz wesentlicher Fortschritt ist, der Voraussetzung für die Bearbeitung von Stottersymptomen ist und dass, je mutiger es wird und je weniger ihm das Stottern ausmacht, das Stottern häufiger werden könnte. Das Zunehmen der Symptomatik kann auch zu Zweifeln an der Therapie führen. Hier muss die Therapeutin überprüfen, ob sie selbst ausreichend desensibilisiert ist, um die neuen Kernsymptome glaubwürdig mit Freude zur Kenntnis zu nehmen.

Desensibilisierung der Eltern. Für Kinder, die unter der Zunahme der Symptomatik leiden, kann es sinnvoll sein, parallel die emotionale Seite des Stotterns zu erkunden (z.B. mit gestalterischen Mitteln oder mit Spielen aus der Sammlung JES [von Ameln et al. 2003], s.„Bearbeitung der emotionalen Reaktionen auf Stottern"). Eltern müssen informiert werden, dass eine Zunahme der Symptomatik in dieser Zeit erwünscht und ein positiver Therapieeffekt ist, da der Leidensdruck des Kindes so sehr abnimmt, dass es weniger vermeiden muss. In dieser Zeit ist ein engerer Kontakt zu den Eltern wichtig, da sie verständlicherweise durch eine einmalige Erklärung des Phänomens nicht beruhigt sind, wenn die Symptomhäufigkeit und ggf. -stärke zunimmt, und berechtigt an der Therapie zweifeln könnten. Sitzungen zur Desensibilisierung der Eltern sind hilfreich.

Symptomregistrierung

Wir befinden uns nun im letzten Abschnitt der Identifikation. In dieser Zeit ist es sinnvoll, parallel mit der Erarbeitung des Zeitlupensprechens aus der Modifikation zu beginnen.

Im Identifikationsteil der Sitzung werden Übungen zur Symptomregistrierung durchgeführt. In einer Sprechaufgabe, die anspruchsvoll genug ist, um echte Kernsymptome zu provozieren, soll das Kind signalisieren, wenn eigene Symptome auftreten. Hier eignen sich wieder Erwischenspiele. Die Schwierigkeit für viele Kinder liegt darin begründet, dass sie sich nicht gleichzeitig mitteilen und ihr Sprechen beobachten können. In diesem Fall greift man die Übungen zur Symptomregistrierung wieder auf, wenn der Transfer eine Symptomlösestrategie auf echte Symptome erarbeitet wird.

■ Desensibilisierung

Wie aus dem vorangegangen Abschnitt hervorgeht, wirkt die Beschäftigung mit Stottern und die Analyse der eigenen Symptomatik von Anfang an desensibilisierend. Um zu verhindern, dass alle Veränderungen emotional nur an die Therapiesituation gekoppelt sind, werden viele Inhalte außerhalb des Therapieraums erarbeitet, z.B. im Grüngelände vor der Praxis. Hausaufgaben sind ein wichtiger Bestandteil der Therapie. Schul-KIDS bezieht von Anfang an Freunde und Geschwister ein. Außerdem sind ein Familientermin und ein Schulbesuch vorgesehen. Besonders effektive Bedingungen für eine tiefreichende Desensibilisierung bietet die Gruppentherapie.

Im Folgenden wird eine systematische Desensibilisierung parallel zur Identifikation vorgestellt. Hierbei muss man – abhängig von der Lage der Praxis – aus organisatorischen Gründen Schwerpunkte setzen und z.B. Doppelstunden oder eine Abfolge von mehreren Terminen ausschließlich für In-vivo-Arbeit vorsehen. Material mit vielseitigen Möglichkeiten zur Desensibilisierung ist das Spiel „Stotterexperten" (Engelken o.J.). Weitere Anregungen finden sich in Wendlandt (2002, 2003).

Desensibilisierungsvertrag

Der Vertrag zur Desensibilisierung wird aus der „Stotterzwiebel" abgeleitet. Hier ist jedoch das Modell nur eingeschränkt verwendbar, da es nicht aufzeigt, dass Angst zu mehr Kernsymptomatik führen kann. Dies sollte an einem Beispiel zusätzlich erklärt werden. Viele Kinder können dann mit eigenen Erfahrungen anknüpfen.

Zielsatz. Ergebnis dieses Vertrags ist ein Zielsatz des Kindes, wie z.B.: „*Ich traue mich, in der Schule aufzuzeigen und Stottern zu riskieren.*" Bei Jugendlichen muss man damit rechnen, dass sie so wenig desensibilisiert sind, dass sie Vermeidungsreaktionen oder unangenehme Gefühle beim Vertragsabschluss zu Beginn der Therapie noch nicht artikulieren können. Hier ist es legitim, zuzustimmen, wenn das Kind formuliert: „*Ich habe mein Stottern unter Kontrolle*" und, wenn es der Ergänzung der Therapeutin zustimmt: „*Ich kenne mein Stottern gut und kann es so gut kontrollieren, dass ich mich traue, etwas zu sagen.*" Im weiteren Verlauf der Therapie wird durch Desensibilisierung und Enttabuisierung die Eigeninitiative zunehmen, was in einer neuen Absprache über Zielsetzung und Verantwortung in der Therapie bestätigt werden sollte.

Erarbeitung des Vertrags. Übungsbeispiel zur Erarbeitung des Desensibilisierungsvertrags:

- Die Enttabuisierung von emotionalen Reaktionen auf Stottern und damit verbundenen belastenden Erlebnissen muss zumindest ansatzweise gelingen, damit eine Zielvereinbarung erfolgen kann. Eine mögliche Einstiegsfrage wäre: Th. „*Stell dir vor, dass das Stottern kein Problem mehr für dich wäre. Was würdest du anders machen?*" K. „*Ich würde dann mehr aufzeigen und bessere mündliche Noten bekommen.*" Th. „*Formuliere das als dein Ziel für die Stottertherapie!*" K. „*Ich traue mich, in der Schule aufzuzeigen.*"
- Dieses Ziel wird auf ein Kärtchen geschrieben und an die Spitze einer vorher aufgemalten Leiter (vgl. Levels eines Computerspiels) geheftet. Im folgenden Gespräch werden leichtere Sprechsituationen gesammelt, auf Kärtchen notiert und ihrem Schweregrad entsprechend auf die Leiter geheftet. Wichtig ist v.a., eine Sprechsituation zu finden, die so leicht ist, dass damit ohne große Widerstände begonnen werden kann.

- Mit einer Digitalkamera kann man die Leiter festhalten, um Therapiefortschritte zu dokumentieren. In derselben Stunde sollten nach Möglichkeit mehrere dieser Situationen erfolgreich bewältigt werden, damit sich nicht bis zur nächsten Stunde Angst aufbauen kann.

Vorgehen bei der Desensibilisierung

Da die Desensibilisierung nur wirkt, wenn das Kind ausreichend oft entsprechende Erfahrungen macht, sollten Gespräche über das Erwartete oder das Erlebte nicht zu großen Raum einnehmen, v.a., wenn sie dazu genutzt werden, um die Konfrontation mit der nächsten Aufgabe hinauszuzögern. Erste Priorität hat das Erleben und das bedeutet „Üben, üben, üben!"

Vorbereitung der Therapeutin

- Für In-vivo- und Telefontraining eine ausreichende Auswahlmenge (mindestens 20) von Situationen mit unterschiedlichem Schwierigkeitsgrad vorbereiten (z.B. Rallye), die für die geplante Umgebung geeignet sind. Hierzu zählen auch Umfragen.
- Telefonnummern für ein Telefontraining heraussuchen.
- Erlaubnis der Eltern einholen, mit dem Kind „in vivo" arbeiten zu dürfen.
- Gegebenenfalls Lesetexte oder Vortragsthemen bereitstellen.
- Gegebenenfalls Sondertermine planen.
- Verstärkungssystem planen – hierfür ggf. die Eltern einbeziehen, damit diese eine größere Anerkennung für das Erreichen eines Ziels in Aussicht stellen.

Rallye. Achtung, bei der Rallye ist immer auf Blickkontakt zu achten! Aufgaben könnten so aussehen:

- Frage nach der Uhrzeit: (*pro Frage 2 Punkte*)
  - dicken Mann,
  - Mann mit Glatze,
  - ältere Frau,
  - junge, blondhaarige Frau.
- Frage nach …: (*pro Frage 3 Punkte*)
  - Kaufhaus Drucks,
  - Mediamarkt,
  - Schuhgeschäft,
  - Skaterladen Burn.

Umfrage. Eine kurze Umfrage könnte so aussehen:

Beispiel

Guten Tag. Mein Name ist ... Ich stottere (oder: Ich mache eine Stottertherapie) und ich mache eine Umfrage über Stottern. Darf ich Ihnen drei Fragen stellen?
- Woher kommt Ihrer Meinung nach Stottern?
- Was sollten Ihrer Meinung nach Stotternde gegen Ihr Stottern tun?
- Wie sollte man Sich Ihrer Meinung nach gegenüber Stotternden verhalten?

Vielen Dank fürs Mitmachen!

Durchführung

Die In-vivo-Arbeit (die Arbeit am Telefon verläuft analog) beginnt damit, dass die Therapeutin verschiedene Aufgaben aus dem Laufzettel abarbeitet, die das Kind ausgesucht hat. Dabei kann das Kind bestimmen, wie häufig und in welcher Art die Therapeutin stottern soll. Für manche Kinder ist es schon schwer genug, in der Nähe der stotternden Therapeutin zu bleiben. Hier ist es sinnvoll, das Kind um die Beobachtung der Gesprächspartner zu bitten – häufig werden ablehnende Reaktionen erwartet, die jedoch eher selten vorkommen. Die räumliche Nähe zur Therapeutin ist auch gewährleistet, wenn das Kind mit leichten Berührungen signalisiert, wann die Therapeutin ein Symptom zeigen soll.

Es folgt ein Rollenspiel, wobei das Kind die Rolle übernimmt, die zuvor die Therapeutin hatte. Ihre Aufgabe ist es zunächst, überhaupt die Gesprächssituation zu wagen, ohne irgendetwas an ihrem Sprechen zu verändern. Wirkt das Kind dabei mutig genug, soll es sich die erste Aufgabe aus dem Laufzettel aussuchen und durchführen. Ist das Gespräch erfolgreich verlaufen, werden schnell weitere Gespräche geführt, um die positive Stimmung zu nutzen. Natürlich gibt es immer wieder Gesprächspartner, die sich in unerwarteter Weise verhalten, z.B. indem sie nicht oder ablehnend auf die Gesprächsinitiative des Kindes reagieren. Kinder sind bei solchen „Abfuhren" oft sehr enttäuscht. Sie erkennen gar nicht, dass sie ihren Teil der Aufgabe erfüllt haben und verlieren ihre Motivation. Dabei ist es gerade nach einer Abfuhr wichtig, weiter zu machen, bis mindestens ein Erfolgserlebnis erreicht wurde. Oft hilft es, den Grund der Abfuhr bewusst zu machen (Eile des Gesprächspartners, Kind nimmt keinen Blickkon-

takt beim Ansprechen auf etc.). Abfuhren sind häufig und es kostet ein Vielfaches an Mut, danach weiter zu machen. Daher kann man auch eine besondere Anerkennung in Aussicht stellen, wenn es dem Kind gelingt, eine vorher vereinbarte Zahl an Abfuhren zu bekommen und durchzuhalten.

Grundsätzlich ist immer mit unerwarteten Situationen zu rechnen. Die Selbstsicherheit eines Kindes wird gestärkt, wenn es zu jeglicher kreativen Verhaltensweise eine Rückmeldung bekommt, möge sie auch noch so unbedeutend wirken.

Häufig ist es erforderlich, dem Kind pragmatische Kompetenzen zu vermitteln, wie Kontaktaufnahme (Blickkontakt, Begrüßungsfloskeln, Lautstärke) oder Gesprächsbeendigung (Dank, Verabschiedungsfloskeln).

Ankündigen

Auf pragmatischer Ebene hat sich gezeigt, dass es zumindest bei längeren Gesprächssituationen entlastend ist, Stottern anzukündigen, indem man z.B. sagt: „*G-g-guten Tag, sie haben es schon gegegehört, ich stottere. Wawawas muss ich tun, wenn ich eine Schülermonatskarte möchte?*" Auch wenn das sehr ungewöhnlich klingt – viele Gesprächspartner reagieren entspannter, da sie sich nicht mehr damit beschäftigen müssen, ob sie auf das Stottern eingehen sollen. Manchen Kindern leuchtet dies sofort ein und sie haben entsprechend eine niedrige Hemmschwelle, Stottern anzukündigen. Andere benötigen hier mehr Hilfestellung und kleinschrittiges Vorgehen.

Anerkennung

In der Desensibilisierung vollbringen die Kinder oft große emotionale Leistungen, die auch entsprechend gewürdigt werden müssen. Dies kann z.B. dadurch geschehen, dass es für jede Einzelaufgabe Punkte gibt. Wurde für eine Schwierigkeitsstufe auf der Leiter ein vorher vereinbarter Punktwert erreicht, ist z.B. ein von den Eltern gestiftetes Eis fällig und es darf die nächste Schwierigkeitsstufe begonnen werden. Eltern können die Leistung ihrer Kinder v.a. dann wertschätzen, wenn sie der In-vivo-Arbeit beiwohnen und man sie bittet, eine Aufgabe auf einer besonders niedrigen Schwierigkeitsstufe durchzuführen. Dann erkennen sie auch den Nutzen für das Selbstwertgefühl und sind eher bereit, z.B. durch Belohnungen die Therapie zu unterstützen.

Hausaufgaben

Da die Stottertherapie möglichst alltagsnah sein soll, spielen Hausaufgaben eine wichtige Rolle. Hier ist eine Schwierigkeit, dass viele Hausaufgaben sehr schwer zu kontrollieren sind. Für Desensibilisierungshausaufgaben eignet sich gut das Telefon – das Kind soll z.B. bei der Therapeutin anrufen und einen Witz auf den Anrufbeantworter sprechen. Kinder können ihre Gespräche mit ihrem MP3-Player zu Hause aufnehmen und das Ergebnis beim nächsten Termin vorspielen. Aufgaben gibt man bei vielen Kindern am besten schriftlich mit. Hier gibt es die Möglichkeit, den Gesprächspartner unterzeichnen zu lassen, damit es doppelte Punktzahl gibt. Hierdurch ist es möglich, einen größeren Personenkreis in die Therapie einzubeziehen.

Hilfestellungen

Hilfestellungen werden v.a. dann nötig, wenn ein Kind eine Hemmschwelle nicht überwinden kann. Hier hilft es manchmal, andere Kinder dazuzunehmen. Kinder motivieren sich oft gegenseitig besser, als ein Therapeut das kann. Andere Möglichkeiten sind:
- in einer Umfrage eröffnet die Therapeutin das Gespräch, das stotternde Kind liest dann eine Frage vor,
- ankündigen, dass das Gespräch im Rahmen einer Stottertherapie stattfindet,
- Belohnung in Aussicht stellen (Gummibärchen),
- Befürchtungen formulieren lassen. Das Kind soll die Gesprächspartner der Therapeutin bzgl. dieser Befürchtungen beobachten oder die Therapeutin befragt die Gesprächspartner hierzu.

▪ Modifikation

Die Modifikation beginnt, sobald folgende Voraussetzungen erfüllt sind:
- Kenntnisse über Symptomart und Symptomqualität (Dauer, Anstrengung etc.) im eigenen Sprechen,

- Gelassenheit bei Symptomanalyse, Bereitschaft zum Pseudostottern,
- Anstrengungsverhalten/Mitbewegungen dürfen noch bestehen,
- Symptomregistrierung muss noch nicht gelingen,
- sprachliches Vermeidungsverhalten deutlich reduziert.

Ziel. Das Ziel der Modifikation sind Techniken, die
- Stotterereignissen vorbeugen können,
- Stotterereignisse beenden können.

Hierzu eignen sich die beiden Methoden Prolongation und Pullout.

Vorbeugende Technik: Prolongation

Die Prolongation (Dehnung, Breitenfeld u. Lorenz 2002; Zückner 2004) dient dazu, Symptomen vorzubeugen. Sie besteht in einem bewusst gesteuerten, verlangsamten Artikulationsablauf bzw. weichen Stimmeinsatz zu Beginn eines Wortes und gewährleistet so einen sicheren Übergang vom Onset der Silbe in den Silbenkern. Der Rest der Äußerung kann ganz natürlich weiter gesprochen werden.

Diese Technik wird als Erstes erarbeitet, da sie sowohl Teil des Pullouts ist als auch unabhängig davon verwendet werden kann. Sie wirkt bei manchen Stotternden reduzierend auf die Symptomhäufigkeit. Die Prolongation kommt zum Einsatz, wenn:
- Kinder nicht in der Lage sind, in Situationen außerhalb des Therapieraums gleichzeitig zu sprechen und echte Symptome zu bemerken,
- Kinder häufige, aber kurze Symptome zeigen,
- Kinder spüren, dass sich ein Stotterereignis ankündigt.

Zu Beginn einer Sprechsituation dient die Prolongation dazu, um sich selbst und die Zuhörer auf den Einsatz von Sprechtechniken einzustimmen.

Bei den meisten Kindern wird zusätzlich der **Pullout** erarbeitet. Im Unterschied zum Fluency-Shaping wird das Sprechen nicht überdauernd verändert. Eine langfristige Wirkung der Prolongation ist nur bei ausreichender Desensibilisierung gegen Zeitverlust, gegen Kernsymptomatik und gegen Zuhörer zu erwarten.

Technik im Symptom: Pullout

Der Pullout (sich herausziehen, Van Riper 1986) ist eine Strategie, mit der man während des Kontrollverlustes in einem Stotterereignis die Kontrolle über den Sprechablauf wiedergewinnen kann.

Die Technik beinhaltet zwei Elemente.
- Zunächst wird der außer Kontrolle geratene Sprechversuch für einen Moment gestoppt. Nur so kann erreicht werden, dass eine willkürliche Steuerung der Artikulations- und Phonationsbewegungen wieder möglich wird. Die Artikulationsstellung wird beibehalten, eine bewusste Atemführung soll nicht stattfinden.
- Dann beugt man einem erneuten Kontrollverlust vor, indem man die vorher gestotterte Silbe mit einer Prolongation zu Ende führt, bevor man ganz natürlich weiterspricht.

Der Pullout wird bei Symptomen verwendet, die einen längeren Kontrollverlust aufweisen. Sie kann sowohl aus einem angestrengten Block als auch z.B. aus einer sehr langen Teilwortwiederholung heraushelfen. Häufig ist es bei geübten Anwendern von Pullout und Prolongation schwierig, die beiden Techniken voneinander zu unterscheiden.

Schritte der Erarbeitung

Die Schritte der Erarbeitung von Prolongation und Pullout werden ausführlich von Kuckenberg und Zückner in „IMS für Kinder" (2006) dargestellt. Hier findet sich auch gut aufbereitetes umfangreiches Übungsmaterial inklusive Übungs-CD's. Die Vermittlung der beiden Techniken gelingt am besten anhand des Modells der Therapeutin und unter Zuhilfenahme von lautunterstützenden Bewegungen.

Sprechtechnik. Oft wird die Sprechtechnik trotz ihrer Wirksamkeit nicht eingesetzt. Grund dafür ist die Befürchtung, wieder aufzufallen, wenn statt des allen vertrauten Stotterns eine Sprechtechnik verwendet wird. Daher sollte spätestens während der Modifikationsphase ein Schulbesuch (s. „Wissen über Stottern") stattfinden. Wenn alle Mitschüler über die Stottertherapie und die Techniken Bescheid wissen, ist diese Befürchtung hinfällig. Zudem sollte auch zu Beginn der Modifika-

tion nicht nur im Therapieraum geübt werden. Die genannten Techniken (d.h. der damit verbundene Zeitverlust und das „Anders-Sein") müssen ggf. in denselben Schritten desensibilisiert werden, die in der Phase „Identifikation und Desensibilisierung" beschrieben sind. Außerdem empfiehlt sich ein kontinuierliches Modell der Therapeutin.

Wirkungsweise. Die Wirkungsweise kann man einem Kind folgendermaßen veranschaulichen: *„Stottern passiert dann, wenn dein Mund vollautomatisch drauf lossspricht. Das Stottern kannst du nur austricksen, indem du lernst, in Momenten, in denen du merkst, dass du gleich stottern musst, deinen Mund ganz bewusst durch das Sprechen zu steuern. Das ist ganz ähnlich, wie bei einem Flugzeug – bei langen ungefährlichen Strecken stellt der Pilot auf Automatik um und braucht nicht mehr zu steuern. Aber bei der Landung oder wenn es gefährlich wird, kann er sich nicht auf die Automatik verlassen und steuert das Flugzeug von Hand. Genauso steuerst du im Notfall deinen Mund durch ein Stottern."*

Zeitlupe

Die Kinder müssen wissen, dass die Zeitlupe eine Vorübung ist und keine Sprechweise, die sie in den Alltag übernehmen sollen.

Das Prinzip des verlangsamten Übergangs vom ersten Konsonanten bzw. Konsonantencluster in den Vokal einer Silbe wird mit sinnfreien Silben erarbeitet. Hierbei wählt man zunächst Silben, die mit dehnbaren Konsonanten (Kontinuanten) in der vorderen Artikulationszone (z.B. /f/, /m/) beginnen, damit die verlangsamte Bewegung im Spiegel kontrolliert werden kann. In der Silbe „fo" soll kurz das /f/ gedehnt werden, es folgt der zeitlupenartig gesteuerte Übergang vom /f/ zum /o/ und der darauf folgende Vokal /o/ wird kaum noch gedehnt (s. „IMS", Zückner 2004). Eine wesentliche Hilfe ist hier das Modell der Therapeutin.

Unterstützende Bewegung. Als lautunterstützende Bewegung kann man eine weiche, streichende Bewegung oder eine langsame Auseinanderbewegung der aufeinander gelegten Hände nutzen. So lange solche unterstützenden Bewegungen bewusst erfolgen, ist das Entstehen neuer Mitbewegungen unwahrscheinlich, da das Kind sie auch bewusst weglassen kann.

Selbstbeobachtung. Die Selbstbeobachtung der verlangsamten Kieferöffnung erfolgt mit den auf die Wange gelegten Handflächen. Auch ein Rückgriff auf die artikulatorische Phonetik kann hier hilfreich sein. Wenn Kinder hier sehr leise werden, weil sie sich so auf den Artikulationsablauf konzentrieren, bittet man sie, deutlich lauter zu sprechen.

Kontinuanten und Plosive. Es folgen die Kontinuanten in den anderen Artikulationszonen. Danach werden Plosive erarbeitet. Hier beginnt man wieder mit der vorderen Artikulationszone, um sich mit dem Spiegel kontrollieren zu können. Bei den Plosiven wird im verlangsamten Übergang ein frikativiertes Geräusch hörbar. Dies ist ein Zeichen für die verlangsamte Öffnung des Plosivs und somit für die richtige Realisierung der Zeitlupe.

Silben, die mit Vokalen beginnen. Hier wendet man weiche Stimmeinsätze an. Hier eignen sich am besten Silbenpaare wie /o-la/, in deren erster Silbe der weiche Stimmeinsatz, in der zweiten Silbe die verlangsamte Artikulationsbewegung eingesetzt wird. Zur Erarbeitung sei auf die Methodik der Stimmtherapie verwiesen. Auch hier kann die Selbstbeobachtung der verlangsamten Mundöffnung oder eine lautunterstützende Bewegung eine Hilfe sein.

Laut /r/. Er wird je nach Sprechweise unterschiedlich gebildet. Viele Sprecher irritiert es, dass die Schwingung der Zungenspitze oder des Gaumensegels bei einem rollenden /r/ während der Zeitlupe naturgemäß abreißt. Ein lenisiertes /r/ stellt kein Problem dar.

Laut /h/. Er wird nicht gedehnt, sondern unverändert gesprochen. Entscheidend ist der nachfolgende, weiche Stimmeinsatz.

Konsonantencluster. Bei Konsonantenclustern wird jeder Übergang gedehnt. Hier findet parallel zum sprechmotorischen Training eine deutliche Desensibilisierung gegen Zeitverlust beim Sprechen statt.

Grundsätzliches Vorgehen. Zeitlupen werden erst anhand von Einzelsilben (z.B.: /mo/) dann von Silbenpaaren (z.B. /ko-be/) trainiert. Dabei wird individuell erarbeitet, welche Kriterien eine gute Zeitlupe kennzeichnen (z.B. langsame Mundbewegung, laut sprechen, den anderen anschauen) und das Kind bewertet die Zeitlupen des Therapeuten, der bewusst Fehler macht, bevor es selbst vom Therapeuten bewertet wird.

Am Schluss soll das Kind in der Lage sein, seine eigenen Zeitlupen zu beurteilen.

Prolongation

Zeitlupe. Für jüngere Kinder ist es sinnvoll auch hier statt des Begriffs „Prolongation" das Wort „Zeitlupe" zu verwenden. Bei der Prolongation wird das Prinzip der Zeitlupe auf sinntragende Sprache übertragen. Die Anbahnung erfolgt über das Modell und lautunterstützende Bewegungen. Nach einer verlangsamten Artikulationsbewegung in den angestrebten Vokal hinein kann der Rest der Äußerung frei weitergesprochen werden. Die Übungen beginnen auf Wortebene mit Einsilbern und steigern sich bis auf Spontansprachebene. Es muss nicht immer das erste Wort oder die erste Silbe in einem Wort prolongiert werden.

Selbstbeurteilung. Die Beurteilung sollte anfangs immer sofort nach dem prolongierten Wort erfolgen. Zusätzlich können wie vorher der Spiegel oder Videofeedback eingesetzt werden, bis das Kind zu einer verlässlichen Selbstbeurteilung fähig ist. Dann erst ist es möglich, auch größere Gesprächsabschnitte pauschal beurteilen zu lassen. In dieser Phase ist es sinnvoll, dass die Therapeutin kontinuierlich Prolongationen in seiner Spontansprache modelliert.

Schwierigkeitsgrad. Die Prolongationen werden in immer schwierigeren Situationen (s.„Desensibilisierung") trainiert, bis sie vom Kind automatisiert worden sind. Viele Kinder beobachten dabei, dass die Stotterhäufigkeit allein durch die Prolongationen deutlich zurückgeht. Für manche Kinder ist die Prolongation eine ausreichende Sprechhilfe, v.a. bei sehr kurzen Symptomen, deren Häufigkeit durch prophylaktische Prolongationen stark zurückgehen kann.

Pullout

Liegen noch längere, angespannte Symptome vor, wird der Pullout erarbeitet. Dabei müssen die Symptome nicht unbedingt von der Therapeutin beobachtet worden sein, die Aussage des Kindes genügt.

Übungsbeispiel Stock

Schulkinder sollten ihren persönlichen Pullot möglichst selbst erfinden. Auf diese Weise erfahren sie, dass sie selbst in der Lage sind, ihr Stotterproblem in die Hand zu nehmen. Um Ideen des Kindes zu stimulieren, stellt man das Problem eines angestrengt gestotterten Wortes sehr anschaulich mit einem Stock dar, der in einer Hand (vgl. Dell 2001) gehalten wird.

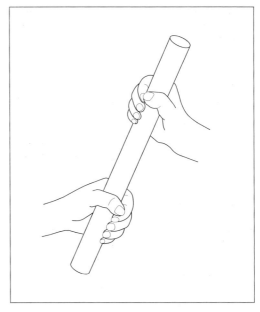

Abb. 3.**5** Grobmotorische Unterstützung bei der Erarbeitung des Pullout.

Das Kind hält den Stock (das Wort) mit Anstrengung fest, die Therapeutin versucht, ihn herauszuschieben, und blockiert gleichzeitig beim Sprechen eines Wortes (Abb. 3.**5**).

Das Kind bekommt nun die Aufgabe, Ideen zu entwickeln, wie die Therapeutin aus dem blockierten Laut herausfinden kann: *„Stell dir vor, bei einem Kind würde ein Wort stecken bleiben. Halt du den Stock mal so fest, wie es stecken bleiben soll. Fff (blockiert) – Hast Du eine Idee, wie das Kind das Wort ‚Fisch' herausbekommen könnte?"* Die Aufforderung: *„Zeig mir doch mit dem Stock und deinen Händen, was ich tun kann, um das Wort herauszubekommen!"* erleichtert es dem Kind darzustellen, wie die Therapeutin die Anstrengung lösen und zum darauf folgenden Laut übergehen soll.

Schnell wird deutlich, dass die Therapeutin den Stock nur herausschieben kann, wenn das Kind die Spannung etwas nachlässt. Dies entspricht dem ersten Schritt des Pullout – dem Stoppen. Es ist naheliegend, den zweiten Schritt, das Herausziehen des Stockes mit einer Prolongation gleichzusetzen, da diese bereits erarbeitet wurde. Zur weiteren Veranschaulichung eignet sich das Symbol einer Ampel mit den Entsprechungen für:

- Rot = Sprechversuch aufgeben,
- Gelb = Prolongation,
- Grün = normal weitersprechen.

Im Folgenden wird der Ablauf am Pseudosymptom auf Wortebene geübt, wobei anfangs das Kind darauf achtet, ob die Therapeutin die Schritte einhält, bevor es selbst am Pseudosymptom übt. Häufig ist der Zeitraum des Stoppens (Freezing –

Van Riper 1986) zu kurz. Hier leistet ein Zauberstab gute Dienste.

Übungsbeispiel „Hexenstopp"

Folgende Übung entspricht dem Kindergeburtstagsspiel „Hexenstopp":

- Sobald „stopp" gerufen wird, müssen alle Geburtstagsgäste erstarren. Sie dürfen sich erst wieder bewegen, sobald das Kommando „weiter" ertönt.
- A spricht und flicht von Zeit zu Zeit angestrengte Pseudosymptome ein.
- B hat einen Zauberstab in der Hand und legt noch bevor das Stotterereignis zu Ende ist A den Zauberstab auf den Arm (hohe Anforderung an die Reaktionsgeschwindigkeit von B!). In diesem Moment muss A seinen Sprechversuch aufgeben und stoppen. A darf erst mit einer Prolongation weitersprechen, wenn B den Zauberstab wieder wegnimmt.

Regeln. Wie bei den Prolongationen wird die Schwierigkeit bis auf die Spontansprachebene gesteigert. Die Beurteilung erfolgt anfangs immer sofort nach dem bearbeiteten Wort. Eine entsprechende Vereinbarung mit dem Kind ist nötig.

Um das Kind nicht zu überfordern, sollte anfangs nur eine einzige Schwierigkeit im komplexen Ablauf des Pullouts bearbeitet werden. So lange der Schwerpunkt im Vordergrund steht, Symptome zu bemerken, eigenverantwortlich an den Pullot zu denken oder in einem angestrengten Symptom die Kontrolle zu erlangen, müssen alle erkennbaren Versuche verstärkt werden, unabhängig davon, ob der Pullout gut realisiert wurde.

Unterstützung. Viele Kinder versuchen von sich aus, in der Spontansprache die Erkenntnisse aus dem Pullout am absichtlichen Symptom auf unwillkürliches Stottern zu übertragen. Hier kann die Therapeutin das Kind unterstützen, indem sie nach vorheriger Absprache mit dem Kind auch bei echten Symptomen den oben beschriebenen „Hexenstopp" durchführt. Anfangs ist es wichtiger, den Sprechversuch aufzugeben, als die Prolongation korrekt durchzuführen. Schließlich ist das Stoppen die Grundlage dafür, die Kontrolle wieder zu erlangen. Die Therapeutin muss möglicherweise sehr suggestiv das Einhalten der Pause anleiten. Jede Auseinandersetzung mit dem Stoppen ist eine Leistung, die unbedingt Anerkennung fordert. Gegebenenfalls muss eine innere Einstellung für „Sprechversuch aufgeben" erarbeitet werden, z. B. innerlich bis drei zählen oder nachspüren, wie sich der Körper entspannt.

Misslungenes Stoppen. Wenn das Stoppen eines echten Symptoms nicht gelungen ist, lässt man das Stotterereignis imitieren und daran den Pullout durchführen. Begründet wird dies damit, dass „sich das Gehirn keine Fehler einüben darf!" Erst wenn das Stoppen im echten Symptom gelingt, werden die Prolongationen mit den o. g. Hilfen korrigiert.

Selbstständiger Pullout. Abschließend soll das Kind ohne Hilfe der Therapeutin daran denken, bei Bedarf den Pullout einzusetzen. Dies setzt voraus, dass Symptome registriert werden können. Falls ein Kind hier Schwierigkeiten hat, werden Übungen aus der Identifikation wieder aufgegriffen (z. B. Erwischenspiele). Jedes spontan bearbeitete Symptom verdient Anerkennung.

In Trainingshierarchien wird zunehmend mehr Eigenverantwortlichkeit beim Einsatz der Symptomlösestrategien gefordert. Hier vereinbart man mit dem Kind Erinnerungshilfen, die zunehmend unabhängiger von der Therapeutin sind, z. B. führt die Therapeutin anfangs demonstrativ

eine Strichliste oder drückt auf den Ereigniszähler für jeden Pullout. Diese Hilfen werden reduziert, bis nur noch z. B. ein Smiley auf dem Handrücken des Kindes an die Pullouts erinnert.

Übernahme in die Spontansprache. Letztendlich sollen sowohl Prolongationen als auch den Pullout in der Spontansprache je nach Bedarf eingesetzt werden können. Hier zeigen sich im weiteren Verlauf persönliche Vorlieben. Grundsätzlich können im Alltag verschiedene Techniken mit verschiedenen Zielsetzungen eingesetzt werden:

- Absichtliches Stottern, um das Stottern thematisieren zu können bzw. um die Anspannung zu überwinden, die entsteht, wenn man fürchtet, von einem Stottern überrascht zu werden.
- Eine Prolongation zu Beginn einer Sprechsituation, um sich und den anderen das Signal zu geben, dass Sprechtechniken verwendet werden.
- Prolongationen, wenn allgemein befürchtet wird, die Kontrolle über das Sprechen zu verlieren.
- Eine Prolongation, wenn ein Stotterereignis erwartet wird.
- Ein Pullout, wenn das Stotterereignis bereits eingetreten ist.

Emotionale Schwierigkeiten. Sie können den Transfer auf echte Symptome erschweren. Dann können folgende Maßnahmen erforderlich sein:

- **Negative Gefühle im Symptom verringern:** Wenn Kinder nicht ausreichend gegen ihre Kernsymptomatik desensibilisiert sind, hindern sie ihre unangenehmen Gefühle während des Symptoms daran, den Pullout einzusetzen. Dann muss mit hierarchisch aufgebauten Übungen gegen echte Blockierungen desensibilisiert werden. Hierfür eignet sich u. a.: Symptomregistrierung, Identifikation echter Symptome, Stoppen in echten Symptomen. Eine Stärkung des Selbstwertgefühls wirkt unterstützend.
- **Akzeptanz für Symptomlösetechniken verbessern:** Manche Kinder haben Angst davor, ihren Pullout zu zeigen, weil sie befürchten, dass alle Kränkungen und negativen Zuhörerreaktionen, die es beim Stottern gab, jetzt auch beim Pullout eintreten werden. Hier soll dem Kind vermittelt werden, dass nur wenige Menschen überhaupt in der Lage sind, einen Pullout herauszuhören und dass er nur selten

negative Zuhörerreaktionen provoziert. Daher wird ein In-vivo-Training durchgeführt, bei dem das Kind die Zuhörerreaktionen auf Pseudopullouts des Therapeuten (noch besser: von anderen Kindern) beobachten soll. Außerdem wird den Zuhörern am Ende des Gesprächs für ihre Mitarbeit an dieser therapeutischen Übung gedankt. Man fragt, ob ihnen beim Sprechen etwas aufgefallen sei und wenn ja, wie sie die Auffälligkeit empfunden hätten. Zum Vergleich setzt die Therapeutin in solchen Gesprächen auch unbearbeitete längere Symptome ein. Das Kind führt die Übung anfangs mit Pseudopullouts durch, da es die Zuhörer dann besser beobachten kann. Es entscheidet selbst, ob die Zuhörer danach befragt werden sollen. Dies Vorgehen erfordert, dass die Therapeutin selbst vorher trainiert hat, fremde Gesprächspartner zu ihren Pseudopullouts zu befragen.

- **Teilerfolge verdeutlichen:** Aufgrund der wiederholten Erfahrung von Hilflosigkeit angesichts des Kontrollverlusts im Symptom können sich manche Kinder gar nicht mehr vorstellen, dass sie in der Lage sind, selbst in ihre Symptome einzugreifen. Manchmal hängt das auch mit dem Wunsch zusammen, stotterfrei zu sprechen – ein verständliches, aber unrealistisches Ziel, durch das sich das Kind von vornherein überfordert fühlen muss. Durch die Haltung „Alles oder nichts" wird die Eigeninitiative gehemmt. In der Therapie ist es wichtig, den Wunsch des Kindes immer wieder verständnisvoll anzuerkennen und der Trauer und dem Ärger Raum zu geben, dass er in seiner Ausschließlichkeit unrealisierbar bleibt. Außerdem zeigt man dem Kind, dass es viele kleine Schritte gibt zwischen „stotterfrei" und „dem Stottern hilflos ausgeliefert", indem man ihm kontinuierlich seine Teilerfolge verdeutlicht. Auf diese Weise stärkt man die Überzeugung des Kindes, selbst etwas bewirken zu können.

◼ Generalisierung – Blockösestrategien im Alltag

Ziel. Die Generalisierung hat zum Ziel, dass ein Kind in möglichst vielen Lebenssituationen leichter und selbstbewusster stottert und dass es in die Lage versetzt wird, sich nach Ende der Therapie selbst zu helfen. In der Generalisierung zahlt es sich aus, wenn das Kind und seine Umgebung sich von Anfang der Therapie an auf die Enttabuisierung und Desensibilisierung einlassen konnten. Vielen Schwierigkeiten in der Generalisierung kann man vorbeugen, indem man Selbstvertrauen und die Fähigkeit zum Problemlösen fördert und die Stottertherapie im Umkreis des Kindes bekannt macht.

Tabuisierung. Die Generalisierung wird wesentlich erschwert, wenn das Kind und seine Bezugspersonen sein Stottern und die Therapie noch sehr tabuisieren. Außerdem können die gleichen Schwierigkeiten wie beim Transfer auf echte Symptome auftreten. Dort sind die betreffenden Maßnahmen beschrieben.

Motivation und Leidensdruck. Für manche Kinder ist der Leidensdruck jedoch so gering geworden, dass der Aufwand, Pullouts einzusetzen, für sie zu hoch ist. Diese Kinder machen oft schwierige Generalisierungsübungen im Rahmen der Therapie problemlos mit, zeigen jedoch wenig Motivation für Hausaufgaben. Wenn diese Kinder sowie ihre Eltern und Lehrer ein situatives oder sprachliches Vermeideverhalten oder sonstige Anzeichen von Leidensdruck verneinen, kann man das Therapieende einleiten. Es ist jedoch sorgfältig darauf zu achten, ob das Kind seinen Leidensdruck in der unterstützenden Therapiesituation ausblendet bzw. ob ihm die Generalisierung in Alltagssituationen so unangenehm ist, dass es sich davor schützen will, indem es angibt, keinen Leidensdruck zu haben.

Techniken zur Vorbereitung. Für die Generalisierung werden die Lebenssituationen erfragt und analysiert, in denen das Kind sein neues Sprechverhalten zeigen will. Auf diese Weise kann man realistische Erwartungen schaffen und das Kind angemessen vorbereiten. Hierfür werden folgende Techniken eingesetzt:
- Desensibilisierung,
- In-vivo-Therapie,
- Bearbeitung der emotionalen Reaktionen auf Stottern,
- Förderung von pragmatischer Kompetenz,
- Selbstbehauptung,
- Problemlöseverhalten.

> **!**
> In der Generalisierungsphase erarbeiten Kind und Therapeutin, wie es Sprechtechniken **im Alltag und in schwierigen Situationen** anwenden kann.

Rollenspiel. Hierfür eignen sich Rollenspiele als Analyseinstrument und als Möglichkeit, alternative Verhaltensweisen zu erproben. Dabei muss man entscheiden, ob es für die jeweilige Situation wichtiger ist, dass das Kind lernt, seine Technik zu realisieren oder sich effektiver durchzusetzen.

Wird ein Kind etwa beim Lesen gehänselt und geärgert, erarbeitet man mit dem Kind zuerst den Umgang mit der Situation, bevor man es auffordert, im Rollenspiel Pseudopullouts, später auch den Pullout am echten Symptom einzusetzen. Die Hilfen bezüglich Häufigkeit und Selbstständigkeit des Einsatzes und einer qualitativ guten Realisation entsprechen den Hilfen aus der Modifikation. Häufig ist ein Videofeedback günstig. Beispiel für die Durchführung von Rollenspielen finden sich unter: Desensibilisierung, Förderung von pragmatischer Kompetenz, Selbstbehauptung, Problemlöseverhalten.

Selbsttraining. Zur weiteren Generalisierung entwickeln Kinder ein Selbsttraining, z. B. „Ich will am Projekttag meine Leichtmacher einsetzen, wenn wir von Haus zu Haus gehen und Sachen für unseren Flohmarkt sammeln." Solch ein Vorhaben wird vorher genau besprochen und ggf. im Rollenspiel trainiert, damit die Erfolgsaussichten möglichst groß sind. Außerdem soll das Kind flexibel reagieren können, wenn das Vorhaben nicht auf Anhieb gelingt. Im genannten Beispiel hatte das Kind fünf Pullouts geplant, aber nur einen realisieren können. Dennoch war es stolz, als einziges Kind überhaupt Leute auf Flohmarktware angesprochen zu haben. Mit einem Diktaphon lässt sich der Einsatz von Pullouts in solchen Situationen aufzeichnen. Wird es in der Schule eingesetzt, muss der Lehrer über die Zielsetzung informiert sein und seine Erlaubnis geben. Besonders effektiv ist eine Vereinbarung des stotternden Schülers mit seinem Lehrer darüber, in welcher Weise er unterstützt werden möchte.

Die Themen für das Selbsttraining werden mit dem Kind zusammen geplant. Hier wird auch besprochen, ob und in welcher Weise die Eltern das Kind unterstützen sollen, z. B. indem sie es daran erinnern. Beispiele für Gelegenheiten zum Selbsttraining von Pseudopullouts/echten Pullouts sind:

- in der Schule: mündliche Beteiligung mit/ohne Aufzeigen, einen vorbereiteten/unvorbereiteten Lesetext laut vortragen, Vortrag eines Referats, mit Mitschülern in der Gruppenarbeit/Pause etc.;
- zu Hause: Gespräche mit den Eltern, Geschwistern und weiteren Verwandten;
- mit Gleichaltrigen: Gespräche mit Freunden, im Verein.

Einsatz in der Schule. Meist ist für Kinder der Einsatz in der Schule am wichtigsten, aber auch besonders angstbesetzt. Hier eignen sich Vorgehensweisen, wie sie unter Bearbeitung der emotionalen Reaktionen auf Stottern beschrieben sind. Häufig müssen Selbsttrainingsvorhaben zu Hause vorgeschaltet werden. Sehr unterstützend wirkt die weiter oben beschriebene Informationsveranstaltung an der Schule bzw. das Einbeziehen von befreundeten Mitschülern in die vorbereitende Therapiesitzung.

Verringerte Therapiefrequenz. In der Phase des Selbsttrainings kann man die Termine seltener stattfinden lassen und die Planung bzw. Reflexion in der Zwischenzeit telefonisch durchführen. Gegen Ende der Therapie findet in immer größeren Abständen ein Austausch über den aktuellen Stand statt. Dabei befragt man das Kind zu folgenden Themen:

- Häufigkeit und Qualität der Symptomatik,
- Qualität und Wirksamkeit des Pullout (vormachen lassen!),
- Fähigkeit, den Pullout im Gespräch und im Alltag einzusetzen,
- Schulsituation, mündliche Beteiligung, Noten,
- soziale Integration/Freunde,
- neue Selbsttrainingsvorhaben.

◼ Ende der Therapie

> **!**
> Bei einer vollständigen Remission wird die Stottertherapie beendet. Sie wird aber auch dann abgeschlossen, wenn das Stottern noch besteht und die Techniken generalisiert sind, oder nur noch eine kurze, leichte Symptomatik ohne besondere Begleitsymptome und ein selbstsicherer Umgang mit dem Reststottern vorliegt.

Leichtes selbstsicheres Reststottern kann nicht weiter vereinfacht werden. Darin unterscheidet sich die Stottertherapie von einer Dyslalie-Therapie, an deren Ende z. B. in allen Situationen /k/ und /t/ richtig verwendet werden.

Informationsgespräch. Das Therapieende wird mit einem Informationsgespräch mit Eltern und Kind zusammen eingeleitet. Darin bereitet man darauf vor, dass es zur Natur des Stotterns gehört, dass die Symptome auch wieder häufiger oder stärker werden könnten. Ganz wichtig ist der Hinweis, dass dies nichts mit dem Versagen von Eltern oder Kind zu tun hat. Man plant mit dem Kind, wie es in diesem Fall reagieren kann, und hält die Planung schriftlich fest, z. B. unter den Überschriften:

- Woher es kommt, dass Stottern auch wieder stärker werden kann.
- Wie mein Leichtmacher funktioniert.
- Wie ich ihn trainieren kann.
- Wie ich mir selbst helfen kann.
- Was mache ich, wenn ich mir selbst nicht helfen kann oder wenn ich Sorgen wegen des Sprechens habe?
- Wie bekomme ich einen Auffrischungstermin von meinem Logopäden?

In einem Vertrag wird festgelegt, ob und in welcher Weise das Kind Unterstützung durch die Eltern bekommt. Außerdem kann angesprochen werden, dass das Ende der Therapie mit ambivalenten Gefühlen einhergeht: Stolz darauf, dass das Stottern viel leichter geworden ist, steht Ärger oder Trauer gegenüber, dass es nicht ganz verschwunden ist.

■ Übergang zur Therapie mit Jugendlichen

Die Symptomtherapie mit Jugendlichen erfordert häufig ein besonderes Fingerspitzengefühl. Aufgrund ihrer emotionalen Befindlichkeit in der Pubertät schützen sie sich häufig mit einer „coolen Fassade" oder mit einer unbeteiligten Anpassung. Häufige Antworten sind: *„Ist mir egal"* oder *„Weiß ich nicht".*

Dreiecksvertrag. Mit der Pubertät geht aber auch einher, dass Jugendliche Verantwortung für sich übernehmen wollen. Die wesentliche Grundlage

für die Therapie mit Jugendlichen ist die Vertragsarbeit. Es gelten die unter KIDS genannten Therapieziele und -inhalte. Dem kann das Ziel hinzugefügt werden, sich klar entscheiden zu können. Die Vertragsarbeit begleitet alle Entscheidungen im Therapieverlauf. Dabei soll sich der Jugendliche nicht nur fragen, worauf er Lust hat, sondern auch, was ihm nützen wird. In einem Dreiecksvertrag wird auch geklärt, in welcher Form die Eltern einbezogen werden.

Gruppentherapie. Die Erfahrung zeigt, dass Jugendliche in besonderem Maße von einer Gruppentherapie (siehe S. 132ff) profitieren. Sofern diese in der Einrichtung nicht angeboten werden kann, sind Sommercamps der Richtung „Stottermodifikation" eine empfehlenswerte Alternative, die in der Einzeltherapie vor- und nachbereitet werden müssen.

Entscheidung gegen eine Therapie. Wenn ein Jugendlicher sich gegen eine Therapie entscheidet, aber die Eltern auf eine Therapie drängen, muss diese Entscheidung des Jugendlichen zunächst einmal respektiert werden.

Ohne Motivation hat eine Symptomtherapie keine Chance.

Gespräch mit dem Jugendlichen. Hier ist es sinnvoll, mit dem Jugendlichen das Gespräch mit den Eltern vorzubereiten. In diesem Gespräch wird der Jugendliche über den Therapieansatz informiert. Es wird geklärt, wie groß die Motivation der Eltern im Vergleich zu der des Jugendlichen ist und wie groß sie wäre, wenn es den Eltern egal wäre. Um Selbstvorwürfen des Jugendlichen vorzubeugen, erhält er die Information, dass eine Therapie auch später jederzeit möglich ist. Gegebenenfalls kann eine Probetherapie vereinbart werden, um Vorbehalte auszuräumen.

Gespräch mit Eltern und Jugendlichem. Im nachfolgenden gemeinsamen Gespräch mit den Eltern und dem Jugendlichen wird besprochen, dass es sinnvoll ist, die Entscheidung des Jugendlichen zu akzeptieren und keine Vorwürfe zu machen, da dies der Eigenverantwortlichkeit des Jugendlichen für sein Stottern zuwiderläuft. Zur Entlastung und Information der Eltern kann man eine Einzelberatung oder die Teilnahme an einer

Elterngruppe anbieten. Der Jugendliche erhält Informationsmaterial und das Angebot, sich bei Bedarf zu melden. Dem kognitiven Entwicklungsstand entsprechend können Elemente der Erwachsenentherapie (z.B. Videoanalyse) eingesetzt werden.

! Die besondere Verletzlichkeit des Jugendlichen macht manchmal ein behutsames Vorgehen wie bei Kindern erforderlich und erschwert die Enttabuisierung.

Besonderheiten in der Therapie mit Jugendlichen. Häufig erleben Jugendliche die Sitzungen als positiv, auch wenn die Therapeutin mit dem Ergebnis unzufrieden ist. Sie profitieren vom guten Kontakt und der Akzeptanz ihrer Person mit all ihren Schwierigkeiten und dem Stottern. Gerade in der Generalisierungsphase sind viele Jugendliche aber nicht dazu bereit, sich für die Veränderung ihres Stotterverhaltens zu engagieren. Auch dann ist eine Gruppe oder ein Sommercamp

anzuraten. Wenn dies nicht möglich oder erwünscht ist, muss sich die Therapeutin zusammen mit dem Jugendlichen überlegen, ob sie in Terminen mit großen Abständen den Kontakt halten möchte. Dies ist v.a. dann sinnvoll, wenn sie die einzige Person ist, bei der sich der Jugendliche über seine Probleme mit seinem Stottern aussprechen kann. Häufig wünschen Jugendliche nach einer langen Phase des „Kontakthaltens" eigenverantwortlich eine intensive Therapie, für die sie sich dann auch engagieren. Gerade bei Jugendlichen ist wichtig, dass sie die Therapie als angenehm empfinden und dass sie realistische Therapieziele setzen, da häufig schlechte Erfahrungen in der Therapie und die Enttäuschung von unrealistischen Erwartungen ein Grund sind, als Erwachsene jede Therapie abzulehnen. Gelingt es jedoch, die Stottertherapie positiv zu gestalten kann es sein, dass nach jahrelanger Pause Jugendliche oder Erwachsene wieder zu einer Auffrischung kommen.

Elterngruppen bei Mini-KIDS und Schul-KIDS

Das vorgestellte Konzept der Elterngruppen ist aus dem Antwerpener Konzept (Sandrieser u. Schneider 2001, S.146ff) entstanden und in den letzten Jahren erprobt worden. Eine Sammlung von Materialien für die Durchführung von Elterngruppen nach KIDS befindet sich in Vorbereitung.

Ziele. Die Fernziele entsprechen denen, die in der Einzeltherapie angestrebt werden. **Direkt erreichbare Ziele** sind:

- Wissensvermittlung zum Thema Stottern, zu möglichen Verläufen, Möglichkeiten und Grenzen einer Therapie etc.,
- Enttabuisierung des Themas,
- Austausch mit anderen Eltern stotternder Kinder,
- Entlastung der Eltern durch die anderen Eltern,
- Reflexion über unterschiedliche Problemlösestrategien und Ressourcen in den Familien,
- Raum für Reflexion der Eltern über ihre emotionalen Reaktionen auf das Stottern ihres Kindes.

Längerfristige erwünschte Auswirkungen:

- Stärkung der elterlichen Kompetenz und der Sicherheit im Umgang mit dem Kind,
- Verständnis für emotionale Reaktionen auf das Stottern (eigene oder die des Kindes),
- gelassener Umgang mit dem Thema Stottern und mit eigenen emotionalen Reaktionen auf das Stottern (Ungeduld, Angst etc.),
- Einsicht, dass abhängig von der Familienkonstellation, dem Erziehungsstil etc. unterschiedliche Verhaltensweisen in Bezug auf Stottern möglich und sinnvoll sind,
- Unabhängigkeit von der Therapeutin,
- Fähigkeit der Eltern, sich für ihr Kind einzusetzen und als Multiplikatoren in der Umgebung des Kindes zu fungieren,
- Entlastung und gegenseitige Unterstützung eines Elternteils durch den Partner, da beide teilnehmen.

Planung und Vorbereitung

Die bisherige Erfahrung zeigt, dass die Hemmschwelle zur Durchführung einer ersten Elterngruppe niedriger ist, wenn zwei Kollegen sie gemeinsam planen und – wenn möglich – auch durchführen.

Fünf Abende à 90 min haben sich als Kompromiss zwischen der Fülle von möglichen Inhalten und dem zeitlichen Aufwand für Eltern und Therapeutin bewährt (Tab. 3.**14**). Termine im Wochenrhythmus geben einerseits die Gelegenheit zu Beobachtungsaufgaben zwischen den Terminen und stellen andererseits die Veranstaltung in einen zu überblickenden zeitlichen Rahmen.

In der organisatorischen Vorbereitung ist es wichtig, mit den Eltern bereits im Therapievertrag zu klären, dass die Teilnahme an der Gruppe Bestandteil des individuellen Therapiekonzepts ist und dass die Teilnahme beider Elternteile vorgesehen ist. Es hat sich bewährt, die Kostenträger vor Therapiebeginn über die Durchführung zu informieren, um die Kostenübernahme zu sichern. Bei rechtzeitiger Planung war es bisher auch nach der Änderung der HMR möglich, die Kosten für eine 90-minütige Gruppentherapie mit Erwachsenen über die Verordnung des Kindes abzurechnen. Für die Elterngruppe sollen die Eltern selbstverständlich keine Verordnung mitbringen, die auf ihren Namen ausgestellt ist, da sonst bei verordnenden Ärzten, Kostenträgern und Eltern der Eindruck entsteht, sie seien therapiebedürftig.

Tabelle 3.14 Elterngruppe – Verteilung der Inhalte auf die fünf Termine

1. Termin	• Vorstellungsrunde mit Informationen zur Symptomatik und Epidemiologie
2. Termin	• multifaktorielles Entstehungsmodell • mögliche Verläufe des Stotterns • situationsabhängige Veränderungen
3. Termin	• Ziele und Methoden von KIDS
4. Termin	• Stottern und Gesellschaft
5. Termin	• Stottern und Schule • Hänseln • Abschlussrunde

Gruppengröße

Mindestens drei Elternpaare sind notwendig. Vier oder mehr Paare sind für den Therapeuten angenehmer (Gespräche und Diskussionen entstehen leichter und ein einzelner Abend muss nicht abgesagt werden, wenn eine Familie kurzfristig verhindert ist). Die Obergrenze richtet sich nach den Räumlichkeiten und den Möglichkeiten der Organisation: Bei mehr als sechs Paaren empfiehlt es sich, die Gruppe mit zwei Therapeutinnen durchzuführen. Acht Paare sind die Obergrenze, um noch ausreichend Zeit für Nachfragen und Reflexion zu haben.

Zusammensetzung der Gruppe

Es spricht nichts dagegen, Eltern in die Gruppe aufzunehmen, die von einem Kollegen nach dem Konzept KIDS behandelt werden. Die Gruppe wird für alle Eltern geplant, deren Kind sich in Einzeltherapie befindet.

Zusätzlich kann die Elterngruppe auch Eltern angeboten werden, bei deren stotterndem Kind kein Therapiebedarf besteht, die aber sehr verunsichert oder noch schlecht informiert sind.

Unerheblich bei der Zusammensetzung der Gruppen ist das Alter der Kinder; es können sich Eltern von zweijährigen mit Eltern von zwölfjährigen Schulkindern treffen.

Will die Therapeutin Eltern von pubertierenden Kindern mit in die Gruppe aufnehmen, muss sie berücksichtigen, dass sehr spezifische Fragestellungen auftauchen können, die in einer altersgemischten Elterngruppe wenig Raum finden. In einem Dreiecksvertrag mit Eltern und Kind ist zu klären, dass die Eltern nur für ihre eigenen Belange an der Elterngruppe teilnehmen und dass sie das Kind über ihre neuen Erkenntnisse zwar informieren, nicht aber unter Druck setzen dürfen.

Zeitpunkt der Gruppentherapie

Eine Gruppe kann nicht immer zu Beginn der Einzeltherapie angeboten werden. Die Erfahrung hat gezeigt, dass der Stand Einzeltherapie unerheblich ist. Die Befürchtung, dass Eltern, deren Kind sich schon längere Zeit in Therapie befindet und die daher die meisten Inhalte schon einmal in der Einzelberatung gehört haben, sich langweilen oder nicht profitieren, hat sich nicht bestätigt.

179

Information des Kindes über die Elterngruppe

Die Eltern bekommen den Hinweis, ihren Kindern offen zu sagen, wohin sie an den Abenden gehen. Man sollte ihnen ggf. auch erklären, dass dort über Stottern allgemein, aber nicht über Dinge gesprochen wird, die sie selbst betreffen und die sie lieber innerhalb der Einzeltherapie lassen.

Ablauf der Termine

Nach einer Aufwärmphase und der Besprechung der Hausaufgaben oder Fragen zur letzten Stunde folgt eine Phase der Wissensvermittlung, dann der Austausch über diese Inhalte in der Gruppe und schließlich die Besprechung einer neuen Beobachtungsaufgabe bis zur kommenden Woche.

! In der Phase des Austauschs ist ein wichtiges Ziel, neben Raum für Verständnisfragen, auch die Ebene der persönlichen Betroffenheit anzusprechen.

■ Rolle und Aufgabe der Therapeutin

Der Therapeutin kommen in ihrer Funktion als Gruppenleiterin verschiedene Aufgaben zu:

- Sie muss für die Wissensvermittlung den Stoff leicht verständlich aufbereiten (möglichst keine unnötigen Fachbegriffe, Einsatz von Medien oder anschaulichem Material, Beispiele zur Erläuterung). Außerdem bereitet sie sich darauf vor, den Austausch zu einem Thema zu stimulieren, falls dieser von alleine nicht in Gang kommt.
- Sie spricht offen an, dass es normal ist, wenn Eltern im Alltag mit einem stotternden Kind ambivalente Gefühle und Verhaltensweisen zeigen. In Gegenwart anderer Eltern fällt es häufig leichter, über ungeduldige oder „genervte" Reaktionen auf das Stottern des Kindes zu sprechen. Die Akzeptanz dieser Gefühle wird einerseits von Seiten des Therapeuten vermittelt (s. „Erlaubnisarbeit"). Es hat aber eine weitaus größere Entlastungsfunktion, wenn andere Eltern über ähnliche Situationen berichten. Schließlich hat es die Therapeutin mit ihrem umschriebenen Auftrag viel leichter, selbst als Modell ein konsequent günstiges Verhalten zu zeigen, als Eltern, die das Kind den ganzen Tag um sich haben.

- Ebenso plant die Therapeutin, bei welchen Gelegenheiten auf die Stärken der Eltern bzw. der stotternden Kinder fokussiert wird, um einem einseitigen Blick auf Defizite vorzubeugen.
- Die Therapeutin hat darüber hinaus die Funktion eines *Moderators*. Sie sorgt dafür, dass die Zeit eingehalten wird, dass alle Teilnehmenden sich angesprochen fühlen und zu Wort kommen können, dass ein respektvoller Umgang untereinander herrscht und dass Eltern die Abende nicht zur ausführlichen Einzelberatung nutzen. Sie achtet darauf, dass die Arbeitsaufträge an die Eltern von allen verstanden und akzeptiert werden. Die Erfahrung hat gezeigt, dass es am ersten Abend sinnvoll ist, anzukündigen, dass die Beobachtungsaufgabe in der kommenden Woche von allen erfragt wird – und zwar von beiden Elternteilen. Sonst entsteht leicht die Situation, dass bei Nachfrage die Väter erwartungsvoll die Mütter anblicken.
- In der Planung von Übungen, die die aktive Mitarbeit der Eltern voraussetzen, muss die Therapeutin überlegen, welche Haltung sie einnimmt, wenn sich jemand weigert, mitzumachen. Sie kann hier die Zielsetzung deutlicher machen, die Verweigerung akzeptieren (evtl. mit einem erklärenden Hinweis für die anderen) oder in der Gruppe oder einem späteren Einzelgespräch versuchen, die Gründe herauszufinden und dann zu reagieren. Beispielsweise sind viele Eltern erstaunt, wenn sie am ersten Abend gebeten werden, selbst absichtliche Kernsymptome zu produzieren. Meist genügt bei Vorbehalten der Hinweis, dass es wichtig ist, das Stottern selbst einmal ausprobiert und bei anderen gehört zu haben, um im Folgenden sicher zu sein, dass alle das Gleiche meinen. Die Therapeutin sollte vermeiden, auf der Durchführung einer Aufgabe zu insistieren, wenn sich ein Teilnehmer dadurch bloßgestellt fühlen könnte. Wenn jemand ablehnt, unter verzögerter auditiver Rückmeldung zu sprechen (s. „Situationsabhängige Veränderungen"), sollte das akzeptiert werden. Hier kann kurz der verständnisvolle Kommentar erfolgen, dass es nicht selbstverständlich ist, sich diesem Kontrollverlust auszusetzen. Wenn ein Elternteil wenig offen, aber kontinuierlich alle Angebote unterläuft und z. B. die Beobachtungsaufgaben nicht macht, ist es meist sinn-

voller, das Einzelgespräch zu suchen, um die Beweggründe zu erfahren.

- Die Therapeutin darf sich nicht in die Rolle eines „Richters" drängen lassen, der unterschiedliche Vorgehensweisen von Eltern in der Gruppe bewertet. Die elterliche Kompetenz und die Unabhängigkeit von der Therapeutin werden gerade dadurch gestärkt, dass die Eltern unterschiedliche Verhaltensweisen kennen lernen und die eigenen Handlungsmöglichkeiten und Ressourcen reflektieren. Den Eltern darf keinesfalls vermittelt werden, dass sie sich bestmöglich und unreflektiert an die Vorschläge oder den Erziehungsstil der Therapeutin annähern sollten.
- **Vertraulicher Umgang mit Daten:** Beispiele zur Veranschaulichung sollten nicht aus den Sitzungen mit den Kindern der anwesenden Eltern stammen, um keine ungewollte Konkurrenzsituation aufkommen zu lassen oder Eltern das Gefühl zu geben, „vorgeführt" zu werden. Wenn Videobeispiele aus anderen Therapien gezeigt werden, muss die Therapeutin offen legen, dass die Eltern und ggf. natürlich auch die Kinder damit einverstanden sind. Anwesende Eltern sollen nicht befürchten müssen, dass Beispiele aus der Therapie ihres Kindes ungefragt in der nächsten Gruppe vorgeführt werden.

Inhalte der Elterngruppe

Vorstellung

Die Eltern wurden bei der Einladung zur Elterngruppe gebeten, Fotos der Familienmitglieder mitzubringen, um die Familie vorzustellen. Wenn sie ihr stotterndes Kind vorstellen, sollen sie nicht nur über sein Stottern berichten, sondern auch über seine Vorlieben und Interessen. Die Sichtweise, das Kind nicht defizitorientiert zu betrachten, haben die Eltern, deren Kind sich in Therapie befindet, bereits kennen gelernt. In der Gruppe besteht aber die Notwendigkeit, immer wieder darauf zu achten, da deren Thema die Störung ist.

Symptomatik/Epidemiologie

Wissensvermittlung

Inhalte sind Kern- und Begleitsymptome (Blockierungen, Dehnungen und Wiederholungen in Qualität und Quantität), Beispiele möglicher Begleitsymptome und die Hypothese über deren Entstehung. Die Therapeutin zeigt Videobeispiele, macht die Kernsymptome vor und bittet die Eltern reihum, selbst einen Satz (z.B. die Adresse) zu sagen und absichtliche Kernsymptome einzubauen. Das Phänomen des Kontrollverlusts wird durch das „Anstoßexperiment" erfahrbar und anschaulich (s. „Schul-KIDS").

Weiterhin werden Inzidenz und Prävalenz, Remissionsraten, periodische Schwankungen, situationsabhängige Veränderungen der Symptomatik mit individuellen Triggerfaktoren dargestellt. Auch hier bietet es sich an, Videobeispiele zu zeigen (z.B. Sandrieser 1997), ggf. Schaubilder zur Visualisierung einzusetzen und den Eltern schriftliche Informationen (z.B. BAGH-Broschüre „Stottern" 2001; FAQ, Natke 2001) mitzugeben.

Austausch

Nach der Gelegenheit, Verständnisfragen zu stellen, werden die Eltern reihum gebeten, zu berichten, ob die situationsabhängigen Schwankungen auch bei ihrem Kind zu beobachten sind.

Beobachtungsaufgabe

Die Beobachtungsaufgabe bis zur nächsten Woche besteht darin, Kern- und ggf. Begleitsymptome in drei verschiedenen Situationen zu beobachten und aufzuschreiben (z.B. nach dem Kindergarten, beim Einschlafritual, während eines Streits mit dem Geschwisterkind) und darüber zu berichten.

Multifaktorielles Entstehungsmodell, mögliche Verläufe des Stotterns

Wissensvermittlung

Vermittelt werden folgende Inhalte:
- Schwankungen der Symptomatik bis hin zur Symptomfreiheit,
- Remissionen,
- Modell von Fähigkeiten und Anforderungen (Starkweather u. Gottwald 1990), das am besten mithilfe einer Balkenwaage demonstriert wird.

Die verschiedenen Bereiche, die Einfluss haben können, werden von der Logopädin vorgestellt und mit anschaulichen Beispielen verdeutlicht. Wichtig ist, zu zeigen, dass Anforderungen von außen, aber auch von Seiten des Kindes kommen (z.B. Perfektionsanspruch).

> ⚠
>
> Die Möglichkeiten und Grenzen der Einflussnahme durch die Eltern und der Therapeutin werden erläutert und die Notwendigkeit hervorgehoben, dass Kinder sich immer wieder selbst an den Rand der Überforderung bringen, um sich weiter entwickeln zu können.

Dadurch begründet man das therapeutische Vorgehen, Veränderungen zu beobachten und Hypothesen zu entwickeln, welche Faktoren Einfluss haben könnten, um dann zu besprechen, ob eine Veränderung dieser Faktoren wünschenswert und möglich ist.

Austausch

Anschließend sollen die Eltern jeweils ein Beispiel nennen, auf welchem Gebiet ihr Kind eine besondere Stärke hat.

Situationsabhängige Veränderungen

Wissensvermittlung

Um zu demonstrieren, warum ein System, das unter optimalen Bedingungen unauffällig „funktioniert", durch die Zuschaltung von bestimmten Einflüssen mit Störungen reagieren kann, kann die Logopädin die Wirkungsweise eines DAF-Geräts (s. „Methoden und Techniken in KIDS-Elternbeteiligung"; Bezugsquelle im Anhang) vorführen. Durch dieses Gerät werden auch die meisten Nichtstotternden so irritiert, dass ihr flüssiges Sprechen gestört wird. Am besten erklärt die Therapeutin die Wirkungsweise, indem sie ihr Sprechen unter DAF-Bedingungen vorführt. Anschließend kann sie den Eltern anbieten, es selbst auszuprobieren, wobei es nicht als verpflichtende „Selbsterfahrung" angeleitet werden darf. Das Erlebnis des Kontrollverlusts ist für die meisten Eltern so beeindruckend, dass sie nicht mehr Gefahr laufen, ein stotterndes Kind zu ermahnen, sich mehr anzustrengen.

Austausch

Nach den Versuchen, unter DAF zu sprechen, erfolgt ein lebhafter Austausch über die hör- und sichtbaren Reaktionen und die Emotionen von Sprecher und Zuhörern. Man zieht den Vergleich zum Kontrollverlust, den die Kinder während eines Stotterereignisses erfahren, und betont die

Notwendigkeit, auf diese Irritation einzugehen (Trösten etc.). Abschließend werden sinnvolle Reaktionen auf das Stottern gesammelt.

Beobachtungsaufgabe

Bis zur nächsten Woche sollen die Eltern zwei Situationen, in denen ihr Kind unterschiedliche Symptomatik zeigt, anhand des Modells von Fähigkeiten und Anforderungen interpretieren. Es ist hilfreich, den Eltern das Modell schriftlich mitzugeben.

Ziele und Methoden von Schul-KIDS und/oder Mini-KIDS

Wissensvermittlung

Ziele. Die Logopädin erläutert die Ziele der Therapie (z. B. mit Videoausschnitten aus Schneider u. Sandrieser 2002) und setzt sie mit den Inhalten der vorigen Stunden unter folgenden Aspekten in Beziehung:
- zweigleisiges Vorgehen,
- Unmöglichkeit einer Prognose von Remissionen im Einzelfall,
- mehrdimensionale Betrachtungsweise.

Therapieformen. Anschließend berichtet sie von anderen Therapieformen und erläutert kurz die zugrunde liegenden Annahmen (z. B. Fluency Shaping, Atemtherapie, unspezifische Entspannung). Es geht dabei nicht darum, alle Verfahren vorzustellen und gegeneinander abzuwägen, sondern die Eltern über solche Methoden zu informieren, mit denen sie auch durch die Medien konfrontiert werden. Die Eltern sollten die Möglichkeit bekommen, über eigene Erfahrungen zu berichten, die sie mit – oft gut gemeinten – Ratschlägen bezüglich der Behandlung ihres Kindes gemacht haben. So wird ihnen deutlich, unter welchen Druck sie dadurch geraten können und warum es so wichtig ist, über genügend Informationen zu verfügen.

Fragwürdige Therapiemethoden. Es ist legitim, konkrete Beispiele für fragwürdige Therapiemethoden zu geben (z. B. Konzepte, in denen nur indirekt mit den Eltern gearbeitet wird und diesen das Gefühl vermittelt wird, dass es an ihrem Engagement liegt, ob das Kind sein Stottern überwindet; Konzepte die Heilungsversprechungen machen oder falsche Informationen geben, z. B. dass

Stottern durch Atemprobleme verursacht wird). Zur Anschauung bieten sich kurze Videoausschnitte und Zeitungsartikel über Wundertherapien an.

Austausch

Die Therapeutin sollte den Zwiespalt der Eltern ansprechen, alles für ihr Kind tun zu wollen/auf Heilung zu hoffen und akzeptieren zu müssen, dass es keine Therapie gibt, die Heilung versprechen kann. Gemeinsam werden die Kriterien für eine seriöse Therapie zusammengetragen. Als langfristige Vorbereitung auf diesen Abend lohnt es sich, die immer wiederkehrenden Fernsehberichte über „Wundertherapien" auf Video aufzuzeichnen und danach interessierten Eltern auszuleihen; als schriftliches Informationsmaterial eignet sich der Therapieratgeber von Oertle (1999).

Beobachtungsaufgabe

Der Arbeitsauftrag besteht darin, jeweils drei Erwachsene in der Umgebung (Familie, Freundeskreis) darüber zu befragen, was sie über Stottern wissen, was sie als Ursache vermuten und ob sie Therapiemöglichkeiten kennen.

Stottern und Gesellschaft

Zu diesem Abend dürfen Eltern Personen einladen, die sich für das Thema interessieren oder die an der Betreuung des Kindes beteiligt sind und noch Informationsbedarf haben (Erzieher, Lehrer, aber auch Großeltern, die das Stottern ihres Enkels als Folge eines Erziehungsfehlers betrachten). Wenn Fremde dazukommen, muss die Therapeutin mehr Zeit für Rückfragen einplanen. Für die Eltern ist es eine schöne Gelegenheit, sich direkt in der Rolle desjenigen zu erleben, der einen Wissensvorsprung hat und „Expertenauskunft" geben kann.

Wissensvermittlung

Ziel ist es nicht, Eltern zu erschrecken, sondern ihnen zu verdeutlichen, dass die Vorurteile über Stottern durch Unwissenheit entstehen und dass sie in der Umgebung ihres Kindes eine Menge verändern – und zugunsten ihres Kindes beeinflussen – können, wenn sie Sachinformationen weitergeben.

Die Logopädin vermittelt die vorherrschende Meinung (oder Unwissenheit) und häufig anzutreffende Vorurteile über Stottern. Hier eignen sich Ausschnitte aus Spielfilmen und Büchern, in denen Stotternde diskriminierend dargestellt werden (z. B. „Ein Fisch namens Wanda" [1988], Fräulein Smillas Gespür für Schnee" [Hoeg 1996]) oder Zeitungsberichte, in denen Stottern oft in Verbindung mit psychischen Störungen und Problemen im sozialen Bereich in Verbindung gebracht wird. Anschauliche Beispiele finden sich auch im Buch „Wenn die Grazie misslingt" (Benecken 1996) und in Broschüren der BVSS über berühmte stotternde Persönlichkeiten. Weiterhin bekommen die Eltern neben Infomaterial auch Adressen (BVSS, Mailinglisten, Selbsthilfegruppen), über die sie sich weiter informieren können.

Austausch

Ein wichtiges Thema ist hier, dass Vorurteile häufig mit Fehlinformation zu tun haben und weniger mit „Bösartigkeit". Viele Eltern berichten über die eigene anfängliche Unsicherheit im Umgang mit dem Stottern. Es darf keine Stimmung aufkommen, in der in „Gute" und Schlechte" unterschieden wird und sich einzelne Eltern oder Gäste sich in der Rolle der „Schlechten" wiederfinden. Das gilt v. a., wenn Eltern beteiligt sind, deren Kind keine Einzeltherapie bekommt und die häufig noch über wenige Vorinformationen verfügen.

Ein weiterer Schwerpunkt ist der Erfahrungsaustausch zum Thema Vorurteile. Anschließend werden Ideen gesammelt, wie Eltern und Betroffene in die Offensive zu gehen und sich für ihr Kind einsetzen können.

Beobachtungsaufgabe

Die Aufgabe bis zur nächsten Woche besteht darin, drei Personen der persönlichen Umgebung auszuwählen und mit ihnen darüber zu sprechen, dass das eigene Kind stottert (Eltern von Kindergartenfreunden oder Klassenkameraden, Nachbarn, Arbeitskollegen etc.). Die Eltern sollten sich mit den drei ausgewählten Personen bisher noch nicht über das Thema unterhalten haben. Erfahrungsgemäß schätzen die Eltern diese Aufgabe als völlig banal ein („*Das wissen doch eh schon alle.*") und berichten in der darauf folgenden Woche oft, dass ihr aktives Ansprechen des Themas zu interessierten Nachfragen geführt hat, die zeigten,

183

dass die Umgebung, gerade wenn sie um das Stottern weiß, eigene Theorien über Ursachen und Gründe hatte.

Stottern und Schule

Dieser Termin ist für die Eltern von Kindern jeden Alters interessant, weil die Einschulung oft auch schon über Eltern sehr junger Kinder wie ein Damokles-Schwert hängt und sie von den Erfahrungen der Eltern profitieren können, deren Kind bereits die Schule besucht.

Wissensvermittlung

Die Logopädin stellt die kontroverse Diskussion für oder gegen Regel-/Sonderbeschulung dar und zeigt auf, welche verschiedenen Möglichkeiten es gibt, die richtige Schulform für das Kind zu finden, und welche Faktoren dabei berücksichtigt werden müssen (s. „Stottern und Gesellschaft" – „Kindergarten und Schule"). Zur Vorbereitung ist es wichtig, die für das Bundesland geltenden Bestimmungen und die örtlichen Gegebenheiten zu kennen, z.B. zur Integration an Regelschulen und die Meinung der örtlichen Sprachheilschule. Wenn ein Austausch mit der Sprachheilschule vor Ort besteht, kann ein Lehrer eingeladen werden, der das Therapieangebot für stotternde Kinder an seiner Schule vorstellt.

Austausch

Den Eltern soll vermittelt werden, dass es keine Pauschallösung gibt und dass es für evtl. Probleme während der Schulzeit Unterstützung und Hilfsangebote gibt (Aktion „Stottern und Schule" der BVSS, Nachteilsausgleich, Einflussnahme durch Information an die Lehrer etc.), dass sie sich aber sehr wahrscheinlich für ihr Kind einsetzen müssen. Interessantes Material für die Eltern sind die Broschüren der BVSS und der Ratgeber „Stottern und Schule" (Schindler 2001).

Hänseln

Wissensvermittlung

Auch wenn das Thema im Zusammenhang mit der Einschulung besprochen wird, erläutert die Therapeutin, dass es schon viel früher zu Hänseleien kommen kann. Sie befragt die Eltern zu ihren

Ängsten bei dem Gedanken, dass ihr Kind wegen seines Stotterns gehänselt werden könnte. Sie greift auf die Inhalte der vorherigen Abende zurück, wenn sie auf die Notwendigkeit hinweist, Kind und Eltern durch die Therapie zu einem selbstbewussten und gelassenen Umgang mit dem Stottern zu verhelfen, um dann adäquat handeln zu können. Es ist sinnvoll, direkt darauf hinzuweisen, dass die Sorge vieler Eltern, dass das erste Hänseln einen nicht wieder gutzumachenden Schaden anrichtet, aus der Vorstellung resultiert, Stottern müsse tabuisiert werden und sei den Kindern bis dahin nicht bewusst. Wenn sich stotternde Eltern in der Gruppe befinden, ist es sinnvoll, direkt auf die verständliche Sorge einzugehen, die aus eigenen schlechten Erfahrungen resultieren kann.

Austausch

Gespräch über Handlungsmöglichkeiten, wenn das Kind gehänselt wird, bzw. Austausch über bisherige Erfahrungen. Sammlung von konkreten Lösungsvorschlägen (z.B. Thematisieren in der Einzeltherapie und Erarbeitung altersangemessener Strategien (s. „Förderung von pragmatischer Kompetenz", „Selbstbehauptung", „Problemlöseverhalten"), Thematisieren von „Anders-Sein" und Verhaltensregeln in Kindergarten und Schule).

Abschluss

Am Ende des letzten Abends sollte die Möglichkeit einer **Rückmelderunde** gegeben und ggf. ein Abschlussritual angeboten werden (z.B. jeder nennt ein Detail, das er in den Stunden neu gelernt hat oder bezüglich dessen sich seine Haltung verändert hat, und nennt ein konkretes Verhalten, das er diesbezüglich künftig verändern wird, z.B.: *„Ich werde dafür sorgen, dass ich mich künftig selbst ‚in Sicherheit' bringe und für 10 min den Raum/die Situation verlasse, wenn ich merke, dass mich das Stottern meines Kindes nervt"* oder: *„Ich werde der Erzieherin noch diese Woche die Info-Broschüren mitbringen."*

Zur Überprüfung von Effekten durch die Gruppenabende bieten sich Fragebögen an, die die Eltern anonym ausfüllen und zurückgeben können, und in denen zum einen erfragt wird, welches Fachwissen die Eltern erworben haben, aber auch ob sie ihre eigene Handlungskompetenz erweitert haben und ob es von ihrer Seite Verbesserungsvorschläge für weitere Gruppen gibt.

4 Literatur

Adams MR. The demand and Capacities Model I: Theoretical Elaborations. J Fluency Disord. 1990;15: 135–41.

Alexander J. „Das ist gemein!" Wenn Kinder Kinder mobben. So schützen und stärken Sie Ihr Kind. Freiburg: Herder; 1999.

Allan GD, Hawkins S. Phonological Rhythm: Definition and Development. In: Child Phonology. Vol. 1: Production. Academic Press; 1980.

Ambrose N, Yairi E, Cox NJ. Genetic aspects of early childhood stuttering. J Speech Hearing Res. 1993; 40:567–80.

Ambrose NG, Yairi E. Normative Disfluency Data for Early Childhood Stuttering. J Speech Lang Hearing Res. 1999;42:895–909.

Von Ameln S, Fischer N, Koglin B, Post L, Salfeld J, Strate S. JES. Jugendliche – Emotionen – Stottern. Therapiematerial. Projektarbeit zur staatlichen Prüfung für Logopädinnen. Aachen; 2003.

Anderson-Wood L, Smith BR. Working with Pragmatics. A practical guide to promoting communication confidence. Bicester: Winslow; 1997.

Andrews G, Harris M. The syndrome of stuttering. London: The Spastics Society Medical Education and Information Unit in Association with William Heinemann Medical Books Ltd.; 1964.

Andrews G, Morris-Yates A, Howie P, Martin N. Genetic factors in stuttering confirmed. Archives of General Psychiatry. 1991;48:1034–35.

Andrews G, Craig A, Feyer AM, Hoddinott S, Howie P, Neilson M. Stuttering: A review of research findings and theories circa 1982. J Speech Hearing Disord. 1993;48:226–46.

AWMF Arbeitsgemeinschaft der Wissenschaftlichen Medizinischen Fachgesellschaften online. Leitlinien der Deutschen Gesellschaft für Phoniatrie und Pädaudiologie; 2005. http://www.uni-duesseldorf.de/WWW/AWMF/II/phon-008.htm;30.4.2008.

AWMF Arbeitsgemeinschaft der Wissenschaftlichen Medizinischen Fachgesellschaften online: Leitlinien der Deutschen Gesellschaft für Kinder- und Jugendpsychiatrie und -psychotherapie; 2006. http://www.uni-duesseldorf.de/WWW/AWMF/II/IIkipp.htm; 30.4.2008.

BAÄK – Bundesausschuss der Ärzte und Krankenkassen: Heilmittel-Richtlinien (HMR), In: Deutscher Bundesverband für Logopädie e.V., Hrsg. Leitfaden zu den Heilmittel-Richtlinien. Frechen; 2004.

Badegruber B. Spiele zum Problemlösen. Bd. 2. Für Kinder im Alter von 9–15 Jahren. 1. Aufl. Linz: Veritas; 1994.

Badegruber B. Spiele zum Problemlösen. Bd. 1. Für Kinder im Alter von 6–12 Jahren. 4. Aufl. Linz: Veritas; 1996.

Bandura A. Principles of Behavior Modification. New York: Holt, Rinehart and Winston; 1986.

Bates E, Bretherton I, Snyder L. From first words to grammar: Individual differences and dissociable mechanism. Cambridge: Cambridge University Press; 1988.

Bauer J, Boie K. Juli, der Finder. 2. Aufl. Weinheim: Beltz & Gelberg; 1993.

Bauer J. Die Königin der Farben. Weinheim: Beltz & Gelberg; 2001.

Baumgartner J, Duffy JR. Psychogenic Stuttering in adults with and without neurologic desease. J Med Speech-Lang Pathol. 1997;5(2):75–95.

Benecken J. Wenn die Grazie misslingt. Zur psychosozialen Situation stotternder Menschen. Regensburg: S. Roderer; 1993.

Benecken J. Wenn die Grazie mißlingt – Stottern und stotternde Menschen im Spiegel der Medien. Köln: Demosthenes; 1996.

Benecken J, Spinderl L. Mobbing und Stottern: Zur schulischen Situation stotternder Kinder. Forum Logopädie. 2002;6:6–11.

Bennett E. Shame in children who stutter. Proceedings of the 1st World congress on fluency disorders. München; 1994.

Berne E. Die Transaktions-Analyse in der Psychotherapie. Die Grundlagen der Transaktionsanalyse. Paderborn: Junfermann; 2000.

Bernstein Ratner N. Stuttering: A psycholinguistic perspective. In: Curlee R, Siegel G, Hrsg. Nature and Treatment of Stuttering: New directions. Boston: Allyn & Bacon; 1997:97–127.

Bezemer M, Bouwen J, Winkelman C, Embrechts M. Stotteren. Van theorie naar therapie. Bussum: Uitgeverij Coutinho; 2006.

Bloodstein O. Stuttering and normal nonfluency – a continuity hypothesis. British J Disord Commun. 1970;5:30–9.

Bloodstein O. Stuttering. Boston: Allyn & Bacon; 1993.

Bloodstein O, Bernstein Ratner N. A handbook on stuttering (6th edition). Clifton Park, NY: Thomson Delmar; 2007.

Bodenmann G, Schaer M. Klassische Konditionierung. Sprache Stimme Gehör. 2006;30:2–7.

Bodenmann G, Schaer M. Operante Konditionierung. Sprache Stimme Gehör. 2006;30:8–13.

Boey R. Therapie bij jonge stotternde kinderen. Logopedie en Foniatrie. 1994;7/8:217–26.

Böhme G, Hrsg. Sprach-, Sprech-, Stimm- und Schluck-störungen. Bd. 1: Klinik. Stuttgart: G. Fischer; 1997.

Böhme G, Hrsg. Sprach-, Sprech-, Stimm- und Schluck-störungen. Band 2: Therapie. Stuttgart: G. Fischer; 2001.

Boone DR. Human Communication and Its Disorders. Englewood Cliffs, N.J.: Prentice Hall; 1987.

Born M, Büttikofer M, Sobol R, Wespisser G. „Stokokö" – Stottern kontrollieren können. Ein Gruppentherapie-projekt für stotternde Schulkinder. Vortrag auf der 1. Märztagung des Sprachtherapeutischen Ambula-toriums der Universität Dortmund am 23.03.2001.

Born M, Büttikofer M, Sobol R, Wespisser G. Stokokö (Stottern kontrollieren können). Ein Projekt zur Gruppentherapie mit Intensivphasen für stot-ternde Schulkinder – das Basler Konzept. In: Katz-Bernstein N, Subellok K, Hrsg. Gruppentherapie mit stotternden Kindern und Jugendlichen. Mün-chen: Ernst Reinhardt; 2002.

Bradshaw J. Wenn Scham krank macht. Ein Ratgeber zur Überwindung von Schamgefühlen. Lebenshilfe Psychologie. München: Knaur; 1993.

Breitenfeld HD, Lorenz DR. Stotterer-Selbst-Manage-ment-Programm. Köln: Prolog; 2002.

Brem-Gräser L. Familie in Tieren. München: Ernst Rein-hardt; 1995.

Brosch S, Häge A, Kalehne P, Johannsen HS. Stuttering children and the probability of remission – the role of cerebral dominance and speech production. Int J Pediatric Otorhinolaryngol. 1999; 47:71 – 6.

Brown S, Ingham R, Ingham J, Laird A, Fox P. Stuttered and fluent speech production: an ALE meta-ana-lysis of functional neuroimaging studies. Brain Mapping. 2005;25:105 – 17.

Bruner JS. Child's talk: Learning to use language. New York: Norton; 1983.

Bryngelson B. A Study of Laterality of Stutterers and Normal Speakers. J Speech Disord. 1939;4. In: Luchsinger R, Arnold GE, Hrsg. Lehrbuch der Stimm und Sprachheilkunde. Wien: Springer; 1949:385.

Bundesarbeitsgemeinschaft Hilfe für Behinderte (BAGH). Kommunikation zwischen Partnern. Band 205: Stottern. 3. Aufl. Düsseldorf; 2001.

Cave K. Irgendwie anders. Hamburg: Oetinger; 1994.

Clahsen H. Die Profilanalyse. Ein linguistisches Verfah-ren für die Sprachdiagnose im Vorschulalter. Ber-lin: Marhold; 1986.

Coie J, Dodge K, Kupersmidt. Peer group behavior and social status. In: Asher S, Coie J, eds. Peer rejection in childhood. Cambridge: Cambridge University Press; 1990:17 – 59.

Conture EG, Rothenberg M, Molitar RD. Electroglotto-graphic observations of young stutterers fluency. J Speech Hearing Res. 1986;29:384 – 93.

Conture EG, Kelly EM. Remediation of stuttering in young children. Paper presented at the 2nd Oxford Dysfluency Conference. Oxford: Sommerville Col-lege; 1988:24 – 6.

Conture E, Wolk L. Efficacy of intervention by speech-language pathologists: Stuttering. Sem Speech Lang. 1990;11:200 – 11.

Conture EG, Louko LJ, Edwards ML. Simultaneously treating stuttering and disordered phonology in children: Experimental therapy, preliminary fin-dings. Am J Speech Lang Path. 1993;2:72 – 81.

Conture EG. Treatment Efficacy: Stuttering. J Speech Hearing Res. 1996;39:18 – 26.

Conture EG. Stuttering: Its nature, diagnosis and treat-ment. Boston: Allyn & Bakon; 2001.

Cordes AK, Ingham RJ. Treatment Efficacy for Stuttering – A Search for Empirical Bases. San Diego: Singular Publishing Group; 1998.

Corman L. Der Schwarzfuß-Test. Grundlagen, Durch-führung, Deutung und Auswertung. München: Ernst Reinhardt; 1995.

Craig A, Hancock K, Tran Y, Craig M, Peters K. Epidemio-logy of stuttering across the entire lifespan. Paper presented at the 6th Oxford Dysfluency Conference. Oxford: St. Catherine's College; 26. – 29 June, 2002.

Crystal D. Towards a „bucket" theory of language dis-ability: Taking account of interaction between lin-guistic levels. Clinical Linguistics and Phonetics 1. 1987;7 – 22.

Curlee RF. Early Intervention With Childhood Stuttering Revisited. Paper of the ISAD-1. Online Conference (1999) www.mankato.msus.edu/dept/comdis/isad2/papers/curlee.html, 20.08.1999.

Daly DA, Burnett ML. Cluttering: Assessment, treat-ment planning, and case study illustration. J Flu-ency Disord. 1996;21:239 – 48.

Dannenbauer FM. Vom Unsinn der Satzmusterübungen in der Dysgrammatismustherapie. Die Sprachheil-arbeit. 1991;36/5:202 – 9.

Darkow R, Greuel J, Quast F, Zeppenfeld B. www.ju-gend-infoseite-stottern.de. Die Website für stot-ternde Jugendliche. Projektarbeit zur staatlichen Prüfung für Logopädinnen. Aachen; 2006.

Davis S, Howell P. Sociodynamic relationships between children who stutter and their classmates. Paper presented at the 6th Oxford Dysfluency Conference. Oxford: St. Catherine's College; 26. – 29 June, 2002.

Dean E, Howell J, Hill A, Waters D. Metaphon Ressource Pack. Windsor, Berks: NFER Nelson; 1990.

DeJoy DA, Gregory HH. The Relationship Between Age and Frequency of Disfluency in Preschool Children. J Fluency Disord. 1985;10:123 – 35.

Dell C Jr. Treating the School Age Stutterer. A Guide for Clinicians. Memphis, Tennessee: Stuttering Foun-dation of America; 1979.

Dell C Jr. Treating school-age stutterers. In: Curlee RF, ed. Stuttering and related disorders of disfluency. New York: Georg Thieme; 1993.

Dell C Jr. Therapie für das stotternde Schulkind. 3. Aufl. Köln: Demosthenes; 2001.

Den Os E. Development of temporal proprieties in the speech of one child between one and three years of age. In: Proceedings of the institute of phonetic sci-ences. Amsterdam: University of Amsterdam; 1990:39 – 52.

Deter HC. Angewandte Psychosomatik. Stuttgart: Georg Thieme; 1997.

Deutsches Institut für Medizinische Dokumentation und Information, DIMDI, WHO-Kooperationszentrum, Hrsg. ICF. Internationale Klassifikation der Funktionsfähigkeit, Behinderung und Gesundheit. Köln; 2005.

Deutsches PISA Konsortium, Hrsg. Pisa 2000. Basiskompetenzen von Schülerinnen und Schülern im internationalen Vergleich. Opladen: Leske und Budrich; 2001.

Dickmann C, Flossmann I, Klasen R, Schrey-Dern D et al. Logopädische Diagnostik von Sprachentwicklungsstörungen. Forum Logopädie. Stuttgart: Georg Thieme; 1994.

Donabedian A. Evaluating the quality of medical care. Milbank Mem Quart. 1966;44:166–203.

Dorfmann E. Spieltherapie. In: Rogers C. Die klientenzentrierte Gesprächspsychotherapie. Frankfurt/M.: Fischer; 1992.

Eisenson J. Observations of the Incidence of Stuttering in a Special Culture. J Am Speech Hear Ass. 1966; 8:391–4.

Ellis A, Dryden W, eds. The practice of rationalemotive behavior therapy. New York: Springer; 1997.

Engelken M. Die Stotterexperten. Mit Toni durch die Stottertherapie. Ein therapeutisches Spiel für Kinder und Jugendliche. Neuss: Natke [o.J.].

Erikson EH. Kindheit und Gesellschaft. Stuttgart: Klett-Cotta; 1965.

Ermert C. Scenotest-Handbuch. Anleitung zur Durchführung und Auswertung, Entwicklung und Evaluation. Bern: Hans Huber; 1997.

Erskine R, Zalcman M. The racket system: a model for racket analysis. Transactional analysis Journal. 1979;9/1:51–9.

Felsenfeld S, Kirk K, Zhu G, Statham D, Neale M, Martin N. A study of the genetic and environmental etiology of stuttering in a selec ted twin sample. Behavioral Genetics. 2000;30:359–66.

Felsenfeld S, Finn P. Examining recovery from stuttering using a population based twin sample. Paper presented at the 4 th World Congress on Fluency Disorders, Montreal, Canada, August 11–15, 2003.

Fiedler P, Standop R. Stottern. Ätiologie, Diagnose, Behandlung. 4. Aufl. Weinheim: PVU; 1994.

Fillmore CJ. On Fluency. Individual Differences in Language Ability and Language Behavior. New York: Academic Press; 1979.

Fosnot S. Research design for examining treatment efficacy in fluency disorders. J Fluency Disord. 1993; 18:221–51.

Fox AV, Dodd BJ. Der Erwerb des phonologischen Systems in der deutschen Sprache. Sprache Stimme Gehör. 1999;23:183–9.

Fröschels E. Lehrbuch der Sprachheilkunde (Logopädie) für Ärzte, Pädagogen und Studierende. Leipzig/Wien: Franz Deuticke; 1931.

Fuchshuber A. Lotte ist lieb (– aber Hamfrie…!). Wien: Annette Betz; 2002.

Geus E. Manchmal stotter ich eben. Köln: Demosthenes; 2000.

Giel B. Qualitätsmanagement und Sprachtherapie. Die Sprachheilarbeit. 1999;44:29–38.

Gippert H, Hrsg. Kinder unterwegs zur Sprache. Düsseldorf: Schwann; 1985.

Glindemann R, Springer L. PACE-Therapie und sprachsystematische Übungen – ein integrativer Vorschlag zur Aphasietherapie. Sprache Stimme Gehör. 1989; 13:188–92.

Glofke-Schulz EM. Zur unbewussten Seite von Coping-Prozessen. Zeitschrift für Transaktionsanalyse. 2002;2:117–37.

Glofke-Schulz EM. Coping – und dann? Fragen zur Identität behinderter Menschen. Zeitschrift für Transaktionsanalyse. 2003;2:138–45.

Glück ChW. Das FluencyMeter als Instrument der quantitativen Stotterdiagnostik. Logos Interdisziplinär. 2002;10/3:200–9.

Goetze H, Jaede W. Die nicht-direktive Spieltherapie. Frankfurt/M.: Fischer; 1988.

Goldman-Eisler F. The continuity of speech utterance: its determinants and its significance. Language and Speech. 1961;4:220–31.

Golinkoff R, Ames G. A comparison of father's and mother's speech with their young children. Child Dev. 1979;50:28–32.

Gottwald S, Starkweather C. Fluency intervention for preschoolers and their families in the public schools. Lang Speech Hear Serv in Schools. 1995;26:117–26.

Green JG, Moore CA, Higashikawa M, Steeve RW. The Physiologic Development of Speech Motor Control: Lip and Jaw Coordination. J Speech Lang Hear Res. 2000;43:239–56.

Grohnfeld M, Hrsg. Handbuch der Sprachtherapie. Bd. 5: Störungen der Redefähigkeit. Berlin: Edition Marhold; 1992.

Guitar B. Stuttering: An Integrated Approach to Its Nature and Treatment. Baltimore: Williams & Wilkins; 1998.

Gutzmann H. Sprachheilkunde – Vorlesungen über die Störungen der Sprache mit besonderer Berücksichtigung der Therapie. Zumsteg H, Hrsg. Berlin: Fischers medizinische Buchhandlung; 1924.

Häge A, Rommel D, Schulze H, Johannsen HS. Kindliches Stottern: Ätiologie und Verlaufsbedingungen. Folia Phoniatr Logop. 1994;46:298–304.

Häge A, Rommel D, Johannsen HS, Schulze H. Cognitive and linguistic abilities of stuttering children. In: Hulstijn W, Peters HFM, Van Lieshout PHHM, eds. Speech Production: Motor Control, Brain Research and Fluency Disorders. Amsterdam: Elsevier; 1997:595–601.

Hall NE. Language and fluency in child language disorders: changes over time. J Fluency Disord. 1996; 21:1–32.

Ham R. Techniken der Stottertherapie. Köln: Demosthenes; 2000.

Hansen B, Iven C. Stottern bei Kindern im (Vor-) Schulalter. Die Sprachheilarbeit. 1992;37:240–6, 263–7.

Hansen B, Iven C. Sprachentwicklung, Sprechmotorikentwicklung und Sprechflüssigkeitsentwicklung – zum Zusammenhang von Sprechmotorik und flüssigem Sprechen. Sprache Stimme Gehör. 1998;22: 92–7.

Hartmann S, Schlicksupp A, Jehle P. Der Zusammenhang zwischen dem Alter und der Sprechflüssigkeit von flüssig sprechenden Vorschulkindern. Sprache Stimme Gehör. 1989;13:26–31.

Haynes WO, Hood SB. Language and Disfluency Variables in Normal Speaking Children from Discrete Chronological Age Groups. J Fluency Disord. 1978;11:57–74.

Heap R, Hrsg. Wenn mein Kind stottert. 3. Aufl. Köln: Demosthenes; 2000.

Heap R, Hrsg. Meine Worte hüpfen wie ein Vogel. Kinder malen ihr Stottern. Ein Bilderbuch für Erwachsene. Köln: Demosthenes; 2005.

Helm-Estabrooks N. Stuttering associated with acquired neurological disorders. In: Curlee RF, Hrsg. Stuttering and related disorders of fluency. New York: Thieme; 1999.

Hoeg P. Fräulein Smillas Gespür für Schnee. Reinbek bei Hamburg: Rowohlt; 1996.

Homzie M, Lindsay. Language and the young stutterer: A new look at old theories and findings. Brain and Language. 1984;22:232–52.

Howell J, Dean E. Treating Phonological Disorders in Children: Metaphon – Theory to Practice. London: Whurr; 1994.

Howie P. Concordance for stuttering in monozygotic and dizygotic twin pairs. J Speech Hear Res. 1981; 24:317–21.

Innerhofer P. Das Münchner Trainingsmodell. Beobachtung, Interaktionsanalyse, Verhaltensänderung. Berlin: Springer; 1977.

Jahn T. Phonologische Störungen bei Kindern. Stuttgart: Thieme; 2000.

Jehle P, Randoll D. Therapeutische Interventionen bei beginnendem Stottern. Elternberatung und direkte Sprechförderung beim Kind. Eine Programmbeschreibung. Broadstairs: Borgmann; 1990.

Jehle P, Seeger T. Der Zusammenhang zwischen Stottern, Sprachentwicklung und Sprachentwicklungsverzögerung. Sprache Stimme Gehör. 1986;10: 57–63.

Johannsen HS, Schulze H. Therapie von Redeflußstörungen bei Kindern und Erwachsenen. In: Böhme G, Hrsg. Sprach-, Sprech-, Stimm- und Schluckstörungen. Bd. 2: Therapie. Stuttgart: G. Fischer; 1998: 97–112.

Johnson W et al. A Study of the Onset and Development of Stuttering. J Speech Disord. 1942;7:251–7.

Johnson W. A study of the onset and development of stuttering. In: Johnson W, ed. Stuttering in Children and Adults. Minneapolis: University Minnesota Press; 1955.

Johnson W and Associates. The onset of stuttering. Minneapolis: University Minnesota Press; 1959.

Kalveram KTh, Natke U. Stuttering and misguided learning of articulation and phonation, or why it is extremely difficult to measure the physical properties of limbs. In: Hulstijn W, Peters HFM, Van Lieshout PHHM, eds. Speech production: Motor control, brain research and fluency disorders. Excerpta medica. Amsterdam: Elsevier; 1997:89–98.

Katz-Bernstein N. Aufbau der Sprach- und Kommunikationsfähigkeit bei redeflussgestörten Kindern. Ein sprachtherapeutisches Übungskonzept. Luzern: Verlag der Schweizerischen Zentralstelle für Heilpädagogik; 1986.

Katz-Bernstein N, Subellok K, Hrsg. Gruppentherapie mit stotternden Kindern und Jugendlichen. München: Ernst Reinhardt; 2002.

Kaufman AS, Kaufman NL. Kaufman Assessment Battery for Children. Deutsche Version (K-ABC) Individualtest zur Messung von Intelligenz und Fertigkeit bei Kindern. 5. teilw. erg. Auflage; 2001.

Kauschke Ch, Siegmüller J. Patholinguistische Diagnostik bei Sprachentwicklungsstörungen. München: Urban & Fischer; 2002.

Kent R. Speech motor models and developments in neurophysiological science: new perspectives. In: Hulstijn W, Peters HFM, Van Lieshout PHHM (Hrsg). Speech production: motor control, brain research and fluency disorders. Amsterdam; 1997: 13–36.

Kidd KK. Genetic Models of Stuttering. J Fluency Disord. 1980;5:187–201.

Kidd K. Stuttering as a genetic disorder. In: Curlee R, Perkins W, eds. Nature and treatment of stuttering. San Diego: College Hill; 1984:149–69.

Kloth SAM, Janssen P, Kraaimaat FW, Brutten GJ. Speech-motor and linguistic skills of young stutterers prior to onset. J Fluency Disord. 1995;20: 157–70.

Kloth S, Janssen P, Kraaimaat F, Brutten GJ: Child and mother variables in the development of stuttering among high-risk children: a longitudinal study. J Fluency Disord. 1998;23:217–30.

Kochan B, Hrsg. Rollenspiel als Methode sprachlichen und sozialen Lernens. Kronberg: Skriptor; 1977.

Kofort M, Dutzmann F. Was tun, wenn mein Kind stottert? Elternratgeber zum Stotter von Kindern. Köln: Demosthenes; 1994.

Kofort M, Dutzmann F. Mein Schüler stottert. Ein Ratgeber für Lehrer. Köln: Demosthenes; 1994.

Konczak J, Borutta M, Dichgans J. The development of goal-directed reaching in infants. Exp Brain Res. 1997;113:465–74.

Kowal S, O'Conell DC, Sabin EF. Development of temporal patterns and vocal hesitations in spontaneous narratives. J Psycholinguistic Res. 1975;4:195–207.

Kuckenberg S, Zückner H. Intensiv-Modifikation Stottern für Kinder. Neuss: Natke; 2006.

Kuhr A. Die verhaltenstherapeutische Behandlung des Stotterns. Ein multimodaler Ansatz. Berlin: Springer; 1991.

Ladd GW. Having friends, keeping friends, making friends and being liked by peers in the classroom: Predictors of children's early school adjustment? Child Develop. 1990;61:1081–1100.

Langlois A, Hanrahan LL, Inouye LL. A comparison of interactions between stuttering children, nonstuttering children, and their mothers. J Fluency Disord. 1986;11:263–373.

Larsson L. Die Therapie stotternder Kinder. Direkte und indirekte Therapie für stotternde Vorschul- und Grundschulkinder. Unv Materialien zum Fortbildungsseminar. Hamburg-Aumühle; 1996.

Lasalle LR, Conture EG. Eye contact between young stutterers and their mothers. J Fluency Disord. 1991;16:173 – 99.

Latham C, Miles A. Assessing Communication. The Redway School. London: David Fullton; 1997.

Lattermann Ch. Das Lidcombe-Programm – ein Therapieverfahren zur Behandlung frühkindlichen Stotterns. Forum Logopädie. 2003;2/17:20 – 5.

Lattermann Ch, Hearne A. Das Lidcombe-Programm zur Behandlung frühkindlichen Stotterns. Neuss: Natke. [in Vorbereitung].

Lebrun Y, Leleux C, Rousseau J, Devreux F. Acquired Stuttering. J Fluency Disord. 1983;8:323 – 30.

Lewis M. Scham. Hamburg: Ernst Kabel; 1993.

Lindenmeyer T, Siebel D, Oberlies N, Wittenbrock S. Inhaltliche Vorbereitung, Organisation und Durchführung einer Fortbildungsveranstaltung für Lehrer zum Thema Stottern bei Schulkindern. Unveröffentlichte Projektarbeit an der Staatl. anerk. Logopädenlehranstalt an den medizinischen Einrichtungen der RWTH Aachen. Aachen; 1994.

Lindgren A. Die Kinder von Bullerbü. Hamburg: Oetinger; 1988.

Logan KJ, Conture EG. Length, grammatical complexity, and rate differences in stuttered and fluent conversational utterances of children who stutter. J Fluency Disord. 1995;20:35 – 61.

Logan KJ, Conture EG. Temporal, grammatical, and phonological characteristics of conversational utterances produced by children who stutter. J Speech Hear Res. 1997;40:107 – 20.

Luchsinger R, Arnold GE. Lehrbuch der Stimm- und Sprachheilkunde. Wien: Springer; 1949.

Mallard D. Long-term follow up of two stuttering therapy programs. Vortrag auf dem 3rd World Congress on Fluency Disorders. Nyborg; 2000.

Manning. Special Section „The Demands and Capacities Model". J of Fluency Disord. 2000;25:321 – 83.

Mansson H. Childhood Stuttering: Incidence and Development. J Fluency Disord. 2000;25:47 – 57.

McClean MD. Functional components of the motor system: An approach to understanding the mechanisms of speech disfluency. In: Hulstijn W, Peters HFM, Van Lieshout PHHM, eds. Speech production: motor control, brain research and fluency disorders. Amsterdam: Elsevier; 1997:99 – 118.

Meersman M, Stinders K. Ouders Als Co-Therapeuten Bij De Behandling Van Hun Stotternd Kind. Een programma vanuit cognitief gedragstherapeutische invalshoek. Logopedie. 2000;13:26 – 33.

Metten C, Zückner H, Rosenberger S. Evaluation einer Stotterintensivtherapie mit Kindern und Jugendlichen. Sprache Stimme Gehör. 2007;31:72 – 8.

Meyers SC, Freeman FL. Are mothers of stutterers different? An investigation of social-communicative interaction. J Fluency Disord. 1985a;10:193 – 209.

Meyers SC, Freeman FL. Interruptions as a variable in stuttering and disfluency. J Speech Hear Res. 1985b;28:428 – 35.

Meyers SC, Freeman FL. Mother and child speech rates as a variable in stuttering and disfluency. J Speech Hear Res. 1985c;28:436 – 44.

Meyers SC. Qualitative and quantitative differences and patterns of variability in disfluencies emitted by preschool stutterers and nonstutterers during dyadic conversations. J Fluency Disord. 1986;11:293.

Meyers SC. Nonfluencies of preschool stutterers and conversational partners: observing reciprocal relationships. J Speech Hear Disord. 1989;54:106 – 12.

Meyers SC. Verbal behaviors of preschool stutterers and conversational partners: observing reciprocal relationships. J Speech Hear Disord. 1990;55: 706 – 12.

Meyers SC. Interactions with pre-operational preschool stutterers: How will this influence therapy. In: Rustin L, ed. Parents, families and the stuttering child. San Diego: Singular Publishing; 1991.

Michel K, Zeug K. Gruppentherapie mit stotternden Kindern. Ein Fallbericht. Unveröffentlichte Projektarbeit. Aachen; 1998.

Miles S, Bernstein Ratner N. Parental language input to children at stuttering onset. J Speech Lang Hear Res. 2001;44:1116 – 30.

Milne AA. Pu der Bär. Gesamtausgabe. München: dtv junior; 1997.

Moore CA, Ruark JL. Does speech emerge from earlier appearing oral motor behaviors? J Speech Hear Res. 1996;39:1034 – 47.

Motsch HJ. Stottern. In: Aschenbrenner H, Rieder K, Hrsg. Sprachheilpädagogische Praxis. Wien: Jugend und Volk; 1983:88 – 134.

Motsch HJ. ESGRAF-Testmanual: evozierte Sprachdiagnose grammatischer Fähigkeiten. München: Ernst Reinhardt; 1999.

Motsch M. Beratung von Eltern stotternder Vorschulkinder. Vortrag am 27. Kongress des dbl. Augsburg; 1998.

Mowrer DE. Analysis of the sudden onset and disappearance of disfluencies of a 2 1/2-year-old boy. J Fluency Disord. 1998;23:103 – 18.

Murphy B. A Preleminary Look At Shame, Guilt, and Stuttering. In: Bernstein-Ratner N, Healey ECh, eds. Stuttering research and practice: Bridging the gap. Mahwah, NJ; 1999:131 – 44.

Natke B, Natke U, Pollmann R, Schindler A, Schulz B. Benni: U-und? Wwwo ist das P-problem? Köln: Demosthenes; 1998.

Natke B, Natke U, Pollmann R, Schindler A, Schulz B. Benni: B-b-besser geht's nicht! Weitere Comic-Geschichten von Benni. Köln: Demosthenes; 2001.

Natke B, Natke U, Pollmann R, Schindler A, Schulz B. Benni – ... auf K-k-klassenfahrt! Köln: Demosthenes; 2003.

Natke B, Natke U, Pollmann R, Schindler A, Schulz B. Benni – ... und die Jjjjets! Köln: Demosthenes; 2006.

Natke U. Die audio-phonatorische Kopplung als grundlegender Mechanismus der Sprechflußkontrolle bei stotternden und nichtstotternden Personen. Hannover: UNSER Verlag; 1999.

Natke U. Stottern: Erkenntnisse, Theorien, Behandlungsmethoden. Bern: Hans Huber; 2000.

Natke U. FAQ – Was Sie schon immer über Stottern wissen wollten. Köln: Demosthenes; 2001.

Natke U. Stottern: Erkenntnisse, Theorien, Behandlungsmethoden. 2. Aufl. Bern: Hans Huber; 2005.

Neumann K. Stottern im Gehirn: neue Erkenntnisse aus Humangenetik und Neurowissenschaften. Forum Logopädie. 2007;2/21:6 – 13.

Newman L, Smit A. Some effects of variations in response time latency on speech rate, interruptions, and fluency in childrens speech. J Speech Hear Res. 1989;32:635 – 44.

Nippold MA. Concomitant speech and language disorders in stuttering children: a critique of the literature. J Speech Hear Disord. 1990;55:51 – 60.

Nippold MA, Rudzinski M. Parent's speech and children's stuttering: a critique of the literature. J Speech Hear Res. 1995;38:978 – 89.

Noll I. Die Häupter meiner Lieben. Zürich: Diogenes; 1993.

Oaklander V. Gestalttherapie mit Kindern und Jugendlichen. Stuttgart: Klett-Cotta; 1987.

Oerter R, Montada L, Hrsg. Entwicklungspsychologie. München: Urban & Schwarzenberg; 1998.

Oertle HM. Therapie des Stotterns – ein Ratgeber. Köln: Demosthenes; 1999.

Oertle HM. Funktionaler Fragebogen für Schüler und Schülerinnen (ab 11 Jahren). FF-SS, 1999a. In: Informationsmappe PEVOS. Köln: Probelauf; 2001.

Oertle HM. Funktionaler Fragebogen für Eltern. FF-E, 1999b. In: Informationsmappe PEVOS. Köln: Probelauf; 2001.

Onslow M. Behavioral management of stuttering. San Diego: Singular Publishing; 1996.

Packman A, Onslow M. Issues in early stuttering intervention. In: Onslow M, Packman A, eds. A handbook on early stuttering intervention. San Diego: Singular Publishing; 1999.

Paden EP, Yairi E, Ambrose NG. Early Childhood Stuttering II: Initial Status of Phonological Abilities. J Speech Lang Hear Res. 1999;42:1113 – 24.

Pantel J. Stottern – wenn es einem die Sprache verschlägt. Der Heilpraktiker II. 2001:27 – 9.

Pape Neumann J. Untersuchung einer Skala zur Einschätzung von Sprechnatürlichkeit bei stotternden und nicht stotternden Menschen. Kolloquium zu Störungen der Kommunikation und Kognition. Aachen: Vortrag; 23.01.2003.

Pape-Neumann J, Bosshardt HG, Natke U, Oertle H, Schneider P. The German program for the evaluation of stuttering therapies (PEVOS). Results of the Test-phase. 6 th ISAD-Online Conference, October 2003. www.mnsu.edu/comdis/isad6/isad con6 .html.

Papousek M. Vom ersten Schrei zum ersten Wort: Anfänge der Sprachentwicklung in der vorsprachlichen Kommunikation. Bern: Hans Huber; 1994.

Perlman RY, Gleason JB. The neglected role of fathers in children's communicative development. Semin Speech Lang. 1993;14:314 – 24.

Petermann U. Training mit sozial unsicheren Kindern. München: Urban & Schwarzenberg; 1983.

Peters TJ, Guitar B. Stuttering: An Integrated Approach to Its Nature and Treatment. Baltimore: Williams & Wilkins; 1991.

Pollock KE, Brammer DM, Hageman CF. An acoustic analysis of young children's word stress. J Phonetics. 1993;21:183 – 203.

Prins D, Ingham RJ, eds. Treatment of stuttering in early childhood. Methods and Issues. San Diego: College Hill Press; 1983.

Prüß H. Integrative Therapie nach Prüß. Ein Überblick. Unveröffentlichtes Manuskript. Rheinische Landesklinik Bonn: Abteilung für Sprachstörungen; 2002.

Quibble. Nicht was Sie sagen zählt, sondern wie Sie's sagen. Spiel für Kinder ab 8 Jahren. Hasbro; 2002.

Rapp M. Stottern im Spiegel der ICF: ein neuer Rahmen für Diagnostik, Therapie und Evaluation. Forum Logopädie. 2007;2:14 – 9.

Reardon N, Yaruss JS. What Do We Do With Preschool Children Who Stutter? Paper at the ASHA Convention. Chicago, November 2003.

Renner J. Erfolg in der Stottertherapie. Berlin: Edition Marhold; 1995.

Riley GD, Riley J. A Component Model for Diagnosing and Treating Children Who Stutter. J Fluency Disord. 1979;4:279 – 93.

Riley GD. Stuttering Prediction Instrument for Young Children. Austin: Pro-Ed; 1981.

Riley GD, Riley J. Physicans screening procedure for children who may stutter. J Fluency Disord. 1989; 14:57 – 66.

Riley GD. A stuttering severity instrument for children and adults. SSI-3. 3rd ed. Austin: ProEd; 1994.

Ritterfeld U. Pragmatische Elternpartizipation in der Behandlung dysphasischer Kinder. Sprache Stimme Gehör. 1999;23:192 – 7.

Ritterfeld U, Franke U. Die Heidelberger Marschak-Interaktionsmethode (H-MIM) zur diagnostischen Beurteilung der dyadischen Interaktion mit Vorschulkindern. Stuttgart: G. Fischer; 1994.

Rogers C. Die nicht-direktive Beratung. Counseling and psychotherapy. Frankfurt/M.: S. Fischer; 1991.

Rommel D, Häge A, Johannsen HS, Schulze H. Linguistic aspects of stuttering in childhood. In: Hulstijn W, Peters HFM, Van Lieshout PHHM, eds. Speech Production: Motor Control, Brain Research and Fluency Disorders. Amsterdam: Elsevier; 1997:603 – 10.

Rustin L. Parents and Families of Children with Communication Disorders. Folia Phoniatr Logop. 1995; 47:123 – 39.

Rustin L. The Treatment of Childhood Dysfluency Through Active Parental Involvement. In: Rustin L, Purser H, Rowley D, eds. Progress in the Treatment of Fluency Disorders. London: Whurr; 1987: 166 – 80.

Ryan BP. Programmed therapy for stuttering in children and adults. Springfield: Charles C. Thomas; 1974.

Sandrieser P. Unflüssigkeiten im Sprechen von stotternden und nicht-stotternden Kindern. Unveröffentlichte Diplomarbeit im Studiengang Lehr- und Forschungslogopädie an der RWTH Aachen. Aachen; 1996.

Sandrieser P. Kindliches Stottern: Frühsymptome erkennen. In: tele-forum „der kinderarzt". Videofilm zur kinderärztlichen Fortbildung. Lübeck: Hansescher Verlagskontor; 1997.

Sandrieser P, Natke U, Pietrowsky R, Kalveram KT. Stottern im Kindesalter – Bedeutung einer frühzeitigen Diagnostik und Beratung. Poster auf der Jahrestagung der Deutschen Gesellschaft für Kinder- und Jugendmedizin. Leipzig; September 2002.

Sandrieser P. Mini-KIDS: Direkte Therapie mit Klein- und Vorschulkindern. In: Schneider P, Sandrieser P. Direkte Therapie bei stotternden Kindern. Symptomorientierte Verfahren für Kinder zwischen 2 und 12 Jahren. Video und Begleitbuch. Köln: Demosthenes; 2002.

Sandrieser P. Mini-KIDS – ein Konzept zur direkten Behandlung von Stottern im Kindergartenalter. Forum Logopädie. 2003;2:14–9.

Scherer A. Elternkurs: Mein Kind stottert. München: Ernst Reinhardt; 1995.

Scherer A. Partnerschaftlicher Dialog als Chance für Schüler mit Redestörungen. Forum Logopädie. 1997;6:15–9.

Schindler A. Stottern und Schule – Ein Ratgeber für Lehrerinnen und Lehrer. 2. Aufl. Köln: Demosthenes; 2001.

Schlegel L. Die Transaktionale Analyse. Eine Psychotherapie, die kognitive und tiefenpsychologische Gesichtspunkte kreativ miteinander verbindet. 4. Aufl. Tübingen: Francke; 1995.

Schmidt B. Beratung und Training von Eltern stotternder Kinder in der logopädischen Praxis. In: Kattenbeck G, Springer L, Hrsg. Stottern und Stimme. München: Tuduv; 1985:19–33.

Schneider P. QBS 1997. Unveröffentlichtes Unterrichtsskript. Aachen; 1997a.

Schneider P. RKS 1997. Unveröffentlichtes Unterrichtsskript. Aachen; 1997b.

Schneider P. Stachelbild. Unveröffentlichtes Unterrichtsskript. Aachen; 1998.

Schneider P, Lüdemann D. Logopädische Elternberatung bei Kommunikationsstörungen. In: Böhme G, Hrsg. Sprach-, Sprech-, Stimm- und Schluckstörungen. Bd. 2: Therapie. 2. Aufl. Stuttgart: G. Fischer; 1998:36–48.

Schneider P. RSU 1999. Unveröffentlichtes Unterrichtsskript. Aachen; 1999.

Schneider P. Stottertherapie bei Kindern in Orientierung an Carl Dell. Forum Logopädie. 1999;1:5–12.

Schneider P. Therapieansatz KIDS – Kinder Dürfen Stottern. In: Sandrieser P, Schneider P. Stottern im Kindesalter. Stuttgart: Georg Thieme; 2001.

Schneider P, Lüdemann D. Elternberatung bei Kommunikationsstörungen. In: Böhme G, Hrsg. Sprach-, Sprech-, Stimm- und Schluckstörungen. Bd. 2: Therapie. 3. Aufl. Stuttgart: G. Fischer; 2001.

Schneider P, Sandrieser P. Direkte Therapie bei stotternden Kindern. Symptomorientierte Verfahren für Kinder zwischen 2 und 12 Jahren. Video und Begleitbuch. Köln: Demosthenes; 2002.

Schneider P, Zückner H. Aachener Analyse unflüssigen Sprechens - AAUS. Neuss: Natke; 2005.

Schneider P, Schartmann G. Was ist ein U-U-Uhu? Ein Mutmachbuch für stotternde Kinder. 2. überarb. Aufl. Neuss: Natke; 2007.

Schöffler H, Weis E. Pons-Globalwörterbuch Englisch-Deutsch. Stuttgart: Ernst Klett; 1978.

Schrey-Dern D. Morphologisch-syntaktische Analyse. In: Dickmann C, Flossmann I, Klasen R. Schrey-Dern D et al. Logopädische Diagnostik von Sprachentwicklungsstörungen. Springer L, Schrey-Dern D, Hrsg. Forum Logopädie. Stuttgart: Georg Thieme; 1994;51–76.

Schrey-Dern D. Sprachentwicklungsstörungen. Logopädische Diagnostik und Therapieplanung. Stuttgart: Georg Thieme; 2006.

Schubert I, Schubert D. Irma hat so große Füße. Aarau: Sauerländer; 1986.

Schuchardt E. Weiterbildung als Krisenverarbeitung. Soziale Integration Behinderter. Bd. 2. Bad Heilbrunn: Klinkhardt; 1990.

Schulze C. Fragebogen für Kinder zur Einstellungsveränderung beim Stottern. Diplomarbeit an der RWTH Aachen; 2008.

Schulze H, Johannsen HS. Stottern bei Kindern im Vorschulalter: Theorie-Diagnostik-Theorie. Ulm: Phoniatrische Ambulanz der Universität Ulm; 1986.

Schulze H. Stottern und Interaktion. Ulm: Phoniatrische Ambulanz Universität Ulm; 1989.

Schulze H, Sieron J, Rommel D, Johannsen HS. Ätiologie kindlichen Stotterns, Forschungsmethodische Implikationen. Die Sprachheilarbeit. 1991;36:99–107.

Schuster S. Sprachtherapie: zu früh, zu oft und zu lange. dpa-Meldung der Sprecherin des Nordrheinischen Berufsverbandes der Kinderärzte vom 22.08.2000.

Schwartz RC. Systemische Therapie mit der inneren Familie. 2. Aufl. Stuttgart: Pfeiffer/Klett-Cotta; 2000.

Seemann M. Sprachstörungen bei Kindern. Berlin: VEB Verlag Volk und Gesundheit; 1969.

Sheehan JG. Stuttering: Research and Therapy. New York: Harper & Row; 1970.

Shenker RC. Treating Early Stuttering in Bilingual Children: Exploring the Issues. Paper presented at the 6th Oxford Dysfluency Conference. Oxford: St. Catherine's College; 26.–29 June, 2002.

Sick U. Spontansprache bei Poltern. Forum Logopädie. 2000;4/14:7–16.

Sick U. Poltern. Theoretische Grundlagen, Diagnostik, Therapie. Stuttgart: Georg Thieme; 2004.

Silverman FH. Stuttering and other fluency disorders. Englewood Cliffs, N.J.: Prentice Hall; 1992.

Silverman FH. Stuttering and other fluency disorders: an overview for beginning clinicans. Boston: Allyn & Bacon; 1996.

Sommers RK, Brady WA, Moore WH Jr. Dichotic ear preferences of stuttering children and adults. Percept Mot Skills. 1975;41:931–8.

Starke A. Theorie und Therapie des Stotterns. Seminar, Hamburg-Aumühle; 2000.

Starkweather CW. Fluency and Stuttering. Englewood Cliffs, N.J.: Prentice Hall; 1987.

Starkweather CW, Gottwald RS. The Demands and Capacities Model II: Clinical Applications. J Fluency Disord. 1990;15:143–57.

Starkweather CW, Givens-Ackerman J. Stuttering. Austin: ProEd; 1997.

Stern C, Stern W. Die Kindersprache. Eine psychologische und sprachtheoretische Untersuchung. Darmstadt: Wissenschaftliche Buchgesellschaft; 1965.

Stern E. A preliminary study of bilingualism and stuttering in four Johannesburg schools. J Logopaed. 1948;1:15–25.

Stes R. Stotteren bij jonge kinderen. Logopedie en Foniatrie. 1994;7:200–5.

Stes R. Evaluatie conditionering bij ouders van jonge stotterende kinderen. Vortrag gehalten beim Symposium „Stotteren: een klienische en wetenschappelijke benadering" an der Katholieke Universiteit Leuven, 14.11.1998.

Stes R, Boey R. D.I.S.Detectie Instrument voor Stotteren. Antwerpen: CIOOS; 1998.

Stewart J. Die Transaktionsanalyse in der Beratung. Grundlagen und Praxis transaktionsanalytischer Beratungsarbeit. 2. Aufl. Paderborn: Junfermann; 1993.

Stewart T, Turnbull J. Redeflußstörungen bei Kindern und Jugendlichen – Stottertherapie in der Praxis. Ulm: Fischer; 1998.

Stiller U. Phonetisch-phonologische Analyse. In: Dickmann D, Flossmann I, Klasen R, Schrey-Dern D et al. Logopädische Diagnostik von Sprachentwicklungsstörungen. Springer L, Schrey-Dern D, Hrsg. Forum Logopädie. Stuttgart: Georg Thieme; 1994: 20–35.

Stiller U, Tockuss C. ADD – Aachener Dyslalie Diagnostik. Artikulationsüberprüfung in Hochdeutsch und in Schweizer Mundart. Schaffhausen: SCHUBI; 2001.

Stocker B, Parker E. The relationship between auditory recall and dysfluency in young stutterers. J Fluency Disord. 1977;2:177–87.

Stromsta C. A spectrographic study of disfluencies labeled as stuttering by parents. De Therapie Vocis et Loqaelae. 1965;1:317–20.

Sünnemann H. Stottertherapie mit kinesiologischen Methoden. Die Sprachheilarbeit. 1994;6:376–83.

Suresh R, Ambrose N, Roe C, Pluzhnikov A, Wittke-Thompson J, Ng M, Wu X, Cook E, Lundstrom C, Garsten M, Ezrati R, Yairi E, Cox N. New complexities in the genetics of stuttering: Significant sex-specific linkage signals. Amer J Human Genetics. 2006;78:554–63.

Suska M, Healey ECh. Listener Perceptions Along a Fluency-Disfluency Continuum. A Phenomenological Analysis. J Fluency Disord. 2002;27:135–61.

Szagun G. Sprachentwicklung beim Kind. Weinheim: Beltz; 1996.

Tigges-Zuzok C, Kohns U. Sprachdiagnostik und Therapieindikation in der pädiatrischen Praxis. Kinderarzt. 1995;26:358–66.

Travis LE, Johnson W, Shover J. The relation of bilingualism to stuttering. J Speech Dis. 1937;2:185–9.

Van Borsel J, Maes E, Foulon S.Stuttering and bilingualism. A review. J Fluency Disord. 2001;26:179–205.

Van der Meulen S, Janssen P, Den Os E. Prosodic abilities in children with specific language impairment. J Commun Disord. 1997;30:155–70.

Van Riper Ch. Speech Corrections: Principles and Methods. New York: Prentice Hall; 1939.

Van Riper Ch. The nature of stuttering. Englewood Cliffs, NJ: Prentice Hall; 1971.

Van Riper Ch. Speech Corrections: Principles and Methods. 5th ed. New York: Prentice Hall; 1972.

Van Riper Ch. The treatment of stuttering. Englewood Cliffs, N.J.: Prentice Hall; 1973.

Van Riper Ch. The nature of stuttering. 2nd ed. Englewood Cliffs, NJ: Prentice Hall; 1982.

Van Riper Ch. Final Thougts About Stuttering. J Fluency Disord. 1990;15:317–8.

Van Riper Ch. Stuttering? J Fluency Disord. 1992;17: 81–4.

Van Riper Ch. Die Behandlung des Stotterns. 4. Aufl. Köln: Demosthenes; 2002.

Vanryckeghem M, Brutten G. KiddyCAT: Communication Attitude Test for Preschool and Kindergarten Children Who Stutter. San Diego: Plural; 2007.

Vanryckeghem M, Brutten G, Hernandez L. A comparative investigation of the speech-associated attitude of preschool and kindergarten children who do and do not stutter. J Fluency Disord. 2005;30:307–18.

Völker K. Lotte hat Geburtstag. Münster: Coppenrath; 2002.

Vonke H. Pantomimik. Verden/Aller: Castor-Fiber-Spielverlag; [o.J.].

Wall JM, Meyers FL. Clinical management of childhood stuttering. Austin: ProEd; 1995.

Watkins RV, Yairi E, Ambrose NG. Early Childhood Stuttering III: Initial Status of Expressive Language Abilities. J Speech Lang Hear Res. 1999;42:1125–35.

Watzlawick P, Beavin JH, Jackson DD. Menschliche Kommunikation. Formen, Störungen, Paradoxien. Bern: Hans Huber; 1969.

Weiss AL. Conversational demands and their effects on fluency and stuttering. Topics Lang Disord. 1995; 15/3:18–31.

Wendlandt W. Sprachstörungen im Kindesalter. Materialien zur Früherkennung und Beratung. 5. Aufl. Stuttgart: Georg Thieme; 2006.

Wendlandt W. Therapeutische Hausaufgaben. Stuttgart: Georg Thieme; 2002.

Wendlandt W. Veränderungstraining im Alltag. Stuttgart: Georg Thieme; 2003.

WHO (World Health Organization). Manual of the International Statistical Classification of Diseases, Injuries and Causes of Death. Genf: WHO; 1977.

WHO (World Health Organization). International classification of impairments, disabilities, and handicaps. Genf: WHO; 1980.

WHO (World Health Organization). International Classification of Functioning, Disability and Health. Genf; 2001.

Wieczerkowski W, Nickel H, Jankowski A, Fittkau B, Rauer W. Angstfragebogen für Schüler 4. Aufl. Göttingen: Westermann; 1979.

Wieser E. „Ich bin wegen dem genauso wertvoll wie andere!" Zur Bedeutung von Scham bei stotternden Menschen. Dissertation. Innsbruck: Leopold-Franzens-Universität; 2002.

Wingate ME. A Standard Definition of Stuttering. J Speech Hearing Disord. 1864;29:484–9.

Wirth G. Sprachstörungen, Sprechstörungen, kindliche Hörstörungen. Lehrbuch für Ärzte, Logopäden und Sprachheilpädagogen. Köln: Deutscher Ärzte Verlag; 1990.

Wolf A. Get out of my life, but first could you drive me and Cheryl to the mall? A parent's guide to the new teenager. New York: Farrar Straus Giroux; 2002.

Yairi E. The Onset of Stuttering in Two- and ThreeYear-Old Children: A Preliminary Report. J Speech Hear Disord. 1983;48:171–7.

Yairi E, Lewis B. Disfluencies at the onset of stuttering. J Speech Hear Res. 1984;27:154–9.

Yairi E. Epidemiologie And Other Considerations in Treatment Efficacy Research With Preschool Age Children Who Stutter. J Fluency Disord. 1993;18:197–219.

Yairi E, Ambrose NG, Niermann R. The Early Months of Stuttering: A Developmental study. J Speech Hear Res. 1993;36:521–38.

Yairi E, Ambrose NG. Early Childhood Stuttering I: Persistency and Recovery Rates. J Speech Lang Hear Res. 1999;42:1097–1112.

Yairi E. Subtyping Stuttering. Paper presented at the 6th Oxford Dysfluency Conference. Oxford: St. Catherine's College; 26.–29 June, 2002.

Yairi E, Ambrose N. Early Childhood Stuttering. Austin: ProEd; 2005.

Yaruss JS. Clinical implications of situational variability in preschool children who stutter. J Fluency Disord. 1997;22:187–203.

Yaruss JS. Real-Time Analysis of Speech Fluency: Procedures and Reliability Training. Am J Speech Lang Path. 1998;7:25–37.

Yaruss JS, Max MS, Newman R, Campbell JH. Comparing real-time and transcript-based techniques for measuring stuttering. J Fluency Disord. 1998;23:137–51.

Yaruss JS, Coleman C, Hammer D. Treating Preschool Children Who Stutter: Description and Preliminary Evaluation of a Family-Focussed Treatment Approach. Language, Speech, and Hearing Services in Schools 2006; 37:118–136.

Yaruss J, Quesal R. Overall Assessment of the Speaker's Experience of Stuttering (OASES): Documenting multiple outcomes in stuttering treatment. J Fluency Disord. 2006;31:90–115.

Zebrowski PM, Conture EG, Cudahy EA. Acoustic analysis of young stutterers'fluency: Preliminary observations. J Fluency Dis. 1985;10:173–92.

Zebrowski PM, Conture EG. Judgements of disfluency by mothers of stuttering and normally disfluent children. J Speech Hear Res. 1989;32:625–34.

Zebrowski PM. The topography of beginning stuttering. J Commun Disord. 1995;28:75–91.

Zebrowski PM, Conture EG. Influence of Nontreatment Variables on Treatment Effectiveness for School-Age-Children Who Stutter. In: Cordes AK, Ingham RJ, Hrsg. Treatment Efficacy for Stuttering – A Search for Empirical Bases. San Diego: Singular Publishing Group; 1998:293–310.

Ziegler W. Zentrale Kontrolle der Sprechmotorik. Forum Logopädie. 1998;12:5–9.

Zollinger B. Die Entdeckung der Sprache. Bern: Paul Haupt; 1997.

Zollinger B. Mehrsprachigkeit als Ursache früher Spracherwerbsstörungen? Vortrag, gehalten am 16.11.2002 anlässlich der 25-Jahr-Feier der Lehranstalt für Logopädie. Aachen; 2002.

Zückner H, Ebel H. Erworbenes psychogenes Stottern bei Erwachsenen: Diagnostische und differentialdiagnostische Aspekte. Sprache Stimme Gehör. 2001;25:110–17.

Zückner H. Group work und Bildung. In: Das gepfefferte Ferkel. Online Journal für systemisches Denken und Handeln. www.ibs-networld.de/ferkel/juli-zueckner.shtm. IBS, Aachen; 07.2002.

Zückner H. Intensiv-Modifikation Stottern (IMS) – Die Modifikation. Neuss: Natke; 2004.

5 Bezugsquellen und Adressen

Bezugsquellen

Geräte für Delayed Auditory Feedback (DAF)
Casa Futura Technologies, P.O. Box 7551, Boulder, CO 80306 – 7551 USA, www.casafuturatech.com

DAF-Software
www.artefactsoft.com/daf.htm

Stuttering Severity Instrument-3 (SSI-3, Riley, 1994)
Nur in der amerikanischen Originalfassung: PRO-ED, Inc., 8700 Shoal Creek Boulevard, Austin, Texas, 78757 – 6897, www.proedinc.com

Online Silbenzähler
www.natke-verlag.de/silbenzaehler

Vereinigungen von Stottertherapeuten

Interdisziplinäre Vereinigung für Stottertherapie e.V. (ivs)
Veranstalter von Werkstattgesprächen und Stotterkonferenzen, www.ivs-ev.de/

International Fluency Association (IFA)
Veranstalter des Weltkongresses für Redeflussstörungen
Herausgeber der Zeitschrift „Journal of FluencyDisorders"
www.theifa.org

Fortbildungen zum Konzept KIDS

Patricia Sandrieser und Peter Schneider
Neuendorfer Str. 8
56070 Koblenz
0261/9888573
Patricia@Sandrieser.de
www.kids-stottern.de

Selbsthilfeorganisationen

Deutschland: Bundesvereinigung Stotterer-Selbsthilfe e.V. (BVSS)
Herausgeber von Fachbüchern, Therapiematerial und Ratgebern (Demosthenes-Verlag)
Veranstaltungen für stotternde Kinder, Jugendliche, für Eltern, Lehrerinnen, Erzieherinnen, Therapeutinnen sowie für stotternde Erwachsene
Zülpicher Str. 58, 50674 Köln
www.bvss.de

Österreich: Österreichische Selbsthilfe Initiative Stottern (ÖSIS)
Brixner Straße 3, A-6020 Innsbruck
http://oesis.at

Schweiz: VERSTA – VER-einigung für ST-otternde und A-ngehörige
www.versta.ch

European League of Stuttering Associations (ELSA)
Zülpicher Str. 58, 50674 Köln
www.stuttering.ws

International Stuttering Association
www.stutterisa.org

Weitere Informationen

StotternWiki
www.stotternwiki.de

Website für stotternde Jugendliche
www.jugend-infoseite-stottern.de

Welttag des Stotterns am 22. Oktober
International Stuttering Awareness Day, ISAD,
mit einer Internet-Konferenz:
www.mnsu.edu/comdis/kuster

„The Stuttering Homepage"
mit vielen aktuellsten Informationen aus Theorie,
Praxis und Selbsthilfe:
www.mnsu.edu/comdis/kuster

6

Fragebögen
Dokumentation

SLS – Screening Liste Stottern

© Riley, G.D., J. Riley: Physicans' screening procedure for children who may stutter. J. Fluency Disord. 14 (1989) 57 – 66
Deutsche Bearbeitung: P. Sandrieser, 2003

Name/Vorname: _____   Ausgefüllt durch: _____

geb. am: _____   Datum der Untersuchung: _____

Bitte geben Sie Ihr Urteil über das Sprechen des Kindes ab, indem Sie jeweils die Aussage(n) ankreuzen, die am ehesten zutrifft oder zutreffen.

Punktwert

Teil A: Art der Unflüssigkeiten

[ ] Wiederholt Sätze oder ganze Wörter	1
[ ] Wiederholt einen Laut oder Laute eines Wortes 2 – 3-mal ohne Anspannung	2
[ ] Wiederholt einen Laut oder Laute eines Wortes 4-mal und öfter	3
[ ] Angespannte Stimme beim Wiederholen	4
[ ] Blockierungen, bleibt im Wort stecken	5

Teil B: Reaktionen des Kindes bei den Unflüssigkeiten

[ ] Keine. Nicht sichtbar.	1
[ ] Verändert Wörter, aus Angst zu vor Unflüssigkeiten.	2
[ ] Strengt sich sehr an, um Wörter aussprechen zu können. Gesichtsverzerrung und/oder Mitbewegungen von Kopf, Füßen, Händen zu beobachten.	3

Teil C: Anzahl der Unflüssigkeiten

[ ] Keine oder nur sehr selten.	1
[ ] Häufig. Bis zu einer Unflüssigkeit in 2 – 3 Sätzen.	3

Teil D: Reaktionen der Umgebung

[ ] Unerheblich. Niemand scheint durch die Unflüssigkeiten irritiert zu sein.	1
[ ] Die Eltern sind beunruhigt.	2
[ ] Das Kind reagiert auf Reaktionen der Umgebung (z. B. Hänseleien).	3

Teil E: Seit wann werden die Unflüssigkeiten wahrgenommen?

[ ] Bisher noch gar nicht.	1
[ ] Seit höchstens 4 Monaten.	2
[ ] Seit 4 bis 12 Monaten.	3
[ ] Seit mehr als 12 Monaten	4

Gesamtpunktzahl _____

Elternfragebogen

© P. Sandrieser 2003

Name und Vorname des Kindes: _____ Geburtsdatum: _____

Adresse: _____

Telefon/Fax: _____

Name u. Vorname der Mutter: _____ Geburtsdatum: _____ Beruf: _____

Name u. Vorname des Vaters: _____ Geburtsdatum: _____ Beruf: _____

Krankenkasse: _____ Name des/der Versicherten: _____

Name und Adresse des behandelnden Arztes/der Ärztin:

_____

Sehr geehrte Frau, sehr geehrter Herr _____ !

Sie haben wegen eines logopädischen Untersuchungstermins für Ihr Kind nachgefragt. Damit wir die Untersuchung gut auf die Bedürfnisse Ihres Kindes abstimmen können, bitten wie Sie, diesen Fragebogen ausgefüllt an uns zurückzusenden/zum vereinbarten Termin mitzubringen. Bitte bringen Sie außerdem das gelbe Untersuchungsheft mit.
Wenn Sie Fragen zu diesem Fragebogen haben, beantworten wir sie gerne während des ersten Termins. Wie Ärzte und Ärztinnen unterliegen auch wir der Schweigepflicht und werden diese Angaben nicht ohne Ihre Zustimmung an Dritte weitergeben.

Warum wollen Sie Ihr Kind bei uns vorstellen?

_____

_____

_____

_____

Bitte geben Sie an, welche Personen in Ihrer Familie leben:

_____

_____

_____

_____

199

Zur Vorgeschichte:

Entwicklung ihres Kindes:

Selbständiges Sitzen mit   _____ Monaten

Laufen mit   _____ Monaten

Sauberkeitserziehung abgeschlossen mit   _____ Monaten

Wie weit ist ihr Kind im Vergleich zu Gleichaltrigen entwickelt?

Bezüglich der allgemeinen Entwicklung: [ ] verzögert [ ] wie Gleichaltrige [ ] weiter als Gleichaltrige

Bezüglich der sprachlichen Entwicklung: [ ] verzögert [ ] wie Gleichaltrige [ ] weiter als Gleichaltrige

Bisherige Krankenhausaufenthalte des Kindes:

Zeitraum: Ort: Ursache:

Zeitraum: Ort: Ursache:

Zeitraum: Ort: Ursache:

Zeitraum: Ort: Ursache:

Bitte kreuzen Sie an, welche der aufgeführten Erkrankungen Ihr Kind hat bzw. hatte und geben Sie an, zu welchem Zeitpunkt:

Mittelohrentzündung	[ ]	_____
Mumps	[ ]	_____
Masern	[ ]	_____
Röteln	[ ]	_____
Ernährungsstörung	[ ]	_____
Gehirnhautentzündung (Meningitis)	[ ]	_____
Gehirnentzündung (Enzephalitis)	[ ]	_____
Unfall (Verletzung des Kopfes)	[ ]	_____
Krampfanfälle (Epilepsie)	[ ]	_____
Körperbehinderung (welche?)	[ ]	_____
Geistige Behinderung	[ ]	_____

Haben oder hatten Sie den Verdacht, dass Ihr Kind schlecht hört?

Wurde bei Ihrem Kind eine Wahrnehmungsstörung diagnostiziert? Wenn ja, wann und von wem?

Von welchen der unten aufgeführten Institutionen wird oder wurde Ihr Kind betreut?
Bitte geben Sie uns den Namen, die Adresse und den Zeitraum an.

Ergotherapie _____

Krankengymnastik _____

Logopädie _____

Frühförderung _____

SPZ (Sozialpädiatrisches Zentrum) _____

Kindergarten _____

Schule _____

Beratungsstelle _____

sonstige _____

Wenn Ihnen Berichte von diesen Institutionen vorliegen, bringen Sie sie bitte zum Untersuchungstermin mit.

Sprachliche Entwicklung:

Bisheriger Verlauf der Sprachentwicklung:

Erste Wörter mit _____ Monaten

2–3 Wortsätze mit _____ Monaten

Längere Sätze mit _____ Monaten

Sind in Ihrer Familie Sprach- oder Sprechstörungen bekannt? Wenn ja, welche?

_____

_____

_____

Wenn Sie den Verdacht haben, dass Ihr Kind stottert:

Wann ist Ihnen zum ersten Mal etwas ungewöhnliches aufgefallen? _____

Welche Art(en) von Unflüssigkeiten im Sprechen sind Ihnen *zu diesem Zeitpunkt* aufgefallen?

[ ] Wiederholungen von kurzen Wörtern

[ ] Wiederholungen von Silben

[ ] Wiederholungen von einzelnen Lauten (Buchstaben)

[ ] „Hängenbleiben", Blockierungen

[ ] Dehnen und „Langziehen" von Lauten (Buchstaben)

[ ] andere, nämlich _____

Gab es seither Veränderungen?

[ ] Nein, es ist seither gleich geblieben.

[ ] Ja, die Unflüssigkeiten im Sprechen sind stärker oder mehr geworden.

[ ] Ja, die Unflüssigkeiten sind weniger geworden.

[ ] Ja, manchmal scheinen die Unflüssigkeiten (fast) weg zu sein, und dann sind sie wieder da.

Sind Ihnen außer der Unflüssigkeiten noch andere Veränderungen aufgefallen?

[ ] Nein

[ ] Ja, und zwar: [ ] Mitbewegungen des Körpers beim Sprechen (z. B. Kopf, Arme)

                        [ ] Anstrengung beim Sprechen

                        [ ] Vermeiden von Sprechen

Gibt es noch andere Dinge, die Ihnen am Sprechen oder der Sprache Ihres Kindes auffallen?

[ ] Nein

[ ] Ja, nämlich: [ ] Schwierigkeiten in der Grammatik

                        [ ] schnelles, hastiges Sprechen

                        [ ] durch die Nase sprechen (näseln)

                        [ ] geringer Wortschatz

                        [ ] Schwierigkeiten beim Verstehen von Sprache

                        [ ] die ganze Sprachentwicklung scheint verspätet zu sein

Gibt es in der Familie des Vaters oder der Mutter andere Personen die stottern
oder früher einmal gestottert haben?

_____

_____

_____

_____

Weitere Anmerkungen:

_____

_____

_____

_____

_____

Anamnesebogen

© P. Sandrieser 2003

Patient/in: _____ Untersucher/in: _____

geb. am: _____ Datum d. Untersuchung: _____

Begleitende Person(en): _____

Grund der Vorstellung: _____

Entwicklung/Verlauf der Unflüssigkeiten:

Wann sind sie zum ersten Mal aufgetreten? _____

Lebenssituation zu diesem Zeitpunkt/evtl. auslösende Faktoren:

_____

_____

Gibt es eine Entstehungshypothese oder Schuldzuweisungen?

_____

_____

Was ist aufgefallen? Und wem? Schätzen alle Beteiligten die Situation ähnlich ein?

_____

_____

_____

Symptome zu Beginn	Symptome jetzt
Kernsymptome	
[ ] Wiederholungen	[ ] Wiederholungen
Anzahl der Iterationen	Anzahl der Iterationen
[ ] Laute _____	[ ] Laute _____
[ ] Silben _____	[ ] Silben _____
[ ] Wörter _____	[ ] Wörter _____
[ ] Dehnungen	[ ] Dehnungen
[ ] Blockierungen	[ ] Blockierungen
Begleitsymptome	
[ ] Ankämpfverhalten _____	[ ] Ankämpfverhalten _____
[ ] Vorbeugereaktionen _____	[ ] Vorbeugereaktionen _____
[ ] andere Reaktionen _____	[ ] andere Reaktionen _____

203

Die Unflüssigkeiten sind heute in Vergleich zu sonst eher [ ] mehr, [ ] weniger, [ ] gleich.

Hat bereits eine Behandlung und/oder Beratung stattgefunden? Wann? Durch wen?

_____

_____

Wie gehen die Eltern mit dem Auftreten der Unflüssigkeiten um? (Hilfestellungen, Einstellung, Gefühle) Einschätzung der Eltern:

_____

_____

Einschätzung des/der UntersucherIn:

_____

_____

Wie geht das Kind mit dem Auftreten der Unflüssigkeiten um?
[ ] Nach Außen keine Reaktionen bemerkbar.
[ ] Beobachtbare Reaktionen:
   [ ] Frustration _____
   [ ] Veränderungen im Verhalten _____
   [ ] Auswirkungen in Kindergarten/Schule _____
   [ ] verbale Reaktionen _____
   [ ] Vermeideverhalten _____
   [ ] Anspannung _____
   [ ] Mitbewegungen _____
   [ ] anderes _____

Situations- oder personenabhängige Veränderungen der Symptomatik:
   Häusliche Umgebung _____
   Kindergarten/Schule _____
   andere Kinder _____
   andere Erwachsene _____
   tagesabhängige Veränderungen _____
   Unterschied Urlaub/Alltag _____
   anderes: _____
   _____

Stigmatisierende Reaktionen aus der Umgebung (Hänseln etc.):

_____

_____

Familienangehörige, die stottern oder stotterten:

[ ] Geschwister des Kindes _____

[ ] **Mutter**	[ ] **Vater**
[ ] Großmutter	[ ] Großmutter
[ ] Großvater	[ ] Großvater
[ ] Tante	[ ] Tante
[ ] Onkel	[ ] Onkel
[ ] Cousin/Cousine	[ ] Cousin/Cousine

Bisheriger Verlauf der Sprachentwicklung:

_____

_____

Weitere logopädische Diagnostik empfehlenswert: [ ] Ja   [ ] Nein

Bereiche:_____

Sprechfreude und Kommunikationsverhalten:

_____

_____

Gibt es Hinweise auf/Wissen über Probleme oder Besonderheiten in der Entwicklung oder im Verhalten des Kindes?

_____

_____

Besonderheiten während Schwangerschaft und/oder Geburt?

_____

_____

Weitere Diagnostik/Beratung (Neuropädiatrie, Erziehungsberatung, Entwicklungsdiagnostik, Ergotherapie, Psychologie etc.) empfehlenswert?   [ ] Ja, Fachbereich: _____ [ ] Nein
Fragestellung:

_____

_____

Wie beschreiben die Eltern ihr Kind?

_____

_____

Wohnsituation und in der Familie lebende Personen:

_____

_____

_____

Soziale Einbindung des Kindes (Kindergarten, Schule, Freundschaften):

_____

_____

_____

Besteht ein Wunsch nach Therapie?

[ ] Mutter _____   [ ] Vater _____   [ ] Kind _____

Welche Erwartung wird an eine Therapie geknüpft?

_____

_____

Ist eine Therapie organisatorisch und zeitlich möglich?

_____

_____

Beratung und weiteres Vorgehen:

_____

_____

_____

_____

_____

_____

Durchgeführte Diagnostikverfahren:

_____

_____

[ ] Kurzbericht mitgegeben/ verschickt am _____ an _____

[ ] Bericht verschickt am _____ an _____

SSI-3
Stuttering Severity Instrument

G.D. Riley, 1994

Deutsche Bearbeitung: P. Schneider, 2001

Patient/in: _____ Untersucher/in: _____

geb. am: _____ Datum d. Untersuchung: _____

Teil 1: Häufigkeit der Symptomatik

Nichtleser		**Leser**			
Spontansprache		Spontansprache		Lesen	
Prozentsatz	**Punkte**	**Prozentsatz**	**Punkte**	**Prozentsatz**	**Punkte**
1	4	1	2	1	2
2	6	2	3		
3	8	3	4	2	4
4 – 5	10	4 – 5	5	3 – 4	5
6 – 7	12	6 – 7	6	5 – 7	6
8 – 11	14	8 – 11	7	8 – 12	7
12 – 21	16	12 – 21	8	13 – 20	8
22 und mehr	18	22 und mehr	9	21 und mehr	9

Punktwert Häufigkeit: _____

Teil 2: Dauer

Durchschnittliche Dauer der drei längsten Stotterereignisse, gerundet auf Zehntelsekunden

Dauer		**Punkte**
Flüchtig	(0,5 s oder weniger)	2
Halbe Sekunde	(0,5 – 0,9 s)	4
Eine Sekunde	(1,0 – 1,9 s)	6
2 Sekunden	(2,0 – 2,9 s)	8
3 Sekunden	(3,0 – 4,9 s)	10
5 Sekunden	(5,0 – 9,9 s)	12
10 Sekunden	(10,0 – 29,9 s)	14
30 Sekunden	(30,0 – 59,9 s)	16
1 Minute	(60 s oder mehr)	18

Punktwert Dauer: _____

Teil 3: Motorisches Begleitverhalten

0 = nicht vorhanden;   3 = auffällig;
1 = nur bei gezielter Beobachtung wahrnehmbar;   4 = sehr auffällig
2 = für nicht spezialisierte Beobachter wenig auffallend;   5 = wirkt angestrengt und schmerzhaft

Auffällige Geräusche:	z. B. lautes Atmen, Pfeifen, Schlucken, Schnüffeln, Klicklaute	1 2 3 4 5
Grimassieren:	z. B. Anspannen der Kiefermuskulatur, Kiefer aufreißen, Zunge herausstrecken, Aufeinanderpressen der Lippen	1 2 3 4 5
Kopfbewegungen:	z. B. nach hinten, nach vorne, Wegdrehen, Abbruch des Blickkontaktes, ständiges Umherschauen	1 2 3 4 5
Extremitätenbewegungen:	z. B. Arm- und Handbewegungen, Hände vor dem Gesicht, Rumpfbewegungen, Beinbewegungen, Klopfen oder Schaukeln mit den Füßen	1 2 3 4 5

Punktwert Begleitverhalten: _____

Teil 4: Gesamtsumme aller Punktwerte

Häufigkeit _____ **+ Dauer** _____ **+ Begleitverhalten** _____ **=** _____

Perzentile = _____

Schweregrad = _____

Normentabelle

Vorschulkinder
2;10 – 5; 11 Jahre

Punktwert	Perzentile	Schweregrad
0 – 8	1 – 4	sehr leicht
9 – 10	5 – 11	
11 – 12	12 – 23	leicht
13 – 16	24 – 40	
17 – 23	41 – 60	mittelschwer
24 – 26	61 – 77	
27 – 28	78 – 88	schwer
29 – 31	89 – 95	
32 und mehr	96 – 99	sehr schwer

Schulkinder
6;1 – 16;11 Jahre

Punktwert	Perzentile	Schweregrad
6 – 8	1 – 4	sehr leicht
9 – 10	5 – 11	
11 – 15	12 – 23	leicht
16 – 20	24 – 40	
21 – 23	41 – 60	mittelschwer
24 – 27	61 – 77	
28 – 31	78 – 88	schwer
32 – 35	89 – 95	
36 und mehr	96 – 99	sehr schwer

Erwachsene
17;0 Jahre und älter

Punktwert	Perzentile	Schweregrad
10 – 12	1 – 4	sehr leicht
13 – 17	5 – 11	
18 – 20	12 – 23	leicht
21 – 24	24 – 40	
25 – 27	41 – 60	mittelschwer
28 – 31	61 – 77	
32 – 34	78 – 88	schwer
35 – 36	89 – 95	
37 – 46	96 – 99	sehr schwer

Mittelwerte und Standardabweichungen der Ergebnisse in den Subtests und im gesamten SSI-3 in den Altersgruppen

Parameter	Vorschulkinder Mittelwert (SA)		Schulkinder Mittelwert (SA)		Erwachsene Mittelwert (SA)	
Häufigkeit	11.3	(4.5)	11.7	(4.0)	13.5	(3.2)
Dauer	6.1	(2.7)	6.4	(3.2)	6.9	(2.8)
Begleitverhalten	2.2	(2.6)	3.3	(3.3)	5.4	(3.4)
Gesamt	19.6	(7.5)	21.4	(8.2)	25.7	(7.3)

SSI-3 Auszählbogen

© P. Schneider 2003

Patient/in: _____   Untersucher/in: _____

geb. am: _____   Datum d. Untersuchung: _____

Sprechprobe 1 – 100 Silben

Summe:

Sprechprobe 2 – 100 Silben

Summe:

Sprechprobe 3 – 100 Silben

Summe:

Gesamtsumme: Anzahl gestotterter Silben: = _____ %

QBS
Qualitative Beschreibung von Stotterverhalten

© P. Schneider 2002

Name/Vorname: _____ Untersucher/in: _____

geb. am: _____ Datum der Untersuchung: _____

Kernsymptomatik

[ ] Sprechprobe aus SSI-3   Umfang der Sprechprobe(n) _____ Silben

Arten der Kernsymptomatik	Häufigkeit	Prozent*
[ ] Teilwortwiederholungen	_____	____ %
[ ] Wiederholungen einsilbiger Wörter	_____	____ %
[ ] Dehnungen	_____	____ %
[ ] Blockierungen	_____	____ %
[ ] komplexe Symptome: _____	_____	____ %

Summe aller Kernsymptome _____ **100%**

* Prozentsatz bezogen auf die Gesamtzahl der Kernsymptome

Schwierigkeiten bei der Koartikulation in lockeren Symptomen   Häufigkeit

[ ] Schwa-Laut   _____

Coping-Strategien zur Überwindung der Unflüssigkeit

	Häufigkeit	Ausprägung
		1 2 3 4 5 6 7*

* 1 – kaum wahrnehmbar, 4 – deutlich erkennbar, 7 – Kommunikation ist dadurch extrem beeinträchtigt

	Häufigkeit	Ausprägung
[ ] Steigerung des Kraftaufwandes	_____	|_|_|_|_|_|_|
[ ] Ansteigen von Tonhöhe und Lautstärke	_____	|_|_|_|_|_|_|
[ ] sonstiges _____	_____	|_|_|_|_|_|_|
[ ] inspiratorisches Stottern	_____	|_|_|_|_|_|_|
[ ] Stottern auf Restluft	_____	|_|_|_|_|_|_|
[ ] Mitbewegungen _____	_____	|_|_|_|_|_|_|
_____	_____	|_|_|_|_|_|_|
[ ] Sonstiges _____	_____	|_|_|_|_|_|_|
_____	_____	|_|_|_|_|_|_|

210

Copingstrategien zur Vorbeugung von Stottern beim Sprechen

	Häufigkeit	Ausprägung
		1 2 3 4 5 6 7*

* 1 – kaum wahrnehmbar, 4 – deutlich erkennbar, 7 – Kommunikation ist dadurch extrem beeinträchtigt

Beobachtung: **Interpretation****   **: z. B. Starter, Aufschub, sprachliches Vermeiden

[ ] Atemvorschub _____ _____ |_|_|_|_|_|_|_|

[ ] Floskeln _____ _____ |_|_|_|_|_|_|_|

[ ] Interjektionen _____ _____ |_|_|_|_|_|_|_|

[ ] Verlangsamung des Sprechen _____ _____ |_|_|_|_|_|_|_|

[ ] Singsang _____ _____ |_|_|_|_|_|_|_|

[ ] skandierende Sprechweise _____ _____ |_|_|_|_|_|_|_|

[ ] inspiratorisches Sprechen _____ _____ |_|_|_|_|_|_|_|

[ ] Umformulieren bei gefürchteten _____ _____ |_|_|_|_|_|_|_|
     Wörtern

[ ] Wortwiederholungen _____ _____ |_|_|_|_|_|_|_|

[ ] Satz-/Satzteilwiederholungen _____ _____ |_|_|_|_|_|_|_|

[ ] Sonstiges _____ _____ |_|_|_|_|_|_|_|

Hinweise auf Angst- und Peinlichkeitsreaktionen

[ ] Abbruch des Blickkontakts im Zusammenhang mit einem Symptom _____ |_|_|_|_|_|_|_|

[ ] Erröten _____ |_|_|_|_|_|_|_|

[ ] den Mund hinter der Hand verbergen _____ |_|_|_|_|_|_|_|

[ ] Äußerungsabbruch bei Symptom _____ |_|_|_|_|_|_|_|

[ ] Sonstiges _____ _____ |_|_|_|_|_|_|_|

_____ _____ |_|_|_|_|_|_|_|

_____ _____ |_|_|_|_|_|_|_|

_____ _____ |_|_|_|_|_|_|_|

211

Lesetext

Ich heiße Benni. Ich bin ein echtes Murmeltier und lebe mit meinen Freunden in den Bergen. Ich traue mich viel.
Ich fürchte mich nur, wenn Adler, Füchse oder Menschen kommen.

Mit den anderen Murmeltieren tobe ich gerne auf der Wiese rum. Ein Murmeltier sitzt dann auf einem Stein und passt auf. Wenn eine Gefahr droht, pfeift es schrill. Dann rennen alle schnell in unseren Bau. An diesem Platz ist es gemütlich und sicher.

Ich fresse im Sommer ziemlich viel. Darum habe ich im Herbst einen runden, fetten Bauch. Ich schlafe ja den ganzen kalten Winter lang, ohne etwas zu fressen.

Wenn ich im Frühling aufwache, habe ich einen gewaltigen Hunger. Sofort fresse ich Gras, um meinen leeren Bauch zu füllen. Ist das ein großartiges Festmahl! Dann kann ich wieder spielen.

Protokollbogen zum Lesetext

© P.Schneider 2002

Patient/in: _____ Untersucher/in: _____

geb. am: _____ Datum d. Untersuchung: _____

Umfang: 200 Silben. Bewertung für SSI-3
Abbruch nach 30 Silben [ ] Grund: _____

Ich	hei –	ße	Ben –	ni.	Ich	bin	ein	ech –	tes
Mur –	mel –	tier	und	le –	be	mit	mei –	nen	Freun –
den	in	den	Ber –	gen.	Ich	trau –	e	mich	viel. **30 S.**
Ich	fürch –	te	mich	nur,	wenn	Ad –	ler,	Füch –	se
o –	der	Men –	schen	kom –	men.	Mit	den	an –	de –
ren	Mur –	mel –	tie –	ren	to –	be	ich	ger –	ne
auf	der	Wie –	se	rum.	Ein	Mur –	mel –	tier	sitzt
dann	auf	ei –	nem	Stein	und	passt	auf.	Wenn	Ge –
fahr	droht,	pfeift	es	schrill.	Dann	ren -	nen	al -	le
schnell	in	un-	se –	ren	Bau.	An	die –	sem	Platz
ist	es	ge –	müt –	lich	und	si –	cher.	Ich	fres -
se	im	Som –	mer	ziem –	lich	viel.	Da –	rum	ha –
be	ich	im	Herbst	ei –	nen	run –	den,	fet –	ten
Bauch.	Ich	schla –	fe	ja	den	gan –	zen	kal –	ten
Win –	ter	lang,	oh –	ne	et –	was	zu	fres –	sen.
Wenn	ich	im	Früh –	ling	auf –	wa –	che,	ha –	be
ich	ei –	nen	ge –	wal –	ti –	gen	Hun –	ger.	So –
fort	fres –	se	ich	Gras,	um	mei –	nen	lee –	ren
Bauch	zu	fül –	len.	Ist	das	ein	groß -	ar -	ti –
ges	Fest -	mahl!	Dann	kann	ich	wie -	der	spie –	len.

Summe aller symptomatischen Unflüssigkeiten (bei **200** Silben): _____ = _____ %

Davon: Anzahl   Prozent

       Blockierungen (B)   _____   _____%

       Dehnungen (D)   _____   _____%

       Teilwortwiederholungen (TW)   _____   _____%

       Einsilberwiederholungen (E)   _____   _____%

       Interjektionen (I)   _____   _____%

       Floskeln (F)   _____   _____%

Qualitative Veränderungen und sonstige Beobachtungen:

_____

_____

_____

_____

_____

Anamnese zum Lesen:

Leseprobe repräsentativ?

_____

Typische Lesesituation in der Schule

_____

_____

_____

Einstellungen zum Lesen

_____

_____

_____

RSU – Reaktionen auf Stottern der Untersucherin

© P. Schneider 2002

Patient/in: _____ Untersucher/in: _____

geb. am: _____ Datum d. Untersuchung: _____

1. Reaktionen auf Stottern im Gespräch oder Spiel mit der Untersucherin

Von der Untersucherin gezeigte Symptomatik: Wiederholungen [ ] Dehnungen [ ]

Kind registriert Symptome unter folgender Bedingung:

Verbale Reaktionen:

Nonverbale Reaktionen:

Interpretation

Durchführungshinweise:

1. Aufzeichnung mit Video, kein zu spannendes Spiel oder Gespräch, kein Rollenspiel

2. Anleitung des Kindes:

Beispiel: *„Im folgenden Spiel passiert etwas mit meinem Sprechen. Manchmal sage ich nicht ‚Tisch‘ son-dern ‚Tititititisch‘ oder ‚Bababababall‘ statt ‚Ball‘.*

Bei Kindern ab ca. 3 Jahren: Jedesmal, wenn du in unserem Spiel so etwas hörst, wie ‚Tititisch‘ ‚Pupupup-pe‘, klopfst du ganz laut auf den Tisch.“

3. Symptomatik während der Untersuchung:

- Teilwortwiederholungen (wenn das Kind überwiegend Dehnungen zeigt: Dehnungen)
- gelassen, langsam, anstrengungsfrei und deutlich
- **insgesamt 10 Symptome,** etwa in jedem zweiten Satz. Die Untersucherin spricht in kurzen Äußerungen und gibt Pausen.

4. Umgang mit Reaktionen des Kindes

- Zeigt das Kind das vereinbarte Signal, bestätigt man es.
- Das Kind reagiert nicht: die Symptome müssen deutlich verlängert werden.
- Negative Reaktionen des Kindes werden entweder nicht thematisiert oder verbalisiert. Ein Beispiel: ein stotterndes Mädchen reagiert auf das Pseudostottern der Untersucherin mit *„Hör auf, das heißt nicht A-a-auto, sprich doch mal richtig!“* Untersucherin: *„Dich ärgert, wenn meine Wörter nicht richtig rauswollen“* Kind mit heftigem Nicken: *„Ja!“*.

5. Kriterien für Beendigung bzw. Abbruch

- Keine Reaktion auch bei verlängerten Symptomen obwohl eine analoge Aufgabe (z. B. immer zu klopfen, wenn die Untersucherin aufsteht) verstanden wurde
- Nach einer deutlich negativen Reaktion
- Bei Verweigerung, da bereits dies Auskunft gibt über emotionale Reaktionen.

2. Reaktionen auf Stottern bei der Befragung zur Symptomatik

Stottern der Untersucherin	Reaktionen des Kindes verbal und nonverbal	Reaktionen des Elternteils verbal und nonverbal
Teilwortwiederholungen		
Dehnungen		
Blockierungen		
Ankämpfverhalten z. B. muskuläre Anspannung oder Ansteigen von Tonhöhe und/oder Lautstärke		
inspiratorisches Stottern		
Atemvorschub		
sprachliches Vermeiden		
Sonstige		
Interpretation		

Durchführungshinweise:

1. Anleitung des Kindes:
   Beispiel: *„Ich zeige dir und deiner Mutter jetzt verschiedene Arten, wie Wörter stecken bleiben können. Mich interessiert, ob so etwas bei dir passiert oder früher mal passiert ist."*

2. Demonstration der Symptomatik
   - Kernsymptome auf Wortebene gelassen, langsam, anstrengungsfrei und deutlich
   - Begleitsymptome mit Erklärung, z. B. *„Manche Kinder versuchen, ein Wort mit Anstrengung heraus-zubekommen"*
   - Zuerst wird das Kind, dann das Elternteil befragt

3. Umgang mit Reaktionen des Kindes/ der Eltern
   - Berichtet das Kind von eigenen Symptomen, bestätigt man es.
   - Unterschiede der Einschätzung von Eltern und Kind werden bestätigt aber nicht bewertet.
   - Negative Reaktionen des Kindes werden entweder nicht thematisiert oder verbalisiert, z. B.: ein stotternder Junge reagiert mit *„Mama, können wir jetzt gehen?!"* Untersucherin: *„Du findest das ziemlich blöd, über so etwas zu sprechen."* Kind nickt mit gesenktem Blick.

4. Kriterien für Beendigung bzw. Abbruch
   - Nach Besprechung aller Symptomarten
   - Nach einer deutlich negativen Reaktion des Kindes oder beschämendem Verhalten des Elternteils
   - Bei Verweigerung, da bereits dies Auskunft gibt über emotionale Reaktionen.

RKS – Reaktionen auf kommunikative Stressoren

© P. Schneider 2001

Patient/in: _____ Untersucher/in: _____

geb. am: _____ Datum d. Untersuchung: _____

begleitende Person(en): _____

Kontext:

_____

_____

Beobachtungen:

Stressor:	Reaktion:
Sachfragen	
Rechtfertigungsfragen	
Unterbrechung	
Zeitdruck	
geteilte Aufmerksamkeit	
Aufforderung zum Sprechen	
Sonstige	

Interpretation

Irritierbarkeit des Kindes:

_____

_____

_____

_____

Günstige kommunikative Strategien (z.B. „Lass mich ausreden."):

_____

_____

_____

_____

Ungünstige kommunikative Strategien (z.B. schneller sprechen):

_____

_____

_____

_____

Auswirkungen auf die Sprechflüssigkeit:

_____

_____

_____

_____

Zusätzliche Informationen über andere Gesprächssituationen (z.B. durch die Eltern):

_____

_____

_____

_____

Sachverzeichnis

A

Akzeptables Stottern 88, 90
Akzeptierende Reaktionen
  40 f, 112
Ambivalenz 45, 111, 123, 164
Ambulante Therapie 131
Analyse
– Spontansprache 67, 72
– unflüssiges Sprechen 71
Anamnese 63, 67
Anforderungen 24, 60, 70, 89,
  105
Anforderungsniveau, linguis-
  tisches 26
Ankämpfverhalten 13
Anstrengung 2
– motorische 14
– physische 8
Antithetisches Verhalten
  s. Verhalten
Antwerpener Konzept 178
Artikulationsart 99
Artikulationszone 171 f
Artikulatorische Phonetik
  159 f
Asynchronizität 24
Atemvorschub 11 f
Ätiologie 1
Atmung 9
Auffrischung 151, 177 f
Aufschubverhalten 9 ff
Auslöser s. Faktoren, auslösende
Automatisierung 17, 28, 35

B

Befund 36, 83
Begleitsymptomatik 13 ff, 150,
  165
Behandlungsbedürftigkeit 66

Beratung 64, 92, 100 ff
– andere Therapie 101
– behandlungsbedürftig 102 f
– nicht behandlungsbedürftig
  102
Betonungsmuster 33 f
Beziehung 33, 39, 113
Beziehungsebene 38, 113
Blickkontakt 38 f, 136
Block s. Blockierung
Blockierung 1
Bullying s. Mobbing

C

Coping-Strategie 10 ff, 35, 165
– dysfunktionelle 12, 27, 62
– funktionelle 12, 87, 104

D

Datenschutz 163
Dehnung 7
Delayed Auditory Feedback
  (DAF) s. Verzögerte auditive
  Rückmeldung
Desensibilisierung 105, 113 ff,
  124, 141, 153 ff
Diagnose 4
Diagnosogene Therapie 54
Diagnostik 31, 52, 63 ff
– Ablauf 67
– frühe und späte 63
– Lesen 73, 75
– Nomenklatur 66 f
– psychische Reaktionen 65, 76
– Risikofaktoren 66, 78
– Stottersymptomatik 65, 75 ff
– Verfahren 67 f
– Ziel 64 f

Disposition 3
Dreiecksvertrag s. Vertrag
Dysphonie, spasmodische 4 f

E

Effektivität 93 ff
Effizienz 93
Einzeltherapie 126, 153
Eltern 40 f
– Beratung 64, 92
– Beteiligung 127 ff, 153
– Gruppe 181
Emotion 122
Emotionale Ebene 42
Emotionen 37 f, 41
– Therapie 122
– verdrängte 39
Entspannungstechnik 27
Enttabuisierung 107, 112 f
Entwicklungsstottern 3
Epidemiologie 2
Erlaubnisarbeit 107, 112 f
Erwachsenenalter 2
Erzieherinnen 48
Erziehungsstil 22 f
Evaluation 93 ff, 137

F

Faktoren
– aufrechterhaltende 21 ff
– auslösende 23
– Diagnostik 65
– disponierende 21 f, 60
– Entwicklung 55
– genetische 22
– linguistische 21
– nichtstotterspezifische 44
– physiologische 21

– psychosoziale 21
– stotterspezifische 44
– Therapie 82 ff
– Umgebung 24 f
Familie 47
Fehldiagnose 64
Floskeln 7
Fluchtverhalten 11
Fluency Shaping 91, 93, 170
Formale Ebene 38
Frustration 35, 88
Funktionalisierung 45

G

Gefühle (s. auch Emotionen) 41
– primäre 41
– sekundäre 41 f
Generalisierung 105, 151
Genetik 3
Geschlecht 2
Gesellschaft 46 f, 183
Gruppentherapie 133 f
– Führungsstil 133 f
– Kinder 133
– Leitung 134

H

Heilmittel-Richtlinien (HMR) 51
Heilung 62, 87, 98, 182
Hemisphärendominanz 22
Hilfen 130
– kleinschrittige 143
– Probleme 147
– therapeutische 144
Hilflosigkeit 45
Hilfsreaktionen 45

I

Identifikation 105
In vivo 120
– Durchführung 120 f
– Grenzen 121
– Therapie 108, 120
Intelligenz 23
Interaktion, familiäre 25, 80

Interaktionsanalyse 78, 80
Inzidenz 2 f
Iterationen 8 f

K

Kernsymptomatik 10
KIDS 103 ff, 109 ff
– Indikation 104
– Methoden und Techniken 109 ff
– Phasen 105
– Risikofaktoren 108
Kindergarten 48
Koartikulation 28
Kognition 29 f
Kognitive Ebene 42
Kommunikation 38
Kommunikationsverhalten 13, 25
Komplexe Symptome 9 f
Konditionierung 107
Kontinuanten 8
Kontinuität 15
Kontrollverlust 7
Körperreaktionen 42

L

Langzeitstottern s. Stottern, überdauerndes
Läsions-Kompensations-Theorie 58 f
Lateralität 22
Lautangst 24
Lehrer 49 f, 92
Leidensdruck 37, 175
Lernprozess 11, 42
Lerntempo 130
Lesen 73, 75 f
Lidcombe-Programm 91

M

Medien 50 f
Metaphon-Konzept 35
Metasprache 35 f
Mini-KIDS 136 ff, 153
– Begleitsymptome 150

– Desensibilisierung 141 f
– Einzeltherapie 153
– Elternbeteiligung 153
– Elterngruppen 178 ff
– Evaluation 137
– Generalisierung 151
– Hilfestellung 147
– Identifikation 145
– In vivo 146
– Informationsphase 138, 154
– Modifikation 141, 146 ff
– Nachsorge 153
– Pseudostottern 141, 147
– Rahmentherapie 151
– Spielideen 141, 145, 148
– Symptomlösetechnik 149
– Therapeutin 137
– Therapiephase 137 ff, 155
– Therapieziel 136 f
– Transfer 142
– Vertrag 138 f
– Vertragsphase 154
Mitbewegungen 11 f
Mobbing 44, 46, 49, 127
Modell-Lernen 32, 35, 117, 130
Modifikation 105, 146 f, 151, 170 f
Multifaktoriell 21, 181
Multiplikatoren 53, 131
Mundmotorik 29
Mutprobe 114, 120

N

Nachsorge 132, 153
Nachteilsausgleich 50, 184
Nomenklatur 3

P

Pausen, gefüllte und ungefüllte 7
Peinlichkeitsreaktion 40
Persönlichkeit 23
Phonation, unrhythmische 9
Phonetik, artikulatorische 160 f
Phonetisch-phonologische Entwicklung 33
Planungshilfen 115

Poltern 4
Prävalenz 3
Prävention 60
Probetherapie 177
Problemlöseverhalten 11
Prognose 13, 63, 100
Prosodie 33
Pseudostottern 77, 110, 116 ff
– Eltern 119
– Qualität 117
– Reaktionen 117 f
– Spontansprache 116
Pubertät 44, 177
Pullout 29, 121 f, 170 f, 173

Q

QBS 75
Qualifikation s. Therapeutin

R

Reaktion auf Stottern 13 f, 30,
  35, 41 f, 45, 76
Reaktionen
– akzeptierende 40
– aufrechterhaltende 38
– emotionale 26, 36 ff, 46
– kognitive 30
– metakommunikative 39
– psychische 61, 66
– Therapie 88 f
Real-Time-Diagnostikverfahren
  71 f
Redeunflüssigkeiten s. Unflüssig-
  keiten
Remission 2
Rhythmus s. Sprechrhythmus
Risikofaktoren 47, 59, 63, 78 ff,
  89
– Therapie 61, 101
RKS 79
Rollenspiel 126
Rollentausch 115
RSU 76 ff

S

Sachebene 38
Satzabbrüche 6 f
Satzkorrekturen 7
Scham 42
Schlüsselerlebnis 123
Schulbesuch 125
Schuldgefühle 44 f, 109
Schule 46, 48, 127, 176
Schul-KIDS 156 ff
– Begleitsymptomatik 165
– Blocklösestrategie 175
– Desensibilisierung 159, 167 f
– Elterngruppen 178 ff
– Identifikationsphase 159
– Kernsymptomatik 163
– Modifikation 170 f
– Pseudostottern 164
– Stotteranalyse 161
– Therapieende 176 f
– Therapiephasen 157 ff
Schwa-Laut 28, 30
Schweregrad 66, 72, 74, 105
Selbstabwertung 11, 42
Selbstbehauptung 125
Selbstbewusstsein s. Selbst-
  sicherheit
Selbsthilfe 53, 94, 129, 194
Selbstkontrolle 44
Selbstsicherheit 40, 46, 104,
  157, 169
Selbstvertrauen s. Selbstsicher-
  heit
Selbstwertschätzung 107
Sensomotorik 28
Servotherapie 29, 103
Silbenzahl 71, 194
Situationsabhängigkeit 19, 32,
  75, 182
SLS 69 f, 196
Sozialverhalten 11
Spielmaterial 130
Spontanremission 3
Spontansprache 67, 75 f
Sprachentwicklung 5
Sprachentwicklungsstörung
  (SES) 31, 79
Sprachheilschule 48
Sprachsystematische Fähigkei-
  ten 79

Sprechen
– flüssiges 13 ff, 55, 57, 61 f,
  90 f, 127
– hastiges 4
– stotterfreies 90
– unflüssiges 6
Sprechfluss 7 f
Sprechfreude 31, 36, 41, 105 f
Sprechgeschwindigkeit 8
Sprechmotorik 28 f
Sprechnatürlichkeit 15 ff
Sprechplanung 15 f
Sprechprobe 71
Sprechrhythmus 60, 88
Sprechtempo 25, 34
Sprechunflüssigkeiten s. Unflüs-
  sigkeiten
SSI 67 f, 72 ff
Stabilisierung s. Generalisierung
Stachelbild 126 f
Starter 9
Stokokö-Konzept 132
Stotterereignis 35, 105
Stottermodifikation 17
Stottern
– akzeptables 88
– Beginn 2
– behandlungsbedürftiges
  102 f
– Dauer 20,
– Definition 1
– Entstehung 18 f1, 53 ff
– erworbenes 4
– klonisches 10
– neurogenes 4
– nicht behandlungsbedürftiges
  102
– physiologisches 3
– psychogenes 5
– tonisches 10
– überdauerndes 2
– Verlauf 19
Stottersymptome 6 ff, 61
Stressoren, kommunikativ
  24 f, 79 ff
Stundenaufbau 130, 160
Stuttering
– Management 93
– Severity Instrument 72
Suchverhalten 34
Symptombearbeitung 121
Symptome s. Stottersymptome

Symptomlösetechnik 114,
  120 f, 124 f, 147, 149
Symptomtherapie 177
Synergismen 28

T

Tabu 40, 42, 44, 89, 107
Tabuisierung 40, 44, 89, 140,
  175
Teilwortwiederholungen 8
Therapeutin 41
– Aufgabe 63
– Einstellung 135
– und Eltern 109
– Kommunikationsverhalten
  136
– Modellfunktion 137
– Qualifikation 89, 107, 135 f
– Rolle und Aufgabe 180
– Selbstreflexion 108
– Übungen mit Kind und Eltern
  120
– Verantwortung 110
– Verhalten 41, 130
Therapie
– Anforderung 60
– Effekt 52, 64, 93
– Entscheidung s. Therapie,
  Indikation
– Indikation 81 f, 104
– indirekte 89, 101
– Inhalt 94
– Konzepte 55, 179
– logopädische 48, 97
– Methode 41, 182
– Planung 36, 63, 88, 97 ff
– Prinzipien 130 f
– Risikofaktoren 61

– Stottersymptomatik 61
– Versorgung 51
– Wunsch 51
– Ziel 16, 87, 136 f
– – psychische Reaktionen 88
– – Risikofaktoren 89
– – Stottersymptomatik 88
– – Stottertherapie 87
Transkript 71
Turn-Taking-Verhalten 25, 65

U

Umgebung 11, 24 f
Umgebungsfaktoren s. Faktoren
Unflüssigkeiten
– Entwicklung 15 f
– funktionelle 7
– normale 2
– physiologische 66
– Qualität 556
– stottertypische s. symptoma-
  tische
– symptomatische 7 ff, 17, 375
Ungeduldsreaktionen 40
Untergruppe 14, 20
Untersuchungsverfahren 67 ff

V

Verhalten
– akzeptierendes 40 f
– antithetisches 107, 112
– nonverbales 41, 76
– vermeidendes s. Vermeiden
Verlauf 3
– Abschätzung 81
Verlaufsdiagnostik 24

Vermeiden 11
Vermeideverhalten 11, 33, 44
Vertrag 110
– Dreiecksvertrag 111
– Kriterien 112
– Mini-Kids 138 f
Vertragsarbeit, Dreiecksvertrag
  111
Vertragskonzept 110
Vertragsphase 154, 157
Vertragsrevision 110
Verzögerte auditive Rückmel-
  dung (DAF) 29, 129, 180
Vorbeugeverhalten 11
Vorbeugungsreaktionen 39
Vorurteil 39, 53, 107, 109, 120

W

Watzlawicks Kommunikations-
  regel 39
Wiederholungen
– Einsilber- 9
– Laut- 10
– Silben- 2
– Wort- 6
Wortangst 24

Z

Zeitlupe 171 f
Zentrale Koordination 22
Zieldefinition 17
Zuhörerreaktionen 39
Zweisprachigkeit 36
Zweitspracherwerb 37
Zwiebelschalenmodell 161 f